普通高等教育“十一五”国家级规划教材
全国高等医药院校规划教材

供临床、预防、基础、口腔、麻醉、影像、药学、检验、护理、法医等专业使用

医学寄生虫学

Medical Parasitology

第4版

主　编　殷国荣　王中全
主　审　高兴政
副主编　何深一　叶　彬　陈晓宁　张　忠　李润花
编　委　(按姓氏笔画排序)

王中全　郑州大学
王　勇　南京医科大学
石焕焕　广西医科大学
叶　彬　重庆医科大学
汤自豪　九江学院
李泽民　河北医科大学
李晋川　成都医学院
李润花　太原师范学院
李朝品　皖南医学院
何深一　山东大学
汪世平　中南大学
宋文剑　江汉大学
张光玉　湖北医药学院
张　军　河南大学
张　忠　泰山医学院
张锡林　第三军医大学
陈晓宁　承德医学院
郑金平　山西医科大学
赵　亚　第四军医大学
赵　瑞　宁夏医科大学
姜凤良　西安医学院
殷国荣　山西医科大学
高兴政　北京大学
郭英慧　山东中医药大学
崔　昱　大连医科大学
崔　晶　郑州大学
彭礼飞　广东医学院
董惠芬　武汉大学
程彦斌　西安交通大学
蔡连顺　佳木斯大学

秘　书　刘红丽　山西医科大学

科学出版社
北　京

内 容 简 介

本书为普通高等教育“十一五”国家级规划教材，由来自28所院校的30多位教学一线的教授共同执笔。全书采用了国际新的Cox生物学分类系统，共5篇20章。重点阐述了我国常见的严重危害人体健康的寄生虫和重要病媒节肢动物，收录了我国少见但具有潜在威胁的人体寄生虫，并较系统地介绍了寄生虫病实验诊断技术。为适应双语教学，主要名词概念和重要虫种的生活史采用中、英文双语表达，插图用中、英文标注。以附录的形式介绍了常用抗寄生虫药和卫生杀虫剂，提供了寄生虫学国内外常用网址。全书采用双色印刷，附彩图4幅。

本教材适合于高等医药院校五年制和长学制使用，也是医药卫生专业教师、临床医护人员、疾病预防与控制人员及科研人员的参考书。

图书在版编目(CIP)数据

医学寄生虫学 / 殷国荣，王中全主编.—4版.—北京:科学出版社，2014.6
普通高等教育“十一五”国家级规划教材 · 全国高等医药院校规划教材
ISBN 978-7-03-040837-2

Ⅰ. 医…　Ⅱ. ①殷…　②王…　Ⅲ. 医学:寄生虫学-医学院校-教材　Ⅳ. R38

中国版本图书馆CIP数据核字(2014)第115376号

责任编辑:王　颖　周万灏 / 责任校对:傅秋红
责任印制:赵　博 / 封面设计:范璧合

科学出版社 出版
北京东黄城根北街16号
邮政编码:100717
http://www.sciencep.com
新科印刷有限公司 印刷
科学出版社发行　各地新华书店经销
*
2004年2月第　一　版　　开本:850×1168　1/16
2014年6月第　四　版　　印张:18　插页:2
2017年1月第二十一次印刷　　字数:516 000

定价: 39.80元

(如有印装质量问题，我社负责调换)

第4版前言

本教材2004年创版发行，受到同行的肯定和学生的好评。2006年顺利入选普通高等教育“十一五”国家级规划教材，2007年和2010年分别再版，并被科学出版社遴选为重点推荐教材。本教材已被30多所医药院校五年制和长学制临床医学、预防医学、法医学、口腔医学、影像学、药学等专业使用。

本教材经过3次修订，形成了稳定的编写团队，编委来自28所院校的一线教学骨干，其中有博士生导师10人，承担了主要章节的编写。并邀请学风严谨、且在本专业极富教材编纂经验的高兴政教授主审全书，从而保证了该书的编撰质量。

本次修订仍遵循医学教学的培养目标，注重“三基”(基本理论、基本知识和基本技能)的原则，力求较全面地体现本专业教材编撰的主旨，即以基本理论和基本知识为重点，做到既保持了经典生物学的基本理论和概念，又反映了最新的学术成果，并兼顾寄生虫病临床和预防知识；力求达到其内容的丰富程度能兼顾长短学制、临床和预防等医学各相关专业通用的初衷。

本版教材保持和发扬了第3版的特色：为适应双语教学需要，主要名词概念和重要寄生虫的生活史采用中英文表达，全部插图亦采用中英文标注，提供了大量寄生虫学专业词汇。为提高参考价值，保留与修订了3个附录：常用抗寄生虫药物、卫生杀虫剂简介和寄生虫学常用网站。为与国际接轨，原虫和蠕虫采用了最新的Cox生物学分类系统，由于这一系统是根据生物化学和分子生物学的研究结果制定的，因此更加科学。为便于教学，根据新分类系统和大多数院校的教学顺序合理分配了章节和内容编排，并在章节前增加了学习与思考。

根据2001~2004年我国人体重要寄生虫病调查结果，尤其是近年来寄生虫病的流行现状与防治成果，本次修订对部分内容进行了更新和补充。如重要寄生虫病的诊断部分重点描述了我国近年来发布的寄生虫病诊断标准中的实验室检查方法等。

在第4版出版之际，特别感谢高兴政教授审阅全稿，张进顺教授在Cox生物学分类系统方面给予的热情指导。感谢各位编者对本教材第1~4版的编写和推广付出的艰辛努力和大力支持。感谢吴观陵、卢思奇、吴中兴等资深教授对本教材所提的宝贵意见与建议。感谢科学出版社为本书付梓所做的大量工作。

虽然全书经过几次修订，但由于编者的知识水平所限，难免存在纰漏和错误，敬祈同仁和广大读者批评、指正。

殷国荣　王中全

2014年5月28日

第3版前言

本教材2004年发行首版,2007年作为普通高等教育“十一五”国家级规划教材出版了第2版,并被科学出版社遴选为重点推荐教材。六年来,本教材被多所医药院校五年制本科和长学制(7~8年制)临床、法医、预防等专业学生使用,受到同行的肯定和学生的好评。在第3版教材出版之际,特别感谢陈佩惠教授、叶炳辉教授和陆惠民教授对第1版以及高兴政教授对第2版教材的审阅。特别鸣谢赵恒梅、诸葛洪祥、朱淮民、李薇、王雅静和彭礼飞六位教授为本教材第2版的编写所做的贡献。

本次改版广泛收集了上版教材的反馈意见,保持和发扬了第2版特色:适应双语教学需要,主要名词概念和重要寄生虫的生活史采用中英文表达,全部插图亦采用中英文标注,提供了大量寄生虫学专业词汇。提高参考价值,保留与修订了3个附录:抗寄生虫药物、卫生杀虫剂简介和医学寄生虫学常用网站;便于教学安排,内容仍按大多数院校的教学顺序编排。

本版教材采用了国际新的Cox生物学分类系统,与我国现行使用的分类系统相比,该分类系统主要在原虫的归属方面做了较多的修订。本教材根据该分类系统和大多数院校的教学顺序进行章节分配和内容编排:医学蠕虫和医学原虫以门为章,节肢动物仍以纲为章。医学原虫篇中分阿米巴门、眼虫门、后滴门、副基体门、透色动物门、孢子门、纤毛虫门和双环门;有些虫种,如利什曼原虫、蓝氏贾第鞭毛虫、毛滴虫、福氏耐格里阿米巴等的分类地位变化很大,为明晰该分类系统,在该虫的简介中对其分类地位加以描述。

本版对第2版的内容进行了全面、系统的修订,更新了部分插图,力求实用、新颖、简洁。寄生虫病的诊断、流行,防治中的方法、数据、药物尽量采用最新文献报道的内容。全书采用双色印刷,并新增了人体粪便中常见原虫形态特征(碘液染色)和重要医学原虫光镜下形态特征彩图两幅。

根据我国2001~2004年重点寄生虫病调查结果,尤其是近年来寄生虫病的流行现状,本版教材增加了兽比翼线虫、念珠棘头虫、莫西科夫斯基内阿米巴、波列基内阿米巴、环孢子虫、巴贝西虫、蠊缨滴虫等新出现的寄生虫,同时删除了已定为真菌类的卡氏肺孢子虫和微孢子虫。

特别感谢高兴政教授为本书审阅全稿,张进顺教授在Cox生物学分类系统方面给予的热情指导,吴中兴、卢思奇、刘佩梅等教授为本教材提出的宝贵意见和建议。感谢各位编者对本版教材的大力支持以及付出的艰辛努力!感谢科学出版社为本书付梓所做的大量工作!

尽管该教材本着准确、新颖、实用的原则编写,但由于知识水平所限,书中难免存在一些纰漏甚至错误,恳请各位读者批评指正!

殷国荣

2010年5月18日

目　　录

第1篇　总　　论

第2篇　医学蠕虫

第3篇 医学原虫

第4篇 医学节肢动物

第5篇 实验诊断技术

第1篇　总　论

医学寄生虫学(medical parasitology)作为研究人体寄生虫和寄生虫病的科学,主要研究与医学有关的寄生虫的形态结构、生态规律,寄生虫与人体及外界因素的相互关系,并从病原学和病原种群动力学角度,揭示寄生虫病发病机制及流行规律,以达到预防与控制寄生虫病的目的。作为病原生物学的重要组成部分,医学寄生虫学是预防医学及临床医学的一门重要基础课程。医学寄生虫学由医学蠕虫学(medical helminthology)、医学原虫学(medical protozoology)和医学节肢动物学(medical arthropodology)组成。

Medical parasitology is that branch of the medical science dealing with the members of the Protozoa, Helminthes and Arthropodes living in or on the body of humans and with aspects of the host-parasite relationship having medical significance.

医学寄生虫学的研究涉及分类学、生态学、形态学、胚胎学、生物学、生理学、生物化学、免疫学、药理学和营养学等多方面的知识。

寄生虫对人类的危害主要是作为病原体引起寄生虫病(parasitic disease)和作为传播媒介(vector)传播疾病,并对国民经济造成巨大损失,严重影响社会发展。

21世纪,分子生物学的发展对寄生虫的分子基础、致病机制、新药和疫苗研制及分子流行病学等研究提供了新的方法和手段。寄生虫生物学基础研究常作为研究其他生命现象的生物学模式。寄生虫学将发展为多学科和具综合性内涵的学科,成为制定防治策略、研制疫苗和新药的重要基础学科。

第1章　寄生现象、寄生虫和宿主

学习与思考

(1) 正确理解片利共生、互利共生和寄生的概念及三者间的关系。

(2) 何谓寄生虫的生活史和感染阶段?

(3) 寄生虫和宿主各有哪几种类型?它们的定义各是什么?

第1节　寄生现象

在生物界,两种生物共同生活在一起的现象极为普遍。一种生物在其生命中的某一阶段或终生与另一种生物有某种依存联系,称为共生(symbiosis),此两种生物称共生生物(symbiont)。

根据共生生物之间的相互依存程度和利害关系,可将共生分为片利共生、互利共生和寄生3种类型。

一、片利共生

片利共生(commensalism)亦称共栖,是指共同生活的两种生物,一方受益,而另一方既不受益也不受害。片利共生的基本含义是“同桌共餐”(eating at the same table),共生生物之间没有生理学的相互作用或依赖,两者均可独立生存。例如,结肠内阿米巴(*Entamoeba coli*)原虫生活在人体结肠内,人体为其提供生活场所和食物,但该原虫并无致病力,人体既不受益也不受害,两者为共栖关系。

Commensalism does not involve physiologic interaction or dependency between the two partners. Literally, the term means “eating at the same table”, denotes an association that is beneficial to one partner and at least not disadvantageous to the other.

二、互利共生

互利共生(mutualism)是指共生生物之间在生理学上相互依存,共生双方都受益。互利共生一般是专性的,因为共生的任何一方都不能独立生存。例如,白蚁(termite)以木质纤维为食物,但其自身缺乏合成纤维素酶的能力,必须依赖于其消化道生活的鞭毛虫合成和分泌纤维素酶,分解木质纤维素。鞭毛虫需从白蚁摄入的木屑中获取营养,而白蚁的消化道及其中的纤维素为鞭毛虫的发育和繁殖提供适宜的环境和食物。鞭毛虫和白蚁分别以消化的纤维素和鞭毛虫的代谢产物作为营养来源,两者在生理学上相互依赖。

Mutualism is an association in which the two partners depend on each other physiologically, and such association is beneficial to both organisms. A classic example of this type of relationship occurs between certain species of flagellates and the termites in whose gut they live.

三、寄 生

两种生物生活在一起,其中一方从中获益,而另一方受到损害,这种关系称为寄生(parasitism)。寄生是一类最重要的共生关系。通常共生者中个体较小而受益的一方,在生理上依赖于个体较大的生物体,称为寄生物,寄生物为动物者称寄生虫(parasite)。被寄生而受害的一方,为寄生虫提供营养物质和居住场所,称为宿主(host)。

Parasitism is a relationship in which one of the participants, the parasite, either harms its host or in some sense lives at the expense of the host. The symbiotic relationship between two organisms: a parasite, usually the smaller of the two, is physiologically dependent on another organism for its survival. The harboring species, is known as the host, may suffer from various functional and organic disorder.

寄生虫永久或暂时地在宿主体内和体表生存,并通过夺取宿主营养、机械性损害、损伤性炎症或免疫反应等损害宿主。例如,十二指肠钩口线虫(*Ancylostoma duodenale*)寄生于人小肠内,通过摄取宿主肠壁血液而获得营养,引起宿主肠壁损伤和营养不良等症状。

值得注意的是,各种类型共生的定义之间并无明显界限,而有不少重叠。如图1-1所示,这种重叠关系可能是一种类型向另一种类型转变的过渡阶段。例如,在寄生向互利共生转变中,起初寄生虫排出的某些代谢产物可能被宿主利用,最终宿主变得不仅依赖于这些产物,而且也依赖于寄生虫的其他一些因素,因而演变为一种互利关系。

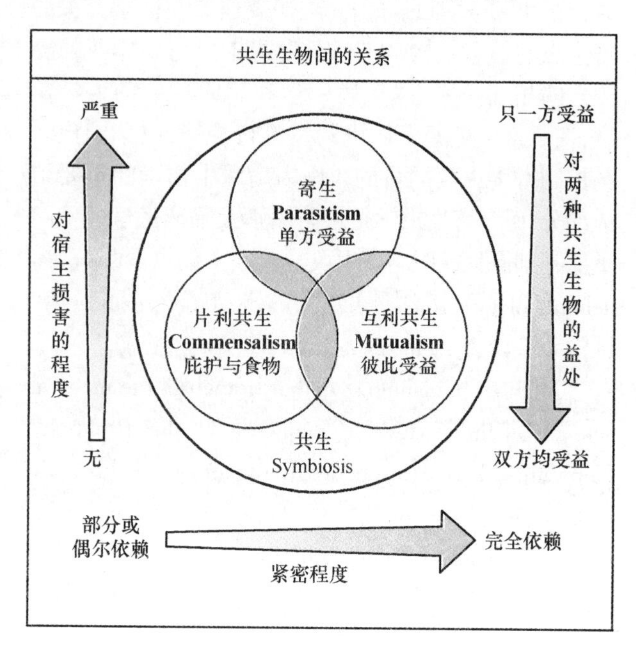

图1-1 共生现象主要类型之间的关系

Relationship between the major categories of symbiosis

第2节 寄生虫生活史、寄生虫与宿主的类型

一、寄生虫的生活史与感染阶段

1. 寄生虫的生活史 寄生虫的生活史(life cycle)是指寄生虫完成一代的生长、发育、繁殖和宿主转换的全部过程。寄生虫完成生活史需要适宜的宿主和外界环境条件,包括寄生虫的感染阶段侵入宿主、在宿主体内移行、寄生、离开宿主的方式以及所需的各种宿主或传播媒介等。

The whole life processes including growth, development and reproduction to complete a generation of parasite is called a life cycle.

2. 寄生虫的生活史类型 寄生虫的种类繁多,生活史各异,以生活史中是否需要中间宿主可分为两种类型:

(1) 直接型生活史(direct life cycle):不需要

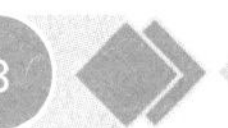

中间宿主的寄生虫生活史，即完成全部生活史只需要一个宿主。排离宿主的寄生虫某些阶段即具有感染性，或可在外界发育到感染期，直接感染人。如阴道毛滴虫滋养体、溶组织内阿米巴成熟包囊在排离宿主后即具有感染性；似蚓蛔线虫和钩虫的卵排离宿主后，在外界发育为感染性卵和幼虫，直接感染人。

(2) 间接型生活史(indirect life cycle)：需要中间宿主或媒介昆虫的寄生虫生活史。完成生活史必须在中间宿主或媒介昆虫体内发育到感染期，才能感染人。如血吸虫的幼虫必须在中间宿主钉螺体内发育才具有感染性；疟原虫、丝虫则必须在媒介昆虫蚊体内发育至感染阶段，再经蚊叮咬而感染人。

3. 寄生虫的感染阶段　寄生虫生活史中有多个发育阶段，只有某一(某些)阶段对人体具有感染性，这一(些)特定阶段称为感染阶段或感染期(infective stage)。例如，似蚓蛔线虫的生活史中有虫卵、幼虫、成虫阶段，但只有当受精虫卵发育为含蚴卵时才可以感染人。又如，刚地弓形虫的生活史包括滋养体(速殖子和缓殖子)、组织包囊、卵囊等多个发育期，这些虫期都具有感染性。

二、寄生虫的类型

从宿主与寄生虫复杂的相互关系分析，提出多种分类方法，以区别寄生虫的类型。

1. 按寄生部位分类　按寄生部位可分为体内寄生虫和体表寄生虫。生活在宿主体内的寄生虫称体内寄生虫(endoparasite)，如寄生在宿主的腔道、器官、组织、细胞或体液中的原虫、蠕虫和某些节肢动物。暂时或较长阶段附着于宿主皮肤或侵害皮肤浅层的寄生虫称体表寄生虫(ectoparasite)，如虱、蚊、蜱、螨等吸血节肢动物，有的在吸血时才接触宿主体表，有的则寄生于宿主的皮肤表层内。

Parasites living within the host may be described as endoparasite. Parasites that live on or in the skin of their hosts are ectoparasite.

2. 按寄生生活时间分类　按寄生生活的时间可分为永久性寄生虫和暂时性寄生虫。寄生于宿主体内或体表，其成虫期必须营寄生生活的寄生虫称永久性寄生虫(permanent parasite)，如寄生在脊椎动物肠道内的绦虫和淋巴系统内的丝虫。只在吸食宿主体液时才接触宿主，其余阶段营自生生活的寄生虫称暂时性寄生虫(temporary parasite)，如雌蚊和蜱间断性吸食宿主血液。

The relationship of parasitism may be permanent, as in the case of tapeworms found in the vertebrate, or temporary, as the female mosquitoes and ticks, which feed intermittently on host blood.

3. 按对宿主的选择性分类　按对宿主的选择性可分为专性寄生虫、兼性寄生虫和偶然性寄生虫。

专性寄生虫(obligatory parasite)的全部生活史时期或某个阶段在生理学上依赖于宿主，一旦离开宿主，通常不能存活。如，所有绦虫均丧失了自生生活能力，必须营寄生生活；大多数线虫的成虫阶段必须营寄生生活。

Obligatory parasites, the all or some stages of life cycle are physiologically dependent upon their hosts and usually cannot survive if kept isolated from them.

兼性寄生虫(facultative parasites)主要在外界营自生生活，但在某些情况下可侵入宿主体内营寄生生活。如粪类圆线虫(*Strognyloides stercoralis*)通常在土壤中营自生生活，但也可侵入人体，寄生于肠道营寄生生活。

Facultative parasites are essentially free-living organisms that are capable of becoming parasitic if placed in a situation conducive to such a mode. An example of a facultative parasite is the *Strongyloides stercoralis*.

偶然性寄生虫(accidental parasite)是指通常不在人体寄生，人不作为它们的正常宿主，只在偶然情况下可进入或依附于人体，但不能在人体内继续发育或长期寄生的寄生虫。如某些蝇幼虫(蝇蛆)进入人的肠道偶然寄生。

When a parasite enters or attaches the body of a species of host different from its normal one, it is called an accidental parasite. It is usually unable to stay long on, or develops in the abnormal host.

4. 机会性寄生虫　有些寄生虫在免疫功能正常的宿主体内处于隐性感染状态，但当宿主免疫功能受累时，出现异常增殖、致病力增强，称为机会性寄生虫(opportunistic parasite)。

引起免疫减弱的任何生物和药物均可增加人体对“机会”寄生虫和其他致病生物的易感性。例如，导致全球 AIDS 流行的人类免疫缺陷病毒(HIV)损伤患者的免疫系统，致使在健康人体只引起轻微症状的相对温和的寄生虫,如刚地弓形虫、隐孢子虫等,对 AIDS 患者造成致死性损害。

Any organism or agent that weakens the immune system increases a person's vulnerability to opportunistic parasites and other disease-causing organisms. For example, the human immunodeficiency virus (HIV), the virus responsible for the current worldwide AIDS epidemic, so compromises the immune system of its victims that they are left virtually defenseless. Even relatively benign parasites that cause only mild symptoms, if any, in a healthy person can be quite devastating to a patient suffering from AIDS.

三、宿主的类型

寄生虫的不同发育阶段需要相应的宿主提供适宜其生存、繁殖的理化及营养环境,这就决定了一种寄生虫选择性地寄生于某种或某些宿主。寄生虫对宿主的这种选择性称为宿主特异性(host specificity),是寄生虫在长期演化过程中形成的。在寄生虫生活史中,有的只需一个宿主,有的则需两个或两个以上宿主。根据寄生虫对宿主的选择性和寄生阶段等因素,可将宿主分为5种类型:

1. 终宿主(definitive host) 寄生虫的成虫期或有性生殖阶段寄生的宿主称终宿主。如卫氏并殖吸虫成虫寄生于人的肺部,人则为该虫的终宿主;刚地弓形虫的有性生殖阶段在猫科动物体内完成,猫科动物为该虫的终宿主。

Definitive host is one in which the parasite attaining sexual maturity or sexual reproduction occurs in the life of the parasite.

2. 中间宿主(intermediate host) 寄生虫的幼虫期或无性生殖阶段寄生的宿主称为中间宿主。如果有一个以上中间宿主,依据寄生的先后顺序分别称第一中间宿主(first intermediate host)和第二中间宿主(second intermediate host)。如卫氏并殖吸虫的毛蚴、胞蚴、雷蚴阶段在黑贝科和蜷科螺类(第一中间宿主)体内发育形成尾蚴,尾蚴再进入淡水蟹或蝲蛄(第二中间宿主)体内发育为囊蚴;刚地弓形虫的无性生殖阶段寄生于人和其他温血动物,人和温血动物为其中间宿主。

An intermediate host is one that serves as a temporary but essential environment for the development or metamorphosis of the parasite.

3. 保虫宿主(reservoir host) 有些寄生虫不仅在人体寄生,还可感染某些脊椎动物(家养或野生动物),并完成与人体内相同的生活阶段,感染的脊椎动物作为人类寄生虫病的传染源,在流行病学上起保虫和储存的作用,这些动物即为保虫宿主或储存宿主。保虫宿主通常比人类宿主对寄生虫感染更加耐受。如卫氏并殖吸虫的成虫阶段既可寄生于人体,也可寄生于多种食肉哺乳动物。

A vertebrate animal other than a human that is normally infected with a parasite which can also infect humans is called a reservoir host, even if the animal is a normal host of the parasite, it is a reservoir for a zoonotic infection of people. Thus, the reservoir host, by definition, shares the same stage of the parasite with humans.

4. 转续宿主(paratenic host or transport host) 某些蠕虫幼虫进入非正常宿主体内,虽能生存,但不能继续发育,长期处于幼虫阶段,当此幼虫有机会进入正常宿主体内,才能发育为成虫。这种非正常宿主被称为转续宿主。转续宿主并非寄生虫完成生活史所必需,而是寄生虫在到达其专性宿主(通常是终宿主)的过程中作为暂时庇护和载体。如卫氏并殖吸虫的正常终宿主是人和食肉哺乳动物,当其幼虫进入猪、野猪、鼠等动物体内后,不能发育为成虫,但这些动物体内的幼虫被正常宿主食入可引起感染并发育为成虫。

When a parasite enters the body of an abnormal host and does not undergo any development but continues to stay alive and be infective to a normal host, the host is called a paratenic host, or a transport host. Paratenic host is not necessary for the completion of the parasite's life cycle, but is utilized as a temporary refuge and vehicle for reaching an obligatory host, usually the definitive host.

5. 媒介(vector) 作为寄生虫的宿主或携带者,并传播寄生虫病的某些节肢动物或无脊椎动物称为媒介。媒介与转续宿主不同,是寄生虫完成生活史所必需的。在本教材中,媒介是指传播寄生虫给人或其他脊椎动物宿主的生物,通常指节肢动物。可传播疾病的节肢动物称为媒介节肢动物,所传播的疾病称为虫媒病(insect-borne disease)。根据媒介传播疾病的方式,分为生物性传播媒介和机械性传播媒介。

A vector in which the parasite goes through part of its life cycle is a biological vector. A mechanical vector is a vector in which the parasite does not go through any part of its life cycle during transit.

例如，蚊作为疟原虫和丝虫的宿主，传播疟疾和丝虫病，为生物性传播媒介；蝇携带溶组织内阿米巴包囊，传播阿米巴病，为机械性传播媒介。某些中间宿主或媒介也可能进化为终宿主或转续宿主。

第 3 节　寄生虫与宿主的相互关系

寄生虫与宿主之间相互关系的研究是现代寄生虫学的重要组成部分。寄生虫在宿主体内存活的机制常作为控制寄生虫病的基础，例如，新的化学治疗药物的合成以寄生虫与宿主生化的差异为基础。如果我们了解宿主对寄生虫的免疫反应及寄生虫如何逃避这些免疫反应，就可以生产出复杂的疫苗，并可获得涉及基因工程等其他途径的更多知识。寄生虫与宿主的关系，包括寄生虫对宿主的损害以及宿主对寄生虫的影响两个方面。寄生虫感染宿主，受到宿主免疫系统的攻击，宿主力求消灭寄生虫。同时，也使寄生虫发生生理、生化、代谢、形态等方面的改变，宿主则可能发生病理、生化、免疫等方面的改变。

一、寄生虫对宿主的损害

寄生虫侵入宿主、移行、定居、发育、繁殖等过程，对宿主细胞、组织、器官乃至系统造成损害，概括起来主要有三方面。

1. 掠夺营养　寄生虫在宿主体内生长、发育及大量繁殖，所需营养物质绝大部分来自宿主，寄生虫数量越多，所需营养也就越多，可使宿主出现营养不良。这些营养还包括宿主不易获得而又必需的物质，如维生素 B_{12}、铁等微量营养物。如寄生肠道的似蚓蛔线虫以宿主消化和半消化的物质为食，引起宿主营养不良；吸附于肠壁上的钩虫吸食宿主血液，可导致贫血。

2. 机械性损伤　寄生虫侵入、移行、定居、占位或运动使累及的组织损伤或破坏。如钩虫幼虫侵入皮肤时引起钩蚴性皮炎；并殖吸虫的童虫在宿主体内移行引起肝等多个器官损伤；细粒棘球绦虫在肝中形成棘球蚴压迫肝组织；大量似蚓蛔线虫在肠道寄生，严重时出现肠梗阻；布氏姜片吸虫强有力的吸盘吸附在肠壁上，造成肠黏膜的损伤等。

3. 毒性与免疫损伤　寄生虫排泄物、分泌物、虫体和虫卵死亡崩解物对宿主有害，这些物质可引起组织损伤或免疫病理反应。如寄生于肝胆管系统的华支睾吸虫，其分泌物、代谢产物可引起胆管局限性扩张、胆管上皮增生、管壁增厚、邻近肝实质萎缩，进一步发展可致上皮瘤样增生。又如血吸虫虫卵分泌的可溶性抗原与宿主抗体结合形成抗原抗体复合物引起肾小球基底膜损伤；虫卵肉芽肿的形成则是血吸虫病的病理基础。

寄生虫对宿主的影响往往是综合性的，有时因其他生物，如病毒、细菌、真菌等的协同作用，加重对宿主的损害。

二、宿主对寄生虫的影响

寄生虫与宿主之间的密切关系通常使宿主受到寄生虫抗原的影响，宿主产生相应的免疫应答，以抵抗寄生虫。这些抗原可能是寄生虫体抗原（somatic antigens），或是寄生虫分泌物或排泄物的代谢抗原（metabolic antigens）。在上述两种情况下，宿主均通过合成抗体对这些抗原产生特异性反应。宿主对寄生虫的免疫应答可能出现在抗原附着（attachment）或沉淀（deposition）处，或更广泛的部位，也许遍及宿主全身。免疫应答的最重要作用之一是限制虫体数量。

宿主对寄生虫的影响是很重要的，它决定了寄生虫在宿主体内的存亡及演化。寄生虫攻击宿主就会受到宿主的抵抗性反应，除了天然屏障作用外，宿主的抵抗主要是一系列免疫反应。详见第 4 章寄生虫感染的免疫。

寄生虫与宿主相互作用，可有 3 种不同结局：宿主将寄生虫全部清除，并具有完全抵御再感染的能力；宿主清除部分寄生虫，并具有部分抵抗再感染的能力，大多数的寄生虫与宿主关系属于此类型；宿主不能有效控制寄生虫，寄生虫在宿主体内发育，大量繁殖，引起寄生虫病，甚至可致宿主死亡。

寄生虫与宿主相互作用出现何种结果，与宿主遗传因素、营养状态、免疫功能及寄生虫种类、数量等因素有关，这些因素是综合起作用的。

（殷国荣）

第2章 寄生虫生物学

第1节 寄生虫的进化

学习与思考

(1) 前适应在寄生虫进化中起什么作用?

(2) 寄生虫在进化过程中发生了哪些适应性变化?

(3) 了解寄生虫的营养与代谢特点、分类系统与命名规则。

一、寄生虫的前适应

从自生生活演化为寄生生活的过程中,为了适应寄生生活,生物体发生了某些调整称为前适应(preadaptation)。前适应是从自生生活向寄生生活转变的必要调整,它可能使寄生虫在形态结构、发育和(或)生理方面发生一系列变化。

寄生关系是如何产生的?虽然尚无明确的答案,但可以认为寄生虫是由营自生生活的祖先进化而来。这些最早的生物很可能与另一种生物建立了某种最初的临时关系,经过较长的前适应阶段,其中一方对另一方的依赖性逐渐增加。推测在兼性寄生虫演化为专性寄生关系过程中可能经历了一个最初的适应阶段,这种适应寄生生活的可能性可因前适应或进化的程度而改变。

就寄生而言,前适应意味着自生生物有适应寄生(共生)生活方式的潜力。当生物和潜在宿主建立关系,并面临极端不利的环境条件时,生物的寄生潜力对于生存变得极为重要。这种前适应变化可能包括增加抗宿主的酶活性或抗固有免疫(非特异性免疫)的能力,减少被宿主清除的机会,继而出现生理性适应。寄生关系的生理性适应可能包括寄生虫丢失了由宿主提供的酶或酶系统,这种丢失可预期成为一种寄生关系,或至少成为一种专性的共生关系。

消化道寄生虫可能是在被宿主偶然或有意吞下后才会存在。假如它们通过抵抗环境,完成前适应,或随后具备适应环境的能力,它们可能变得更依赖这种新环境,甚至可迁移到其他更适宜的部位,如肺、肝或脑。需要两种或两种以上宿主的寄生虫,在适应过程中逐渐形成其多宿主的有序生活史。例如,寄生在脊椎动物血液中的鞭毛虫首先寄生在昆虫的消化道,在昆虫摄食时注入脊椎动物血液,随后适应这种新环境。因此,现在的中间宿主有可能曾经是终宿主。当前研究提示,用钟形曲线(图2-1)可最好地表达寄生虫的这种演化过程。当专性宿主的种群数量增加达到峰值时,意味着寄生虫有很高的适应性。峰值之后,随着时间的延伸,某些专性宿主的消除,致其种群数量逐渐减少,这说明寄生虫具备很好的适应状态,因为中间宿主种类减少,寄生虫生活史的简化可能增加其进入终宿主的机会。寄生现象的深化与寄生虫的形态、生理等多种改变互为因果,起初的偶然寄生虫、兼性寄生虫最终演化为永久性、专性寄生虫。

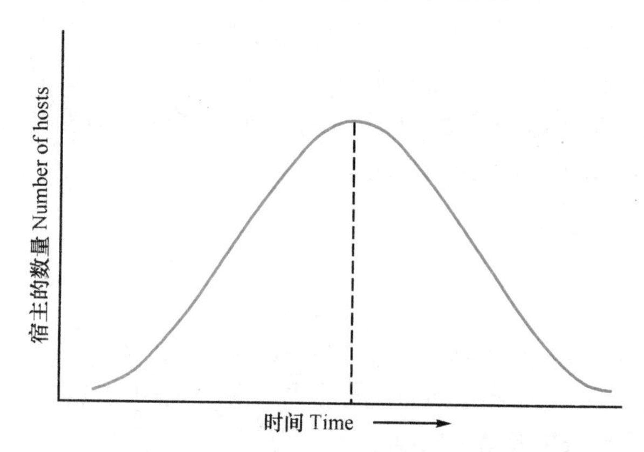

图2-1 寄生虫进化过程中专性宿主数量变化的假定图解
Hypothetical scheme showing the change in the number of obligatory host in the evolution of parasites

二、寄生虫的适应性变化

寄生虫对寄生生活的适应性变化主要有以下6个方面。

1. 形态学改变 寄生虫对其生活方式显示明显的形态学适应,表现为体形的改变、器官的变化和新器官的产生。正如预期的那样,这些变化在全部营寄生生活的寄生虫比既营自生生活又营寄生生活的寄生虫(兼性寄生虫)更显著。寄生于宿主组织、细胞和体液中的原生动物无需自主运动,因此其运动细胞器缺如，如孢子虫；大多数寄生虫均生活在营养丰富的环境中，极易获得营养物质或消化酶，使其消化系统退化，甚至消失，如吸虫的消化系统退化，而绦虫的消化系统消失。与此同时，寄生虫的一些组织器官却得到相应加强，如寄生扁虫形成的特化附着器（如吸盘、吸槽、小钩等），有利于附着和侵入宿主的组织器官；线虫表皮层角化，具抵抗宿主消化酶（胃蛋白酶和胰蛋白酶）的作用。肠道内寄生的线虫为减少阻力，其形状变为线形。寄生状态可明显影响虫体的大小，尽管认为寄生虫是小的生物，但多数寄生虫比自生生活的相应生物大得多，如大多数自生生活线虫仅肉眼可见，但寄生的似蚓蛔线虫可达35cm，龙线虫却长达1m。

2. 生理与代谢方式改变　寄生生活可导致寄生虫的生物化学变化，失去自生生活生物常见的某些代谢途径是最有意义的适应之一，寄生虫不再合成某些必需的细胞成分，而从宿主获得。寄生虫（如寄生人体的利什曼原虫和锥虫、溶组织内阿米虫、蓝氏贾第鞭毛虫、阴道毛滴虫和大部分蠕虫）和宿主的代谢途径明显不同，寄生虫和宿主之间的这些差异可为化学治疗提供重要依据。

肠道寄生虫最显著的适应性变化是失去在自生生活中常见的有氧代谢，在肠道氧压近于零的环境中，曾是自生生活阶段主要能量来源的三羧循环因缺氧而难以进行，而转变为糖酵解提供能量。

3. 侵入机制特化与加强　寄生虫为增加侵入宿主的机会，特化与强化其侵入宿主或组织的机制，例如：溶组织内阿米巴分泌有助于侵入肠黏膜的蛋白水解酶，而共栖型的结肠内阿米巴却没有此酶，不具侵袭肠黏膜的能力；血吸虫尾蚴能借助前端的穿刺腺分泌的酶消化皮肤，侵入宿主；微小膜壳绦虫六钩蚴借助于6个小钩穿入肠黏膜。

4. 繁殖能力增强　繁殖能力的增强是寄生虫对复杂的生活史过程所致个体数大量损失的一种适应性表现。

与相应的自生生活生物相反，为了繁衍的需要，大部分后生动物寄生虫（包括成虫和幼虫）繁殖能力增强，特别是吸虫和绦虫的生殖系统变得极为发达，吸虫成虫和绦虫每一成节都有1套雌、雄生殖系统，并几乎占据虫体和节片的大部分空间。

一个感染性虫卵和感染期幼虫成功地感染新宿主的机会通常很小，成功完成生活史就更难。如果一个寄生虫卵或幼虫成功感染中间宿主，其下一代幼虫阶段可在此宿主体内发育、繁殖，最终产生许多能感染终宿主或第二中间宿主的感染期幼虫，这显然有利于寄生虫繁衍，吸虫和许多绦虫常有这种幼体增殖现象。另外，吸虫不仅有有性生殖，而且还有无性生殖，这种需要有性与无性生殖交替才能完成其生活史的现象称世代交替（alternation of generations），有些寄生原生动物（如疟原虫）生活史也有此现象。寄生虫增加繁殖潜力的另一种方式是通过产出大量虫卵，如每条似蚓蛔线虫雌虫每天产20多万个虫卵，持续几个月。

繁殖能力增强及繁殖方式多样化反映了寄生虫对其复杂生活史及生活环境多样性的一种适应能力。

5. 免疫学改变　寄生虫一旦寄生在宿主体内，寄生虫就易受宿主免疫防御机制的作用。寄生关系的持续依赖于如何成功地逃避宿主免疫攻击，免疫逃避机制包括多种，如寄生虫定位在相对保护位置，使其抗原不易与宿主免疫系统接触，从而逃避宿主免疫系统的攻击；以各种方式导致的寄生虫表面抗原变异，从而逃避宿主的免疫系统的识别和攻击；寄生虫可以通过各种途径，抑制宿主对寄生虫的适应性免疫。

6. 特殊向性产生　在长期的演化过程中，寄生虫对适宜宿主和特定寄生部位产生了明显的趋向性。如蚊触角感受器上的嗅觉对宿主呼出的二氧化碳有感觉趋向；钩虫丝状蚴有明显向温性，对人体体温敏感。寄生虫侵入人体后，表现其向组织性，不同种寄生虫寄生于宿主的不同组织、器官内。例如，血吸虫尾蚴和钩虫丝状蚴都经皮肤感染人体，但在人体内移行路径和适宜的寄生部位则不同，血吸虫成虫寄生在宿主肠系膜静脉，而钩虫成虫寄生在人体小肠。

通常寄生关系形成较早的寄生虫对宿主和寄生部位有严格选择性，而营寄生生活年代较短的寄生虫具多宿主性，并可能在多种组织或器官内寄生。

第2节　寄生虫的营养与代谢

一、寄生虫的营养

为满足寄生虫的生长、发育和繁殖的需要，寄生虫必须不断地从宿主体内或周围环境摄取足够的营养物质（蛋白质、脂类、糖类、维生素）和维持生命所必需的水、无机盐和微量元素。寄生虫的细胞膜在营养吸收过程中起关键作用,所有营养物质都是通过细胞膜进行吸收,细胞膜对可溶性和不溶性分子的通过和流量进行调节,起着选择性屏障作用。寄生虫合成蛋白质所需的氨基酸来源于食物或分解的宿主组织,也可直接摄取宿主的游离氨基酸;合成核酸的嘌呤和脂类需从宿主获取。

寄生虫因其种类及生活史期不同,所需营养物质的种类与数量、营养方式与来源均有差异。

不同的寄生虫对营养物质的需求有其独特性,如杜氏利什曼原虫前鞭毛体需要脯氨酸作为其能源;溶组织内阿米巴的生长需要胆固醇。

寄生虫的寄生部位不同,其摄取的营养物质各异,如寄生在肠道的线虫(如似蚓蛔线虫)多以肠内容物及肠上皮细胞为食;寄生在胆管的华支睾吸虫摄食胆管内容物;寄生在红细胞的疟原虫主要以血红蛋白为食。

各种寄生虫的营养吸收途径不同,有消化系统的寄生虫(如吸虫、线虫),消化道是其吸收营养物质的主要场所,吸虫还可通过其体表吸收低分子质量物质;无消化道的绦虫主要依靠具有微毛(microthrix)的皮层(tegument)吸收营养物质;有胞口(cytostome)的原虫,如疟原虫经胞口摄取红细胞质;可形成伪足(pseudopodium)的原虫,如阿米巴由细胞质的流动包绕营养物质,形成食物泡(food vacuole),进行体内消化与吸收。

二、寄生虫的代谢

研究寄生虫代谢,特别是研究其与人体代谢的差异和相互关系,有助于研制新的抗寄生虫药物及阐明其作用机制。

寄生虫的代谢主要有能量代谢和合成代谢两类。①能量代谢:不同寄生虫和寄生虫生活史不同阶段将利用不同营养物质作为能量来源,产生不同的终末产物,并有净 ATP 产生。大多数寄生虫的能量来源主要从糖酵解中获得,尤其是处于无氧或低氧环境中的消化道寄生虫。糖酵解生成乳酸,释放能量较少,乳酸常被用于合成糖原,最后氧化为二氧化碳和水。寄生虫的脂肪代谢可产生能量,以补充糖氧化功能不足。寄生虫的蛋白质代谢也很旺盛,在缺乏糖类时,也可通过蛋白质代谢获得能量。②合成代谢:虽然寄生虫的生长、繁殖需要高速率的合成代谢,但由于所需的营养成分主要来自宿主,因此大多数寄生虫的合成代谢种类十分有限。多数寄生虫能利用外源性(从宿主获得)和内源性(自身分解)的氨基酸、蛋白质、葡萄糖和脂肪酸合成寄生虫自身需要的氨基酸、肽类、胺类和蛋白质。

现已发现,部分寄生虫能通过某些代谢途径固定 CO_2,用于合成与重要功能有关的物质,也参与能量生成。寄生虫有两种能固定 CO_2 的酶——苹果酸酶(malic enzyme,ME)和磷酸烯醇丙酮酸羧激酶(phosphoenolpyruvate carboxykinase,PEPCK)参与能量代谢。当糖降解为磷酸烯醇丙酮酸时,在 PEPCK 作用下固定 CO_2,生成草酰乙酸,草酰乙酸还原为苹果酸,苹果酸进入线粒体产生歧化,一部分转化为延胡索酸,另一部分在 ME 作用下固定 CO_2,并转化为丙酮酸。在同乳酸酵解中,氧化 1mol 葡萄糖产生 2mol ATP。在固定 CO_2 反应中,可产生 1mol ATP。如果丙酮酸及延胡索酸再进一步反应生成终产物,可再获得 2mol ATP。

虽然有氧代谢不是寄生虫的主要能量来源,但在一些物质(如卵壳)的合成中,氧起着重要作用。寄生虫对氧的吸收以扩散为主。溶解于虫体皮质周围和消化道内壁的氧从与氧接触部位进入虫体,氧经体液或借助血红蛋白、铁卟啉等化合物扩散到虫体各部位。

寄生虫的物质代谢调节主要有两个方面:①在细胞水平上的调节(变构调节);②环境和遗传方面的调节(对寄生虫生活史过程中代谢变化的调节)。这些代谢调节的基础是将输入的能量分配到生长、运动、调节渗透压和繁殖等不同过程。

第3节 寄生虫的分类与命名

一、寄生虫的分类

寄生虫分类的目的是建立和界定寄生虫系统种群的等级状态,探索寄生虫虫种、种群之间的亲缘关系,追溯各种寄生虫的演化线索,认识寄生虫与宿主之间,特别是与人之间的关系。

生物学分类的阶元依次为界、门、纲、目、科、属、种,亚门、亚纲、亚科、总纲、总目、总科为中间阶元,有些种下还有亚种、变种、株。

我国对寄生虫的分类,原生动物一直沿用 30 年前的分类系统,蠕形动物的分类则更久远。传统的寄生虫分类主要以形态为依据,如核、运动细胞器类型和增殖方式,由于这种分类有很大的片面性和局限性，不可能反映一个种群的真正面貌，很难解释种群间的亲缘关系。随着生物科技的发展，基于对低等动物的生物化学和分子生物学认识的进展，而提出新的分类学意见。特别是对小亚基核糖体 RNA (SSUrRNA) 和蛋白质序列的研究，使人们对生物种系发生的关系有了更清楚地了解，使生物种群分类成为可能。目前的分类已超出形态学范围，进入生态学、遗传学、地理学与分子生物学领域。

人体寄生虫被分类在 3 个真核生物界，即原生动物界（Protozoa）、色混界（Chromista）和动物界（Animalia）。原生动物界和色混界动物是单细胞动物，而动物界动物（也称后生动物）是多细胞动物，其体内有组织器官结构。

表 2-1　医学寄生虫分类

Classification of medical parasites

界 Kingdom	门 Phylum	寄生虫 Parasites
原生动物界 Protozoa	阿米巴门（阿米巴） Amoebozoa (amebae)	棘阿米巴 *Acanthamoeba* 巴氏阿米巴 *Balamuthia* 内阿米巴 *Entamoeba*
	眼虫门（鞭毛虫） Euglenozoa (flagellates)	利什曼原虫 *Leishmania* 锥虫 *Trypanosoma*
	后滴门（鞭毛虫） Metamonada (flagellates)	贾第虫 *Giardia* 唇鞭毛虫 *Chilomastix*
	副基体门（鞭毛虫） Parabasala (flagellates)	毛滴虫 *Trichomonas* 双核阿米巴 *Dientamoeba*
	透色动物门（鞭毛虫） Percolozoa (flagellates)	耐格里阿米巴 *Naegleria*
	孢子虫门（孢子虫） Sporozoa (sporozoans)	疟原虫 *Plasmodium*，弓形虫 *Toxoplasma*，隐孢子虫 *Cryptosporidium*，等孢球虫 *Isospora*，环孢子虫 *Cyclospora*，肉孢子虫 *Sarcocystis*，巴贝西虫 *Babesia*
	纤毛虫门（纤毛虫） Ciliophora (ciliates)	小袋纤毛虫 *Balantidium*
色混界 Chromista	双环门 Bigyra	人芽囊原虫 *Blastocystis hominis*
动物界 Animalia	线形动物门（线虫） Nemathelminthes (nematodes)	蛔线虫 *Ascaris*，鞭形线虫 *Trichuris*，住肠线虫 *Enterobius*，钩口线虫 *Ancylostoma*，板口线虫 *Necator*，类圆线虫 *Strongyloides*，毛形线虫 *Trichinella*，吴策线虫 *Wuchereria*，布鲁线虫 *Brugia*，盘尾线虫 *Onchocerca*，罗阿线虫 *Loa*，管圆线虫 *Angiostrongylus*，吸吮线虫 *Thelazia*，毛细线虫 *Capillaria*，筒线虫 *Gongylonema*，异尖线虫 *Anisakis*，颚口线虫 *Gnathostoma*，龙线虫 *Dracunculus*
	扁形动物门（吸虫、绦虫） Platyhelminthes (trematodes, cestodes)	吸虫 trematodes：华支睾吸虫 *Clonorchis*，姜片吸虫 *Fasciolopsis*，并殖吸虫 *Paragonimus*，裂体吸虫 *Schistosoma*，毛毕吸虫 *Trichobilharzia*，东毕吸虫 *Orientobilharzia*，片形吸虫 *Fasciola*，异形吸虫 *Heterophyes*，棘口吸虫 *Echinostoma* 绦虫 cestodes：带绦虫 *Taenia*，棘球绦虫 *Echinococcus*，膜壳绦虫 *Hymenolepis*，迭宫绦虫 *Spirometra*，裂头绦虫 *Diphyllobothrium*，假裸头绦虫 *Pseudanoplocephala*，复孔绦虫 *Dipylidium*，瑞列绦虫 *Raillietina*，伯特绦虫 *Bertiella*，中殖孔绦虫 *Mesocestoides*
	棘颚门 Acanthognatha	巨吻棘头虫 *Macracanthorhynchus* 念珠棘头虫 *Moniliformis*
	节肢动物门（昆虫、螯肢动物、甲壳类动物） Arthropoda (insects, chelicerates, crustaceans)	昆虫 insects：按蚊 *Anopheles*，库蚊 *Culex*，伊蚊 *Aedes*，蝇 *Musca*，白蛉 *Phlebotomus*，客蚤 *Xenopsylla*，虱 *Pediculus*，臭虫 *Cimex*，小蠊 *Blattella*，库蠓 *Culicoides*，蚋 *Simulium*，斑虻 *Chrysops* 螯肢动物 chelicerates：硬蜱 *Ixodes*，钝缘蜱 *Ornithodoros*，纤恙螨 *Leptotrombidium*，疥螨 *Sarcoptes*，蠕形螨 *Demodex*，禽刺螨 *Ornithonyss*，尘螨 *Dermatophagoides*，粉螨 *Acarus* 甲壳类动物 crustaceans：溪蟹 *Potamon*，蝲蛄 *Cambaroides*，剑水蚤 *Cyclops*

二、寄生虫的命名

根据国际动物命名法，寄生虫的命名采用二名制（binominal system），以拉丁文或拉丁化文字命名，其学名（scientific name）包括属名（genus name）、种名（species name）和命名者的姓及命名年份（论文正式发表的年份）。属名在前，种名在后，有的种名之后还有亚种名，种名或亚种名之后是命名者的姓和命名年份，如似蚓蛔线虫（*Ascaris lumbricoides* Linnaeus，1758），表示 Linnaeus 于 1758 年命名该虫；华支睾吸虫［*Clonorchis sinensis*（Cobbold，1875）Loss，1907］，表示 Cobbold 于 1875 年命名该虫，Loss 于 1907 年又确定此学名。

（高兴政）

第3章 寄生虫感染与寄生虫病的特点

学习与思考

(1) 何谓寄生虫感染、寄生虫病和带虫者?

(2) 何谓慢性感染、隐性感染、异位寄生和多寄生现象?

(3) 幼虫移行症与幼虫移行有何区别?

第1节 寄生虫感染与寄生虫病的概念

1. 寄生虫感染(parasitic infection) 寄生虫侵入人体并能生活或长或短一段时间,这种现象称为寄生虫感染。

2. 寄生虫病(parasitosis) 有明显临床表现的寄生虫感染称寄生虫病。

3. 带虫者(carrier) 在相当多的情况下,人体感染寄生虫后虽不出现明显临床症状,但可携带和传播病原体,称带虫者。

寄生虫感染后人体处于什么状态,这与人体内寄生虫的密度密切相关。如图3-1所示:当虫体的密度较低时,感染者无明显临床症状,为带虫者;当虫体密度达到并超过"阈值"(threshold)时,才表现明显的症状,出现寄生虫病。此"阈值"的高低因虫体密度和宿主个体遗传素质、营养及免疫功能等因素而异。

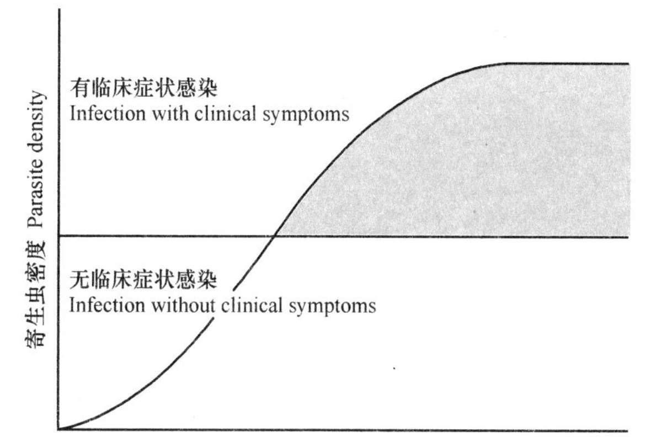

图3-1 寄生虫密度与疾病之间的关系
Correlation between diseases with clinical symptoms and parasite density

第2节 寄生虫感染与寄生虫病的特点

一、慢性感染与隐性感染

1. 慢性感染(chronic infection) 是寄生虫病的重要特点之一,人体感染寄生虫的数量较少时,较长时期内表现较轻的临床症状。多次感染或在急性感染之后治疗不彻底,未能清除所有病原体,也常转入慢性感染。寄生虫在人体内可生存相当长一段时期,这与人体对绝大多数寄生虫未能产生完全免疫力有关。在慢性感染期,人体往往伴有修复性病变。如血吸虫病流行区大多数患者属慢性感染,这些患者体内既有虫卵肉芽肿的形成,也伴有组织纤维化。

2. 隐性感染(inapparent infection) 是指人体感染寄生虫后,既无明显的临床表现,也不能用常规方法检查出病原体的寄生现象。只有当宿主免疫功能不全时,如长期使用抗肿瘤药物、免疫抑制剂或艾滋病患者,隐性感染者体内的寄生虫才会大量增殖、致病力增强,出现严重临床症状,甚至可致患者死亡。如刚地弓形虫、隐孢子虫、粪类圆线虫等机会致病寄生虫的感染。

二、多寄生现象

人体同时感染有两种或两种以上寄生虫,称为多寄生现象(polyparasitism),这种现象在消化道的寄生虫相当普遍。20世纪90年代我国人体肠道寄生虫调查报告,93万多感染者中,单一感染和两种或两种以上寄生虫同时感染人数的构成比例为56.67%和43.33%。不同虫种生活在同一个微环境中,虫种之间发生互相制约或协同等复杂的关系。如蓝氏贾第鞭毛虫与钩虫、似蚓蛔线虫同时寄生在小肠时,其生长、繁殖受到抑制;而与微小膜壳绦虫同时感染时,蓝氏贾第鞭毛虫生存得更好。

三、异位寄生

异位寄生(ectopic parasitism)指寄生虫在常见寄生部位以外的器或组织内寄生,常可引起异位损害(ectopic lesion)。如卫氏并殖吸虫正常寄生于肺部,但也可寄生于肝、脑、皮下等处。日本血吸虫虫卵通常沉积在肝和肠壁,但也可在脑、肺等处发现。异位寄生或异位损害增加了对宿主的危害和临床诊断的复杂性。

四、幼虫移行

幼虫移行(migration of helminthic larvae)某些蠕虫的幼虫侵入宿主后,在宿主体内有移行的特点,依据宿主的类型(正常宿主或非适宜宿主)分为正常移行和幼虫移行症。

1. 正常移行(normal migration) 某些蠕虫进入正常宿主体内,必须经循环系统、呼吸系统或其他组织器官移行,才能到达寄生部位,发育为成虫,这种移行是寄生虫完成其生活史所必须。如似蚓蛔线虫、十二指肠钩口线虫和美洲板口线虫的幼虫需经血液和肺部移行,才能到达小肠寄生,虽可引起临床症状,但属于正常移行。

2. 幼虫移行症(larva migrans) 某些蠕虫的幼虫进入非适宜宿主(人),不能发育为成虫,长期以幼虫状态存在,在皮下、组织、器官间窜扰,造成局部或全身的病变,称幼虫移行症。根据幼虫侵犯的组织、器官及症状,可分为内脏幼虫移行症和皮肤幼虫移行症。

The infective-stage larvae of helminthes invade their abnormal host, such as humans, and keep their larval stage, which cause damage to their host.

(1) 内脏幼虫移行症(visceral larva migrans):是指侵入人体的幼虫在内脏窜扰,引起内脏器质性病变与功能损害。如人误食犬弓首线虫(*Toxocara canis*)的感染性虫卵,其幼虫可在内脏组织移行窜扰,造成严重病变,甚至死亡。

(2) 皮肤幼虫移行症(cutaneous larva migrans):是指幼虫侵入后主要在皮下移行,皮肤可出现线状红疹或游走性包块,如斯氏并殖吸虫(*Paragonimus skrjabini*)童虫和曼氏迭宫绦虫(*Spirometra mansoni*)裂头蚴,均可引起皮肤幼虫移行症和/或内脏幼虫移行症。

幼虫移行症的共同特征是在器官损害的同时伴有嗜酸粒细胞增多症,血中丙种球蛋白及IgE水平升高等超敏反应性病变。

五、动物源性寄生虫病

生物进化的直接结果形成了生物的多样性。动物体内寄生着多种病原体,诸如病毒、细菌、立克次体和寄生虫等。宿主和病原体之间特异性结合,在一定的环境中生存,形成特殊的生态系统。如果这些寄生物是传给人类的病原体,其所引发的疾病叫动物源性疾病(zoonotic disease)。目前已证实的动物源性疾病约200种,其中90余种为寄生虫病。

动物源性寄生虫病(zoonotic parasitic disease)是指在脊椎动物与人之间自然传播的寄生虫病,亦称人兽共患寄生虫病(parasitic zoonosis)。动物源性寄生虫包括原虫、蠕虫及舌形虫,也包括进入宿主皮肤或体内的寄生节肢动物,但不包括仅在宿主体表吸血或居留的节肢动物。

Parasitic zoonosis is the term applied to the parasitic disease of animal when it is transmitted to man, which may be a common or an incidental occurrence.

(殷国荣)

第4章 寄生虫感染的免疫

学习与思考

(1) 为什么说寄生虫抗原具有复杂性？对寄生虫疫苗研制有何影响？

(2) 寄生虫感染的免疫有何特点？

(3) 如何理解寄生虫病即免疫性疾病？

免疫应答(immune response)是机体识别异己物质并做出反应的过程。寄生虫作为异己，感染机体后，虫体的表面成分、虫体释放的代谢产物和排泄分泌物、死亡虫体的崩解物等，都能成为抗原(antigen)，引发机体产生免疫应答。

第1节 寄生虫抗原的特点

无论是单细胞的原虫，还是多细胞并有组织和器官分化的蠕虫和节肢动物，其抗原都是由多种生物大分子组成的复合物。了解寄生虫抗原特点，不仅是认识寄生虫免疫致病机制的重要内容，也是建立寄生虫病免疫诊断方法、研制抗寄生虫感染疫苗的基础。

一、寄生虫抗原的复杂性

寄生虫抗原的复杂性体现在多个方面。根据其化学组成，寄生虫抗原包括蛋白、多糖、糖蛋白、糖脂等多种复杂组分。从来源上看，寄生虫抗原可分为体抗原(somatic antigen)和代谢抗原(metabolic antigen)，前者包括虫体及其表膜的表面抗原(surface antigen)、虫卵抗原(egg antigen)等；后者包括一些腺体分泌物、消化道排泄物、幼虫的囊液或蜕皮物等。另外，寄生虫既有种的独立性，又呈现进化的亲缘关系。寄生虫进入机体后，通常要经历不同的发育阶段。因此，在抗原属性上，既表现出抗原的属、种、株、期特异性，又呈现共同抗原的特点。共同抗原的存在是寄生虫病免疫诊断出现交叉反应(cross reaction)的原因，而特异性抗原的分离和纯化则是建立优良免疫诊断方法的前提。

二、寄生虫抗原的分离、纯化和鉴定

寄生虫不同部位的抗原，可采用不同的方法进行分离。体抗原的分离，系将虫体经生理盐水洗净后，在磷酸盐缓冲液中制成匀浆，冷浸后离心取上清即可；排泄-分泌抗原多自寄生虫体外培养液中收集；而寄生虫膜抗原的分离，其中表面蛋白通常采用金属螯合剂或高离子强度缓冲液溶解法。寄生虫抗原的纯化，可按抗原的物理、化学或免疫学性质，选用不同的方法。根据抗原的分子大小，可采用凝胶层析(gel chromatography)技术；根据抗原的电荷差异，可采用离子交换层析(ion exchange chromatography)技术；根据抗原的抗原性不同，可采用免疫亲和层析(affinity chromatography)技术，均能纯化到单一的抗原组分。寄生虫抗原的鉴定，主要是明确其化学性质和免疫学性质，前者包括分子量和化学组成等，可用十二烷基磺酸钠聚丙烯酰胺凝胶电泳(SDS-PAGE)、双向电泳、氨基酸序列分析等方法；后者可用免疫电泳、酶联免疫印渍技术(ELIB)等。

三、寄生虫抗原的应用

寄生虫抗原的应用范围主要有三个方面：一是用于寄生虫感染的免疫诊断，依据免疫诊断方法的不同，寄生虫抗原可是整体抗原或固相抗原(如虫卵，虫体切片等)，也可是可溶性或液相抗原。二是研制抗寄生虫感染疫苗，目前，一些重要寄生虫病如疟疾、血吸虫病、弓形虫病等，疫苗研究正受到高度关注。三是用于寄生虫感染免疫学研究。

第2节 寄生虫感染的免疫应答类型

宿主对感染寄生虫的免疫应答，可分为固有免疫和适应性免疫两种基本类型。

一、固有免疫

固有免疫(innate immunity)是指机体在进化过程中针对病原体感染形成的一系列防御功能,受遗传控制并保持相对稳定,不具有特异性,故也称非特异性免疫(non-specific immunity)。一般来说,人体的固有免疫十分有限,故对寄生虫普遍易感。构成机体固有免疫防御功能的因素有多种,包括皮肤、黏膜、胎盘等生理性屏障,血液和组织中的固有免疫效应细胞如树突状细胞、巨噬细胞、嗜酸粒细胞、自然杀伤细胞等细胞成分及补体等可溶性成分。

目前,对Toll样受体(Toll-like receptors,TLRs)介导的固有免疫效应机制已有较充分认识。机体固有免疫细胞能表达多种Toll样受体,可分别识别寄生虫来源的核酸、蛋白、糖脂等分子。以弓形虫感染为例,弓形虫虫源性物质通过TLR/MyD88信号通路活化树突状细胞,分泌IL-12促进自然杀伤细胞活化及分泌IFN-γ,在感染早期抗虫免疫中发挥重要作用。另外,也有研究证实,利什曼原虫和犬新孢子虫的虫源性物质也能通过TLR/MyD88信号通路,直接活化自然杀伤细胞并促其分泌IFN-γ,发挥抗感染免疫作用。

二、适应性免疫

适应性免疫(adaptive immunity)是由特定抗原诱发,并针对该特定抗原发生效应的免疫应答过程,故又称特异性免疫(specific immunity)。适应性免疫涉及多种免疫细胞和分子的相互作用和调节。除特异性外,适应性免疫的另一个重要特征是形成免疫记忆(immunologic memory),表现为机体免疫系统对再次接触的同种抗原能快速做出应答,并且应答的强度超过初次应答。适应性免疫有助于清除和限制寄生虫感染。当适应性免疫不能有效清除寄生虫抗原时,机体则呈现慢性感染的状态。

根据宿主对寄生虫感染适应性免疫的结局,可将适应性免疫分成以下类型:

1. 消除性免疫(sterilizing immunity) 是指宿主适应性免疫应答能清除体内的寄生虫,并对同种寄生虫的再次感染具有完全的抵抗力。消除性免疫是寄生虫感染宿主十分少见的免疫应答结局,如在墨西哥利什曼原虫感染引起的皮肤利什曼病患者和热带利什曼原虫引起的东方疖患者,均能产生很强的适应性免疫力,可完全清除体内的原虫而痊愈,并对再感染产生持久、稳固的抵抗力。

2. 非消除性免疫(non-sterilizing immunity) 这一免疫类型是指寄生虫感染诱导的特异性免疫力不能完全清除体内已存在的寄生虫,而是维持较低水平的虫荷,并对再感染具有一定的抵抗力;当用药物杀灭体内的寄生虫后,机体的特异性免疫力随之逐渐消失。非消除性免疫是寄生虫感染普遍存在的免疫现象,见于多种寄生虫的慢性感染状态。

此种免疫类型又包括带虫免疫和伴随免疫。

(1)带虫免疫(premunition):某些寄生虫感染(疟原虫、刚地弓形虫、美洲锥虫)诱导的特异性免疫应答可使体内寄生虫在宿主细胞(组织)内处于低虫荷、低增殖的状态,导致无明显症状的临床痊愈,并产生抗特异性攻击的能力,这种免疫现象称带虫免疫。

Certain parasitic infections induce a specific immune response, which results in clinical recovery and resistance to specific challenge, but they persist in the host in small numbers often as slow-replicating intracellular(tissue) forms. This situation is termed premunition.

(2)伴随免疫(concomitant immunity):有些寄生虫感染诱导宿主产生的免疫反应对体内已有的寄生虫无杀伤或清除效应,但具有抵抗同种寄生虫的幼虫再感染的能力,这种免疫现象称伴随免疫。如日本血吸虫成虫寄生诱导宿主产生的免疫力能有效地杀伤侵入的幼虫,但对体内已有的成虫无免疫杀伤效应。

Some parasitic infections induce resistance to subsequent challenge infection while apparently completely surviving to protective responses that they stimulate. This situation is called concomitant immunity.

三、固有免疫与适应性免疫的联系

除以上经典的有关固有免疫和适应性免疫的认识,近十年来,随着对固有免疫系统“分子模式识别作用”的研究进展,固有免疫的作用已突破机体防御病原体入侵“第一道防线”的局限,并使固有免疫与适应性免疫间建立起有机联系,从而极大地促进了抗感染免疫理论与实践的发展。

机体的多种免疫细胞表面或胞内分布有固有免疫识别分子或称模式识别受体（pattern recognition receptor，PRR），它们能够通过对病原体保守分子的模式识别（pattern recognition）作用，实现免疫系统对病原体"异己"的甄别并作出应答反应。这种病原体相关分子模式（pathogen-associated molecular pattern，PAMP），已在包括多种寄生虫在内的各类病原生物中得到证实。例如，已有研究发现，抗原呈递细胞表达共刺激分子B7受到模式识别的控制。不仅如此，机体免疫系统的模式识别作用，还决定适应性免疫的应答类型，这一作用主要是通过固有免疫效应细胞接受不同的PAMP刺激后，表达不同的细胞因子谱并驱动淋巴细胞分化而实现。因此，就抗感染免疫而言，可以说是固有免疫启动了适应性免疫。另一方面，适应性免疫也能负调控固有免疫的强度，从而减轻固有免疫对机体造成的过度损伤，这在早期感染阶段尤为重要。

第3节　免疫应答过程

免疫应答（immune response）系指抗原物质进入机体，激发宿主免疫系统一系列反应，以排除该抗原的过程。这一过程是由多种免疫活性细胞和免疫分子（补体、细胞因子、免疫球蛋白等）参与作用的复杂过程，并受遗传因素调控。免疫应答过程包括抗原的处理与呈递、T细胞的活化、细胞因子的产生及免疫效应。

一、抗原的处理与呈递

当寄生虫攻击宿主时，在致敏宿主免疫系统之前，寄生虫抗原需先经过巨噬细胞、B细胞、树突细胞、指状细胞（phalangeal cell）等抗原呈递细胞（antigen presenting cell，APC）进行抗原处理及呈递（antigen processing and presentation）。这一过程包括APC摄取抗原，在吞噬小泡内，经蛋白水解酶加工后，与MHC Ⅰ类或Ⅱ类分子结合，再表达于APC表面，供MHC限制性$CD4^+$或$CD8^+$ T细胞识别。抗原呈递是寄生虫感染诱发适应性免疫的重要环节。

二、T细胞活化与细胞因子的产生

T细胞可按不同的特征进行分类。根据CD4和CD8分子的表达情况，可将T细胞分为$CD4^+$和$CD8^+$细胞；也可按功能分为辅助性T细胞（helper T lymphocyte，Th）、抑制性T细胞（suppressor T lymphocyte，Ts）、效应性T细胞（effector T lymphocyte），后者包括细胞毒性T细胞（cytotoxic T lymphocyte，CTL，Tc）和迟发型超敏反应T细胞（delayed type hypersensitivity T lymphocyte，T_{DTH}）。

寄生虫抗原刺激T细胞的反应，在抗原识别基础上，T细胞增殖分化为效应T细胞（effector T cell）。这些特异的T细胞进入全身循环系统，以多种方式发挥作用。有部分淋巴细胞中途停止分化，成为"静止状态"，当同种抗原再次进入机体时，可迅速增殖分化，并作为抗原特异T细胞的新来源。大多数T细胞与各种化学介质——细胞因子（cytokine，CK）的合成和释放有关。

细胞因子是免疫细胞产生的具有广泛生物学效应的一类小分子多肽，为分泌型免疫分子。根据功能不同，大致可分为白细胞介素（interleukin，IL）、干扰素（interferon，IFN）、肿瘤坏死因子（tumor necrosis factor，TNF）、生长因子（growth factor，GF）和集落刺激因子（colony stimulating factor，CSF）等。细胞因子只有通过与靶细胞表面的相应受体结合才能发挥生物学效应。有些细胞因子可单独或联合作用，以增强巨噬细胞、NK细胞等对寄生虫的杀伤和清除；有些细胞因子可直接参与、促进或抑制炎症反应的发生，大多数细胞因子具有上调免疫功能的作用。

淋巴细胞释放的细胞因子又称淋巴因子（lymphokine）。Th1释放的淋巴因子（如IFN-γ、IL-2）主要驱动细胞免疫，多见于原虫免疫；Th2释放的淋巴因子（如IL-4、IL-5、IL-9、IL-10）主要介导体液免疫，多见于蠕虫免疫。近年来的研究还鉴定了一类新的辅助性T细胞即Th17细胞，受TGF-β和IL-6调控分化，以分泌IL-17为特征，涉及锥虫、利什曼原虫、血吸虫等多种寄生虫感染免疫致病过程。

由于寄生虫感染免疫应答的复杂性和特殊性，一些细胞因子在抗感染免疫中起重要作用，而另一些却与炎症和免疫病理有关。了解各种细胞因子在不同寄生虫感染免疫中的主次关系，对于指导寄生虫分子疫苗和免疫病理学研究具有重要意义。

三、免疫效应

寄生虫对人体来说是具有感染性和抗原性的

外源性物质，可诱导宿主产生免疫应答，发生一系列细胞及分子改变。

被宿主作为抗原识别的寄生虫或其任何部分，通常诱导抗体依赖性和非抗体依赖性免疫应答。前者是循环系统中特定的分子（抗体）直接作用或介导其他免疫分子作用于寄生虫，又称体液免疫（humoral immunity）；后者又称细胞介导免疫（cell-mediated immunity），它不依赖抗体，由被激活的特定细胞（效应细胞）或其产物介导杀伤寄生虫。抗体也可与寄生虫的排泄、分泌产物反应，形成免疫复合物沉淀，造成宿主器官功能障碍。

1. 抗体依赖性效应（antibody-dependent effect）或体液免疫 寄生虫抗原分子一般比抗原抗体结合区域大得多。因此，抗体仅能结合抗原大分子的某一特殊部位，该部位称之为抗原决定簇或表位（antigenic determinant or epitope）。每个抗原大分子可含有多个抗原决定簇，均可与抗体分子结合。

B细胞基本上按照T细胞的刺激模式，在淋巴组织中活化、增殖、分化为浆细胞（plasma cells）和记忆细胞（memory cells）。浆细胞的半衰期仅数日，其分泌入循环系统的大量抗体，与其表面受体具有相同独特型和抗原识别特异性。这些抗体以5种类型出现，统称为免疫球蛋白（immunoglobulin，Ig）。首先分泌的Ig是IgM，但在Th的协助下，B细胞能产生其他4种Ig：IgG、IgE、IgA或IgD。Ig的所有类型在血液和组织液中以不同水平出现。IgA抗体在黏膜免疫中发挥主要作用。IgE抗体水平在蠕虫感染时通常升高，并能借助其Fc段与肥大细胞和嗜碱粒细胞的表面结合，致敏这些细胞并使之释放组胺和其他血管活性物质使血管通透性增加。

抗体的功能由抗原结合启动。抗体的生物学功能主要如下：

（1）B细胞表面的膜结合型抗体参与对抗原的识别与结合。

（2）分泌型抗体可产生抗原中和作用（neutralizing），即分泌型抗体通过与寄生虫抗原的结合而阻止其与相应受体结合，这称之为中和作用。

（3）同型抗体功能：IgG和IgM可致补体活化，IgG亚类（IgG_1、IgG_2、IgG_3）与补体成分C1q有亲和力，而IgG_4则无亲和力。IgG具调理作用，可介导吞噬细胞吞噬作用的增强。单核巨噬细胞和中性粒细胞表面表达IgG的Fc受体，结合抗原的IgG能与之结合，可促进吞噬细胞对寄生虫抗原的吞噬作用。

（4）IgE可介导Ⅰ型超敏反应——速发型超敏反应，可诱导肥大细胞和嗜碱粒细胞脱颗粒及炎性介质的释放，局部的炎症反应有利于腔道寄生蠕虫的排出。

（5）IgG和IgM可与血液中游离的虫体结合，阻止其对宿主细胞表膜受体的识别，发挥凝集作用（agglutination）。

另外，IgG、IgE和IgM还可参与抗体依赖细胞介导的细胞毒效应（antibody dependent cell-mediated cytotoxicity，ADCC）。中性粒细胞、单核巨噬细胞，尤其是NK细胞，可通过其表面的CD16与抗体相互作用，产生溶解靶细胞的细胞毒作用。嗜酸粒细胞参与的ADCC可杀伤蠕虫，一般由IgE和IgA介导。此外，IgA介导的黏膜免疫在阻止寄生虫从黏膜侵入时发挥一定作用。

2. 非抗体依赖性效应（non-antibody-dependent effect）或细胞免疫 在非抗体依赖效应中，免疫应答有赖寄生虫抗原分子与免疫细胞的接触。首先，抗原经过APC处理和呈递，被$CD4^+$细胞识别。接着，$CD4^+$Th细胞在受到抗原及APC释放的IL-1激活后，释放IL-2、IFN-γ等细胞因子，活化巨噬细胞、NK细胞和Tc细胞等。巨噬细胞是抗寄生虫感染的重要细胞。激活的巨噬细胞可吞噬寄生虫感染的靶细胞或游离的原虫，通过细胞内溶酶体蛋白的溶解作用杀伤虫体，此为细胞内杀伤（intra-cellular killing），也可释放生物活性介质，如过氧化物离子（活性氧介质，ROI），通过脂质过氧化及释放NO，破坏寄生虫线粒体，产生杀虫作用，此为细胞外杀伤（extra-cellular killing）。NK细胞则通过细胞直接接触，非特异性地杀伤靶细胞。有关Tc在抗寄生虫感染中的确切作用，尚不明确。

第4节 免疫逃避与超敏反应

一、免疫逃避

在免疫功能正常的宿主体内，多种寄生虫能有效地逃避宿主的免疫效应，长期存活和增殖，这种现象称免疫逃避（immune evasion）。免疫逃避是寄生虫与宿主长期进化、彼此相互适应的结果。寄生虫实现免疫逃避的机制主要有以下几方面。

1. 组织学隔离 组织、细胞和腔道中的寄生虫，由于特殊的生理屏障使之与免疫系统隔离。寄生虫可被宿主源性囊膜所包裹，如棘球蚴囊液虽具有很强的抗原性，但由于棘球蚴囊壁的存在，阻隔了棘球蚴抗原与宿主免疫系统的接触。对有些细胞内寄生虫，宿主的抗体难以对其发挥中和作用和调理作用，如寄生在巨噬细胞中的利什曼原虫和弓形虫，虫体在细胞内形成纳虫泡（parasitophorous vacuole，PV），可以逃避宿主细胞内溶酶体酶的杀伤作用。腔道内寄生虫，由于分泌型 IgA 的杀伤能力有限，其他循环 Ig 在正常情况下很少进入肠腔，肠腔内又缺乏补体和巨噬细胞，因此，免疫效应受到限制。

2. 表面抗原的改变

（1）抗原变异（antigen variation）：寄生虫的不同发育阶段都具有特异抗原，即使在同一发育阶段，有些虫种抗原亦可产生变化。如布氏锥虫体表的糖蛋白膜抗原不断更新，新变异体（variant）不断产生，造成寄生虫抗原与宿主特异性抗体的合成出现时间差，使抗体无法发挥有效作用。

（2）抗原伪装与分子模拟（antigen disguise and molecular mimicry）：有些寄生虫能将宿主的抗原分子镶嵌在自身体表，或用宿主抗原包被，称为抗原伪装。有些寄生虫体表能表达与宿主组织抗原相似的成分，称为分子模拟。如在皮肤内的曼氏血吸虫早期童虫表面不含有宿主抗原，但肺期童虫表面被宿主血型抗原（A、B 和 H）和组织相容性抗原（MHC）包被，抗体不能与之结合。

（3）表膜脱落与更新（pellicle shedding and renew）：蠕虫在生长过程中，虫体表膜不断脱落与更新，与表膜结合的抗体随之脱落。

3. 抑制宿主的免疫应答　寄生虫的某些抗原可直接诱导宿主的免疫抑制。主要表现为：

（1）特异性 B 细胞克隆的耗竭：一些寄生虫感染往往诱发宿主产生高 Ig 血症，提示多克隆 B 细胞激活，产生大量抗体，但却无明显的保护作用。至感染晚期，虽有抗原刺激，B 细胞亦不能分泌抗体，说明多克隆 B 细胞的激活导致了能与抗原反应的特异性 B 细胞耗竭，抑制了宿主的免疫应答，甚至出现继发性免疫缺陷。

（2）调节性 T 细胞的激活：长期以来人们就注意到，包括多种寄生虫在内的慢性感染，能诱导机体产生具免疫抑制功能的细胞，称为 Ts 细胞。近十余年的研究表明，这类发挥免疫抑制功能的细胞，主要是 $CD4^+CD25^+$ 调节性 T 细胞亚群，以表达 CD25 和 Foxp3 为明显特征。$CD4^+CD25^+$ 调节性 T 细胞对免疫应答各阶段均起抑制作用，是维持慢性感染状态并避免感染机体遭受过度免疫病理损伤的重要机制。目前，在疟原虫、利什曼原虫、血吸虫等寄生虫感染中，都证实 $CD4^+CD25^+$ 调节性 T 细胞的诱导产生及其免疫抑制功能的存在，如试验证实日本血吸虫 HSP60 来源的肽 SJMHE1 可以显著增强 $CD4^+CD25^+$ 调节性 T 细胞的免疫抑制功能；而弓形虫感染则能下调宿主 $CD4^+CD25^+$ 调节性 T 细胞的功能。

（3）虫源性淋巴细胞毒性因子：有些寄生虫的分泌、排泄物中某种成分具有直接的淋巴细胞毒性作用，或可抑制淋巴细胞的激活，如感染旋毛形线虫幼虫小鼠血清、肝片形吸虫的排泄-分泌物（ES）均可凝集、杀伤淋巴细胞；克氏锥虫 ES 中分离出 30kDa 和 100kDa 蛋白质可抑制宿主外周血淋巴细胞增殖和 IL-2 的表达；曼氏血吸虫存在 0.1～0.5kDa 热稳定糖蛋白，不需通过 Ts 激活，直接抑制 ADCC 杀虫效应；克氏锥虫分泌的蛋白酶可直接分解附着于虫体表面的抗体，使 Fc 段脱落无法激活补体。

（4）封闭抗体的产生：有些寄生虫抗原诱导的抗体可结合在虫体表面，不仅对宿主无保护作用，反而阻断保护性抗体与之结合，这类抗体称为封闭抗体（blocking antibody）。已证实，在曼氏血吸虫、丝虫和旋毛形线虫感染宿主中存在封闭抗体，这较好地解释了曼氏血吸虫流行区感染人群中，尤其是低龄儿童虽有高滴度抗体水平，但对再感染无保护力的现象。

二、超敏反应

寄生虫诱导宿主产生免疫反应，除有利于宿主杀伤和抵抗寄生虫感染外，还可引起炎症反应和组织损伤等超常形式的免疫反应，称超敏反应（hypersensitivity）。超敏反应一般分为四型：Ⅰ、Ⅱ、Ⅲ、Ⅳ型，前 3 型为特异性抗体介导，Ⅳ型则为 T 细胞和巨噬细胞所介导。

1. Ⅰ型超敏反应　又称速发型超敏反应（immediate hypersensitivity）。该型超敏反应的特点是反应迅速（接触抗原后数秒钟至数分钟），消退也快，一般仅造成功能紊乱，而不引起组织损伤，并具有明显遗传倾向。反应过程分致敏和效应两个阶段。寄生虫抗原首先刺激机体产生 IgE 类（部分 IgG 亚类）亲细胞抗体，抗体与肥大细胞和嗜碱性粒细胞表面的 Fc 受体结合，使机体致敏。当机体再次接触相同抗原时，该抗原即与肥大细胞和嗜碱性粒细胞表面的 IgE 抗体结合，发生级联反应，导致细胞脱颗粒，释放出过敏介质，致毛细血管扩张、通透性增加和平滑肌收缩，造成过敏性炎症发生，严重者可出现过敏性休克，甚至死亡。如似蛔蛔线虫感染引起的支气管哮喘、尘螨性哮喘、血吸虫感染所致的尾蚴性皮炎、棘球蚴囊液外溢引起的过敏性休克等，均是典型的Ⅰ型超敏反应。

2. Ⅱ型超敏反应 又称为细胞毒型超敏反应（cytotoxic type hypersensitivity）或细胞溶解型超敏反应（cytolytic type hypersensitivity）。Ⅱ型超敏反应的主要靶细胞为红细胞、白细胞和血小板，靶细胞表面抗原与 IgG 或 IgM 结合，导致补体活化或经 ADCC 损伤靶细胞。在疟疾患者中，疟原虫抗原能吸附在红细胞表面，引起Ⅱ型超敏反应，出现免疫溶血，这是导致患者贫血的重要原因。

3. Ⅲ型超敏反应 又称免疫复合物型超敏反应（immune complex type hypersensitivity）。寄生虫感染过程中，寄生虫释放的抗原物质不断刺激宿主产生特异性抗体，抗体与相应抗原结合成抗原抗体复合物（IC），其中大分子和小分子复合物均易被机体清除或代谢；而当抗原量略过剩时，形成的中等大小复合物会较长时间存在于循环中，它们若沉积在血管壁和肾小球基底膜等处，则能激活补体，导致局部组织充血水肿、中性粒细胞炎性浸润，造成组织损伤。疟性肾病和血吸虫性肾病均有Ⅲ型超敏反应机制参与。

免疫复合物病有全身性和局部性。全身性免疫复合物病如血清病，注射异种动物血清后一周发生，表现为发热、荨麻疹、淋巴结肿大、关节疼痛等，其机制为动物血清作为人类的异种抗原，当量过多时，机体产生相应抗体并形成 IC，在皮肤、关节等处沉积发病。急性血吸虫感染者有时会出现类血清病的Ⅲ型超敏反应。局部性免疫复合物病如疟疾和血吸虫病肾炎即为此种类型。

4. Ⅳ型超敏反应 又称迟发型超敏反应（delayed type hypersensitivity，DTH）。与前三种类型不同的是，该型超敏反应由致敏 T 淋巴细胞介导，且发生在机体再次接触抗原后 24～48 小时或更长时间，引起组织损伤的机制是巨噬细胞和淋巴细胞的局部浸润、活化及细胞因子的产生。日本血吸虫虫卵肉芽肿主要由Ⅳ型超敏反应所致。

在寄生虫感染引发的免疫致病过程中，往往涉及多种类型的超敏反应，如血吸虫病，虫体不同发育阶段的抗原分别可引起速发型、免疫复合物型和迟发型超敏反应。

（王 勇）

第 5 章 寄生虫病的流行与防治

学习与思考

(1) 寄生虫病流行的 3 个基本环节是什么?

(2) 人体寄生虫病的传染源、传播途径和感染人体的方式各有哪些?

(3) 什么是寄生虫病的流行特点与影响因素?

(4) 寄生虫病的防治原则是什么?

第 1 节 寄生虫病流行的基本环节

寄生虫病在一个地区的流行必须具备 3 个基本条件,即传染源(source of infection)、传播途径(route of transmission)和易感人群(susceptible population),通常称为寄生虫病流行的 3 个基本环节。当在某地区同时存在这 3 个环节并相互联系时,即可造成寄生虫病的流行。

一、传 染 源

人体寄生虫病的传染源包括寄生虫病患者、带虫者、保虫宿主和转续宿主。作为传染源,其体内必须存在或从其体内排出、并能在外界或另一宿主体内继续发育的寄生虫的某个阶段,如疟疾患者或带虫者血中的疟原虫成熟配子体、丝虫病患者血中的微丝蚴、血吸虫病患者或保虫宿主从粪便排出的血吸虫卵、滴虫性阴道炎患者白带中的滋养体等。人体寄生虫病的传染源因虫种而异,可以是人(疟疾),或是动物(棘球蚴病),或是人和动物(日本血吸虫病、并殖吸虫病)。以人或(和)家畜作为传染源的寄生虫病,在其他条件具备时,易于在人群中构成流行;而以野生动物为传染源的寄生虫病,则因人们进入原发性自然疫源地而感染。

二、传 播 途 径

寄生虫从传染源排出,在外界或中间宿主体内发育至感染期(infective stage)后进入另一宿主的整个过程,称为寄生虫病的传播途径。人体寄生虫病常见的传播途径有以下几种。

1. 经水传播 某些寄生虫的感染期(虫卵或包囊等)污染水源,人因饮水或接触疫水而感染。经饮水传播的寄生虫病称为水源性寄生虫病(water-borne parasitic disease),如饮用被溶组织内阿米巴、蓝氏贾第鞭毛虫包囊或隐孢子虫卵囊污染的水可感染这些寄生虫,其特点是病例分布与供水范围相一致,不同年龄、性别、职业者均可发病等。接触含血吸虫尾蚴的疫水可感染血吸虫,患者均有疫水接触史。

2. 经食物传播 肉类等食物本身含有感染期寄生虫,人可因生食或半生食含有感染期寄生虫的食物而感染,如生食或半生食含感染期幼虫的猪肉可感染链状带绦虫、旋毛形线虫等,生食或半生食含囊蚴的淡水鱼、蟹可感染华支睾吸虫、并殖吸虫等。经食物传播的寄生虫病称为食源性寄生虫病(food-borne parasitic disease),其特点是同批患者有共同分享某种食物的历史,而未进食该食物者不发病。此外,感染期虫卵污染蔬菜,生食未洗净的蔬菜则可感染似蚓蛔线虫、毛首鞭形线虫等。

3. 经土壤传播 有些直接发育型的线虫,如钩虫卵在土壤中直接发育为感染性幼虫,人通过接触土壤而感染。

4. 经空气传播 有些寄生虫的感染期卵(蠕形住肠线虫卵)可在空气中飘浮,随呼吸进入人体而引起感染。

5. 经节肢动物传播 某些医学节肢动物在寄生虫病传播中起着重要的作用,如蚊传播疟疾和丝虫病,白蛉传播黑热病等。经节肢动物传播的寄生虫病具有与媒介昆虫分布一致的特点。

6. 经接触传播 有些寄生虫可通过人际之间的直接或间接接触而传播,如阴道毛滴虫可通过性接触传播;疥螨可通过直接接触患者皮肤或患者用过的枕巾、毛巾等传播。接触传播多为散发病例,病例的多少与接触的频度有关。

7. 经胎盘传播 亦称垂直传播,孕妇患某些寄生虫病时,在胎盘屏障受到损害的情况下,引起宫内胎儿感染,导致先天性寄生虫病,如先天性弓形虫病、先天性疟疾及先天性钩虫病等。

寄生虫进入人体的途径称为感染途径,也称为感染方式。感染方式主要有:①经口感染:最为常见,摄入被感染期寄生虫污染的食物、饮水等及感染的中间宿主而感染,如似蚓蛔线虫、华支睾吸虫、链状带绦虫等。②经皮肤感染:接触土壤或水中的感染期寄生虫,幼虫可钻入皮肤而感染。如钩虫丝状蚴和日本血吸虫尾蚴等。③经节肢动物叮刺感染:有些寄生虫的感染期存在于节肢动物体内,当节肢动物叮刺吸血时即可进入人体,如丝虫、疟原虫经蚊叮刺感染,杜氏利什曼原虫经白蛉叮刺感染。④接触感染:同传播途径。⑤自体感染:宿主体内的寄生虫引起自体内感染,如链状带绦虫和微小膜壳绦虫。⑥经胎盘感染:同传播途径。⑦经输血感染:供血者血液内有红内期疟原虫时,可引起输血性疟疾;理论上经输血感染的寄生虫还有杜氏利什曼原虫及刚地弓形虫等。⑧经乳汁感染:哺乳期妇女感染钩虫时,钩虫幼虫可移行进入乳腺、乳汁,引起婴幼儿钩虫病,此种感染方式甚为少见。⑨器官移植感染:细胞内或血液寄生虫可经器官移植而感染,如刚地弓形虫、疟原虫等。

三、易感人群

易感人群是指对某种寄生虫缺乏免疫力或免疫力低下而处于易感状态者。除某些遗传原因,如西非黑人因红细胞膜上无 Duffy 血型抗原而不感染间日疟原虫,遗传性疾病镰状细胞性贫血患者不感染恶性疟原虫外,所有未感染过寄生虫的人,不论男女老幼、种族肤色,对人体寄生虫一般都是易感的。人体感染寄生虫后,除对少数虫种产生消除性免疫外,多数为带虫免疫,当寄生虫从人体消失后,这种免疫力便逐渐消失而重新处于易感状态。此外,儿童因免疫力低下而较成人易感,非流行区的人较流行区的人易感。

第2节 寄生虫病的流行特点与影响因素

一、寄生虫病的流行特点

1. 地方性(endemicity) 某种疾病在某一地区经常发生,无需自外地输入,称为地方性流行。寄生虫病流行常有明显的地方性,有以下因素:①与中间宿主或媒介节肢动物的分布有关,如日本血吸虫病的流行区与钉螺的分布相一致;我国黑热病流行地区与其主要媒介中华白蛉均分布于长江以北地区。②与气候条件有关,如钩虫病在我国黄河以南地区广泛流行,在气候干寒的西北地区则很少流行。③与居民的生活习惯有关,如华支睾吸虫病常流行于有吃生鱼或半生鱼习惯的地区,牛带绦虫病主要流行于有生吃牛肉的少数民族地区。④与生产方式有关,如钩虫病主要流行于黄河以南用新鲜人粪施肥的旱地农作物地区;包虫病主要流行于牧区,人因接触感染的犬、被污染的草地或剪羊毛而感染。

2. 季节性(seasonality) 由于温度、湿度、雨量、光照等气候条件对寄生虫及其中间宿主和媒介节肢动物种群数量的消长产生影响,多种寄生虫病的流行常有明显的季节性。生活史中需要节肢动物宿主的寄生虫,其传播季节常与节肢动物出现的季节密切相关,如黄淮平原疟疾的流行季节与中华按蚊出现的季节相一致,温暖、潮湿的土壤有利于钩虫卵及钩蚴的发育,钩虫感染多见于春、夏季节。人群的生产、生活活动也可影响寄生虫病流行的季节性,如急性血吸虫感染常见于插秧或捕鱼等生产活动的夏秋季节。

3. 自然疫源性(natural focus) 人类的某些疾病是由动物传播引起的,其病原体在动物间自然传播,在一定条件下可以传给人,此类疾病称为自然疫源性疾病(natural focal diseases),其病原体包括病毒、立克次体、细菌、螺旋体、寄生虫等。在人迹罕至的原始森林和荒漠地区,这类寄生虫病一直在脊椎动物之间传播,无需人的参与,人偶然进入该地区,脊椎动物体内的寄生虫可通过一定途径传播给人,如荒漠型黑热病。这类人兽共患寄生虫病常具有明显的自然疫源性,该类地区称为原发性自然疫源地。有些人兽共患寄生虫病,还可存在于人群居住和生产活动的地区,它们可以在动物与动物、人与人、动物与人之间互相传播,如华支睾吸虫病、并殖吸虫病及日本血吸虫病等,这类地区称为继发性自然疫源地。

二、影响寄生虫病流行的因素

1. 自然因素 包括地理环境和气候因素,如温度、湿度、雨量、光照等,通过对寄生虫病流行环节的影响而发挥作用。自然因素既可直接影响寄生虫在外界的生长发育,也可通过影响生物种群

(如中间宿主及媒介节肢动物)而间接影响寄生虫的发育。如气温低于15℃时间日疟原虫不能在蚊体内发育,高于37.5℃时蚊体内的疟原虫在数小时内死亡;血吸虫毛蚴的孵化和尾蚴的逸出与温度、光照等条件有关,而适宜的温度又增加了人群接触疫水的机会,因而有利于血吸虫病的流行。自然因素还可影响中间宿主及媒介节肢动物的分布、孳生、繁殖和活动,如温暖、潮湿的气候既适合于蚊虫的生长和繁殖,也适合于蚊吸血活动,增加传播疟疾和丝虫病机会,因而在我国南方是高疟区,而东北地区则很少有疟疾。

2. 生物因素　有些寄生虫的生活史需要中间宿主或节肢动物,中间宿主或节肢动物的存在与否,决定了这些寄生虫病能否流行。如日本血吸虫的中间宿主钉螺在我国主要分布于长江两岸及以南地区,因此我国北方地区无血吸虫病流行;卫氏并殖吸虫的中间宿主黑贝科和蜷科淡水螺和溪蟹主要孳生于山涧溪流中,因而卫氏并殖吸虫病主要流行于山区或丘陵地带。

3. 社会因素　包括社会制度、经济状况、生活条件、文化水平、医疗条件、卫生保健知识及生产方式和生活习惯等。新中国成立前,人民贫困,生活条件与健康状况很差,无法抵御寄生虫的侵袭,因而寄生虫病的流行十分广泛,加之人们的不良卫生习惯和饮食习惯,更助长了寄生虫病的流行。新中国成立后,大力开展了寄生虫病的普查和普治工作。随着社会的稳定,经济的发展,医疗卫生的进步、疾病预防控制体系的完善以及人民群众科学、文化水平的提高,一些寄生虫病在许多地区已被控制。如随着全民预防性服用抗疟药和纱门、纱窗及蚊帐的普遍应用等措施,疟疾在我国多数省区已被基本控制。

社会因素、自然因素和生物因素三者常相互作用,共同影响寄生虫病的流行。

第3节　寄生虫病的流行状况

一、全球寄生虫病流行状况

寄生虫病的流行遍及世界各地,尤以处于热带和亚热带地区的发展中国家流行更甚,长期以来是一类“被忽视的热带病”(neglected tropical diseases, NTD),严重威胁着人类健康并可造成巨大的经济损失。联合国开发计划署/世界银行/世界卫生组织联合倡议的“热带病研究与训练特别规划”(UNDP/World Bank/WHO Special Program for Research and Training in Tropical Diseases, TDR)要求防治的10种主要热带病中,除麻风病(leprosy)、登革热(dcnguc)与结核(tuberculosis)外,其他7种都是寄生虫病,包括疟疾(malaria)、血吸虫病(schistosomiasis)、淋巴丝虫病(lymphatic filariasis)、盘尾丝虫病(onchocerciasis)、利什曼病(leishmaniasis)、非洲锥虫病(African trypanosomiasis)与美洲锥虫病(恰加斯病, Chagas' disease)。

据2011年WHO发布的资料,目前疟疾流行于全球99个国家,约33亿人口受到威胁,2010年全球疟疾病例数为2.16亿,其中约81%(1.74亿例)发生在非洲;死亡人数约70万,86%的死亡病例为5岁以下儿童。血吸虫病流行于世界上76个国家,超过7亿人生活在该病流行区,至少2.4亿人感染血吸虫病。全世界有1.2亿人感染淋巴丝虫病,因淋巴丝虫病致残的人数约4000万。盘尾丝虫病(河盲症, river blindness)流行于非洲与南美洲的35个国家,3700万人感染,导致27万人失明和50万人视觉障碍。利什曼病主要分布于热带与亚热带,感染人数为1200万,每年死亡人数为5.18万。非洲锥虫病流行于非洲的36个国家和地区,6000万人口受到威胁,每年死亡人数约为5万。美洲锥虫病流行于中南美洲,感染人数约1000万,每年死亡人数约1.66万。

此外,肠道寄生虫病也严重影响人类健康,尤其是在亚洲、非洲和拉丁美洲的农业地区。据2014年报道,全球约有8.19亿人感染似蚓蛔线虫,每年死亡人数约为3800人;3.65亿人感染毛首鞭形线虫;4.39亿人感染钩虫。引起感染性腹泻的阿米巴感染者约占全球人口的1%;蓝氏贾第鞭毛虫的感染人数达2亿。全球约有6500万人感染带绦虫,3500万人感染类圆线虫,1350万人感染支睾吸虫与后睾吸虫,210万人感染并殖吸虫,10万人感染麦地那龙线虫。

在经济发达国家,寄生虫病的流行虽然不像在发展中国家那么严重,但也是重要的公共卫生问题。据估计美国约有2000万蠕形住肠线虫感染者,溶组织内阿米巴和蓝氏贾第鞭毛虫感染者分别达4%~5%和2%~22%。尤其是在欧美一些发达国家,因人们某些生活习惯和行为的影响,某些寄生虫感染显得更加突出,如阴道毛滴虫感染者人数估计在美国有370万,英国有100万。美国家猫、家犬弓首线虫的感染率分别为24%~67%和20%，以猫、犬为宠物者患幼虫移行症的风险更高。日本人因有生食鱼片的嗜好，常见异尖线虫感染，其他一些国家也有因引进日本餐馆而发生类似情况。而一些机会致病寄生虫，如隐孢子虫、刚地弓形虫、蓝氏贾第鞭毛虫、粪类圆线虫等，已成为艾滋病患者机会性感染的主要病原体，是引起死亡的主要原因。

因器官移植等而长期使用免疫抑制剂、癌症患者的化疗等也有利于机会致病性寄生虫的感染。此外，随着全球旅游事业的发展，某些寄生虫病可随旅行者进入发达国家，如欧美国家每年均有输入性疟疾病例，甚至可引起当地的局部流行。

二、正在出现的寄生虫病

正在出现的寄生虫病(emerging parasitic diseases)是新现寄生虫病(neo-emerging parasitic diseases)和再现寄生虫病(re-emerging parasitic diseases)的合称。新现寄生虫病是指新识别的和未知的寄生虫病；而再现寄生虫病是指一些早已被人们所知，发病率已降至很低，不再被视为公共卫生问题，但目前又重新流行的寄生虫病，也称为再度肆虐的寄生虫病。正在出现的寄生虫病已成为重要的公共卫生问题，不仅可给人民健康和生命安全带来严重威胁，而且可给经济建设和国家安全带来重大影响。

自1975年以来已发现10多种新现寄生虫，如微小隐孢子虫(*Cryptosporidium parvum*)、比氏肠胞微孢子虫(*Enterocytozoon bieneusi*)、海伦脑炎微孢子虫(*Encephalitozoon hellem*)、兔脑炎微孢子虫(*Encephalitozoon cuniculi*)、卡耶塔环孢子虫(*Cyclospora cayetanensis*)、徐氏拟裸茎吸虫(*Gymnophalloides seoi*)、台湾棘带吸虫(*Centrocestus formosanus*)、钩棘单睾吸虫(*Haplorchis pumilic*)、福建棘隙吸虫(*Echinochasmus fujianensis*)、喉兽比翼线虫(*Mammomonogamus laryngeus*)等。近年来，福建省国内首次报告的人体感染东方次睾吸虫与埃及棘口吸虫，广西国内首次报告的人体感染扇棘单睾吸虫均为新现的寄生虫。有些已经存在的寄生虫病，其病原体又被重新鉴定或分类(如湄公血吸虫、马来血吸虫、亚洲带绦虫等)，或是营自生生活及寄生于动物体内的寄生虫，现在发现可以偶然在人体内寄生(棘阿米巴、巴贝西虫新种等)，这类寄生虫病也称为新现的寄生虫病。

再现寄生虫病主要有疟疾、血吸虫病、囊尾蚴病、内脏利什曼病、贾第虫病、包虫病、旋毛虫病等。再现的寄生虫病大多发生在原流行区人群，也有发生在原来的非流行区。目前已有20多种再现寄生虫病被联合国列入“被忽视的热带病”。

三、我国寄生虫病流行状况

我国幅员辽阔，地跨寒、温、热三带，大部分地区处于温带和亚热带地区，动物区系分属于古北界和东洋界，动物群类极为丰富，寄生虫种类也繁多。我国可感染人体的寄生虫有229种，其中线虫35种、吸虫47种、绦虫16种、原虫41种，其他寄生动物90种。

由于社会和经济的原因，我国曾是寄生虫病严重流行的国家之一，许多流行区居民死于寄生虫病。上海市青蒲县任屯村在建国前的20年中，由于血吸虫病的流行，全村275户有121户死绝。抗日战争前夕，苏北淮阴82%的村庄有黑热病流行，有些村庄感染率高达32%，70%以上的人口死于黑热病，不少家庭因此而绝户。山东临朐等县，由于连年饥荒和黑热病流行以致十室九空，竟成了无人区。云南思茅县(现普洱市)1925年全县有4万多人口，后因疟疾严重流行，至1949年全县仅剩下1千余人。

新中国成立后，党和政府为了保障人民健康，对一些寄生虫病开展了大规模的普查和防治工作，把危害严重的疟疾、血吸虫病、丝虫病、黑热病及钩虫病列为我国重点防治的五大寄生虫病，并纳入1956年颁布的《全国农业发展纲要》。经过50多年的努力，我国在寄生虫病防治方面取得了举世公认的成就。如黑热病，建国初曾流行于长江以北16个省、自治区、直辖市的683个县，患病人数达53万，1958年在我国大部分流行区已经消灭或基本消灭。建国前有疟疾流行的县(市)为1829个，每年发病人数为3000万；为了响应联合国千年发展目标，我国于2010年实施了中国消除疟疾计划(2020年在中国消除疟疾)，2011年全国疟疾发病人数已降至4479例，2012年又降至2178例。肆虐我国长江流域及以南地区的日本血吸虫病，建国初期流行于12个省、自治区、直辖市的454个县(市)，感染者约1160万，生活在流行区的人口约占全国人口的1/5；经50多年的防治，目前已有70%的流行区基本达到了疫情控制或阻断传播的

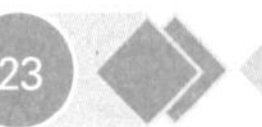

目标。丝虫病在建国初期流行于 16 个省、自治区、直辖市 864 个县，受威胁人口达 3.4 亿，估计有患者 3099 万，其中慢性丝虫病患者 540 万人；1994 年达到基本消灭标准，并于 2000 年在全国范围内实现了阻断丝虫病传播的目标；2006 年，中国向第四届全球消除淋巴丝虫病联盟大会递交了《中国消除淋巴丝虫病国家报告》，2007 年，世界卫生组织审核认可：中国成为全球第一个宣布消除丝虫病的国家。

尽管我国在上述寄生虫病的防治方面取得了巨大的成绩，但形势不容乐观，如黑热病尽管已基本消灭 50 多年，但每年在西部地区仍有数百例新发病例，对西部地区开发与经济发展仍是一大威胁。血吸虫病的流行现在主要局限于水位难以控制的湖沼地区和大山区，此类地区由于防治难度较大，再感染难以控制；即使在已经达到血吸虫病传播阻断的地区，也可因动物宿主的存在和人、畜的频繁流动而引起疫情复燃。我国的钩虫病及钩虫感染者在建国初期估计超过 2 亿，目前有明显贫血症状的患者人数虽较过去大大减少，但各地的感染率仍较高，据 1988～1992 年全国人体寄生虫分布普查，全国钩虫平均感染率为 17.159%，估计全国感染人数为 1.89 亿，分布于除青海、黑龙江及吉林以外的 28 个省(区、市)，并且由钩虫引起的消化道大出血亦屡见不鲜。

据 1988～1992 年全国人体寄生虫分布调查结果显示，我国人群寄生虫总感染率为 62.63%，有 60 种寄生虫感染人体，全国有 7.08 亿人感染寄生虫，其中感染 2 种和 2 种以上寄生虫者约 3.16 亿。

2001～2004 年全国人体重要寄生虫病现状调查，以病原学检查方法在全国 31 个省(区、市)(除台湾、香港、澳门外)共检查 356 629 人，查出感染蠕虫 26 种，蠕虫总感染率为 21.74%，其中土源性线虫感染率为 19.56%(包括似蚓蛔线虫 12.72%、毛首鞭形线虫 4.63%、钩虫 6.12%)，推算全国感染土源性线虫人数约为 1.29 亿(似蚓蛔线虫、毛首鞭形线虫、钩虫感染人数分别约为 8593 万、2909 万、3930 万)；12 岁以下儿童蠕形住肠线虫感染率为 10.28%；带绦虫感染率为 0.28%，推算全国感染带绦虫人数约为 55 万；华支睾吸虫感染率为 0.58%，其中流行区(27 个省、区、市)感染率为 2.40%，推算感染华支睾吸虫人数约为 1249 万。棘球蚴病、囊尾蚴病、并殖吸虫病、旋毛虫病和弓形虫病的血清阳性率分别为 12.04%、0.58%、1.71%、3.38% 和 7.88%。

四、我国寄生虫病的流行特点

1. 重要寄生虫病疫情仍不稳定　我国疟疾疫情仍不稳定，1999 年全国疟疾的年发病人数已降至 2.9 万，但 2004～2007 年全国每年分别报告疟疾发病人数则上升到 38 972 例、42 319 例、64 178 例及 50 148 例，2010～2012 年又降至 7855 例、4479 例及 2718 例。2012 年我国的疟疾病例主要分布在云南、广西，江苏、湖南及四川等省区。在血吸虫病流行区，由于钉螺分布广泛，传染源种类众多，难以控制再感染；尚未控制传播的 92 个县(区、市)均分布在湖沼和高原山区，防治工作难度很大。黑热病在我国西部 6 省区(新疆、甘肃、四川、陕西、山西和内蒙古)仍有流行或散发，2001 年 1 月至 2009 年 6 月发病人数达 3009 例。全国现有包虫病患者人数约 38 万，主要分布在我国西部的少数民族地区。

2. 土源性线虫感染率明显降低　自 1988～1992 年首次人体寄生虫分布调查以来，许多省(区、市)在农村开展了以驱虫治疗为主、结合健康教育、改水改厕和粪便管理的寄生虫病综合防治措施。2004 年调查与首次调查结果相比，全国蠕虫总感染率由 55.27% 降至 21.40%，下降了 33.87%；多重感染由 43.33% 降至 24.86%，一人同时感染寄生虫最多的虫种数由 9 种降为 6 种。钩虫、似蚓蛔线虫、毛首鞭形线虫的感染率分别下降 60.72%、71.29% 和 73.6%。

3. 食源性寄生虫的感染率明显上升　2004 年调查显示，华支睾吸虫感染率比首次全国调查上升了 75%，其中广东、广西、吉林 3 省(区)分别上升了 182%、164% 和 630%。带绦虫感染率比首次调查时上升了 52.49%，其中西藏、四川分别上升了 97% 和 98%。由于人口流动、活畜与畜产品及水产品的流通、居民生活与饮食习惯的改变等因素，以前以农村流行为主的一些食源性寄生虫病在城市居民中的感染率与发病率明显增加，如囊虫病、旋毛虫病、弓形虫病、广州管圆线虫病、并殖吸虫病、棘口吸虫病、华支睾吸虫病等。因含华支睾吸虫囊蚴的鱼类从流行区运往各地，在非流行区(特别是大、中城市)生鱼片的风味吃法盛行，由此导致城市居民华支睾吸虫的感染率升高，广东省两次全省抽样调查均以干部的华支睾吸虫感染率最高，且

1997年的感染率(16.15%)显著高于1988年的感染率(7.40%)。南京、上海、杭州、郑州等地曾报道118例城市居民因吃疫区贩来的溪蟹或前往旅游景点抓捕溪蟹生吃而感染并殖吸虫。1997年温州市105人食用半生福寿螺肉,47人感染广州管圆线虫病;2006年在北京市发生的广州管圆线虫病暴发,共发现160多例患者(因食从广西贩运至北京的福寿螺所致),成为北京市的重大突发公共卫生事件。

4. 棘球蚴病在西部地区流行仍较严重 2004年在内蒙古、吉林、河南、四川、贵州、云南、陕西、甘肃、青海、宁夏、新疆和西藏等12省(区)开展的棘球蚴病调查,血清学阳性率为12.04%,B超检查棘球蚴病患病率为1.08%,推算全国棘球蚴病患者数约为38万人,病例主要分布在西部的四川、青海、西藏、新疆和甘肃等省(区)的牧区和半农半牧区。

5. 输入性寄生虫病明显增多 出入境人数逐年增多,不仅增加了寄生虫感染者的入境,而且一些寄生虫中间宿主、转续宿主被输入或带入,则可引起输入性寄生虫病,甚至引起局部暴发。如海鱼类与异尖线虫、螺类与广州管圆线虫和棘口类吸虫等、蟹类与各种并殖吸虫、淡水鱼类与猫后睾吸虫和异形科吸虫等、龟鳖类与兽比翼线虫等。1998年辽宁省丹东市623名居民因生食贩自朝鲜的河蟹而感染并殖吸虫病。2006年云南省普洱市49人在老挝访问期间感染旋毛虫病;2007年在中朝边境口岸发现从朝鲜携带入境的犬肉感染旋毛形线虫。2010年全国20个省(区、市)有输入性恶性疟(1161例)的报告,2012年输入性疟疾疫情更为突出,全国境外输入病例(包括输入性间日疟、恶性疟、三日疟和卵形疟)2474例,已占全年疟疾病例报告总数的91%,主要为境外感染的归国劳务人员;不仅对原疟疾疫情相对稳定地区带来了潜在的传播风险,而且大多病例自缅甸、非洲等恶性疟高发区输入,故因输入性恶性疟引起的死亡病例也呈上升趋势。

第4节 寄生虫病的防治原则

寄生虫病防治的基本原则是控制寄生虫病流行的三个环节。从理论上讲,如果切断其中任何一个环节,都可终止寄生虫病的流行,但对于那些已经广泛流行的寄生虫病,目前还不具备突破环就能将其消灭的条件下,必须采取综合性防治措施,将控制传染源,切断传播途径和保护易感人群有机地结合起来,才能有效地控制和消灭寄生虫病。

1. 控制传染源 在寄生虫病传播过程中传染源是主要环节。在流行区,治疗患者及带虫者、处理(治疗和捕杀)保虫宿主和加强疫情监测是控制或消灭传染源的重要措施。寄生虫病的疫情监测,包括人群发病情况、传播媒介、中间宿主和保虫宿主及流动人口的监测,尤其是对流动人口的监测更为重要,如我国南方某些地区疟疾的点状暴发或局部暴发流行,多由外来流动人口所致。一旦发现寄生虫病的疫情回升,应立即采取措施,及时控制寄生虫病的传播和流行。

2. 切断传播途径 通过加强粪便和水源管理、注意环境和个人卫生、控制和杀灭媒介节肢动物和中间宿主等措施,切断寄生虫病的传播途径。对于水源性寄生虫病的防治,重点是加强粪便管理和水源保护,注意饮食卫生;对于食源性寄生虫病的防治,其关键措施是把好"病从口入"关,改变不良的饮食习惯及加强肉品检疫等。

3. 保护易感人群 人类对各种寄生虫感染大多缺乏固有免疫,对易感人群采取必要的保护措施是预防寄生虫感染的最佳方法。关键在于加强健康教育,改变不良的饮食习惯和行为方式,提高群众的自我保护意识。对某些寄生虫病(如疟疾等)可预防性服药,涂抹防护剂及驱避剂等。

为了全面实现小康社会、人人享有健康的目标,根据目前我国寄生虫病的流行现状、特点与趋势及危害程度,我国已将血吸虫病、疟疾、包虫病、黑热病、土源性寄生虫病、食源性寄生虫病及新现寄生虫病纳入《健康中国2020战略规划——寄生虫病防治优先领域》,对这些寄生虫病将进行优先重点防治。

(王中全)

第2篇 医学蠕虫

蠕虫(Helminthes)是一类借助肌肉伸缩作蠕形运动的多细胞无脊椎动物。“蠕虫”一词无实际分类学意义,仅被是人们习惯沿用。蠕虫在自然界分布甚广,多数营自生生活,仅少数营寄生生活。寄生于人体的蠕虫有250余种,我国已发现40种以上。主要隶属于扁形动物门(Platyhelminthes),线形动物门(Nemathelminthes)和棘颚门(Acanthognatha)。与医学密切相关的蠕虫种类多数属于前两门。

以人体寄生的蠕虫作为研究对象的科学称医学蠕虫学(medical helminthology)。蠕虫可寄生于人体许多脏器,如消化道、胆道、血管、肝、肺、脑、肾、肌肉和淋巴系统等。寄生阶段可以是成虫,亦可以是幼虫,或成虫及幼虫均寄生,因种而异。由蠕虫感染引起的疾病称为蠕虫病(helminthiasis),包括线虫病(nematodiasis)、吸虫病(trematodiasis)、绦虫病(cestodiasis)和棘头虫病(acanthocephaliasis)。

蠕虫生活史包括自虫卵经幼虫到成虫的整个发育过程,需要不同的外界环境条件(温度、湿度、雨量、水体、土壤、植被及中间宿主等)。根据蠕虫传播的特点分为两大类。

1. 土源性蠕虫(geohelminth) 生活史简单,发育过程中不需要中间宿主,宿主排出的虫卵或幼虫直接在土壤中发育为感染阶段。人通过污染的食物、水经口感染或与污染的土壤接触过程中经皮肤感染。绝大多数线虫,如蛔虫、鞭虫、钩虫等属此类蠕虫。

2. 生物源性蠕虫(biohelminth) 生活史较为复杂,发育过程中幼虫需要在中间宿主体内发育(或兼有增殖)至感染阶段,经中间宿主感染人。由于感染期幼虫侵入人体或人食入含有感染期幼虫的中间宿主或被媒介昆虫叮咬而感染,所有的吸虫、棘头虫及大部分绦虫均属于生物源性蠕虫。

(殷国荣)

第6章 线虫

第1节 线虫概论

学习与思考

(1) 线虫的主要形态特征是什么?

(2) 线虫的基本发育过程包括哪几个阶段?线虫的生活史类型分哪两类?

(3) 线虫的致病因素有哪些?

线虫(nematode)属于线形动物门(Nemathelminthes),全球约1万余种,绝大多数营自生生活,广泛分布于水和土壤中,仅少数营寄生生活。寄生于人体的线虫有184种,其中重要的有似蚓蛔线虫(蛔虫)、毛首鞭形线虫(鞭虫)、蠕形住肠线虫(蛲虫)、十二指肠钩口线虫和美洲板口线虫(钩虫)、旋毛形线虫(旋毛虫)、班氏吴策线虫(班氏丝虫)、马来布鲁线虫(马来丝虫)、粪类圆线虫、广州管圆线虫等。

【形 态】

1. 成虫 绝大部分线虫成虫呈线形或圆柱形。虫体不分节,两侧对称。前端一般较钝圆,后端逐渐变细。雌雄异体,雄虫一般小于雌虫,且尾部末端常有别于雌虫。不同种类的虫体大小差异较大,大者其长度超过1m(如麦地那龙线虫),小者不足1mm(如粪类圆线虫)。

线虫的体壁与消化道之间有腔隙,无体腔膜覆盖,故称原体腔(primary coelom)或假体腔(pseudocoelom),腔内充满液体,内部器官浸浴其中,是输送营养物质、氧和代谢产物的场所。由于原体腔液具有流体静力压,起到流体静力骨架(hydrostatic skeleton)的作用,使虫体保持一定的形态,将肌肉收缩施加的压力向各方传递,对线虫的运动、摄食、排泄等均有重要作用。

(1) 体壁:线虫的体壁自外向内由角皮层、皮下层、肌层组成(图 6-1)。

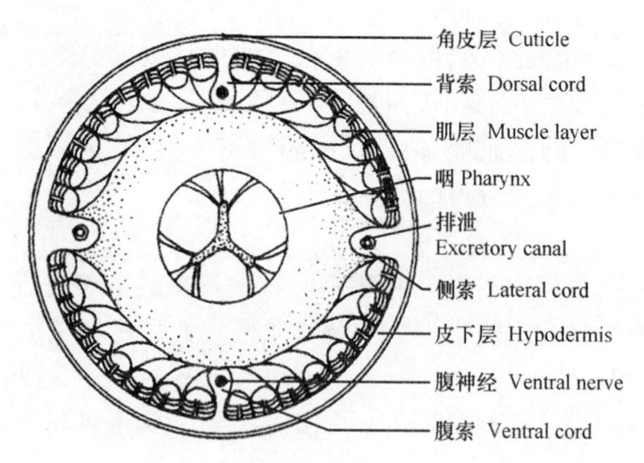

图 6-1 线虫咽部位横切面示意图
Cross section through the pharynx of nematode

1) 角皮层:由皮下层分泌形成,无细胞结构,含蛋白质(角蛋白、胶原蛋白)、糖类及少量类脂等,并含有某些酶类,具有代谢活性。角皮层覆盖虫体表面,具有弹性,是虫体的保护层,表面光滑、有横纹。虫体前后端或体表常有乳突、唇瓣、嵴、刺、翼膜、口矛、交合伞、交合刺等结构,这些结构与感觉、运动、附着、交配等生理活动有关,也是鉴别虫种的重要依据。

2) 皮下层:由合胞体组成,无细胞界限,其主要功能是分泌形成角皮层。该层含丰富的糖原颗粒、线粒体、内质网及酯酶等。在虫体的背面、腹面和两侧的中央,皮下层向内增厚、突出,形成 4 条纵索,分别称背索、腹索和侧索。背索和腹索较小,其内有纵行的神经干;2 条侧索较粗大,其内有排泄管穿行。两索之间称为索间区。

3) 纵肌层:由单层排列的肌细胞组成,被纵索分为 4 个区:2 个亚背区和 2 个亚腹区。肌细胞由可收缩纤维和不可收缩的细胞体组成,可收缩纤维邻接皮下层,呈垂直排列,含肌球蛋白(myosin)和肌动蛋白(actin),二者协同作用使肌肉收缩与松弛;细胞体突入原体腔,内含核、线粒体、内质网、糖原和脂类等,是能量的重要储存部位。根据肌细胞的大小、形状和数量可分为 3 种肌型:肌细胞多且突入原体腔中明显的称多肌型(polymyarian type),如蛔虫;肌细胞大而少的称少肌型(meromyarian type),如钩虫;肌细胞细而密的称细肌型(holomyarian type),如鞭虫。虫体横切面肌型的辨认有助于虫种的鉴别。由于线虫体壁只有纵肌,加上原体腔中充满液体,所以线虫只能作蛇形摆动。

(2) 内部器官

1) 消化系统:包括消化管和腺体,是完全的消化道,呈简单直管状。消化管由口(mouth)、咽(pharynx)、中肠(midgut)、直肠(rectum)和肛门(anus)构成(图 6-2)。口孔位于前部顶端,周围常有唇瓣包绕。不同虫种的口腔形状不一,有的虫种口腔变大,形成口囊(buccal capsule),其内有齿状或矛状结构,用以虫体附着。咽管通称食道,呈圆柱形,下段常膨大,其形状和数目是分类的依据之一。咽管与中肠连接处有 3 叶活瓣,以控制食物的流向。多数线虫的咽管壁肌肉内有 3 个咽管腺:背咽管腺 1 个,较长,开口于口腔;亚腹咽管腺 2 个,开口于咽管腔。腺体分泌物含有多种酶,如淀粉酶(amylase)、蛋白酶(protease)、壳质酶(chitinase)、纤维素酶(cellulase)及乙酰胆碱酯酶(acetylcholine esterase)等,有助消化食物,并具有抗原性。消化管为非肌性结构,肠壁由单层柱状上皮细胞构成,内缘具微绒毛,外缘为基膜。肠上皮细胞内含有丰富的线粒体、糖原颗粒、内质网及核蛋白体等,具有吸收和输送营养物质的功能。雄虫的直肠通入泄殖腔(cloaca),雌虫的直肠经肛门通向体外。

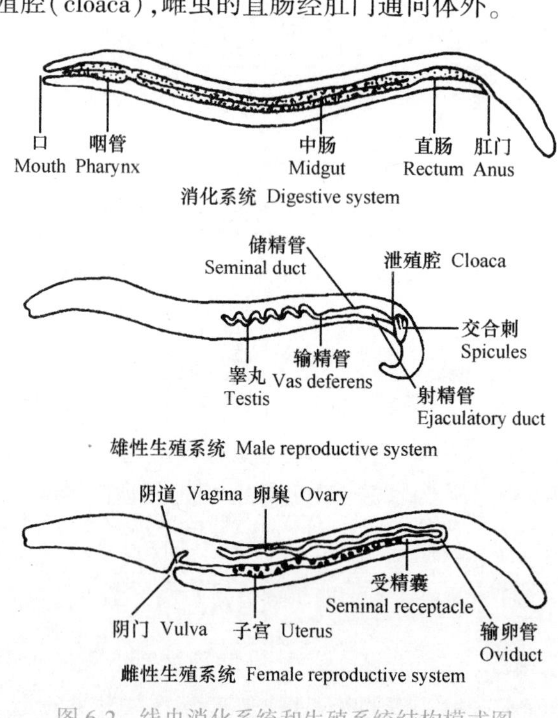

图 6-2 线虫消化系统和生殖系统结构模式图
Structure patterns of digestive system and reproductive system of nematode

2) 生殖系统:雌雄生殖器官均为细长、盘曲的管状结构(图 6-2)。雄虫生殖系统为单管型,由睾

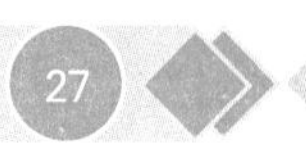

丸(testis)、输精管(vas deferens)、储精囊(seminal vesicle)、射精管(ejaculatory duct)及交配附器(alae)组成;睾丸末端与储精囊相连,通入输精管;射精管开口于泄殖腔;有些虫种在射精管处有一对腺体,能分泌黏性物质,交配后栓塞雌虫阴门;雄虫尾端多有1个或1对角质交合刺(spicule),可自由伸缩,其形状和大小是分类依据之一。雌虫多有2套生殖系统,称为双管型,分别由两个卵巢(ovary)、输卵管(oviduct)、受精囊(spermatheca)、子宫(uterus)及排卵管组成,多数虫种在输卵管近端有一受精囊,其远端与子宫相连;卵母细胞在受精囊内与精子结合受精;2个排卵管汇合形成阴道(vagina),阴门的位置依虫种而异,但均在虫体腹面肛门之前。

3) 神经系统:咽部的神经环是中枢神经系统,向前发出3对神经干,支配口周的感觉器官;向后发出背、腹及两侧神经干(共3~4对),包埋于皮下层或纵索中,分别控制虫体的运动和感觉。主要感觉器官是位于头部和尾部的乳突(papilla)、头感器(amphid)和尾感器(phasmid),可对机械性或化学性刺激起反应,并能调节腺体分泌。有些虫种缺尾感器,如无尾感器纲的旋毛虫、鞭虫等。

4) 排泄系统:排泄系统有管型和腺型两种。分肠纲的虫种为管型结构,有腺纲的虫种为腺型。管型的基本结构是1对长排泄管(excretory canal),由一短横管相连,可呈H型、U型或倒U型等,因虫种而异;在横管中央腹面有一小管经排泄孔(excretory pore)通向体外;有的线虫尚有一对排泄腺与横管相通,其分泌物与虫体脱鞘有关。腺型则只有排泄细胞,位于肠管前端,开口在咽部神经环附近的腹面。

2. 虫卵 线虫卵无卵盖,一般为卵圆形,卵壳多为棕黄色、淡黄色或无色。在排出体外时有的线虫卵仅含1个尚未分裂的卵细胞,如蛔虫卵;有的卵细胞正在分裂中,如钩虫卵(4个或8个卵细胞);有的已发育成蝌蚪期胚胎,如蛲虫卵;有的虫卵胚胎在子宫内已发育成熟,产出时即是幼虫,如卵胎生的丝虫和旋毛虫。卵壳主要由3层组成,外层来源于受精卵母细胞的卵膜,称为卵黄膜或受精膜,光学显微镜下不易看到;中层为壳质层或壳质蛋白层,具有一定硬度,能抵抗机械压力;内层为脂层或蛔苷层,具有调节渗透作用,能阻止虫卵内水分的丢失,防止虫卵过快干燥、死亡,并可阻止外界一些化学性物质对卵细胞的毒害作用。蛔虫卵的卵壳除了以上3层外,还外附一层由子宫壁分泌物形成的蛋白质膜。

【生 活 史】

1. 基本发育过程 线虫的发育分为虫卵、幼虫、成虫3个基本阶段。线虫胚胎发育的时间、场所及所需条件因虫种而异。在适宜的外界环境(温度、湿度、氧等)中,某些线虫卵能发育成熟,并孵化出幼虫;有些虫卵是在外界发育至感染性虫卵,进入宿主后在宿主肠道内特殊环境条件(温度、二氧化碳和氧化还原电位等)刺激下,加之卵内幼虫分泌的含有多种酶类孵化液的作用,使幼虫孵出。线虫对人的感染期为虫卵或幼虫。

寄生人体的线虫,其幼虫发育是在人体内移行过程中完成的。除了蛲虫和鞭虫的发育无组织内移行,直接在肠腔中完成外,蛔虫、钩虫、粪类圆线虫和旋毛虫等线虫的幼虫均有在组织内移行和发育过程。幼虫在组织内的移行特征与其引起的病理损害和临床表现有关。

幼虫发育过程中最显著的特征是蜕皮(molting)。蜕皮时,在旧角皮下逐渐形成一层新角皮,在幼虫分泌的蜕皮液侵蚀下,旧角皮由内向外逐层溶解,导致破裂而被蜕去。幼虫通常蜕皮4次,第2次蜕皮后发育为感染期幼虫,第4次蜕皮后进入成虫期。线虫释放的蜕皮液(molting fluid),可能是一种重要的变应原(allergen),可诱发宿主产生超敏反应,如蛔蚴性哮喘等。

2. 生活史类型 根据线虫生活史过程中是否需要中间宿主,可将其分为两大类。

(1) 直接发育型:发育过程中不需要中间宿主,亦称土源性线虫。肠道线虫多属此型,但各种线虫之间仍有差别。如蛲虫卵产出不久即具有感染力;而蛔虫卵与鞭虫卵需在外界发育一段时期才成为感染期虫卵;钩虫卵则在外界孵出幼虫并发育至感染期幼虫。外界环境因素对虫卵和幼虫发育的影响,以温度、湿度、氧等更为明显。

(2) 间接发育型:发育过程中需要中间宿主,亦称生物源性线虫。组织内寄生线虫多属此型。幼虫需在中间宿主体内发育为感染期幼虫,再感染人,寄生在组织内,如丝虫、旋毛虫等。外界环境因素可通过对中间宿主或媒介昆虫的生长、发育、生殖和种群数量的影响而间接影响生物源性线虫的生长、发育。

【生 理】

1. 营养与代谢 在肠道寄生线虫中,蛔虫以肠内容物为食,钩虫与鞭虫以血液和组织液为食;组织内寄生线虫(如丝虫、旋毛虫)以组织液和体液为食。虽然各种线虫成虫的寄生部位、营养来源有所不同,但获取能量的主要途径均是通过糖代谢。线虫一般都具有较完善的三羧酸循环,完成糖类的有氧代谢,以获取能量。仅蛔虫较为特殊,由于长期适应于宿主肠腔的低氧环境,以较完善的糖酵解及延胡索酸还原酶系统的代谢途径获取能量。有些驱虫药物即通过阻断线虫糖代谢,切断能源,导致虫体死亡。在线虫生长、繁殖等过程中均存在蛋白质代谢,代谢的主要产物是氨,它能改变细胞的pH,影响细胞的通透性等,对虫体有害;氨的排除主要通过体表扩散和肠道排出,而不是通过排泄系统。脂代谢是需氧的,氧气充分时,脂肪酸氧化释放能量;缺氧时,脂代谢变缓或停止,游离脂肪酸可形成三酰甘油。

2. 呼吸与渗透 线虫无呼吸器官,氧大多通过其体壁吸收并扩散到体内各组织。有的虫种,氧随食物被摄入消化道,然后向外周扩散。此外,许多线虫体内具有与氧有很高亲和力的血红蛋白,可储氧,以供缺氧时使用。

在线虫的吸收与排泄过程中,水的渗透作用很重要,体表及其他一些部位均能进行水的交换。

【致 病】

线虫对人体的危害程度与虫种、寄生数量(或称虫荷,parasitic burden)、发育阶段、寄生部位、虫体的机械和化学性刺激,以及宿主的营养及免疫状态等因素有关。

1. 幼虫致病作用 幼虫侵入宿主及在其体内移行过程中均可造成相应组织或器官的损害。如钩虫的感染期幼虫侵入皮肤可致钩蚴性皮炎;蛔虫或钩虫的幼虫移行至肺部时,可引起肺部损害,甚至引起蛔蚴性或钩蚴性哮喘;旋毛虫幼虫寄生于肌肉内可导致肌炎。而一些寄生于犬、猫等食肉动物的线虫(犬弓首线虫、猫弓首线虫)感染性虫卵被人摄入,由于人不是其正常宿主,幼虫移行、窜扰可引起皮肤或内脏幼虫移行症。

2. 成虫致病作用 成虫摄取营养、机械性损害和化学性刺激及免疫病理反应等都可致宿主营养不良,组织损伤、出血、炎症等病变。如肠道线虫可损伤局部肠黏膜,引起出血及炎性反应;淋巴丝虫可致淋巴系统的损害。组织内寄生线虫对人体的危害一般较肠道线虫严重。

【分 类】

线虫隶属动物界(Kingdom Animalia)、侧称亚界3(Subkingdom 3 Bilateria)、蜕皮下界1(Infrakingdom 1 Ecdysozoa)、线形动物门(Nemathelminthes),该门下属两个纲:分肠纲(Secernentea)又称尾感器纲(Phasmidea)和有腺纲(Adenophorea)又称无尾感器纲(Aphasmidea)(表6-1)。

表6-1 重要医学线虫的分类

Classification of important medical nematodes

纲 Class	目 Order	总科 Superfamily	科 Family	种 Species
分肠纲 Secernentea (尾感器纲 Phasmidea)	蛔目 Ascaridida	蛔总科 Ascaridoidea	蛔科 Ascarididae	似蚓蛔线虫 *Ascaris lumbricoides*
			异尖科 Anisakidae	异尖线虫 *Anisakis* sp.
	圆线目 Strongylida	钩口总科 Ancylostomatoidea	钩口科 Ancylostomatidae	十二指肠钩口线虫 *Ancylostoma duodenale*
				美洲板口线虫 *Necator americanus*
		后圆总科 Metastrongyloidea	管圆科 Angiostrongylidae	广州管圆线虫 *Angiostrongylus cantonensis*
		毛线总科 Trichostrongyloidea	毛圆科 Trichostrongylidae	东方毛圆线虫 *Trichostrongylus orientalis*
		圆线总科 Strongyloidea	比翼科 Syngamidae	喉兽比翼线虫 *Mammomonogamus laryngeus*

续表

纲 Class	目 Order	总科 Superfamily	科 Family	种 Species
	尖尾目 Oxyurida	尖尾总科 Oxyuroidea	尖尾科 Oxyuridae	蠕形住肠线虫 *Enterobius vermicularis*
	杆形目 Rhabditida	小杆总科 Rhabditoidea	小杆科 Rhabditidae	艾氏小杆线虫 *Rhabditis axei*
			类圆科 Strongyloididae	粪类圆线虫 *Strongyloides stercoralis*
	旋尾目 Spirurida	龙线总科 Dracunculoidea	龙线科 Dracunculidae	麦地那龙线虫 *Dracunculus medinensis*
		丝虫总科 Filarioidea	盘尾科 Onchocercidae	马来布鲁线虫 *Brugia malayi*
				班氏吴策线虫 *Wuchereria bancrofti*
				旋盘尾线虫 *Onchocerca volvulus*
				罗阿罗阿丝虫 *Loa loa*
		颚口总科 Gnathostomatoidea	颚口科 Gnathostomatidae	棘颚口线虫 *Gnathostoma spinigerum*
		旋尾总科 Spiruroidea	筒线科 Gongylonematidae	美丽筒线虫 *Gongylonema pulchrum*
		吸吮总科 Thelazioidea	吸吮科 Thelaziidae	结膜吸吮线虫 *Thelazia callipaeda*
有腺纲 Adenophorea (无尾感器纲 Aphasmidea)	嘴刺目 Enoplida	毛形总科 Trichinelloidea	毛形科 Trichinellidae	旋毛形线虫 *Trichinella spiralis*
			鞭形科 Trichuridae	毛首鞭形线虫 *Trichuris trichiura*

第2节 似蚓蛔线虫

学习与思考

(1) 似蚓蛔线虫成虫与虫卵的主要形态特征是什么?

(2) 似蚓蛔线虫的生活史特点,感染阶段、诊断阶段各是什么?

(3) 哪个发育阶段对人体的危害严重? 为什么? 蛔虫病的常见病症有哪些?

(4) 蛔虫感染普遍的主要原因是什么?

似蚓蛔线虫(*Ascaris lumbricoides* Linnaeus, 1758)属于分肠纲(Secernentea)、蛔目(Ascaridida)、蛔总科(Ascaridoidea)、蛔科(Ascarididae),简称人蛔虫或蛔虫,是人体最常见的寄生虫之一。成虫寄生于小肠,可引起蛔虫病(ascariasis)。我国古代医书中已有关于蛔虫的记载,称之为"蛟"或"蚘"。蛔虫分布广泛,感染率高,多数蛔虫感染者无明显症状,但少数感染者可出现多种并发症。

【形 态】

1. 成虫 长圆柱形,形似蚯蚓,头部较尖细,尾部较钝圆;活时淡红色或微黄色,死后呈灰白色。体表有细横纹,虫体两侧有两条明显的侧线。口孔位于虫体顶端,周围有3片排列呈"品"字形的唇瓣(labial palp),唇瓣内缘具有细齿,外缘有感觉乳突和头感器。口腔下连食道、肠管。雌虫明显大于雄虫,雌虫长20~35cm,甚至达40cm以上,最宽处直径为3~6mm;雄虫长15~31cm,最宽处直径为2~4mm。雌虫消化道末端开口于肛门,雄虫则通入泄殖腔。雌虫生殖系统为双管型,盘绕在虫体后2/3部分的原体腔内,阴门位于虫体腹面前、中1/3交界处;雄虫生殖器官为单管型,尾部向腹面弯曲,末端有一对镰刀状交合刺(spicule)(图6-3)。

2. 虫卵 人体排出的蛔虫卵有受精卵(fertilized egg)和未受精卵(unfertilized egg)。受精卵呈短椭圆形,大小(45~75)μm×(35~50)μm;卵

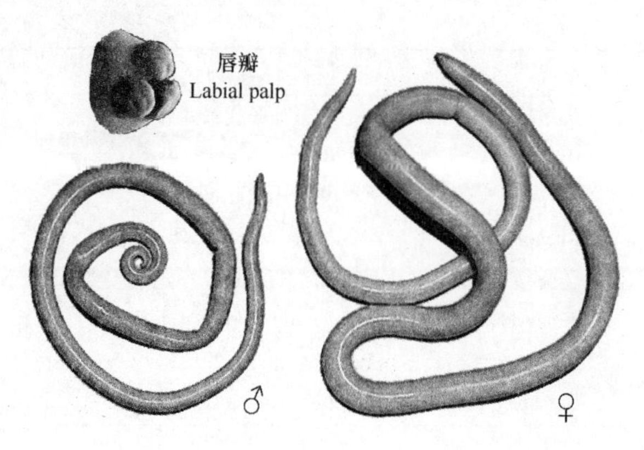

图 6-3 似蚓蛔线虫成虫及唇瓣
Adult and labial palp of *Ascaris lumbricoides*

壳厚而均匀，卵壳分为 3 层，自外向内分别是受精膜、壳质层、蛔苷层，但在光学显微镜下难以分清；卵壳外有一层由虫体子宫分泌物形成的蛋白质膜，表面凹凸不平，被胆汁染成棕黄色；卵内含有 1 个大而圆的卵细胞，在其两端与卵壳之间有半月形空隙，随着卵细胞的发育、分裂，半月形空隙逐渐消失。未受精卵呈长椭圆形，棕黄色，大小(88～94)μm×(39～44)μm；卵壳与蛋白质膜均较受精卵薄，无蛔苷层；卵内含有许多大小不等、折光性较强的颗粒。受精卵或未受精卵有时可脱去蛋白质膜，成为卵壳透明的脱蛋白膜卵，应与其他虫卵鉴别，卵壳厚而透明是脱蛋白膜受精蛔虫卵的主要特征(图 6-4)。

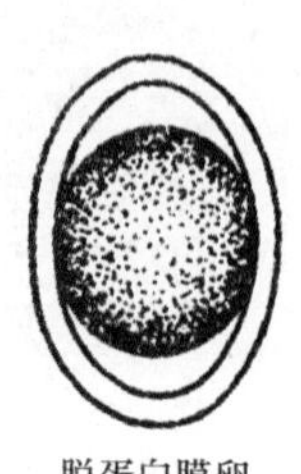

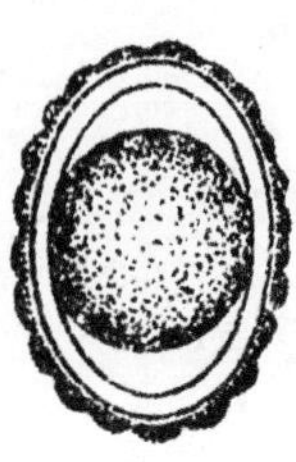

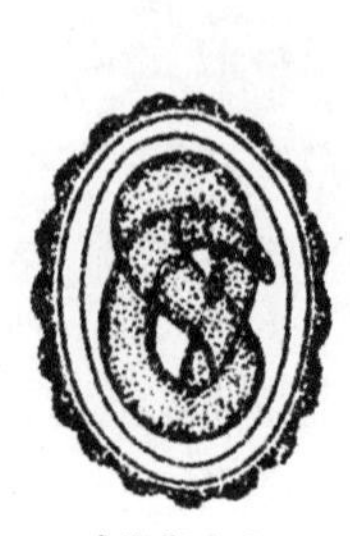

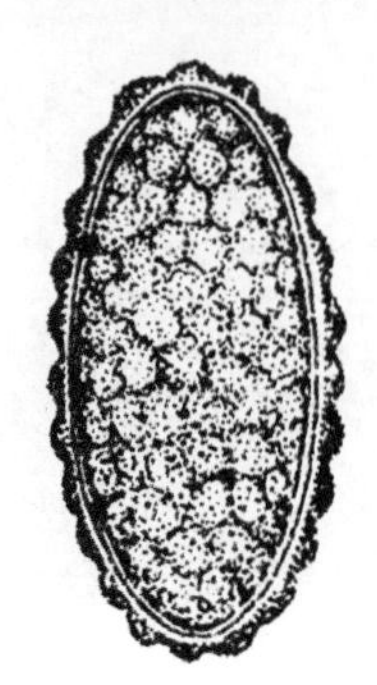

图 6-4 似蚓蛔线虫卵 Eggs of *Ascaris lumbricoides*

【生 活 史】

蛔虫生活史为直接发育型，不需要中间宿主，包括虫卵在外界土壤中发育、幼虫在人体内移行与发育以及成虫在小肠内寄生 3 个阶段。

成虫寄生于人体小肠内，雌、雄成虫交配后产卵，虫卵随宿主粪便排出体外，只有受精卵才能进一步发育。在潮湿、荫蔽、氧气充分的泥土中，适宜温度(21～30℃)下，约经 2 周，受精卵内卵细胞即可发育为幼虫，1 周后，卵内幼虫经 1 次蜕皮发育为感染期虫卵(infective egg)(图 6-4)。

人因误摄被感染期虫卵污染的食物或水而感染。在宿主小肠内，卵内幼虫释放孵化液(含酯酶、壳质酶及蛋白酶)，消化卵壳，幼虫破壳逸出。幼虫侵入肠黏膜和黏膜下层，钻入静脉或淋巴管，经肝、右心到达肺部，穿过肺泡毛细血管进入肺泡，在此经 2 次蜕皮后，沿支气管、气管逆行至咽部，随吞咽进入消化道，在小肠内经第 4 次蜕皮后，再经数周发育为成虫(图 6-5)。幼虫在移行过程中也可随血流到达其他器官，在此一般不能发育为成虫，但可造成器官的损害。自人体食入感染期虫卵至发育为成虫并产卵，需 60～75 天；1 条雌虫每天产卵约 24 万个，成虫在人体内的寿命一般为 1 年左右。

Adult worms inhabit in the lumen of the small intestine, where they absorb nourishment from semi-digested food of the host. Copulation occurs in the intestinal lumen, and eggs are passed with host feces. The fertilized eggs must embryonate in soil, usually for a minimum of 3 weeks, before becoming infectious. After being ingested by a human, the eggs containing infective larvae hatch in the duodenum. The larvae penetrate the intestinal mucosa, invade the lymphatic or the portal venules and enter bloodstream. They are carried to the liver, where they are still small enough to squeeze through that organ's capillaries and exit in the hepatic vein. They are then carried to the right side of the heart and subsequently pumped out to the lung. In the course of this migration, the larvae increase in size. The larvae remain in the lungs for several days, molting twice, and eventually rupture from the pulmonary capillaries to enter the alveoli. From there, they move up the respiratory tree and trachea to the epiglottis to be coughed up, swallowed, and passed again to the small intestine, where they complete their maturation and mate.

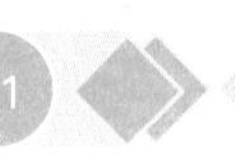

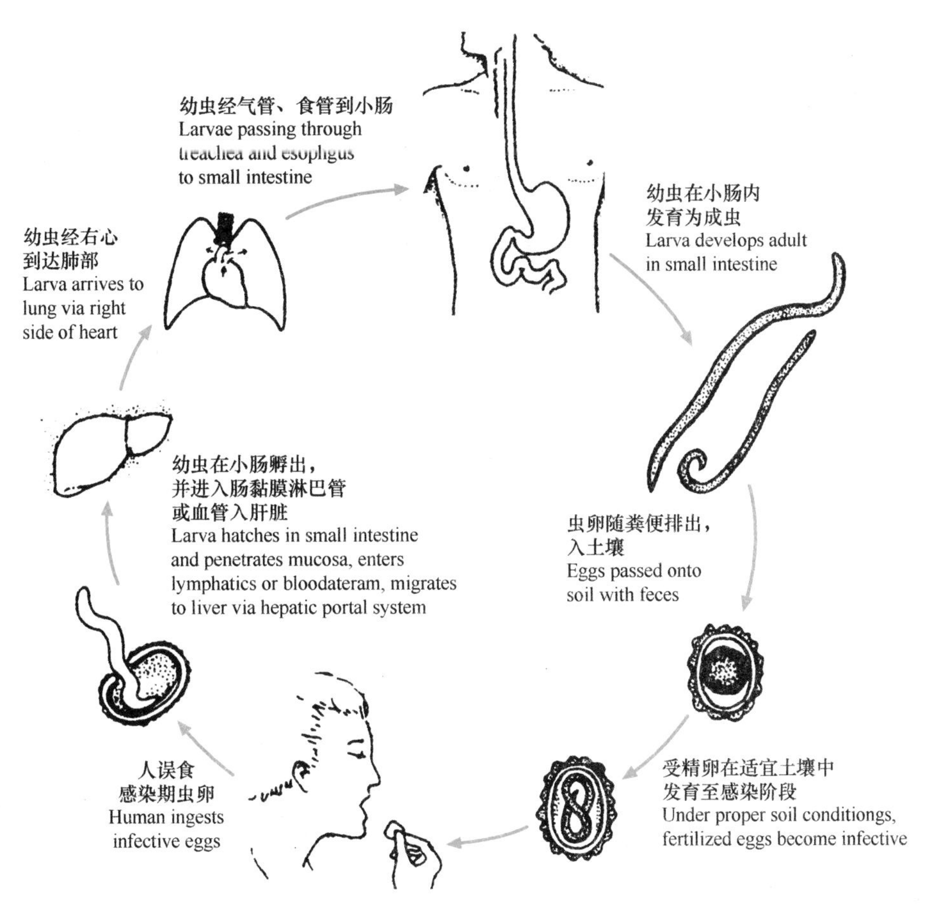

图6-5 似蚓蛔线虫生活史 Life cycle of *Ascaris lumbricoides*

【致 病】

蛔虫幼虫和成虫对人均有致病作用,但成虫为主要致病阶段。

1. 幼虫致病作用 幼虫经肝、肺等组织移行,可引起机械性损伤。尤其是在肺部移行穿过肺泡毛细血管时,引起点状出血以及嗜酸粒细胞为主的炎性浸润,同时,幼虫的代谢产物及死亡虫体的分解产物还可引起宿主局部或全身的超敏反应。严重感染可引起蛔蚴性肺炎(ascaris pneumonia),临床表现为咳嗽、哮喘、痰中带血、呼吸困难、发热及血液中嗜酸粒细胞增多等。多数病例于发病后4~14天可自愈。有时幼虫还可侵入脑、肝、脾、肾、眼和甲状腺等器官,引起异位损害。也有幼虫通过胎盘进入胎儿体内寄生的报道。

2. 成虫致病作用 成虫的主要致病作用有掠夺营养、损伤肠黏膜、引起超敏反应及其钻孔习性引起的并发症。

(1) 掠夺营养和破坏肠黏膜影响吸收:蛔虫以小肠内的半消化食物为营养,加之蛔虫唇齿的机械性损伤及虫体代谢产物的化学性刺激可致肠黏膜损伤,影响人体对蛋白质、脂肪、糖类及维生素的吸收,大量寄生时可致宿主营养不良、发育障碍。患者可出现消化道症状,如食欲减退、消化不良、腹泻、恶心、呕吐、间歇性脐周腹痛等;儿童患者常惊厥、夜惊、磨牙,偶有异嗜症等症状。我国台湾省曾有一男童手术取出1806条蛔虫的记录。

(2) 超敏反应:患者可出现荨麻疹、皮肤瘙痒、结膜炎、血管神经性水肿、过敏性紫癜、中毒性脑病等,可能是由于蛔虫变应原被人体吸收,引起IgE介导的超敏反应。

(3) 并发症:蛔虫对人体最主要的危害是引起并发症。蛔虫在小肠内寄生时一般处于安静状态,一旦其寄生环境发生变化,如患者发热、肠功能紊乱、摄入过多辛辣刺激性食物、使用麻醉剂或服用不足量的驱虫药物时,可引起蛔虫骚动。当小肠内有大量虫体寄生时,虫体相互扭结成团,堵塞肠管,可引起机械性肠梗阻,梗阻部位以回肠末端或回盲部多见,少数严重患者可并发肠套叠、肠扭转甚至肠坏死等。因蛔虫具有钻孔习性,故可钻入开口于肠腔的各种管道(如胆管、胰腺管和阑尾),甚至钻入肝,可引起胆道蛔虫症、蛔虫性胰腺炎、阑尾炎以及肝蛔虫病。甚至可上窜阻塞气管、支气管,造成窒息;也可引起尿道和生殖器官蛔虫病及其他组织器官的蛔虫卵肉芽肿。胆道蛔虫症是临床上最常见的并发症,占严重并发症的64%,多数患者仅有1条成虫前半部钻入胆总管,尾部仍在十二指肠内,有时侵入胆管的蛔虫也可多达10~20条,由于Oddi括约肌与胆总管痉挛发生剧烈胆绞痛,继发胆道感染可引起胆管炎。在胆管内死亡的蛔虫碎片与蛔虫卵都可成为胆结石的核心。若虫体全部钻入肝内胆管则可引起化脓性胆管炎,甚至并发蛔虫性肝脓肿、胆道大出血、胆囊破裂、胆汁性腹膜炎等。蛔虫亦可引起肠穿孔和急性腹膜炎,病死率可达15%。蛔虫病的严重并发症多见于重度感染的儿童。

【诊　　断】

病原学诊断主要是从粪便中检查虫卵或虫体。由于蛔虫产卵量大,常用直接涂片法检查虫卵,1张涂片的检出率为80%,3张涂片可达95%。直接涂片阴性者,可用沉淀法或饱和盐水浮聚法,浮聚法对受精蛔虫卵检出率较高,对未受精卵效果较差。定量透明法(改良加藤厚涂片法)既可定性又可定量,且操作简单、方便,是目前现场调查蛔虫感染最常用的病原检查方法。

粪便中未检出虫卵而疑似蛔虫病者,可进行试验性驱虫,根据排出虫体的形态鉴别。胆道蛔虫症者可采用腹部B超或内镜检查。疑为蛔蚴性肺炎或哮喘者,痰中查到蛔虫幼虫即可确诊。

【流　　行】

蛔虫呈世界性分布,估计全球有10亿人感染,据2001~2004年全国人体重要寄生虫病调查,我国人群的蛔虫感染率平均为12.72%,以贵州省的感染率最高(42.41%),其次为湖南(30.82%)、四川(27.65%)、湖北(26.86%)、广西(23.26%)及重庆(20.91%),估计全国蛔虫感染人数为8 593万。人群感染的特点是农村高于城市,儿童高于成人;农村12岁以下儿童为高感染人群。粪便内含受精蛔虫卵者为传染源。

蛔虫感染普遍的主要原因为:①生活史简单,不需中间宿主。②雌虫产卵量大。③用未经处理的人粪施肥和随地大便使虫卵污染土壤及蔬菜,鸡、犬、蝇类可机械性携带虫卵。④不良卫生行为,人接触被虫卵污染的泥土、蔬菜,经口食入附在手指上的感染期卵,或食用被虫卵污染的生菜、泡菜和瓜果等而受到感染。⑤虫卵对外界环境抵抗力强,在荫蔽的土壤中或蔬菜上,虫卵可活数月至2年以上,在无氧的条件下也可存活2~3个月。由于卵壳蛔苷层的保护作用,食用醋、酱油或腌菜、泡菜的盐水均不能杀死虫卵。人群感染蛔虫的季节与当地气候、生产活动等因素有关,主要在春、夏季。

【防　　治】

1. 普查普治,减少传染源　对患者和带虫者进行驱虫治疗,是控制传染源的重要措施。目前常用驱虫药物为阿苯达唑、甲苯达唑和三苯双脒,均有较好的疗效。学龄儿童可采用集体服药,驱虫时间宜在感染高峰期之后的秋、冬季节。由于重复感染机会多,故在流行区应每隔0.5~1年驱虫1次。胆道蛔虫症保守疗法无效时可用内镜取出虫体,其他严重并发症主要靠外科手术治疗。

2. 管好粪便,切断传播途径　对粪便进行无害化处理,可用粪尿混合堆肥法、沼气池发酵等方法杀灭粪便中的蛔虫卵。在用干粪做肥料的地区,可采用泥封堆肥法,3天后粪堆内温度可达52℃或更高,可杀死蛔虫卵。

3. 健康教育,避免感染　加强卫生宣教,普及卫生知识,注意饮食卫生、个人卫生和环境卫生。不随地大便、做到饭前便后洗手、不喝生水、不生食未洗净的瓜果和生菜,加强灭蝇,避免食入感染期蛔虫卵。

第3节　毛首鞭形线虫

学习与思考

(1) 简述鞭虫成虫与虫卵的主要形态特征。

(2) 简述鞭虫与蛔虫生活史的主要异同点。

(3) 诊断鞭虫感染与蛔虫感染最常用的病原检查方法是什么?

毛首鞭形线虫(*Trichuris trichiura* Linnaeus,1771)属于有腺纲(Adenophorea)、嘴刺目(Enoplida)、毛形总科(Trichinelloidea)、鞭形科(Trichuridae),简称鞭虫(whipworm),呈世界性分布,成虫寄生于人体盲肠,可引起鞭虫病(trichuriasis)。

【形　　态】

成虫形似马鞭。前端3/5细长,其内含一细长的咽管,由杆细胞(stichocyte)组成的杆状体(stichosome)所包绕,杆状细胞分泌物具有抗原性;虫体后2/5较粗,内含肠管和生殖器官(雌、雄均为单管型),肛门开口于末端。雌虫较大,长3.5~5cm,

尾端钝直,阴门位于虫体粗大部前端的腹面。雄虫稍小,长3~4.5cm,尾端向腹面呈螺旋状卷曲,有1根交合刺,外有鞘膜包绕(图6-6)。

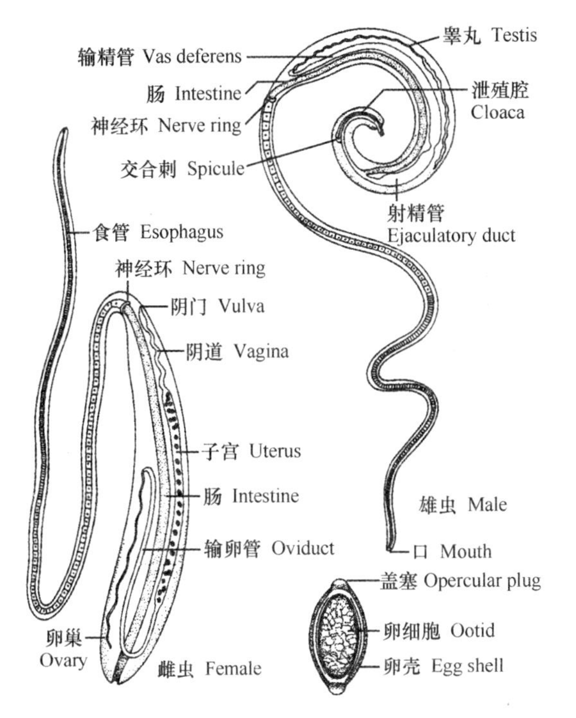

图6-6 毛首鞭形线虫形态
Morphology of *Trichuris trichiura*

虫卵纺锤形,黄褐色,大小为(50~54)μm×(22~23)μm;卵壳较厚,两端各有1个透明塞状突起,称透明栓或盖塞(opercular plug);卵内含1个尚未分裂的卵细胞(图6-6)。

【生 活 史】

鞭虫生活史属于直接发育型,不需要中间宿主。成虫主要寄生于人体盲肠,严重感染时也可寄生于阑尾、结肠、直肠甚至回肠下段。雌雄交配后,雌虫在肠腔产卵,虫卵随粪便排出,在外界温度、湿度适宜的条件下,经3~5周发育为含有幼虫的感染期虫卵(infective egg)。虫卵随被污染的食物、蔬菜或水源等经口感染。在小肠内,受消化液刺激,卵内幼虫活动加剧,并分泌壳质酶,溶解破坏一端的盖塞并逸出,侵入局部肠黏膜,摄取营养并发育。约经10天,返回肠腔并移行至盲肠发育为成虫。成虫以其纤细的前端钻入肠黏膜甚至黏膜下层,摄取宿主血液和组织液,虫体后端游离于肠腔。自食入感染期虫卵至发育为成虫并产卵,需1~3个月;1条雌虫每天产卵5000~20 000个。成虫寿命一般为3~5年,长者可达8年以上(图6-7)。

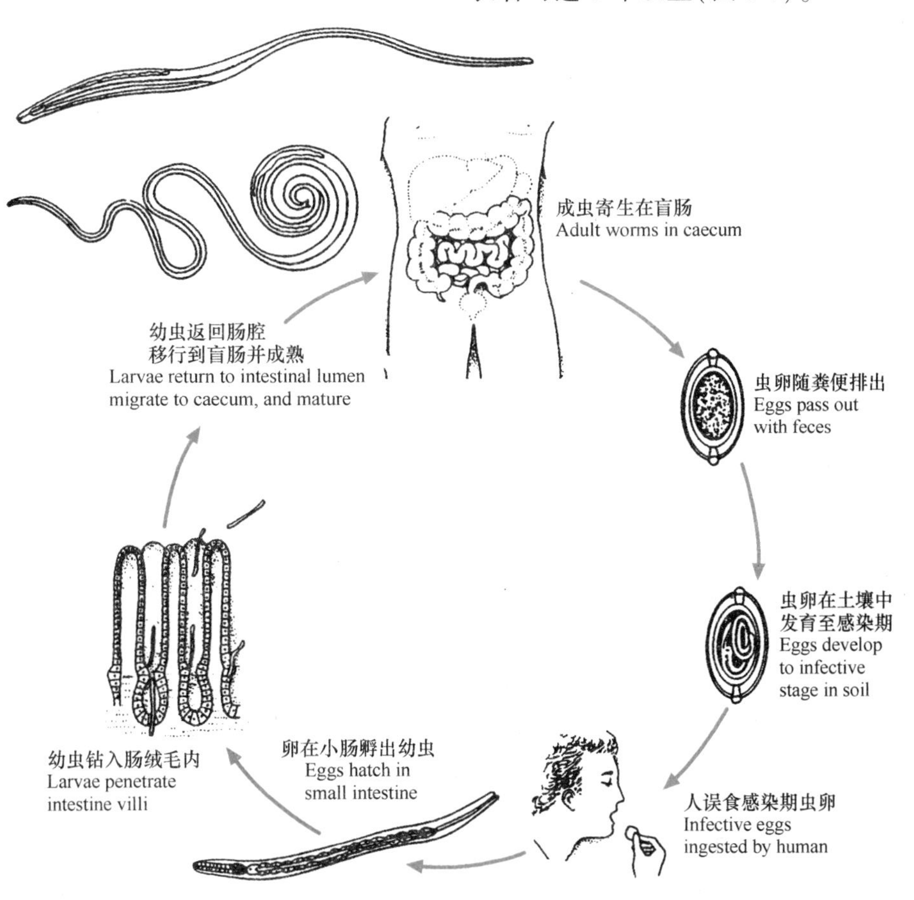

图6-7 毛首鞭形线虫生活史 Life cycle of *Trichuris trichiura*

Adult whipworms live primarily in the human host's colon but may inhabit the appendix and rectum as well. The female deposits up to 5 000-20 000 eggs daily. The egg contains an uncleaved zygote at oviposition, after which the unembryonated eggs pass to the exterior in feces and develop slowly in warm, damp soil. An unhatched, infective, and third-stage larva develops in 3 to 5 weeks. New human hosts become infected when the fully embryonated eggs are ingested with contaminated fruits, raw vegetables or water. The egg shells are digested in the upper portions of the small intestine and the larvae quickly burrow into the intestinal villi, where they mature, undergoing two molts in about 3 to 10 days. Subsequently, they migrate to the caecal region and develop to sexual maturity in 1 to 3 months from the time the eggs were ingested. Adult worms embed their long, slender bodies deeply into the colon submucosa. Their posterior ends break free into the lumen, allowing fertilization to occur, with eggs subsequently voided with feces. The worms normally survive approximately 3 to 5 years in the human host, but there have been reports of infections lasting 8 years or longer.

【致　　病】

成虫以细长的前端侵入肠黏膜、黏膜下层甚至可达肌层，以组织液和血液为食。由于虫体的机械性损伤及其分泌物的刺激，可致肠壁组织充血、水肿或出血等慢性炎症反应。轻度感染者一般无明显症状。严重感染时，患者出现食欲减退、阵发性腹痛、慢性腹泻或便秘、粪便隐血或带有少量鲜血等症状，有的患者还可出现头晕、嗜酸粒细胞增多、消瘦，四肢水肿，甚至贫血和发育迟缓等全身反应。儿童重度感染常伴有营养不良，可引起直肠套叠、脱垂。

【诊　　断】

以粪便检查虫卵为确诊依据，目前主要采用改良加藤厚涂片法，也可采用生理盐水直接涂片法及饱和盐水浮聚法等。

【流　　行】

鞭虫分布与蛔虫分布相似，但感染率比蛔虫低，多见于热带、亚热带及温带地区。人是惟一的传染源。据2001~2004年全国人体重要寄生虫病调查，我国人群的平均鞭虫感染率为4.63%，估计全国鞭虫感染人数2909万。一般南方感染率较北方高（因南方的温、湿度更利于鞭虫卵的发育），以海南省感染率最高（31.35%），其次是广西（11.38%）、贵州（10.77%）及福建（10.34%）。儿童感染率较成人高。

其流行广泛与虫卵抵抗力强有关，在温暖（适宜温度为30℃）、潮湿（适宜湿度为近饱和度）、荫蔽的土壤中，虫卵可保持活力达数年之久，但对干燥、高温及低温的抵抗力不如蛔虫卵强。

【防　　治】

基本同蛔虫。注意个人卫生和饮食卫生，做好水源管理和粪便管理。对患者及带虫者均给予驱虫治疗。常用有效药物为阿苯达唑和甲苯达唑。

第4节　蠕形住肠线虫

学习与思考

（1）简述蛲虫成虫与虫卵的主要形态特征。

（2）蛲虫感染人体的方式有哪些？

（3）为什么说若避免重复感染，蛲虫病可不药而愈？

蠕形住肠线虫[*Enterobius vermicularis*（Linnaeus, 1758）Leach, 1853]属于分肠纲（Secernentea）、尖尾目（Oxyurida）、尖尾总科（Oxyuroidea）、尖尾科（Oxyuridae），又称蛲虫（pinworm），主要寄生于人体小肠末段、盲肠、结肠等处，引起蛲虫病（enterobiasis）。蛲虫病分布遍及全世界，是儿童常见寄生虫病之一。

【形　　态】

成虫乳白色，细小呈线头状；虫体角皮具有横纹，前端两侧的角皮膨大形成头翼（cephalic alae）。口孔周围有3片唇瓣；咽管末端膨大呈球形，称咽管球（pharyngeal bulb）。雌虫长8~13mm，宽0.3~0.5mm，虫体中部膨大，尾部直而尖细；生殖系统为双管型，阴门位于虫体前、中1/3交接处腹面；肛门位于虫体中、后1/3交界处腹面。雄虫较雌虫细小，长2~5mm，宽0.1~0.2mm，尾部向腹面卷曲，有尾翼及数对乳突，末端有1根交合刺；生殖系统为单管型（图6-8）。

虫卵浅灰黄色，呈不对称椭圆形，一侧扁平，另一侧稍凸，大小（50~60）μm×（20~30）μm，卵壳较厚，由内向外依次为脂层、壳质层和光滑的蛋白质膜，但光学显微镜下仅可见内外2层。虫卵产出后

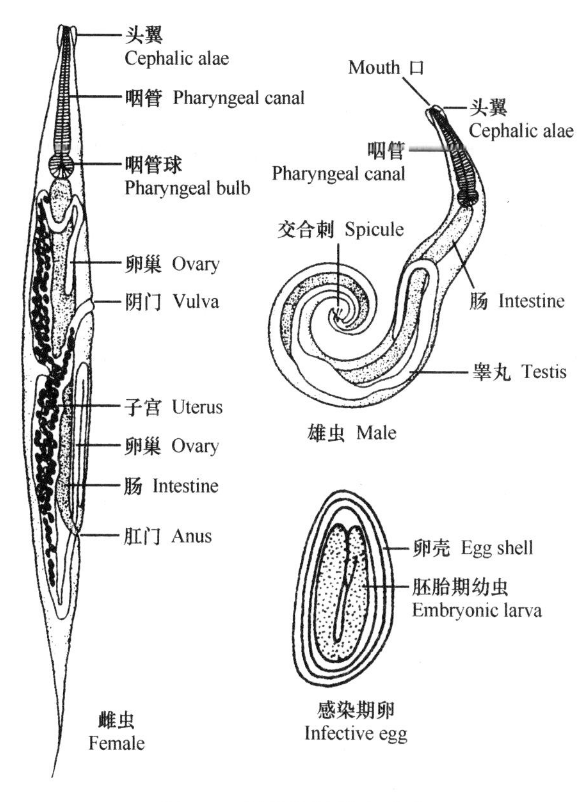

图 6-8 蠕形住肠线虫形态

Morphology of *Enterobius vermicularis*

数小时,卵内胚胎已发育至蝌蚪期。感染期虫卵内有1条盘曲的幼虫(图6-8)。

【生 活 史】

成虫寄生于人体盲肠、阑尾、结肠、直肠及回肠下段,重度感染时也可达小肠上段甚至胃及食道黏膜等处寄生。虫体可游离于肠腔,也可凭借其头翼或唇瓣附着于肠黏膜上。蛲虫以肠内容物、组织液或血液为食。雌、雄虫交配后,雄虫很快死亡并随粪便排出体外。发育成熟的雌虫子宫内充满虫卵(每条雌虫子宫内含虫卵5000~17 000个),雌虫常脱离肠壁,随肠内容物下移到直肠。在肠内低氧压的条件下,雌虫一般不排卵或仅产少量卵。当宿主睡眠后肛门括约肌松弛,部分雌虫可从肛门爬出,到达肛门或会阴周围,受温度、湿度改变和空气的刺激,大量产卵。虫卵有黏性,黏附于肛周和会阴皮肤皱褶处。排卵后的雌虫大多枯萎死亡,少数可经肛门返回至肠腔,或误入阴道、尿道,甚至子宫、输卵管、盆腔、腹膜等处,引起异位寄生。黏附于肛周的虫卵,在适宜的温度、湿度和氧气充足的环境下,约经6小时,卵内胚胎发育为幼虫并蜕皮1次,成为感染期虫卵(infective egg)。

由于雌虫在肛周产卵,引起肛周皮肤瘙痒,当患者用手搔痒时,虫卵污染手指,经肛-手-口途径造成自身感染。感染期卵也可污染食物、玩具或床单、被褥等,人因误食或随空气吸入咽下而感染。误食的虫卵在十二指肠内孵化出幼虫,幼虫沿小肠下行,途中蜕皮2次,进入结肠内进行第4次蜕皮后发育为成虫(图6-9)。自食入感染期虫卵至发育成熟并产卵需2~4周。雌虫寿命2~4周,一般不超过2个月。由于自身感染和虫卵污染食物与环境而引起的持续再感染的存在,使儿童蛲虫病迁延不愈。

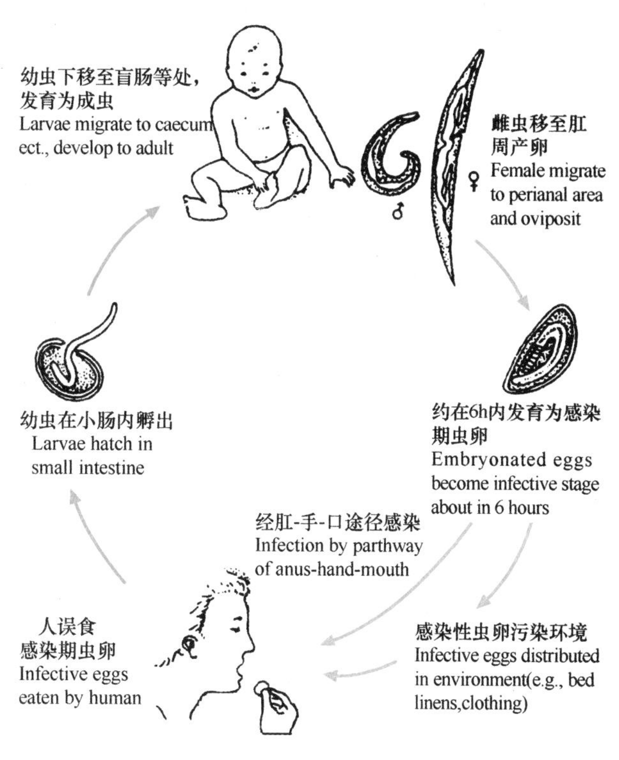

图 6-9 蠕形住肠线虫生活史

Life cycle of *Enterobius vermicularis*

若虫卵在肛门周围孵化,幼虫也可经肛门进入肠腔,并发育为成虫,这种方式称为逆行感染。

The adult worms attached to the mucosae of the cecum and adjacent portions of the large and small intestine. The gravid female migrates down the colon, slips unobserved through the anal canal in the dark of the night, and deposits the sticky eggs on the host's perianal skin, bedclothes, and linens. The eggs are near maturity at 34℃ to 36℃ in about six hours and become infectious shortly thereafter. Handling of bedclothes or scratching of the perianal area to relieve the associated itching results in adhesion of the eggs to the fingers or fingernails, and subsequent transfer to the oral cavity during eating or other finger-mouth maneuvers. Alternatively , the eggs may be shaken into the air (eg, during making of the bed), inhaled, and swallowed. The eggs subsequently hatch in the upper intestine and the larvae migrate to the cecum, maturing to adults and mating in the process. The entire adult-to-adult cycle is completed in 2 to 4 weeks.

【致　　病】

雌虫产卵引起肛周及会阴部瘙痒和炎症是蛲虫病的主要症状。患儿常有烦躁不安、失眠、夜惊、夜间磨牙、食欲减退、消瘦等症状，长期反复不愈可影响儿童的身心健康。

由于虫体附着处的肠黏膜轻度损害，可致消化功能紊乱或慢性炎症。轻度感染者一般无明显临床症状，重度感染时可引起营养不良和代谢紊乱。如有异位寄生时，则可引起严重后果，如在肛周皮肤上产卵的雌虫侵入阴道可致阴道炎、输卵管炎、子宫内膜炎；虫体侵入泌尿系统，可出现尿频、尿急、尿痛等症状；蛲虫寄生于阑尾，可引起急性或慢性阑尾炎。此外，在某些异位寄生处可形成以虫卵为中心的肉芽肿，造成异位损害。

【诊　　断】

根据蛲虫在肛门周围产卵的特点，诊断本病最常采用的方法是透明胶纸拭子法(cellophane swab)，于晨起便前，粘擦肛周皮肤，以粘取虫卵进行检查，该法检出率较高，若为阴性应连续检查2～3天；也可采用棉签拭子法(cotton swab)进行检查。在粪便中或夜间在肛门周围检获成虫也可确诊。

【流　　行】

蛲虫呈世界性分布。国内各地的感染均较普遍，儿童感染率一般高于成人，尤其是幼儿园、小学等儿童集居的群体中感染率更高。据2001～2004年全国人体重要寄生虫病调查，12岁以下儿童平均感染率为10.28%，以海南省的感染率最高(42.64%)，其次为甘肃(33.27%)、广东(30.38%)、广西(20.46%)及河北(20%)。2011年我国9个省、自治区、直辖市2～12岁儿童蛲虫的感染率为17.8%(2 659/14 964)，仍以海南省的感染率最高(51.1%)；农村儿童的感染率(28.5%)明显高于城市儿童(7.3%)。感染者一般有10余条蛲虫寄生，个别重度感染者可达5 000～10 000条。人是惟一的传染源，感染方式主要是经肛→手→口途径引起的自身重复感染及与患者密切接触引起的相互感染，吸入虫卵也可感染。

蛲虫卵抵抗力较强，在人体皮肤和指甲缝中可存活10天左右，适宜的外界条件下可存活约20天，2%苯酚、5%甲酚皂、10%甲醛均不能杀死虫卵，但5%苯酚、10%甲酚皂可杀死虫卵。

【防　　治】

根据蛲虫病的生活史与流行特点，应采取综合防治措施，防止自身重复感染和相互感染。若能避免重复感染，则可不治而愈。

1. 防止重复感染　要加强健康教育，注意个人卫生及环境卫生。做到饭前便后洗手，勤剪指甲，勤换洗内衣裤，勤晒被褥，纠正儿童吸吮手指的不良习惯。睡前、清晨应清洗肛门及肛周皮肤；玩具及其他用具等用0.5%碘液浸泡5分钟或0.05%碘液浸泡1小时，可杀死虫卵。

2. 普查普治，消灭传染源　对儿童集居地的成员进行普查普治，对家庭或集居场所的患者应同时接受集体性治疗，以消灭传染源。有效驱虫药为阿苯达唑、甲苯达唑和三苯双脒。局部外用药如3%噻嘧啶软膏、蛲虫膏、2%白降汞软膏，涂于肛门周围，有止痒杀虫作用。

（崔　晶）

第5节　十二指肠钩口线虫和美洲板口线虫

学习与思考

(1) 钩虫卵的形态特征是什么？如何区分2种钩虫的成虫？

(2) 比较钩虫生活史与蛔虫生活史的异同。

(3) 钩虫引起慢性失血的原因主要有哪些？婴幼儿钩虫病的特点是什么？

(4) 引起钩虫病流行的主要因素是什么？

钩虫(hookworm)是分肠纲(Secernentea)、圆线目(Strongylida)、钩口科(Ancylostomatidae)线虫的统称，至少包括18个属100余种。寄生于人体的钩虫主要有十二指肠钩口线虫(*Ancylostoma duodenale* Dubini, 1843)和美洲板口线虫(*Necator americanus* Stiles, 1902)，分别简称十二指肠钩虫和美洲钩虫，成虫寄生于人体小肠，引起钩虫病(hookworm disease)，主要临床症状是慢性失血性贫血，是我国重要人体寄生虫病之一。此外，锡兰钩口线虫(*A.*

ceylanicum Loose,1911)、犬钩口线虫(*A. caninum* Ercolani,1859)和马来钩口线虫(*A. malayanum* Alessandrini,1905)偶可寄生人体并能发育为成虫。巴西钩口线虫(*A. braziliense* Gomez de Faria,1910)的幼虫偶可侵入人体,但一般不能发育为成虫,可引起皮肤幼虫移行症(cutaneous larva migrans,CLM),亦称匐形疹(creeping eruption)。

【形 态】

1. 成虫 虫体细小,圆柱形,长1cm左右,十二指肠钩虫稍大于美洲钩虫。体壁略透明,活虫肉红色,死后灰白色。虫体前端较细,微向背面仰曲,顶端有发达的口囊(buccal capsule),由坚韧的角质组成。十二指肠钩虫口囊腹侧有2对钩齿,美洲钩虫口囊腹侧有1对板齿(图6-10)。与口囊相连的咽管约为体长的1/6,管壁肌肉发达,肌纤维的交替收缩与松弛形成"唧筒"样作用,有利于钩虫吸入血液并挤入其肠道。

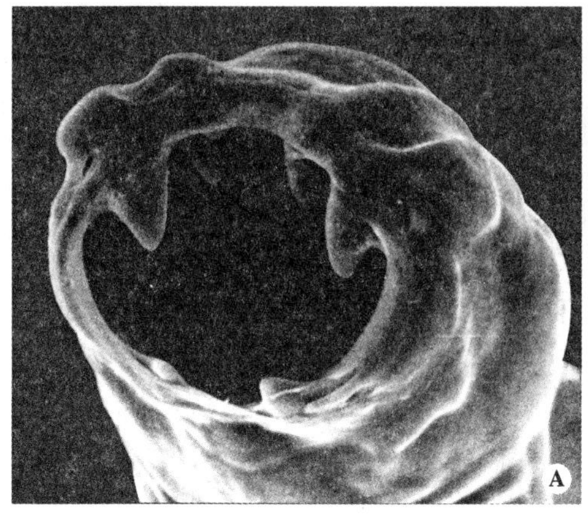

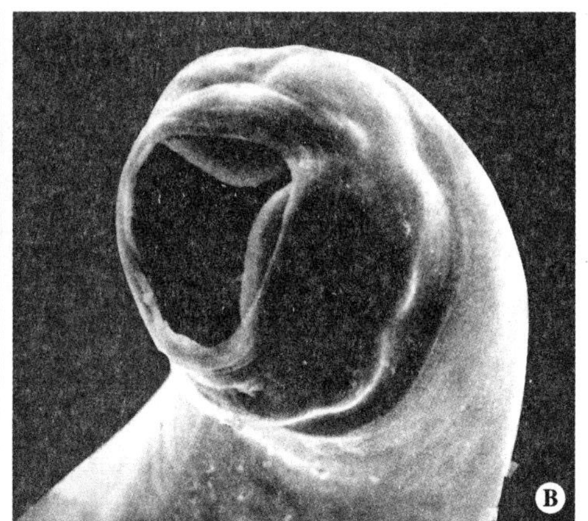

图6-10 钩虫口囊扫描电镜照片 Photographs of scanning electron microscope of hookworm buccal capsule
A. 十二指肠钩口线虫 *Ancylostoma duodenale*; B. 美洲板口线虫 *Necator americanus*

虫体前端有3组单细胞腺体,其中头腺1对,能合成和分泌抗凝素及多种酶类,开口于口囊两侧,其后端可达虫体中横线前后;咽腺3个,包括背咽腺1个(开口于口囊),亚腹咽腺2个(开口于咽腔),位于咽管壁内;排泄腺1对,呈囊状,开口于排泄孔,后端可达虫体后1/3~1/2处。

雌虫较大,尾端呈圆锥形,十二指肠钩虫末端有一尾刺。雄虫较小,尾端膨大,为角皮延伸形成的膜质交合伞(copulatory bursa);交合伞内有指状辐肋支撑,依着生部位分别称为背辐肋、侧辐肋和腹辐肋,还有两根细长的可伸缩的交合刺(spicule)(图6-11)。雄虫交合伞、背辐肋及交合刺的形状是鉴别虫种的重要依据。两种钩虫形态鉴别要点见表6-2。

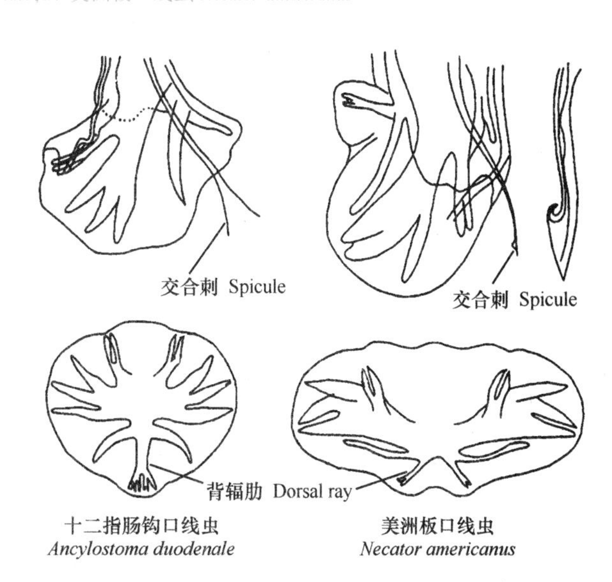

图6-11 两种钩虫交合伞形态比较
Copulatory bursa of two species of hookworms

表6-2 十二指肠钩口线虫与美洲板口线虫成虫的形态鉴别要点

Morphological differences of adults of *Ancylostoma duodenale* and *Necator americanus*

鉴别要点	十二指肠钩口线虫成虫	美洲板口线虫成虫
大小	♀:(10~13)mm×0.6mm	♀:(9~11)mm×0.4mm
	♂:(8~11)mm×(0.4~0.5)mm	♂:(7~9)mm×0.3mm
体形	头端与尾端均向背侧弯曲,呈"C"形	头端向背侧弯曲,尾端向腹侧弯曲,呈"S"形

续表

鉴别要点	十二指肠钩口线虫成虫	美洲板口线虫成虫
口囊	深而大,腹侧前缘有2对钩齿	较小,腹侧前缘有1对半月形板齿
交合伞	略圆	略扁,似扇形
背辐肋	远端分2支,每支又分3小支	基部分2支,每支又分2小支
交合刺	两刺长鬃状,末端分开	一刺末端形成钩,与另一刺末端合并包于膜内
阴门	在体中部略后处	在体中部略前处
雌虫尾刺	有	无

2. 虫卵　虫卵椭圆形,色浅,较透明,大小(56~76)μm×(36~40)μm,卵壳极薄,新鲜粪便中虫卵内多含2个或4个卵细胞(浅灰色),卵细胞与卵壳之间有透明的空隙,两种钩虫虫卵的形态相同,不易区别(图6-12)。

3. 幼虫(钩蚴)　分杆状蚴(rhabditiform larva)和丝状蚴(filariform larva)2个阶段。杆状蚴营自生生活,分2期,第一期杆状蚴大小为(0.23~0.4)mm×0.017mm;第二期杆状蚴大小约0.4mm×0.029mm。杆状蚴头端钝圆,尾端尖细;口腔细长,能摄食。丝状蚴大小0.7mm×0.025mm,体外被鞘膜;口腔封闭,不能摄食;咽管内有口矛(咽管矛),其形状可用于鉴定虫种(图6-12,表6-3)。

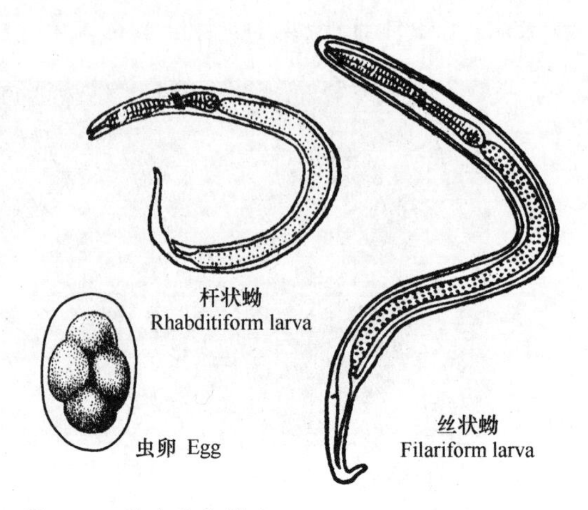

图6-12　钩虫卵和幼虫　Egg and larvae of hookworm

表6-3　十二指肠钩口线虫与美洲板口线虫丝状蚴形态鉴别

Morphological differences of filariform larvae of *Ancylostoma duodenale* and *Necator americanus*

鉴别要点	十二指肠钩口线虫丝状蚴	美洲板口线虫丝状蚴
外形	圆柱形,虫体细长;头端略扁平,尾端较钝	长纺锤形,虫体较粗短;头端略圆,尾端较尖
鞘膜横纹	不显著	显著
口矛	透明如丝状,不易见;背矛较粗,两矛间距宽	黑色杆状,易见;两矛粗细相等,间距窄,前端稍分叉
肠管	管腔较窄,为体宽的1/2;肠细胞颗粒丰富	管腔较宽,为体宽的3/5;肠细胞颗粒少

【生　活　史】

十二指肠钩虫与美洲钩虫生活史基本相同,发育过程不需要中间宿主。成虫寄生于人体小肠上段,借口囊内的钩齿或板齿咬附肠黏膜,以宿主血液为食,也吸食淋巴液、肠黏液及脱落的上皮细胞。交配后的雌虫在肠腔产卵,十二指肠钩虫每条雌虫平均日产卵1万~3万个,美洲钩虫为0.5万~1万个。卵随粪便排出体外,在温暖(25~30℃)、潮湿(相对湿度60%~80%)、荫蔽、有机物丰富的疏松土壤中,经24~48小时孵化出第一期杆状蚴,它以土壤中细菌及有机物为食,在48小时内蜕皮发育为第二期杆状蚴,经5~6天发育,再次蜕皮成为具有感染性的丝状蚴,也称感染期蚴。丝状蚴口腔封闭,咽管伸长,不再摄食,主要靠体内贮存的营养生活。从卵发育到丝状蚴需5~10天。

丝状蚴多生活在1~2cm深的土壤表层。丝状蚴可借助植物表面的露水,可沿植物茎、叶向上爬行达22cm高。丝状蚴对外界环境抵抗力较强,在温度、湿度皆适宜的条件下,可存活15周或更长,冬季大都自然死亡;干燥和阳光直射不利于丝状蚴生存,仅能存活24小时。十二指肠钩蚴对外界的抵抗力较美洲钩蚴强。

人因生产和生活活动接触有丝状蚴的土壤或植物而感染。丝状蚴具有明显的向温性、向湿性、向组织的习性。丝状蚴与人体皮肤接触时,受体温的刺激,活力增强,可经毛囊、汗腺或皮肤破损处钻入皮肤。侵入的幼虫大部分滞留在局部皮下组织内,24 小时后进入小静脉或淋巴管,随血流经右心、肺,穿过肺微血管进入肺泡,沿支气管、气管上行到咽,随宿主的吞咽活动,经食管、胃到达小肠。也有部分幼虫随痰液被吐出。幼虫在小肠内进行第 3 次蜕皮并形成口囊,经 3~4 周,第 4 次蜕皮后发育为成虫(图 6-13)。从丝状蚴钻入皮肤到发育为成虫交配产卵,一般需 5~7 周,但也有的十二指肠钩虫幼虫在发育至成虫前,可长时间(200 天以上)滞留于某些组织中,然后陆续到达肠腔发育为成虫。成虫寿命一般 3 年,个别报道十二指肠钩虫寿命可长达 7 年,美洲钩虫可达 13~15 年。

钩虫主要经皮肤感染人体,但十二指肠钩虫也可经口感染。吞食的丝状蚴如未被胃酸杀死,可直接在小肠发育为成虫;而从口腔或食管黏膜侵入血管的丝状蚴,仍需经前述途径移行到达小肠发育为成虫。此外,钩蚴也可经胎盘或母乳感染胎儿或婴儿。用十二指肠钩虫丝状蚴实验感染兔、小羊、小牛、猪等,在其肌肉内均可查见活幼虫,提示这些动物有可能作为十二指肠钩虫的转续宿主,如人生食转续宿主的肉类也可感染。

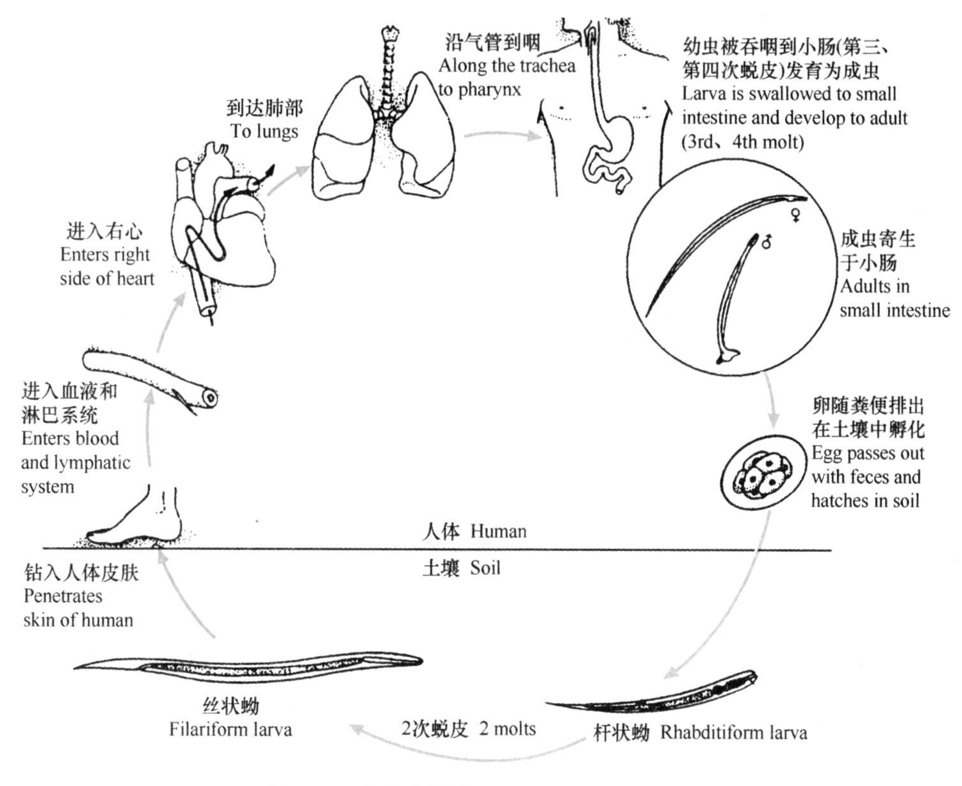

图 6-13 钩虫生活史 Life cycle of hookworm

Human are the only final hosts for the two hookworms, *Ancylostoma duodenale* and *Necator americanus*. The adult hookworms live in the small intestine and the females deposit eggs that passed in the feces. In the moist, shady, warm soil, the eggs hatch within 24 to 48 hours. The emerged rhabditiform larvae feed on bacteria and organic debris, and after 5 to 10 days (and molt twice) they become non-feeding filariform (the third-stage) larvae that are infective. These infective larvae can survive 3 to 4 weeks under favorable conditions. Once contact with the human host, the filariform larvae penetrate the skin, usually of the feet and hands, and migrate to the lymphatics and blood system. The blood carried the larvae to the heart and then to the lungs, where they penetrate into the pulmonary alveoli, ascend the bronchial tree to the pharynx. After they are swallowed, they attach to the intestinal mucosa and become sexually mature in 5 to 7 weeks post infection. Most of adult hookworms have a life span of about 3 years. *A. duodenale* may probably also be infected by the oral and vertical transmission route.

【致 病】

两种钩虫的致病作用相似。幼虫和成虫均可对人体致病,但成虫引起的贫血是钩虫对人体的主要危害。钩虫致病与感染虫种、侵入皮肤钩蚴的数量、寄生在小肠成虫数量及宿主的健康状况、营养条件和免疫力有密切关系。

1. 幼虫致病作用

（1）钩蚴性皮炎：丝状蚴侵入人体皮肤能引起钩蚴性皮炎（hookworm dermatitis），俗称“着土痒”（ground itch）、“粪毒”、“粪疙瘩”等，多见于足趾、手指间。其致病机制为Ⅰ型超敏反应。丝状蚴侵入皮肤后数分钟至1小时，在侵入处皮肤表现为烧灼、奇痒、针刺感等，随后出现充血性斑点或小丘疹、水疱。一般3~4天后消失，2周左右结痂、脱皮而自愈。若继发细菌感染，则可能形成脓疱。钩蚴体内的透明质酸酶能分解透明质酸而使虫体通过组织，是钩蚴致病的主要因素。一般情况下，美洲钩虫钩蚴所致皮炎较十二指肠钩虫钩蚴严重。

（2）呼吸系统病变：钩蚴侵入人体3~7天，移行到肺部，穿破肺微血管进入肺泡，引起肺部点状出血及炎症反应。患者可出现咳嗽、咯血，伴有畏寒、发热等全身症状，严重者可发生哮喘。此时，外周血嗜酸粒细胞明显增多。

2. 成虫致病作用 成虫寄生在小肠，造成肠壁组织损伤和慢性失血，引起消化道症状和贫血。

（1）消化道病变及症状：成虫以钩齿或板齿咬附于小肠黏膜，致点状出血及小溃疡，有时可出现大块出血性淤斑，病变可累及黏膜下层，甚至肌层。初期主要表现为上腹部不适及隐痛，继而可出现恶心、呕吐、腹泻和便秘等症状，食欲多明显增加，但体重逐渐减轻，体力降低。

（2）贫血（anemia）：钩虫对人体的主要危害是由于成虫的吸血活动，使宿主长期慢性失血，铁和蛋白质不断耗损而导致贫血。

造成慢性失血的原因主要有：①钩虫吸血及血液迅速经其消化道排出而造成失血。钩虫头腺分泌抗凝素、血小板凝集抑制剂等抗凝因子能抑制血液凝固，使伤口不易凝血以利其吸血。②钩虫吸血时，咬附部位伤口血液渗出，渗血量与虫体吸血量大致相等。③钩虫吸血时经常更换咬附部位，造成新的损伤，而原伤口仍继续有少量渗血。④虫体咬附活动偶尔可能损伤较大血管，也可造成大量出血。用放射性同位素^{51}Cr或^{59}Fe标记法测算，十二指肠钩虫造成的失血量远多于美洲钩虫；每条十二指肠钩虫造成的失血量为0.14~0.26ml/d（平均约0.15ml/d），每条美洲钩虫所致失血量为0.013~0.10ml/d（平均约0.03ml/d）。

宿主长期慢性失血，体内铁和蛋白质不断丢失，缺铁可使血红蛋白合成发生障碍，合成速度慢于红细胞新生速度，所以红细胞体积变小，颜色变淡，故呈缺铁性低色素小细胞性贫血（iron deficiency and microcytic, hypochromic anaemia）。患者主要表现为皮肤蜡黄、黏膜苍白、头昏、乏力、反应迟钝；严重者有心慌、气短、面部及下肢水肿等贫血性心脏病的表现。儿童患者还可表现为生长迟缓、智力减退。此外，严重感染的妇女可致停经、流产、早产。

（3）异嗜癖（allotriophagy）：某些钩虫病患者喜食生米、瓦块、生豆、泥土、破布、煤渣、纸片等，称为异嗜癖。其原因尚不清楚，似与体内缺铁有关，多数患者服用铁剂后，异嗜症可自行消失。

（4）嗜酸粒细胞增多症（eosinophilia）：钩虫感染急性期患者，外周血嗜酸粒细胞常达15%以上，最高可达86%，但随病程延长或病情加重，嗜酸粒细胞有下降趋势。因感染后5~6周，才可在粪便中检出虫卵，故早期不可能从粪便中检出虫卵而易误诊。

3. 婴幼儿钩虫病 多由十二指肠钩虫引起。孕期感染钩虫，幼虫可经胎盘感染胎儿或经乳汁感染婴儿。患儿表现为急性血性腹泻，粪便呈黑色或柏油样；面色苍白，消化功能紊乱，发热，精神萎靡；肺偶可闻及啰音，心尖区有明显收缩期杂音，肝、脾大。国内报告的438例婴儿钩虫病中，发病年龄多为5~12个月，其中有25例为出生后26天内发病。婴幼儿钩虫病的特点为贫血严重（Hb常低于50g/L），并发症多，预后差，病死率为3.6%~6.0%。

【诊　　断】

1. 病原学检查 粪便中检出钩虫卵或孵出钩蚴为确诊依据。

（1）直接涂片法：方法简单，但检出率低，轻度感染者易漏诊。

（2）饱和盐水漂浮法：钩虫卵比重（1.06）小于饱和盐水比重（1.20），在饱和盐水中容易上浮。此法操作简便，是诊断钩虫感染最常用的方法，检出率较直接涂片法高5~6倍。也可用33%硫酸锌替代饱和盐水。

（3）改良加藤法：为半定量法，检出率高于直接涂片法。常用于流行病学调查确定感染度，并可作为疗效考核指标。

（4）钩蚴培养法：钩虫卵在一定温度、湿度条件下可孵出钩蚴。此法检出率高，且孵化的丝状蚴可鉴定虫种，但培养时间较长（3~5天）。见第19章病原学诊断技术。

2. 免疫学检测 一般不常用，可用于流行病

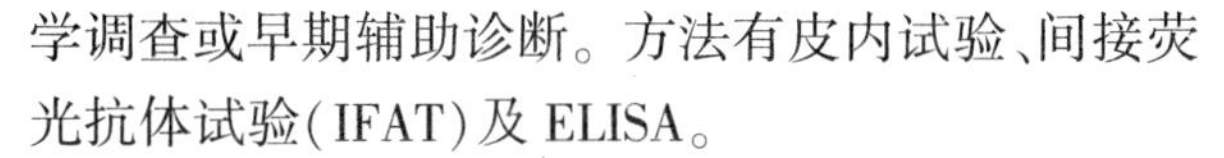

学调查或早期辅助诊断。方法有皮内试验、间接荧光抗体试验(IFAT)及ELISA。

3. 其他检查 钩虫病患者粪便隐血阳性,外周血嗜酸粒细胞增高;钩虫性贫血者血红蛋白和红细胞减少,红细胞形态改变,有助于诊断。

【流 行】

1. 分布 钩虫呈世界性分布,热带、亚热带尤为普遍。据2006年报道,全球约有6亿人感染钩虫。钩虫在我国的分布十分广泛,除黑龙江、青海外均有报道,淮河和黄河以南广大地区是主要流行区。2001~2004年全国人体重要寄生虫病调查结果显示,平均感染率为6.12%,全国约有3930万人感染钩虫;海南省钩虫感染率最高(33.17%),估算有188.13万人受钩虫病的困扰。我国北方以十二指肠钩虫为主,南方以美洲钩虫为主,但大多数流行区为两种钩虫混合感染。

2. 流行因素 患者和带虫者是传染源。钩虫病流行与自然条件、种植作物、耕作方式与生活条件,以及生活习惯密切相关。引起钩虫病流行的主要因素有:

(1) 粪便污染土壤:旱地作物用新鲜粪便施肥,如桑、玉米、红薯、甘蔗、棉花、蔬菜田等,土壤阴湿,适合钩虫卵和幼虫发育,田间劳动时易受感染。

(2) 适宜的自然条件:雨后初晴或久晴初雨均适宜钩虫卵的发育,施肥后不久田间耕作易受染。

(3) 生产方式与生活习惯:赤脚下地耕作旱地作物易感染。近年发现钩虫卵在水中能发育至感染期幼虫,栽种水稻也可能感染。在矿区,因矿井气温较高、湿度较大,粪便管理不当,易于钩虫传播。此外,十二指肠钩虫也可经口感染,有吃生菜习惯者可能感染。

婴幼儿钩虫病的感染途径除极少数是经胎盘和母乳感染外,主要仍是经皮肤感染。母亲在田间劳动时将婴儿放在有钩蚴的土地上,或将尿布晾在被钩蚴污染的地面上或植物上,且未晾干即使用,造成感染期幼虫经皮肤感染。在北方某些农村,曾用沙土袋代替尿布包裹婴儿的臀部和会阴部,也可能造成感染。

【防 治】

1. 普查普治 普查普治患者及带虫者,以控制和消除传染源。普查普治宜在冬春季进行。首选驱虫药物有阿苯达唑、甲苯达唑。三苯双脒对肠道线虫感染有良好驱除作用,安全性好,排虫迅速,尤其对美洲钩虫感染的疗效优于阿苯达唑。贫血患者还应给予铁剂(硫酸亚铁等)并补充蛋白质及维生素B_{12}等治疗。

钩蚴性皮炎可用1.5%左旋咪唑硼酸酒精液,对预防感染有一定作用。在钩蚴感染24小时内可用透热疗法:53℃热水浸泡患处20分钟,间隔2分钟,反复多次,可杀死皮下移行的幼虫。

2. 加强粪便管理 是切断钩虫传播途径的重要措施。实行粪便无害化处理,防止虫卵污染土壤。采用堆肥(50℃以上3天)、粪尿混合贮存、密闭式沼气池、三坑式沉淀密封粪池等,可杀灭钩虫卵。

3. 加强个人防护 提倡穿鞋下田劳动,尽量减少与泥土接触的机会,手、足等皮肤暴露处可涂搽1.5%左旋咪唑硼酸酒精、25%白矾液、2%碘液等,可防钩蚴钻入。

第6节 粪类圆线虫

学习与思考

(1) 粪类圆线虫感染人体的方式有哪些?

(2) 粪类圆线虫在人体内的发育过程如何?

(3) 如何预防粪类圆线虫感染?

粪类圆线虫[*Strongyloides stercoralis* (Bavay, 1876) Stiles and Hassall, 1902]属于分肠纲(Secernentea)、杆形目(Rhabditida)、类圆科(Strongyloididae),是一种兼性寄生虫(facultative parasites),包括自生世代和寄生世代。在寄生世代中,成虫寄生在人、犬、猫等宿主小肠内,幼虫可侵入肺、脑、肝、肾等组织器官,引起类圆线虫病(strongyloidiasis)。

【形 态】

1. 成虫 自生世代雌虫大小为1.0mm×(0.05~0.075)mm,生殖系统为双管型,子宫前后排列,内有单行排列的各发育期虫卵,阴门位于虫体腹面中部略后;雄虫大小为0.7mm×(0.04~0.05)mm,尾端向腹面卷曲,有2根交合刺。寄生世代雌虫大小为2.2mm×(0.03~0.074)mm,虫体半透明;体表具细横纹,尾尖细,末端略呈锥形;咽管细长,占体长1/3~2/5;生殖器官亦为双管型,阴门位于体后1/3处。(图6-14)

2. 幼虫与虫卵 杆状蚴(rhabditiform larva)头端钝圆,尾部尖细;长0.2~0.45mm,具双球型咽管。丝状蚴(filariform larva)即感染期幼虫,虫体细长,长

0.6~0.7mm，咽管约为体长的1/2；尾端尖细，微分叉。粪类圆线虫的丝状蚴与钩虫和东方毛圆线虫的幼虫极为相似，应注意鉴别。虫卵（常不易见到）形似钩虫卵，但较小，部分卵内含1条胚蚴。

【生 活 史】

粪类圆线虫生活史复杂，包括在土壤中的自生世代和宿主体内的寄生世代（图6-15）。

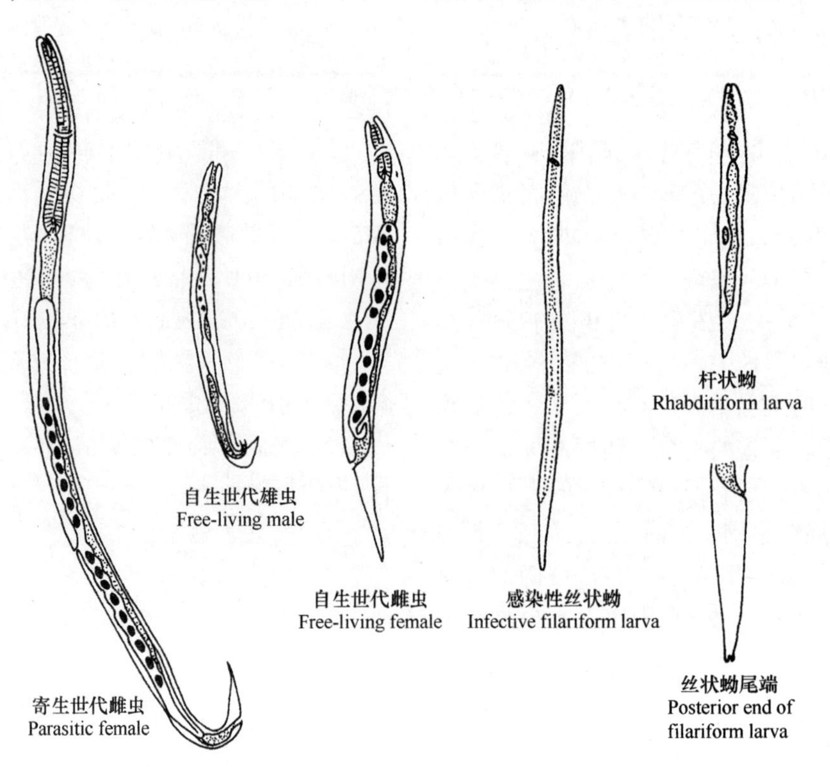

图6-14 粪类圆线虫的形态 Morphology of *Strongyloides stercoralis*

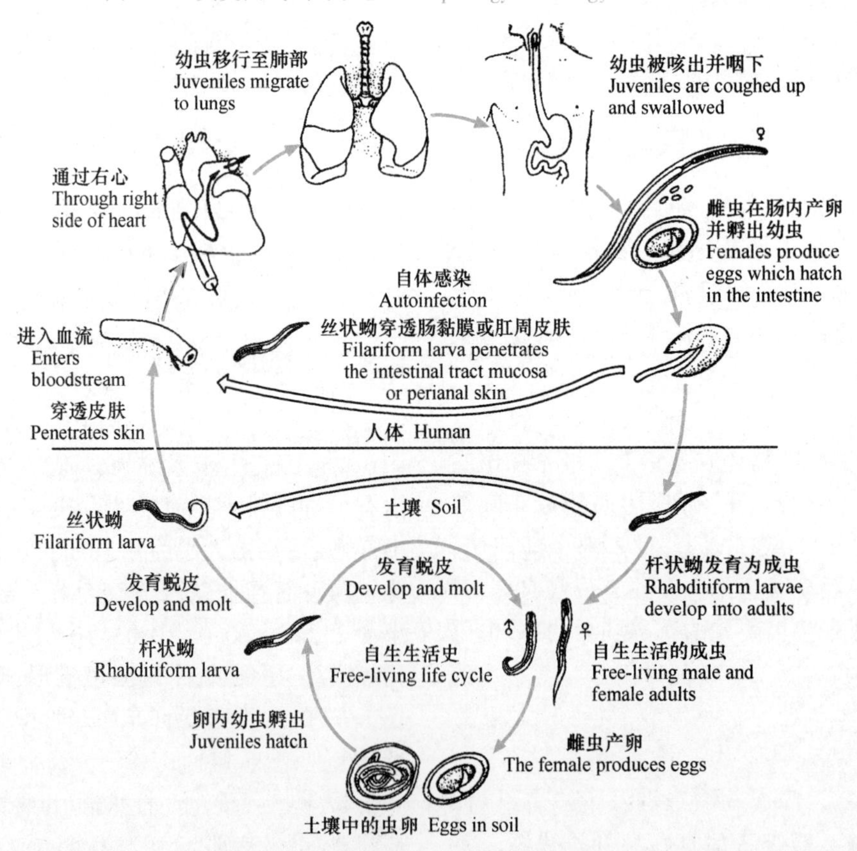

图6-15 粪类圆线虫生活史 Life cycle of *Strongyloides stercoralis*

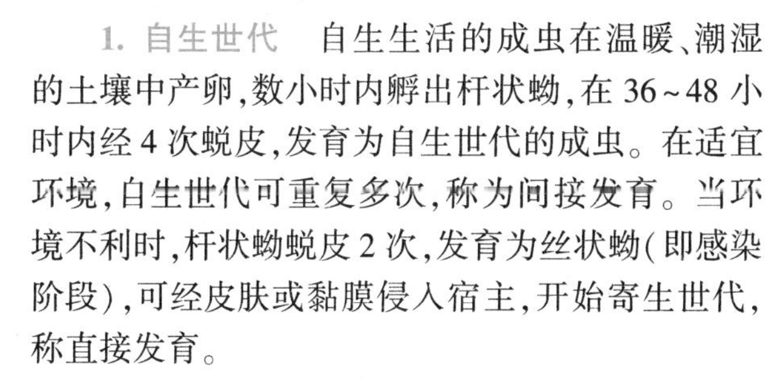

1. 自生世代 自生生活的成虫在温暖、潮湿的土壤中产卵,数小时内孵出杆状蚴,在36~48小时内经4次蜕皮,发育为自生世代的成虫。在适宜环境,自生世代可重复多次,称为间接发育。当环境不利时,杆状蚴蜕皮2次,发育为丝状蚴(即感染阶段),可经皮肤或黏膜侵入宿主,开始寄生世代,称直接发育。

2. 寄生世代 丝状蚴侵入人体皮肤,24小时内经循环系统到达肺部,穿过肺毛细血管进入肺泡,大部分幼虫沿支气管、气管逆行至咽部,随吞咽进入消化道,钻入小肠黏膜,经2次蜕皮后发育为成虫。少数幼虫在肺部和支气管也可发育为成虫。除个别报道外,人体内仅见雌虫,雌虫多寄生在小肠黏膜内并产卵(孤雌生殖)。虫卵在数小时便可孵出杆状蚴。杆状蚴自黏膜内逸出进入肠腔,随粪便排出体外。严重腹泻者也可有虫卵随粪便排出。自丝状蚴侵入人体至有杆状蚴排出,至少需17天。排出到外界的杆状蚴,可经2次蜕皮直接发育为丝状蚴感染人体,也可间接发育为自生世代的成虫。粪类圆线虫还可寄生在肺部或泌尿生殖系统,随痰排出的多为丝状蚴,随尿排出的多为杆状蚴。

自体感染(autoinfection)是粪类圆线虫的重要特点。当宿主免疫力低下或便秘时,寄生于肠道的杆状蚴可迅速发育为感染性丝状蚴,并在小肠下段或结肠经黏膜侵入血液循环,引起自体内感染(endo-autoinfection)。若排出的丝状蚴附着在肛周,则可经肛周皮肤侵入宿主,导致自体外感染(exo-autoinfection)。

Strongyloides stercoralis is a facultative parasite, which may be either parasitic or free-living. In the free-living life cycle, the rhabditiform larvae passed with the feces develop in the soil. They can either molt twice and become infective filariform larvae or molt four times and become free-living adult males and females, which mate and produce eggs. The rhabditiform larvae from eggs can either develop into a new generation of free-living adults or into infective filariform larvae, the filariform larvae penetrate the human host skin to initiate the parasitic cycle.

In the parasitic cycle, filariform larvae penetrated the human skin and enter cutaneous blood vessels, then migrate to the lungs, where they penetrate into the pulmonary alveoli, and ascend the bronchial tree to the pharynx. After they are swallowed and then arrive the small intestine , they molt twice and become adult female worms; there are apparently no parasitic males. The female worms reside and mature in the mucosa, produce eggs by parthenogenesis, which yield rhabditiform larvae. The rhabditiform larvae can either be passed in the feces, or can cause autoinfection.

In autoinfection, rhabditiform larvae are transformed into infective filariform larvae while they are in the intestine or on the skin of the perianal region, these larvae penetrate the intestinal mucosa or the skin of perianal region. Some eventually develop into adults in the small intestine after a migration. Autoinfection often leads to very high worm burdens in humans.

【致 病】

粪类圆线虫的成虫和幼虫均可致病,其致病作用与感染程度、机体免疫功能有密切关系。免疫功能正常时,轻度感染可无临床症状;慢性自体感染可持续存在数年,间歇出现胃肠症状。免疫功能低下时,可发生播散性重度感染(disseminated hyperinfection),幼虫能侵入脑、肝、肺、肾等器官而致严重损害,患者常因严重衰竭而死亡。因而,粪类圆线虫是一种机会致病性寄生虫。

1. 皮肤损伤 丝状蚴经皮肤侵入时,局部皮肤可出现小出血点、丘疹、并伴有刺痛和痒感,搔破易发生继发性感染。如有自体外反复感染,病变可在肛周、腹股沟、臀部等处皮肤反复出现。有时可见幼虫移行引起的移行性线状荨麻疹,因幼虫在皮肤内移行较快,故荨麻疹快速蔓延,此为粪类圆线虫幼虫在皮肤移行的重要特征。

2. 肺部症状 丝状蚴在肺部移行,可引起点状出血及炎症反应。轻者表现为过敏性肺炎或哮喘,重度感染者可出现咳嗽、多痰、持续性哮喘、呼吸困难、嗜酸粒细胞增多等。幼虫偶可与黏液一起附于支气管内,发育为成虫并连续产卵,病情严重,病程持续时间长;肺部弥漫性感染的病例,可出现高热、呼吸衰竭,尸检可见肺泡出血、肺内有大量幼虫。支气管肺泡灌洗液和痰液中可检出杆状蚴。

3. 消化道症状 成虫寄生在小肠黏膜内引起机械性刺激和毒性作用。轻者以卡他性肠炎为特征,表现为黏膜充血,有小出血点和小溃疡;中度者以水肿性肠炎为特征,表现为肠壁增厚、水肿、黏膜皱襞减少;重者以溃疡性肠炎为特征,表现为肠壁广泛溃疡、糜烂,甚至可致肠穿孔,也可累及胃和结肠。患者可出现恶心、呕吐、腹痛、腹泻,并伴有发热、贫血和全身不适等症状。国内有报道重症粪类圆线虫病并发消化道大出血和死于慢性肠梗阻的病例。

4. 机会致病与自体感染 粪类圆线虫病常伴随某些致免疫功能低下的疾病而出现。长期使用免疫抑制剂或激素、患各种消耗性疾病(如恶性肿瘤、白血病、结核病等)或肿瘤化疗及先天性免疫缺陷和艾滋病患者,常导致播散性重度感染,幼虫可移行到脑、肝、肺、肾、心脏等器官,可造成多种器官的严重损害。由于大量幼虫在体内移行,可将肠道细菌带入血流,引起败血症;还可出现强烈的超敏反应,如过敏性肺炎、过敏性关节炎等。迄今,由粪类圆线虫自体重度感染致死的报道已有百余例。

【诊　断】

本病缺乏特征性临床表现,故常致误诊。对同时出现消化道和呼吸道症状的病例,应考虑本病的可能,并作进一步检查,以明确诊断。

1. 病原学检查 在粪便、痰、尿或脑积液中检获杆状蚴、丝状蚴或培养出丝状蚴为确诊依据。由于幼虫排出具有间歇性,应进行多次检查。观察虫体时,滴加卢戈碘液,幼虫显现棕黄色,虫体结构清晰,便于鉴别。腹泻患者粪便中也可检出虫卵。

2. 免疫学检测 用鼠粪类圆线虫第3期幼虫为抗原,ELISA检测患者血清中特异性抗体,阳性率可达94%以上,对轻、中度感染者,具有较好的辅助诊断价值。

3. 其他检查 轻、中度感染者外周血白细胞总数和嗜酸粒细胞增高,但严重感染者嗜酸粒细胞反而减少;胃和十二指肠液引流检查病原体,对胃肠粪类圆线虫病诊断的价值大于粪检。

【流行与防治】

主要流行于热带和亚热带,温带和寒带地区多为散发。少数国家的人群感染率达30%左右。1996年调查显示,我国有26个省、自治区、直辖市检出感染者,全国平均感染率为0.122%,估计感染人数为151万;主要流行于南方地区,海南省感染率最高,达1.709%;但在局部地区,如广西的东南部,人群感染率可达11%~14%。

传染源为患者及带虫者,虫体可在人体内持续感染多年,甚至长达数十年。人接触土壤中的丝状蚴而感染。

本病的流行因素和防治原则与钩虫病相似。除加强粪便与水源管理以及做好个人防护外,更应注意避免发生自体感染,在肿瘤患者化疗、接受器官移植和激素治疗前,应做粪类圆线虫常规检查,如发现感染,应及时治疗。同时,应对犬、猫等保虫宿主进行检查和治疗。

对于确诊患者,为防止自身感染,应及时治疗。伊维菌素、阿苯达唑治疗本病有较好疗效,左旋咪唑也有一定疗效。

(陈晓宁)

第7节 旋毛形线虫

学习与思考

(1) 旋毛虫囊包幼虫的形态特征是什么?

(2) 描述旋毛虫的生活史特点、成虫与幼虫的寄生部位。

(3) 旋毛虫的感染阶段、主要致病阶段各是什么?致病过程分为哪几个阶段?

(4) 确诊旋毛虫病的病原学检查方法是什么?

(5) 预防旋毛虫病的关键措施是什么?

旋毛形线虫[*Trichinella spiralis*(Owen,1835) Railliet,1895]属于有腺纲(Adenophorea)、嘴刺目(Enoplida)、毛形总科(Trichinelloidea)、毛形科(Trichinellidae)、毛形线虫属(*Trichinella*)(国内习惯上称为旋毛虫属),简称旋毛虫,猪、鼠、熊等150多种动物及人均为该虫的宿主。其成虫和幼虫分别寄生于同一宿主的小肠和肌细胞内,该虫引起的旋毛虫病(trichinellosis)是一种重要的食源性人兽共患寄生虫病。

Peacock(1828)在常规尸检时,首次在人肌肉内发现该虫。1835年,Owen描述了该虫的形态,并命名为旋毛虫(*Trichina spiralis*)。1895年,Railliet将旋毛虫的属名从*Trichina*改为*Trichinella*。长期以来,认为旋毛虫只有一个种。近年来,根据生物学、遗传学、生物化学和分子生物学的研究,将其分为9个种:旋毛形线虫(*T. spiralis*,T1)、乡土毛形线虫(*T. nativa*,T2)、布氏毛形线虫(*T. britovi*,T3)、伪旋毛形线虫(*T. pseudospiralis*,T4)、穆氏毛形线虫(*T. murrelli*,T5)、纳氏毛形线虫(*T. nelsoni*,T7)、巴布亚毛形线虫(*T. papuae*,T10)、津巴布韦毛形线虫(*T. zimbabwensis*,T11)及巴塔哥尼亚毛形线虫(*T. patagoniesis*,T12),以及3个分类地位尚未确定的基因型(*Trichinella* T6、T8和T9)。伪旋毛形线虫、巴

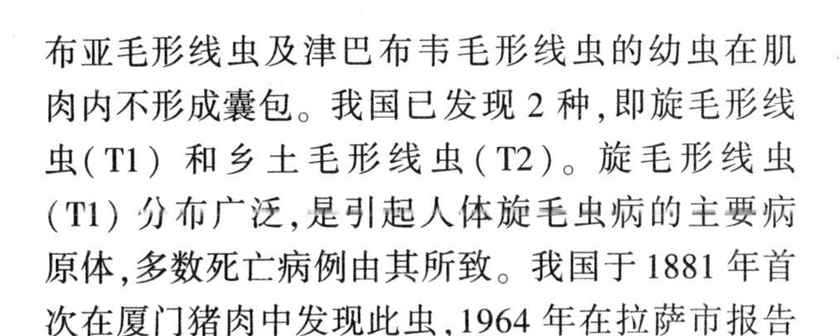

布亚毛形线虫及津巴布韦毛形线虫的幼虫在肌肉内不形成囊包。我国已发现2种，即旋毛形线虫(T1)和乡土毛形线虫(T2)。旋毛形线虫(T1)分布广泛，是引起人体旋毛虫病的主要病原体，多数死亡病例由其所致。我国于1881年首次在厦门猪肉中发现此虫，1964年在拉萨市报告我国首个人体病例。

【形 态】

1. 成虫 虫体微小，细线状，乳白色，表皮光滑，头端较尾端稍细。雄虫大小为(1.0～1.8)mm×(0.03～0.05)mm，雌虫为(2.5～3.5)mm×0.05mm。咽管为体长的1/3～1/2，在咽管后段的背侧为杆状体(stichosome)，是由数十个排列成串的单层圆盘状杆细胞(stichocyte)组成，杆细胞的分泌物经小管排入咽管腔，具有消化功能和抗原性。两性成虫的生殖器官均为单管型。雄虫末端有2片叶状交配附器(alae)，无交合刺。雌虫子宫较长，中段含虫卵，后段和近阴道处则充满幼虫，阴门位于虫体前1/5处，幼虫自阴门产出(图6-16)。

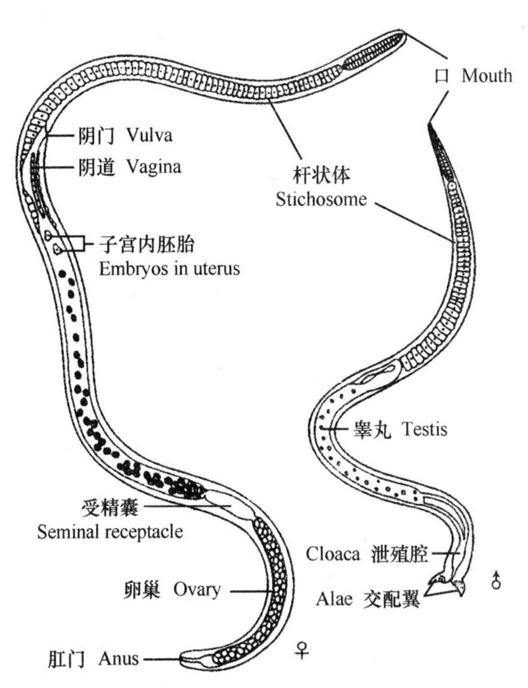

图6-16 旋毛形线虫成虫的形态

Morphology of *Trichinella spiralis* adults

2. 幼虫 刚产出的幼虫称为新生幼虫(newborn larva)，大小约为124μm×6μm。在横纹肌内发育成熟的幼虫，亦称感染性幼虫(infective larva)、成囊期幼虫(encapsulated larva)或肌肉期幼虫(muscle larva)，大小为1.0mm×0.03mm。成熟幼虫卷曲于横纹肌内梭形囊包中。囊包大小为(0.25～0.5)mm×(0.21～0.42)mm，其长轴与横纹肌纤维平行。一个囊包内通常含有1～2条幼虫。囊包壁由成肌细胞退变及结缔组织增生形成。幼虫的咽管结构与成虫相似(图6-17)。

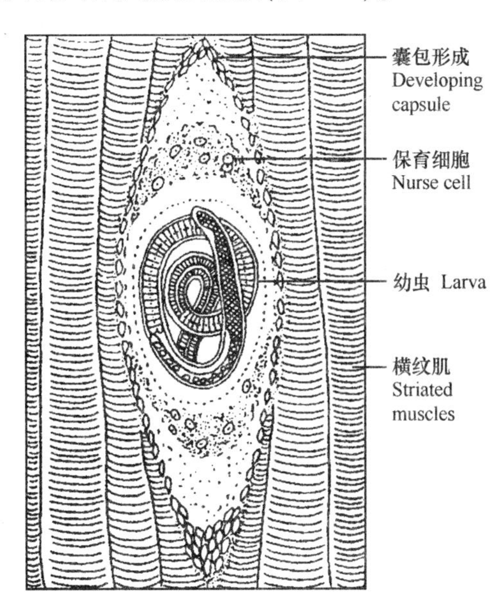

图6-17 横纹肌内的囊包幼虫

Encysted larva in striated muscles

【生 活 史】

成虫寄生于宿主小肠，主要在十二指肠和空肠上段，幼虫则寄生于同一宿主的横纹肌细胞内，因此，被旋毛虫寄生的宿主既是终宿主，也是中间宿主(图6-18)。旋毛虫生活史中不需要在外界发育，但必须转换宿主才能继续下一代生活史。人和猪、马、犬、猫、鼠、野猪、熊等多种哺乳动物均可作为该虫的宿主。

宿主因食入含活囊包幼虫的肉类及肉制品而感染。囊包在消化酶的作用下，幼虫自囊包内逸出，并钻入十二指肠及空肠上段的肠黏膜中发育，24小时后返回肠腔；在感染30～40小时内，经4次蜕皮发育为成虫。少数虫体可侵入腹腔或肠系膜淋巴结处寄生。雌、雄虫交配后，多数雄虫死亡。雌虫以前端钻入肠黏膜内继续发育，约在感染后5天开始产幼虫，产幼虫期可持续4～16周或更长，每条雌虫一生可产幼虫1500～2000条。雌虫寿命一般为1～2个月，少数达3～4个月。

产于肠黏膜内的新生幼虫，侵入局部淋巴管或小静脉，随血液循环达全身各处，但只有到达横纹肌内的幼虫才能进一步发育。因幼虫的机械性刺激及代谢产物的化学性刺激，使肌细胞受损，出现

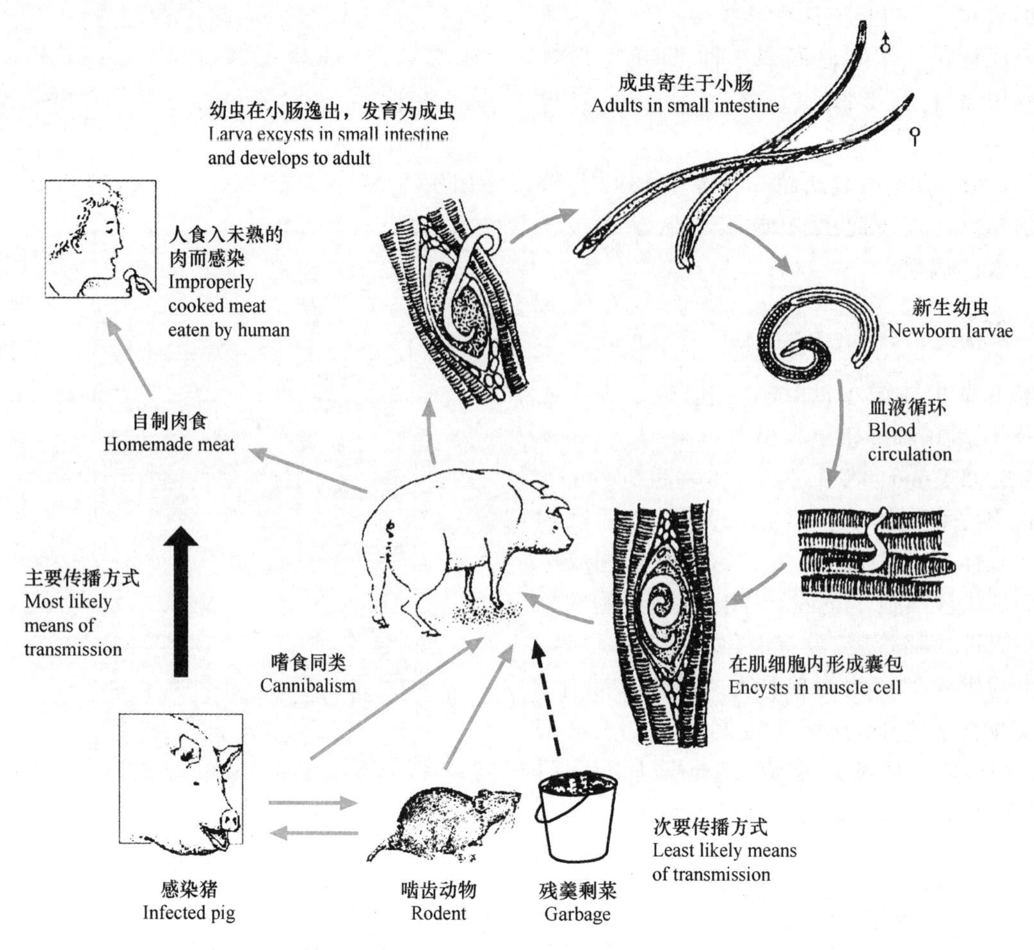

图 6-18 旋毛形线虫的生活史 Life cycle of *Trichinella spiralis*

炎症细胞浸润,纤维组织增生。受累的肌细胞出现结构和功能的明显改变,转变为营养细胞(保育细胞,nurse cell),为幼虫提供营养物质并保护幼虫免遭宿主免疫攻击。营养细胞被一层源于宿主的胶原所覆盖,胶原囊周围由毛细血管网包裹,至此形成了营养细胞——感染性第1期幼虫复合体,即旋毛虫囊包幼虫。感染后26天,幼虫周围形成囊包。幼虫定居的横纹肌以膈肌、咀嚼肌、舌肌、肋间肌、肱二头肌和腓肠肌等多见,可能是因为这些肌肉活动频繁,血液供应丰富,侵入的幼虫数量较多,以及肌糖原含量较低,有利于囊包形成之故。成熟囊包幼虫具有感染性,被新宿主吞食后,又可重复其生活史。囊包幼虫若无机会进入新宿主,多在感染半年后囊包两端开始钙化,幼虫则逐渐丧失感染能力并随之死亡,最后整个囊包钙化,但有时钙化囊包内幼虫可继续存活数年。在人体内幼虫最长可存活30年,在其他哺乳动物体内幼虫则可生存至动物死亡。

Unlike many parasites that demonstrate a high degree of host specificity, *Trichinella spiralis* can be found in many species of carnivores and omnivores, but it requires only one host in its life cycle, with adult and larval stages occurring in different organs. Infection is initiated by the consumption of raw or undercooked pork or other meat containing the encapsulated larvae. Once ingested, the larvae are liberated from their capsules in the duodenum by the action of the host's digestive enzymes. There they penetrate the columnar epithelium at the base of the villus and, after undergoing four molts within 48 hours, become adult worms. Soon after copulation, the male passes out of the host, while the female burrows deeper into the mucosa and submucosa. About 5 days after infection, the ovoviviparous females begin the stage of larval deposition, which continues for as long as the female worms remain in the intestine. The birthing continues for the next 4 to 16 weeks, resulting in the generation of some 1500-2000 larvae.

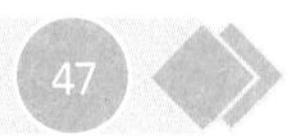

On being deposited in the mucosa, most of the newborn larvae are carried by the lymphatic and blood vessels into the blood-stream. All larvae eventually enter the general circulation and are distributed throughout the body. It is only in striated muscles-especially those of the diaphragm, jaws, tongue, larynx, and eyes- that larvae develop into the infective stage. Twenty-six days after penetration, the larvae have so altered their intramuscular environment that they have become encapsulated. Eventually, the capsule becomes calcified; a process that may begins as early as 6 months after initial infection and requires about 18 months for completion. If calcification is delayed, the larvae can remain viable for several years and even for up to 30 years in human host. When flesh harboring the encapsulated larvae is eaten by a carnivorous mammal, the larvae are freed by gastric digestion, and reinitiate the life cycle.

【致 病】

主要致病阶段是幼虫,其致病作用与寄生幼虫数量、活力和侵犯部位及人体对旋毛虫的免疫力等因素有关。轻者可无症状,重者临床表现复杂多样,如未及时诊治,可在发病后3~7周内死亡。旋毛虫引起临床表现的最低感染剂量为70~150条幼虫。本病死亡率国外为6%~30%,国内约为3%,在暴发流行时可达10%。旋毛虫的致病过程分为3个阶段。

1. 侵入期(肠道期,enteral or intestinal phase) 幼虫在小肠内脱囊并钻入肠黏膜发育为成虫的过程为侵入期,病程约1周。由于脱囊幼虫和成虫侵入肠黏膜,尤其是成虫以肠绒毛为食,加之虫体的排泄-分泌物及大量幼虫的刺激,引起十二指肠和空肠广泛炎症。病变局部充血、水肿、灶性出血,甚至出现表浅溃疡等。患者可出现恶心、呕吐、腹痛、腹泻或便秘等症状。除严重感染者外,患者胃肠道症状一般较轻微,常被忽视。此期患者可同时伴有厌食、乏力、低热等全身反应。

2. 幼虫移行期(肠外期,parenteral phase) 也称为肌肉期(muscular phase),即新生幼虫随淋巴、血循环到达各器官及侵入横纹肌内发育为囊包幼虫的过程,病程2~3周。幼虫在移行过程中可穿破各脏器的毛细血管,其毒性代谢产物引起全身中毒症状及超敏反应,导致全身性血管炎和肌炎。典型临床表现为发热、眼睑和面部水肿、过敏性皮疹、肌肉疼痛及外周血中嗜酸粒细胞增多等。

一般在发病后第2周出现持续性发热,体温38~40℃。水肿以眼睑、眼眶周围及面部最常见,常在感染1周内出现,并可持续1周,消失后复发罕见;重者可伴有下肢甚至全身水肿、肺水肿、胸腔和心包腔积液等。部分患者可出现眼结膜水肿、出血及指、趾甲下线状或半月形出血。幼虫侵入横纹肌后,引起肌纤维变性、肿胀、排列紊乱、横纹消失、肌细胞坏死崩解、肌间质轻度水肿并有炎症细胞浸润。全身性肌痛是本病最为突出的症状,肌肉肿胀,有硬结感,压痛与触痛明显,尤以腓肠肌、肱二头肌及肱三头肌为甚,重症患者常呈强迫屈曲状而不敢活动,几乎呈瘫痪状态。部分患者可伴有咀嚼、吞咽和说话困难,呼吸和动眼时均感疼痛,患者感觉极度乏力。眼部肌肉受累时可出现眼眶疼痛、斜视、复视等。

幼虫侵入其他脏器时可导致小动脉和毛细血管损伤,亦可引起急性炎症与间质水肿,如心肌炎、肺炎、脑炎等。心肌可有不同程度的损害,主要表现为心肌和心内膜充血、水肿,间质性炎症,甚至心肌坏死,可伴有嗜酸粒细胞和单核细胞浸润及肉芽肿形成。心肌炎并发心力衰竭是本病患者死亡的主要原因。幼虫移行损害肺毛细血管时可导致灶性出血或广泛性肺出血、肺水肿、支气管肺炎等。在重度感染者,幼虫可侵入中枢神经系统引起非化脓性脑膜脑炎和颅内压增高,大脑皮质下可见肉芽肿样结节。少数患者可出现眼眶蜂窝组织炎、眼球突出、视网膜静脉曲张、视网膜出血、视力模糊、皮下肿块、皮肌炎、肝和肾功能损害等。

3. 囊包形成期(恢复期,convalescent phase) 为受损肌细胞修复过程,需4~16周。随着幼虫长大、卷曲,寄生部位的肌细胞逐渐膨大呈纺锤状,形成梭形肌腔包绕虫体。囊包形成的同时,急性炎症消退,全身症状逐渐减轻或消失,但肌痛可持续数月。重症患者可因并发心肌炎、肺炎或脑炎而死亡。

【诊 断】

旋毛虫病因无特异性症状和体征,临床诊断较困难,故流行病学资料非常重要。患者常有生食或半生食肉类的病史,在本病暴发时同批患者常能追溯其聚餐史。当同一个家庭或社区有2个以上成员出现发热、眼睑或面部水肿及肌痛时,应考虑本病。

1. 病原学检查 肌肉活检发现幼虫或囊包是最准确的诊断方法，一般于发病10天后，摘取患者米粒大小的疼痛肌肉（主要检查腓肠肌、肱二头肌或二角肌），压片镜检。但早期和轻度感染者均不易检获虫体，即使晚期患者，因取样的范围及数量所限，肌肉活检的阳性率仅为50%左右。活检标本病理切片检查未发现幼虫者，其肌细胞的嗜碱性转变也是诊断旋毛虫感染的重要标准。有中枢神经系统症状的患者脑脊液中偶可发现旋毛虫幼虫。患者吃剩的肉类，也应镜检或接种动物，以资佐证。

2. 免疫学检查 检测血清特异性抗体是目前诊断本病的主要辅助手段，目前以间接荧光抗体试验（IFAT）及ELISA较常用，阳性检出率均可达90%以上。我国学者应用蛋白质印迹技术（western blot）分析旋毛虫肌幼虫排泄——分泌抗原显示，23kDa分子为特异性抗原，诊断旋毛虫病具有很好的敏感性和特异性。

3. 其他检查 外周血中嗜酸粒细胞增多是诊断旋毛虫病的重要线索，感染后第2周嗜酸粒细胞开始增多，3~4周时达高峰，占白细胞总数的10%~40%，甚至高达90%。此外，患者血清中肌组织特异酶（如肌酸磷酸激酶、乳酸脱氢酶等）活性明显增高。

【流　　行】

旋毛虫呈世界性分布，曾在欧洲及北美国家严重流行，通过严格的猪肉检疫发病率已明显下降。目前，旋毛虫病在俄罗斯及东欧国家、墨西哥、智利、阿根廷及泰国等地仍严重流行，法国、意大利、美国和加拿大发生了多起因食用马、熊、海象、美洲狮肉引起的本病暴发，现已将其列入再现的疾病（re-emerging disease）。我国云南、西藏、四川、广西、湖北、河南、山西、北京、辽宁、吉林、黑龙江等地先后发生数百起旋毛虫病暴发，估计目前全国感染人数超过4000万。

本病为动物源性疾病，已知猪、野猪、犬、鼠等150多种动物自然感染旋毛虫，这些动物互相残杀吞食或摄食尸肉而互相传播。猪的感染主要是由于吞食含有旋毛虫幼虫的肉屑（泔水或垃圾）、鼠类或污染的食料。我国除海南外，其他省（区、市）均有动物感染旋毛虫的报道，以西南、中原及东北地区猪的旋毛虫感染率较高，河南个别乡镇猪的感染率曾达50.4%。人体感染主要是因生食或半生食含囊包幼虫的猪肉及肉制品引起。随着居民饮食习惯的改变，近年来已发生多起因食羊肉、马肉、犬肉及野猪肉等引起的本病暴发，在北美和欧洲野生动物肉类和马肉已成为当地的主要传染源。

旋毛虫病的流行具有地方性、群体性、食源性等特点。1964~2009年，我国12个省、自治区、直辖市本病暴发577起，发病25 125例，死亡251人，而3 500多例散发病例则见于17个省（区、市）。西南地区（云南、西藏、广西、四川）、中原地区（湖北、河南）和东北三省为主要流行区。云南少数民族地区有吃生皮、生肉或剁生的习惯，1964~2004年共暴发441起，发病20 101人，死亡213人。据2001~2004年全国人体重要寄生虫病调查，10个省（区、市）的人群旋毛虫血清抗体阳性率为3.31%，云南最高（8.26%）。北方地区居民多吃“涮猪肉”、“涮羊肉”、爆炒猪肉片或未煮熟的肉馅饺子所致；散发病例多因家庭生熟刀砧不分、尝饺子馅等所致。

一般认为爬行类和冷血脊椎动物不是旋毛虫的适宜宿主，但在实验条件下，蜥蜴、乌龟、蝰蛇等亦可感染旋毛虫。此外，用感染旋毛虫的小鼠肌肉喂饲麻蝇蛆，旋毛虫幼虫在蝇蛆中（8℃）可存活5天，接种小鼠后还可引起旋毛虫感染，提示节肢动物、爬行类和冷血脊椎动物亦有可能传播旋毛虫病。此外，孕妇患旋毛虫病后可引起流产或早产；在实验感染豚鼠、大鼠和小鼠中旋毛虫幼虫可通过胎盘进入胎鼠体内，提示旋毛虫病还存在垂直传播。

【防　　治】

1. 改变不良饮食习惯 预防本病的关键措施是广泛开展健康教育，改变不良的饮食习惯和烹饪方法，不生食或半生食猪肉及其他动物肉类和肉制品，制作生、熟食品的刀砧应分开，防止生肉屑污染餐具。囊包幼虫在−15℃和−12℃分别可存活20天和57天，腐肉中可存活2~3个月。熏烤、腌制及曝晒等常不能杀死囊包幼虫。囊包幼虫经食用酱油（含19.3% NaCl）浸泡36小时仍有感染性。囊包幼虫不耐热，肉块中心温度达71℃时，可被杀死。

2. 改善养猪方法 提倡圈养，管好粪便，保持猪舍清洁卫生，饲料应煮沸30分钟，以防猪的感染。同时加强灭鼠。

3. 加强肉类检疫 未经宰后检疫的肉类不准上市销售，感染旋毛虫的肉类要坚决销毁。

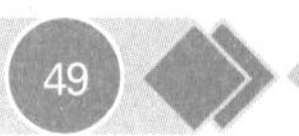

4. 治疗患者 阿苯达唑为治疗本病的首选药物,不仅能驱除肠内早期脱囊幼虫和成虫、抑制雌虫产幼虫,还可杀死移行期幼虫和肌肉中幼虫。多数患者服药后2天开始退热,3~5天内体温恢复正常,水肿消退,肌痛明显减轻并逐渐消失。

(王中全)

第8节 丝 虫

学习与思考

(1) 寄生于人体的丝虫有哪几种?其中哪些对人体的危害较大?

(2) 人和蚊分别作为班氏丝虫和马来丝虫的什么宿主?

(3) 人感染班氏丝虫和马来丝虫的途径是什么?如何防止感染?

(4) 班氏丝虫和马来丝虫的病原学诊断用什么方法?

(5) 在目前淋巴丝虫病基本消除的情况下应注意做好哪些工作?

丝虫是分肠纲(Secernentea)、旋尾目(Spirurida)、丝虫总科(Filarioidea)线虫的统称。它们是由吸血昆虫传播的组织内寄生线虫,寄生于人体及其他脊椎动物,包括哺乳动物、禽类、爬行类、两栖类等。寄生于人体的丝虫有8种,分别是:班氏吴策线虫[*Wuchereria bancrofti*(Cobbold,1877) Seurat,1921](班氏丝虫)、马来布鲁线虫[*Brugia malayi*(Brug,1927) Buckley,1958](马来丝虫)、帝汶布鲁线虫[*Brugia timori* (Davie et edeson,1964) Partono et al,1977](帝汶丝虫)、旋盘尾线虫[*Onchocerca volvulus* (Leukart,1893) Railliet and Henry,1910](盘尾丝虫)、罗阿罗阿线虫[*Loa loa*(Cobbold,1864) Castellani and Chalniers,1913](罗阿丝虫)、链尾唇棘线虫[*Dipetalonema streptocerca* (Macfie & Corson,1922) Peeland chardone,1946](链尾丝虫)、常现唇棘线虫[*Dipetalonema perstans*(Manson, 1891) Orihel and Eberhard,1982](常现丝虫)和欧氏曼森线虫[*Mansonella ozzardi*(Manson,1892) Fanst,1929](欧氏丝虫)。其寄生部位、传播媒介、所致疾病的临床表现及地理分布见表6-4。

表6-4 人体寄生丝虫的致病性、传播媒介与地理分布

Pathogenicity, vectors and geographic distribution of human filariae

	寄生部位	传播媒介	临床表现	地理分布
班氏丝虫	淋巴系统	蚊	淋巴结炎,淋巴管炎,鞘膜积液,乳糜尿,象皮肿	世界性,北纬40°至南纬28°
马来丝虫	淋巴系统	蚊	淋巴结炎,淋巴管炎,象皮肿	亚洲东部和东南部
帝汶丝虫	淋巴系统	蚊	淋巴结炎,淋巴管炎,象皮肿	帝汶岛和小巽他群岛
盘尾丝虫	皮下组织	蚋	皮下结节,失明	非洲,中美和南美
罗阿丝虫	皮下组织	斑虻	皮下肿块,也可致脏器损害	西非和中非
链尾丝虫	皮下组织	库蠓	常无明显致病性	西非和中非
常现丝虫	胸腔、腹腔	库蠓	无明显致病性	非洲,中美和南美
欧氏丝虫	腹腔	库蠓	无明显致病性	中美和南美

由班氏丝虫和马来丝虫引起的淋巴丝虫病(lymphatic filariasis)与盘尾丝虫引起的河盲症(river blindness)是严重危害人体健康的疾病。我国只有班氏和马来丝虫病流行,近年也发现了输入性的盘尾丝虫病与罗阿丝虫病病例。

一、班氏吴策线虫和马来布鲁线虫

班氏吴策线虫和马来布鲁线虫的成虫均寄生于淋巴系统,引起淋巴丝虫病,蚊为其传播媒介。班氏丝虫是分布广泛、认识最早、危害较严重的一种。马来丝虫病流行仅限于亚洲。

【形 态】

1. 成虫 两种丝虫成虫外部形态及内部结构相似;雌虫大于雄虫,班氏丝虫略大于马来丝虫。虫体乳白色,细如丝线,体表光滑;头端略膨大,口位于顶端中央,周围有两圈乳突。雌虫尾部钝圆,略向腹面弯曲;生殖器官为双管型,阴门位于近虫体头端的腹面,卵巢位于虫体后部,子宫粗大,近卵巢段含大量卵细胞,随子宫的延伸可见发育为不同阶段的虫卵;成熟虫卵壳薄而透明,内含卷曲的幼虫,在向阴门移动过程中,卵壳伸展而形成鞘膜(sheath),包被于幼虫体表,此幼虫称微丝蚴(microfilaria)。雄虫尾端向腹面卷曲2~3圈，生殖器官为单管型；泄殖腔开口于虫体尾端腹面，伸出长短交合刺各1根。

2. 微丝蚴 虫体细长，头端钝圆，尾端尖细，外被鞘膜。体内有许多细胞核称为体核，头端无体核区称头间隙。神经环位于虫体前1/5无体核处。近尾端腹面有肛孔，尾部有无尾核因种而异(图6-19)。班氏微丝蚴和马来微丝蚴的主要形态区别见表6-5。

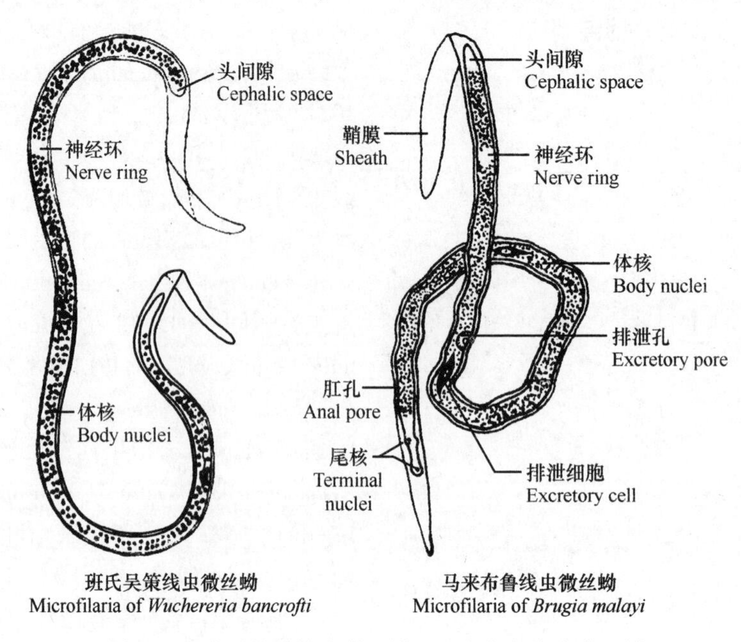

图6-19 班氏吴策线虫微丝蚴和马来布鲁线虫微丝蚴
Microfilaria of *Wuchereria bancrofti* and Microfilaria of *Brugia malayi*

表6-5 班氏微丝蚴与马来微丝蚴形态鉴别
Morphological differences between bancroftian and malayan microfilariae

	班氏微丝蚴	马来微丝蚴
大小	较大，(244~296)μm×(5.3~7.0)μm	较小，(177~230)μm×(5~6)μm
体态	弯曲自然、柔和	弯曲僵硬、大弯中有小弯
头间隙(长：宽)	较短(1：1或1：2)	较长(2：1)
体核	圆形、大小均匀、排列稀疏、相互分离、清晰可数	椭圆形、大小不匀、排列紧密、相互重叠、不易分清
尾核	无	有2个尾核，前后排列

3. 感染期幼虫 又称丝状蚴(filariform larva)，虫体细长、活动力强，具完整的消化道，尾端有3个乳突。班氏丝虫和马来丝虫丝状蚴平均长分别为1.617mm和1.304mm。

【生 活 史】

班氏丝虫和马来丝虫的生活史相似，均需2个宿主，即幼虫在中间宿主蚊体内发育和成虫在终宿主人体内发育(图6-20)。

1. 在蚊体内发育 蚊叮咬血中有微丝蚴的患者或带虫者时，微丝蚴随血液进入蚊胃，经1~7小时，脱去鞘膜、穿过胃壁，经血腔侵入胸肌。幼虫在胸肌内发育成短粗的腊肠期蚴(第一期幼虫)。此后虫体内部组织分化，蜕皮1次，发育成感染前期幼虫(第二期幼虫)，经第二次蜕皮，虫体逐渐变细长、活跃，称感染期幼虫(丝状蚴)或第三期幼虫。丝状蚴离开胸肌，经血腔到达蚊下唇，当蚊再次叮人吸血时，丝状蚴自下唇逸出，经吸血伤口和正常皮肤侵入人体。

微丝蚴在蚊体内只发育不增殖，部分微丝蚴在蚊胃内死亡，或崩解，或随蚊排泄物排出，仅少数能发育至感染期。微丝蚴对蚊也有一定损害，如机械损伤、吸取蚊体营养等，若患者血液中微丝蚴密度高，感染蚊的死亡率就增高；有学者认为，患者血中微丝蚴密度必须达到15条/20mm^{3}以上时，蚊才能被感染，但高于100条/20mm^{3}则可致蚊死亡。

微丝蚴在蚊体内发育为丝状蚴所需的时间取决于环境温度和湿度，一般以温度20~30℃，相对

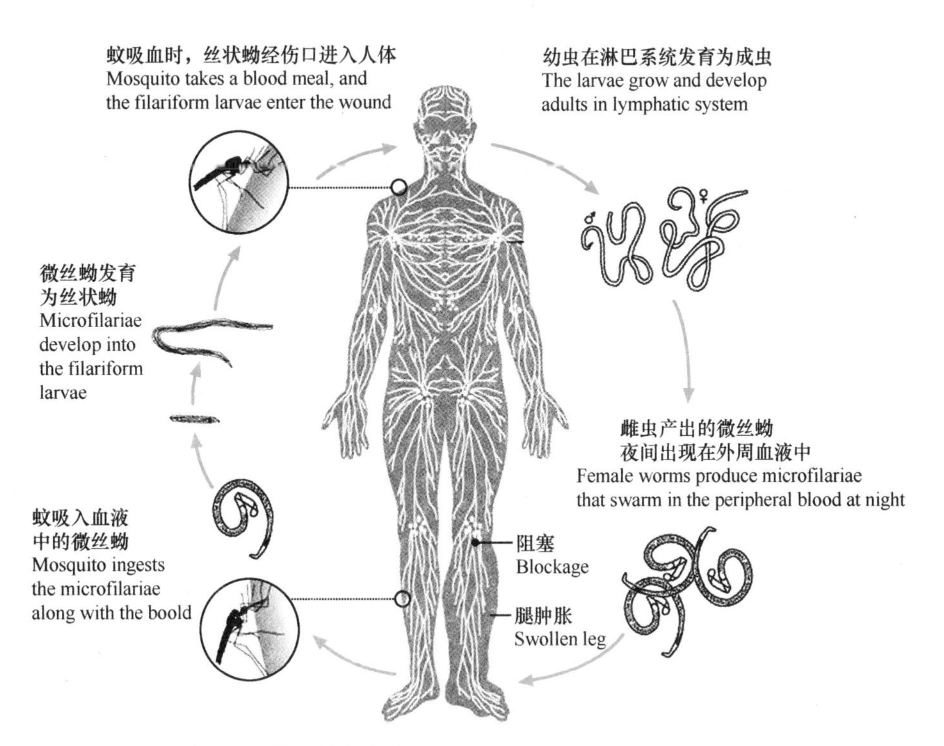

图 6-20 淋巴丝虫生活史 The life cycle of lymphatic filaria

湿度 75%~90% 为宜。在此条件下，班氏丝虫微丝蚴在易感蚊体内发育成丝状蚴需 10~14 天，马来丝虫微丝蚴仅需 6~6.5 天。

2. 在人体内发育 丝状蚴进入人体后的移行途径，至今尚不清楚。一般认为幼虫可迅速侵入附近的淋巴管内，并移行至大淋巴管及淋巴结内寄生，经 2 次蜕皮发育为成虫（图 6-20）。马来丝虫多寄生于四肢浅部淋巴系统，以下肢多见；班氏丝虫除寄生于浅部淋巴系统外，还侵犯深部淋巴系统，主要见于下肢、阴囊、精索、腹股沟、腹腔、肾盂等处。雌、雄虫常相互缠绕定居于淋巴结和大淋巴管内，以淋巴液为食。雌、雄虫交配后，雌虫产微丝蚴，微丝蚴可滞留于淋巴液中，但多数随淋巴液经胸导管进入血液循环。

Filarial adults live in lymphatic system of human body. The females produce microfilariae, which migrate to the peripheral circulation. When a mosquito host bites human body with microfilarae in his blood, the larvae are taken into the stomach of the mosquito. The microfilariae take off their sheaths and penetrate the wall of the stomach of the mosquito and reach thoracic muscles, where the larvae molt twice and develop into infective larvae. Then they migrate to the proboscis of the mosquito from which they escape and invade human body by the wound as the mosquito takes its next blood meal. The infective stage larvae pass through the peripheral lymph vessels to the larger lymph vessels and lymph nodes, where they settle down, develop into adults. After mating, the female adults begin to deposit sheathed microfilariae.

根据微丝蚴在外周血液中出现的时间，可将丝虫分为周期型和亚周期型。周期型的微丝蚴白天滞留于肺部毛细血管，夜间出现于外周血液中，微丝蚴的这种在外周血液中夜多昼少的现象称为微丝蚴的夜现周期性（nocturnal periodicity）。

Nocturnal periodicity: The microfilariae present in the peripheral blood of human body during daytime are very low in density, usually undetectable. The number of microfilariae gradually increases from evening to midnight and reaches the greatest density at 10 p. m to 2 a. m.

班氏丝虫和马来丝虫的微丝蚴在外周血液中均有明显的夜现周期性，但两种微丝蚴夜间出现在外周血液的高峰时间略有不同，班氏丝虫微丝蚴为晚 10 时至次晨 2 时，马来丝虫微丝蚴为晚 8 时至次晨 4 时。

关于微丝蚴夜现周期性的机制，国内外学者已作了不少研究，但其机理还不十分清楚。经实验研究发现，微丝蚴的夜现周期性既与人的中枢神经系统，特别是迷走神经的兴奋、抑制，微血管舒缩或氧吸入量有关，也与微丝蚴自身的生物学特性有关。总之，周期性现象与多种因素有关，是寄生虫与宿主长期相互影响及相互适应的结果，有待于深入研究阐明其机理。

人是班氏丝虫的惟一终宿主，尚未发现保虫宿主；马来丝虫除可寄生于人体外，还可在多种脊椎动物体内发育成熟。亚周期型马来丝虫除自然感染人以外，尚可感染长尾猴、叶猴及家猫、狸猫和穿山甲等动物。在印度尼西亚、马来西亚、菲律宾和泰国，亚周期型马来丝虫引起的森林动物丝虫病已成为人类重要的动物源性寄生虫病。国内已建立了周期性马来丝虫动物模型。实验证明，周期型马来丝虫可在人与恒河猴以及长爪沙鼠与恒河猴之间相互感染。

丝虫成虫寿命一般4～10年，最长可达40年。微丝蚴在人体内可活2～3个月，最长可达2年以上，在体外4℃时可活6周。

【致　病】

丝虫对人体的致病作用主要是成虫，其次为丝状蚴。曾认为微丝蚴无明显致病作用，但近年来研究表明微丝蚴可引起热带肺嗜酸粒细胞增多症（tropical pulmonary eosinophilia）。

丝虫病的发生与发展取决于侵入丝虫的种类、感染程度、重复感染的次数、寄生部位、机体免疫应答及有无继发感染等多种因素。有些人感染后，体内虽有成虫寄生，血中也可检出微丝蚴，但却无任何临床表现，称微丝蚴血症（microfilaraemia）或带虫者（carrier）。按病情发展，一般可分为两期：

1. 急性超敏及炎症反应期　从丝状蚴侵入人体至发育为成虫过程中，幼虫和成虫的代谢产物、幼虫蜕皮时的分泌物、雌虫子宫排泄物及死亡虫体分解产物等均可引起局部淋巴系统炎症和全身性超敏反应。早期病理变化为淋巴管扩张、内膜肿胀，内皮细胞增生，继之管壁和周围组织出现炎症及细胞浸润，导致管壁增厚，淋巴管瓣膜功能受损，管内形成淋巴栓。浸润细胞中有大量嗜酸粒细胞，提示急性炎症与超敏反应有关。

临床表现为周期性淋巴管炎、淋巴结炎及丹毒样皮炎等。淋巴管炎发作时可见皮下一条红线呈离心性蔓延，俗称“流火”或“红线”；上下肢均可发生，但以下肢多见。当炎症波及皮肤浅表的毛细淋巴管时，局部皮肤弥漫性红肿、发亮，有压痛及烧灼感，形似丹毒，称“丹毒样皮炎”，好发部位为小腿内侧及内踝上方。淋巴结炎可单独发生，也可与淋巴管炎同时发生，主要发生在腹股沟或股部，表现为淋巴结肿大、疼痛，有时可形成脓肿。

班氏丝虫成虫如寄生于精索、附睾和睾丸附近淋巴管时，可引起精索炎、附睾炎和睾丸炎，这是班氏丝虫病的主要特征。在出现淋巴管炎、淋巴结炎局部症状的同时，多伴有畏寒、发热、头痛、乏力、全身不适等全身症状，称为丝虫热（filarial fever），上述症状持续2～3日自行消退。也有的患者只有寒热而无局部症状，可能是深部淋巴管炎、淋巴结炎所致。丝虫性淋巴管炎以青壮年为多。首次发作最早见于感染后数周，但多数为感染数月至一年后，并常有周期性反复发作，每月或数月发作一次。一般在受凉、疲劳、气候炎热等机体抵抗力降低时发生。

2. 慢性阻塞病变期　由于急性期病变不断发展，淋巴管炎、淋巴结炎反复发作，使局部形成增生性肉芽肿。肉芽肿中心可见变性的虫体和嗜酸粒细胞，周围有纤维组织和上皮样细胞包绕，还有大量淋巴细胞、浆细胞和巨噬细胞，使淋巴管管腔狭窄，导致淋巴管部分阻塞或完全阻塞，淋巴液回流受阻，阻塞部位远端的淋巴管内压力增高，引起淋巴管曲张或破裂，淋巴液进入周围组织。阻塞部位不同，临床表现亦各异，最常见的病变有以下几种。

（1）象皮肿（elephantiasis）：是晚期丝虫病最多见的体征。象皮肿初期为淋巴水肿（lymphedema）。若在肢体，多表现为压凹性水肿，提高肢体位置，可消退。继之，组织纤维化，出现非压凹性水肿，提高肢体位置不能消退，皮肤弹性消失，最后发展为象皮肿。其发病机制一般认为是由于淋巴管的部分阻塞或完全阻塞，甚至曲张破裂，使淋巴液长期滞留于组织内，淋巴液含有较多蛋白质和胆酸，刺激局部纤维组织大量增生，致局部皮肤、皮下组织增厚、变粗、变硬而形成象皮肿。由于局部血液循环障碍，皮肤汗腺、皮脂腺及毛囊功能受损，抵抗力降低，易继发细菌感染，导致局部皮肤急性炎症或慢性溃疡，这些病变又加重了象皮肿的发展。也有学者认为丝虫性象皮肿为淋巴管曲张，不是阻塞，可能是由于丝虫引起的局部反应所致。成虫活动破坏淋巴管瓣膜的功能，从而引起淋巴回流障碍及淋巴液滞留。象皮肿以下肢及阴囊多见（图6-21），也可发生于上肢、阴唇、乳房等处。由于两种丝虫寄生部位不同，上下肢象皮肿可见于两种丝虫病，而生殖系统象皮肿则仅见于班氏丝虫病。一般在象皮肿患者血中不易查到微丝蚴。

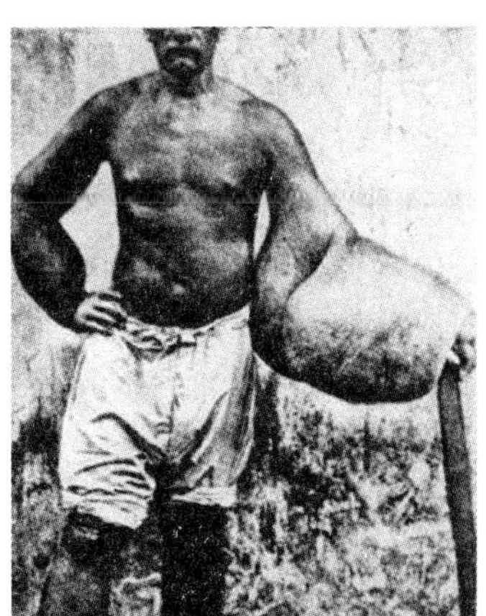

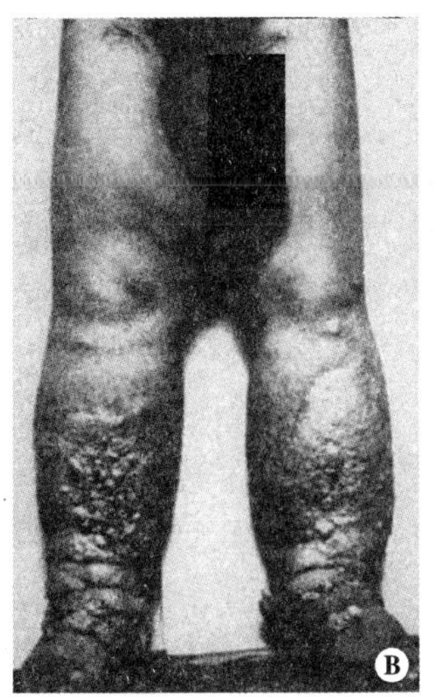

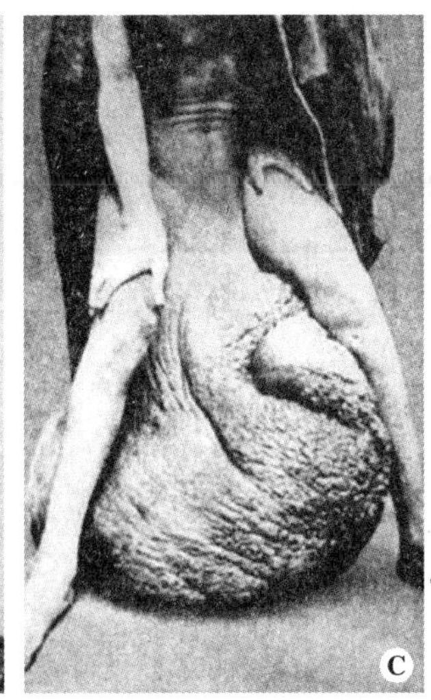

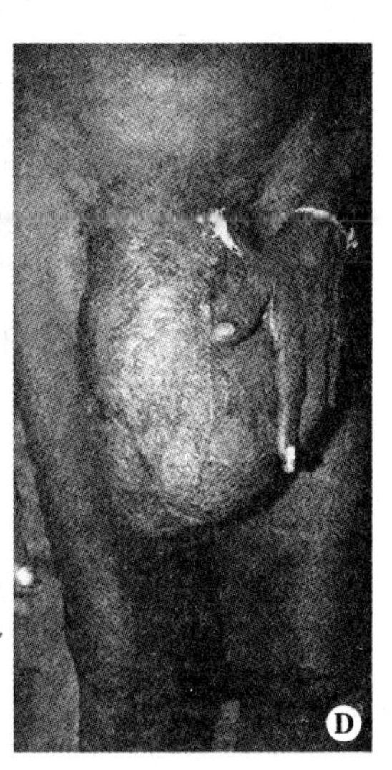

图 6-21 淋巴丝虫病慢性阻塞性病变 Chronical blockage affections of lymph filariasis

A. 上肢象皮肿 Elephantiasis of the arms；B. 下肢象皮肿 Elephantiasis of the legs；C. 阴囊象皮肿 Elephantiasis of bursa of testes；D. 睾丸鞘膜积液 Hydrocele testis

（2）睾丸鞘膜积液（hydrocele testis）：常见于班氏丝虫病。精索及睾丸淋巴回流障碍时，淋巴液可流入睾丸鞘膜腔内，引起鞘膜积液，有时可在积液中查到微丝蚴。患部坠胀沉重，阴囊肿大、不对称，无压痛（图 6-21D）。

（3）乳糜尿（chyluria）：由班氏丝虫引起。班氏丝虫病患者的泌尿系统及腹部淋巴管阻塞所致的病变，阻塞部位在主动脉前淋巴结或肠干淋巴结。若由于胸导管以下的淋巴管瓣膜损伤及炎症纤维化使淋巴管阻塞，造成腰干淋巴压力增高，从小肠吸收的乳糜液回流受阻，而经侧支流入肾淋巴管，导致肾乳头黏膜薄弱处溃破，乳糜液即可流入肾盂，混于尿中排出。与淋巴管伴行的肾毛细血管在肾乳头部同时破裂时，可出现乳糜血尿。乳糜尿常反复发作，也可自行停止。乳糜尿中含大量蛋白及脂肪，尿呈乳白色，混有血液时呈粉红色，其沉淀物中有时可查到微丝蚴。

（4）隐性丝虫病：也称热带肺嗜酸粒细胞增多症，约占丝虫病患者的1%。患者表现为低热、夜间阵发性咳嗽、哮喘、嗜酸粒细胞持续性超度增多和IgE 水平升高，胸部 X 线可见中下肺弥漫性粟粒样阴影。外周血中查不到微丝蚴，但肺和淋巴结的活检可查到。其机制主要是微丝蚴抗原引起的 I 型超敏反应。

【诊 断】

1. 病原学检查

（1）血液检查微丝蚴：从外周血液中检出微丝蚴是早期诊断丝虫病的可靠依据，由于微丝蚴有夜现周期性，故采血时间以晚 10 时至次晨 2 时为宜。

1）厚血膜法：取末梢血 3 滴（约 60μl），涂成 2cm×3cm 厚薄均匀的血膜，自然晾干后溶血、固定、染色、镜检。此法简便、效果好，可鉴定虫种，是丝虫病诊断及普查中最常用的方法。

2）新鲜血滴法：取新鲜外周血 1 大滴，置载玻片上，加生理盐水数滴，低倍镜查找蛇形运动的微丝蚴。此法简单，由于血量少，检出率不高且不能鉴定虫种，故不用于普查和诊断，可用于教学和健康教育。

3）离心沉淀法：取静脉血 2ml，经溶血后离心沉淀，取沉渣镜检。此法可提高检出率，但需取静脉血，较复杂。

4）微孔薄膜过滤法：取静脉血 2ml，溶血后注入过滤器，滤膜的孔径是 5μm，过滤后用生理盐水洗涤滤膜 3 次。取出滤膜，染色、镜检。其检出率高于厚血膜法，但操作复杂，成本高，适用于低密度微丝蚴血症人群和考核疗效。

5）乙胺嗪诱出法：白天给受检者口服乙胺嗪 100mg，15～30 分钟后外周血中微丝蚴接近高峰，2 小时后开始减少，故在 30～90 分钟采血最好。此法用于夜间采血不便者。

（2）体液和尿液检查微丝蚴：对血检阴性的慢性期患者，可取鞘膜积液、淋巴液、腹水、尿液等涂片或离心沉淀，检查微丝蚴。含乳糜的液体可加入等量乙醚，将脂肪溶解，弃去上层脂肪，再加水稀释，离心沉淀。

(3) 活检:摘取可疑淋巴结,制成5μm厚的病理切片,观察结节中心有无虫体及周围典型丝虫肉芽肿病变(以成虫为中心,周围有嗜酸粒细胞、巨噬细胞、淋巴细胞和成纤维细胞浸润)。

2. 免疫学检测

(1) 间接荧光抗体试验(IFA):以丝虫成虫(人工感染获得的马来丝虫)冰冻切片为抗原检测相应抗体。此法操作简便,敏感性高,特异性强,可用于流行病学调查和辅助诊断。

(2) 酶联免疫吸附试验(ELISA):以丝虫成虫或微丝蚴可溶性抗原检测相应抗体。此法敏感性高,特异性强,用于辅助诊断及疗效考核与监测。

(3) 检测循环抗原:用丝虫单克隆抗体进行ELISA双抗体夹心法检测循环抗原,提示受检者体内有活丝虫存在。目前,WHO推荐应用免疫层析法(immunochromatographic technology,ICT)检测班氏丝虫抗原,以取代检测抗体的方法。

近年来,DNA探针和PCR也用于丝虫病的诊断。

【流　　行】

1. 分布　淋巴丝虫病流行于热带、亚热带及部分温带地区。班氏丝虫病呈全球性分布,以亚洲和非洲较为严重。马来丝虫病仅限于亚洲,主要流行于东南亚。据1991年WHO估计,全世界有7亿人生活在淋巴丝虫病流行区,约0.79亿淋巴丝虫病患者,其中大多数为班氏丝虫病患者。我国曾是淋巴丝虫病流行最严重的国家之一,有3.3亿人口居住在流行区,丝虫病患者3099.4万。分布于山东、河南、江苏、上海、浙江、安徽、湖北、湖南、江西、福建、台湾、贵州、四川、重庆、广东、广西、海南等17个省(区、市)的864个县、市,除山东、海南和台湾仅有班氏丝虫病流行外,其他地区均有两种丝虫病流行。经过半个多世纪的积极防治,我国丝虫病防治工作取得了巨大成就,至2006年17个丝虫病流行省(区、市)已全部达到了基本消除丝虫病的标准。但是目前在原丝虫病流行地区仍有约40万慢性丝虫病患者。2007年5月9日,世界卫生组织经审核认可后宣布:中国成为全球第一个消除淋巴丝虫病的国家。我国全面消除丝虫病是公共卫生领域内的巨大成就,也向世界证明,在当前的经济和技术条件下,只要积极地开展防治,危害人类健康、严重致残的淋巴丝虫病是可以被控制并最终消除的。

2. 流行环节

(1) 传染源:血中有微丝蚴的人是丝虫病的传染源。在国外马来丝虫传染源还包括保虫宿主。近年来我国现场防治结果表明,在达到基本消除丝虫病的指标后,人群中残存微丝蚴血症者的微丝蚴密度在5条/60μl以下时,即使不继续防治,也可陆续转阴。因此,在基本消除该病的地区应加强对外来人口的监测,防止传染源输入。

(2) 传播媒介:我国班氏丝虫的传播媒介主要是淡色库蚊和致倦库蚊。马来丝虫的传播媒介主要是中华按蚊和嗜人按蚊。东乡伊蚊也是我国东南沿海地区两种丝虫的传播媒介。

(3) 易感人群:男女老少均可感染。流行区微丝蚴阳性率高峰多在21~30岁。职业、生活习惯、受媒介叮咬机会等因素也影响感染率。

【防　　治】

1. 普查普治　对流行区居民进行普查普治,及时发现患者及带虫者,控制和消灭传染源。对微丝蚴阳性者、微丝蚴阴性但有丝虫病体征者均应进行治疗。治疗药物主要有乙胺嗪(diethylcarbamazine,DEC),又名海群生(hetrazan),对班氏丝虫和马来丝虫微丝蚴和成虫均有杀灭作用。0.3%乙胺嗪药盐,食用半年,可使中、低度流行区的微丝蚴阳性率降至1%以下,其副作用轻微。我国研制的抗丝虫新药呋喃嘧酮(furapyrimidone),对两种丝虫的微丝蚴和成虫均有良好杀灭作用。WHO(1999)推荐用阿苯达唑(albendazole)和伊维菌素(ivermectin)进行群体防治,可明显降低血中微丝蚴的密度,用于控制淋巴丝虫病的传播。

急性丝虫病患者除给予抗丝虫药物外,用保泰松治疗丝虫性淋巴管炎、淋巴结炎有较好效果。对晚期丝虫病象皮肿可用烘绑疗法、桑叶注射液加绑扎疗法、洗涤疗法减轻症状。鞘膜积液者用手术治疗。乳糜尿患者发作时应卧床休息,少食脂肪,多饮水,用1%~2%硝酸银或12.5%碘化钠溶液作肾盂加压灌注有一定即时效果。进行肾蒂淋巴管结扎或淋巴管-静脉吻合术可使乳糜尿得以消除或缓解。

2. 防蚊灭蚊　详见第17章医学昆虫,蚊的防治。

3. 基本消除丝虫病后的监测工作　包括人群普查监测、原微丝蚴血症人群监测、流动人口监测、蚊媒监测和血清学监测。监测的终止指标为:受检

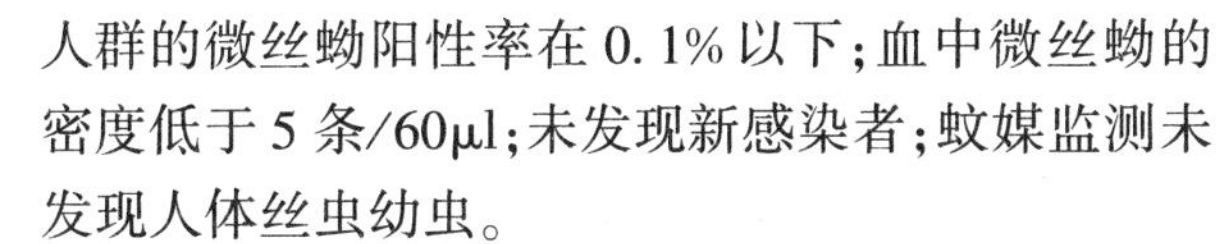

人群的微丝蚴阳性率在 0.1% 以下；血中微丝蚴的密度低于 5 条/60μl；未发现新感染者；蚊媒监测未发现人体丝虫幼虫。

当前，我国丝虫病防治和研究的重点是对遗留下来的乳糜尿和象皮肿等慢性患者开展治疗与研究。积极开展对慢性丝虫病患者的关怀照料，帮助他们减轻病痛，提高生活质量，是世界卫生组织一贯倡导的策略，也是坚持以人为本，构建和谐社会的需要。

二、旋盘尾线虫

旋盘尾线虫［*Onchocerca volvulus*（Leuckart，1893）Railliet and Henry，1910］简称盘尾丝虫，寄生于人体皮下组织。盘尾丝虫病在临床上可致皮肤结节、皮炎等皮肤损害，也可造成严重的眼部损害，甚至失明，所以又称河盲症（river blindness），拉丁美洲称 Robles 症。

【形 态】

1. 成虫 乳白色、半透明，丝线状，其结构和形态与其他丝虫相似。其特征为角皮层增厚，具明显横纹。雌虫长 33.5～50cm，直径 0.27～0.40mm；头端平圆；生殖系统双管型，子宫内有含胚虫卵。雄虫长 19～42mm，直径 0.13～0.21mm；头端略尖，尾部向腹面弯曲，尾端钝圆；两根交合刺不等长。

2. 微丝蚴 微丝蚴在雌虫子宫内具鞘，产出时已脱鞘。大小为（220～360）μm×（5～9）μm；头间隙长宽相等；尾端尖细无核，无核处长 10～15μm，比其他寄生人体的无鞘膜微丝蚴长。

【生 活 史】

雌雄成虫常成对或数条扭结成团，寄生于人体皮下组织的纤维结节内，虫体周围毛细血管增生，破坏毛细血管引起结节内微量出血，以获取营养。成虫寿命可长达 15 年，可产微丝蚴 9～10 年，每条雌虫一生可产微丝蚴数百万条。微丝蚴很少出现于血液，而主要出现在成虫结节附近的结缔组织和皮肤的淋巴管内，也可出现在眼组织或尿液内，无明显周期性。微丝蚴在人体各部位皮肤内的分布因不同地理株而异，这可能与各地不同种昆虫媒介的叮刺习性有关。

该虫的中间宿主为蚋属（*Simulium*）的某些种类，其口器不适于深部刺吸，而以组织液为食。当雌蚋叮人时，微丝蚴随组织液进入蚋的支囊，通过中肠前壁，经血腔而达胸肌，6～7 天经 2 次蜕皮，发育为感染期幼虫并移至下唇。当蚋再次叮人时，幼虫自下唇逸出，侵入皮下组织而感染。

自然感染曾见于蛛猴和大猩猩。

【致 病】

成虫和微丝蚴均有致病作用，但以微丝蚴为主。

1. 成虫致病 成虫寄生于皮下组织中，早期虫体在皮下自由活动，不引起明显的组织反应，随后虫体周围逐渐出现细胞反应，纤维组织增生，形成包围虫体的纤维结节。皮下结节常在感染后一年左右出现，质地较硬，无痛，其直径 0.5～5cm 或更大，数量可为 1 个至百余个。

2. 微丝蚴致病

（1）皮肤损害：微丝蚴的代谢产物或死亡虫体的分解产物可引起皮肤超敏反应而导致皮炎，多为皮疹，可发生于脸、颈、肩及其他部位，初期表现为奇痒，抓破可继发细菌感染，常伴有色素沉着或色素消失的异常区及苔藓样变，继之皮肤增厚、变色、出现裂口，最后失去弹性，皱缩、悬垂。

（2）淋巴结病变及其他异常：淋巴结病变是盘尾丝虫病的一个典型体征，淋巴结肿大、变硬，无痛，内含微丝蚴。此外，也可引起睾丸鞘膜积液、外生殖器象皮肿。

（3）眼部损害：是盘尾丝虫引起的最严重的病损。非洲某些地区，眼部受损者高达 30%～50%，成人“河盲症”者可达 5%～20%。眼部损害是由于活微丝蚴的机械性损害，微丝蚴的分泌物、死亡残体的抗原性物质和毒性物质引起的超敏反应和炎症所致。微丝蚴可从皮肤移行到结膜、巩膜、角膜、睫状体、前房和眼球深部；微丝蚴亦可侵犯虹膜、视网膜及视神经，影响视力，严重者可失明。活微丝蚴不诱发炎症反应，但死后可引起炎症，导致角膜瘢痕和混浊。

【诊 断】

1. 微丝蚴检查

（1）皮肤活检：用皮样活检夹，在微丝蚴可能出现的部位取下很薄（以不痛不出血为度）的皮样，置载玻片上的生理盐水中，加盖玻片镜检。也可吸取皮下结节液体查找微丝蚴。

(2) 眼部检查:用裂隙灯检查前房中的微丝蚴,或采用结膜活检法查微丝蚴。其检出率常较皮肤活检高。

(3) 尿液及痰液检查:患者尿液或痰液中常可检出微丝蚴(乙胺嗪可促使微丝蚴进入血液或尿液中)。

2. 成虫检查 手术摘取皮下结节,用胶原酶消化,分离成虫。

3. 免疫学和分子生物学检测 免疫检测可作为辅助诊断。DNA 探针和 PCR 技术检测不仅敏感性和特异性高,而且可以鉴定虫株。

【流行与防治】

广泛分布于非洲、拉丁美洲和西亚(南、北也门)的 38 个国家,近期数据显示 7800 万人受感染的威胁,有 1230 万人感染,其中 50 万人因此视力受损,致盲者达 27 万人。我国在非洲工作过的回国人员中亦有感染的病例报道。

传染源是患者,有人认为猩猩也可感染而成为保虫宿主,传播媒介为蚋,但不同地区种类不同。

治疗本病可用乙胺嗪杀微丝蚴,苏拉明(suramin)杀灭成虫,但两者均有较大的不良反应。近年来用伊维菌素治疗本病,其安全性、耐受性及药效等方面均优于乙胺嗪。对体积大、数量少的结节,可手术摘除。预防应注意防蚋、灭蚋。

三、罗阿罗阿线虫

罗阿罗阿线虫[*Loa loa*(Cobbold,1864) Castellani and Chalners,1913]简称罗阿丝虫,是非洲的"眼虫(eye worm)",引起罗阿丝虫病(loaiasis),亦称游走性肿块或卡拉巴丝虫性肿块。

【形态与生活史】

1. 成虫形态 白色线状,头端略细,口周围具1对侧乳突和2对亚中线乳突,体中部角皮层有圆顶状角质小突起。雄虫大小为(30~34)mm×(0.35~0.43)mm,雌虫为(50~70)mm×0.5mm。

2. 微丝蚴形态 具鞘,大小为(250~300)μm×(6~8.5)μm;头间隙长宽相等,尾端钝圆;体核分布至尾端,在尾尖处有一较大核。

3. 生活史 成虫寄生于人体上下肢、背、胸、腋、腹股沟、阴茎、头皮及眼等处的皮下组织,可在皮下及深部结缔组织内自由移动,常周期性地在眼结膜下蠕动。雌虫在移动过程中间歇性产出微丝蚴。微丝蚴在外周血中呈昼现周期性,其机制不明。微丝蚴到达血液后,可被中间宿主——白昼吸血的斑虻属(*Chrysops*)某些种类叮咬时吸入。微丝蚴在虻的中肠脱鞘后,大部分移行至虻腹部脂肪体,少部分到达胸部或头部脂肪体。8~10 天内蜕皮 2 次,发育为感染期幼虫,然后移行至虻头部,当虻再次吸血时,感染期幼虫自其口器逸出,经皮肤伤口侵入人体,在皮下组织约经 1 年发育为成虫。

【致病与诊断】

罗阿丝虫的致病作用主要由成虫引起。成虫移行和其代谢产物的作用,引起炎症反应,可在该处迅速形成具剧痛的卡拉巴丝虫性肿块(也称游走性肿块),历时 2~3 天。肿块以腕部和踝部最常见,患者有皮肤瘙痒或蚁行感,当虫体离去后,肿块随之消失。成虫也可从皮下爬出体外,有时可侵入其他器官,如胃、膀胱等处。成虫常侵犯眼球前房,并在结膜下移动或横过鼻梁,引起严重炎症;在眼部可导致结膜肉芽肿、眼睑水肿及眼球突出。虫体释放的代谢产物还可引起全身瘙痒、荨麻疹,有时可致关节痛、疲倦或伴有发热。

该虫可引起嗜酸粒细胞增多症,也可伴有肾小球损害,出现蛋白尿,还可导致丝虫性心包炎、心肌炎及心内膜炎。

白昼血检微丝蚴,据其形态特征确诊。眼部或鼻梁处发现成虫,根据虫体特征诊断。游走性皮下肿块,用外科手术方法获取成虫。应注意与裂头蚴或盘旋尾丝虫成虫鉴别。

【流行与防治】

本病主要流行于非洲热带雨林地区,近年来因国际交往频繁,罗阿丝虫感染屡见于归国援非人员,来华非洲留学生中也曾发现罗阿丝虫病患者。

人是惟一的传染源,虽然多种猿猴可自然感染一种与罗阿丝虫形态难以鉴别的丝虫,但已证实它们是两个不同的生理株。

传播媒介主要有静斑虻(*Chrysops silacea*)和分斑虻(*C. dimidiata*)。

治疗药物和方法基本同班氏丝虫病。乙胺嗪能有效地杀死罗阿丝虫的微丝蚴,也有一定的杀成虫作用,但需大剂量长疗程。伊维菌素和甲苯达唑可清除罗阿丝虫病患者血中微丝蚴,但对成虫无作用。

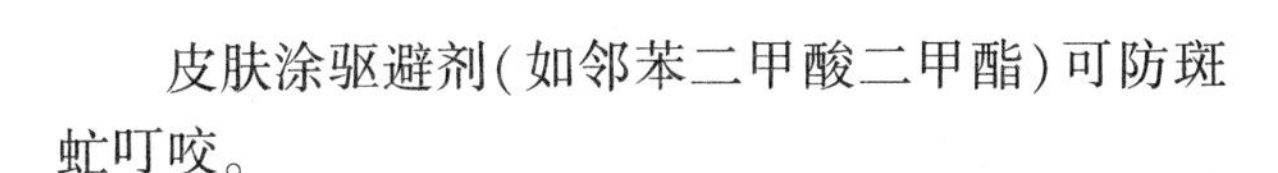

皮肤涂驱避剂(如邻苯二甲酸二甲酯)可防斑虻叮咬。

(郭淑玲　何深一)

第9节　广州管圆线虫

学习与思考

(1) 人感染广州管圆线虫的方式有哪些?如何预防感染?

(2) 广州管圆线虫的生活史有哪几个阶段?其宿主各是什么?

广州管圆线虫[*Angiostrongylus cantonensis* (Chen,1935) Dougherty,1946]属于分肠纲(Secernentea)、圆线目(Strongylida)、管圆科(Angiostrongylidae)。成虫寄生于鼠肺动脉及右心室中;幼虫可寄生于人体引起广州管圆线虫病(angiostrongyliasis cantonensis)。该虫最早由陈心陶于1933年在广东家鼠及褐家鼠体内发现。人体首例广州管圆线虫病是由Nomura和Lin于1944年在台湾省发现的。

【形　　态】

成虫线状,体表具微细环状横纹。头端钝圆,头顶中央有一个圆形小口,缺口囊。雄虫长11～26mm,宽0.21～0.53mm,交合伞对称,呈肾形。雌虫长17～45mm,宽0.3～0.66mm,尾端呈斜锥形;子宫双管形,白色,与充满血液的肠管缠绕成红、白相间的螺旋纹,十分醒目;阴门开口于肛孔之前(图6-22和图6-23)。

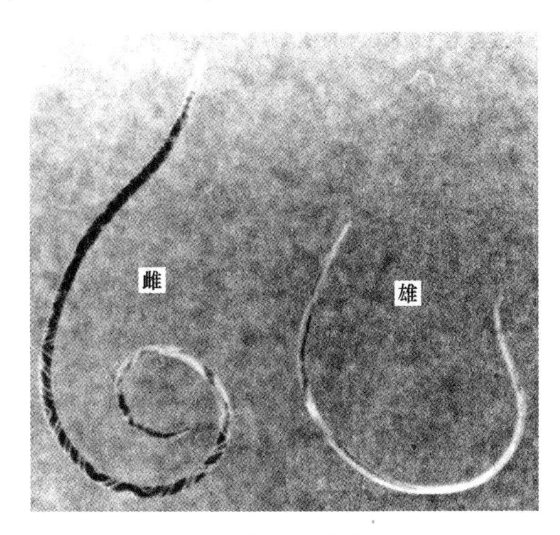

图6-22　广州管圆线虫成虫
Angiostrongylus cantonesis adults

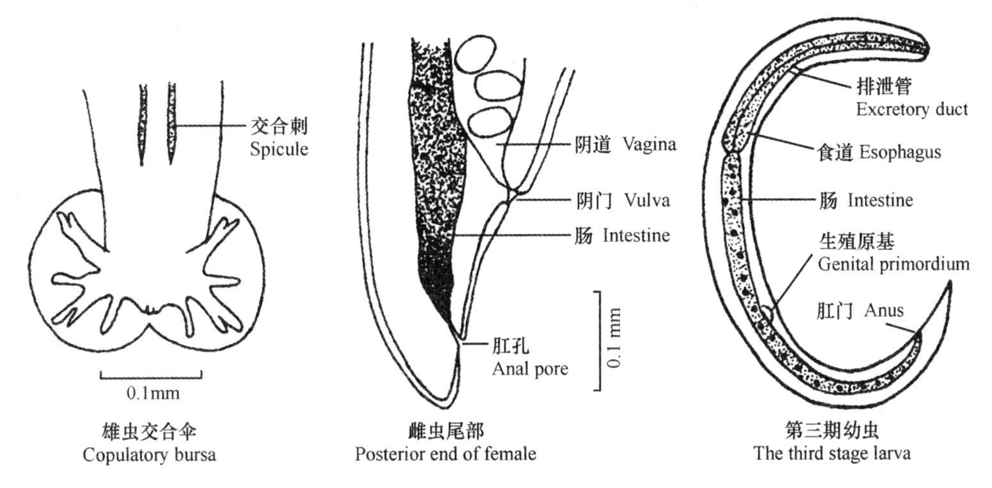

图6-23　广州管圆线虫的形态与结构　Morphology and structure of *Angiostrongylus cantonensis*

第3期幼虫外形呈细杆状,大小为(0.462～0.525)mm×(0.022～0.027)mm;虫体较透明,体表具有两层鞘;头端稍圆,尾部顶端骤变尖细(图6-23)。

虫卵呈长椭圆形,大小为(64.2～82.1)μm×(33.8～48.3)μm,卵壳薄而透明,刚产出的虫卵内含单个卵细胞。

【生　活　史】

成虫寄生于鼠肺动脉及右心室内。多种鼠类可作为广州管圆线虫终宿主,以褐家鼠和黑家鼠较多见。雌虫产出的虫卵进入肺毛细血管,在血管内孵出第1期幼虫。第1期幼虫随后穿破肺毛细血管进入肺泡,沿呼吸道上行至咽,被吞咽进入消化道,随粪便排出。第1期幼虫在体外潮湿或有水的环境中可存活3周,但不耐干燥。当幼虫被中间宿主(如褐云玛瑙螺、福寿螺和蛞蝓等)吞入或幼虫主动侵入中间宿主后,在适宜温度(25~26℃)下,约经1周蜕皮为第2期幼虫,2周后经第2次蜕皮发育为第3期幼虫,即感染期幼虫。转续宿主如淡水鱼、虾、蟹、蛙和蛇等因捕食中间宿主而感染,其体内可长期携带第3期幼虫。鼠类因吞食入含有第3期幼虫的中间宿主、转续宿主及被幼虫污染的食物而受感染(图6-24)。在鼠体内,第3期幼虫经消化道进入循环系统,在中枢神经系统进一步发育为第4和第5期幼虫,其后移行至肺动脉内发育为成虫。从感染第3期幼虫到终宿主粪便中出现第1期幼虫需6~7周。

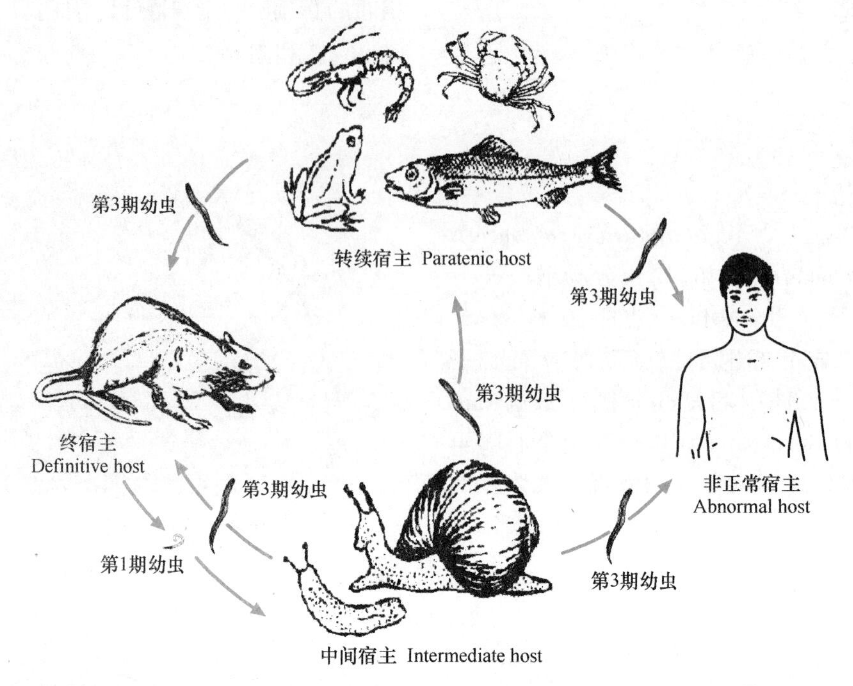

图6-24 广州管圆线虫生活史 Life cycle of *Angiostrongylus cantonesis*

人因生食或半生食含感染期幼虫的中间宿主或转续宿主而感染,生食被幼虫污染的蔬菜、瓜果或饮用生水也可感染,也可通过接触中间宿主分泌的含感染性幼虫的黏液而感染。由于人是该虫的非正常宿主,幼虫通常不能进入肺部发育为成虫,因而长期在人体中枢神经系统移行。偶有幼虫进入幼儿肺部可发育为成虫。

The adult of *Angiostrongylus cantonensis* resides in the pulmonary arteries and ventriculus dexter of rodents, where the female lays eggs. The eggs are carried into the pulmonary capillary then hatch into first stage larvae. The first stage larvae penetrate the capillary wall and migrate up the pharynx, are then swallowed and passed in the feces. These first stage larvae invade or are ingested by an intermediate host (snail or slug), where they transform into second stage larvae and then into third stage larvae, which are infective stage. Humans and rats acquire the infection when they ingest contaminated snails or paratenic hosts including fresh water fishes, prawns, crabs, frogs and snakes, or vegetables containing the third stage larvae. In rats, after passing through the gastrointestinal tract, the larvae enter circulation, then migrate to the meninges and develop for about a month before migrating to the pulmonary arteries, where they develop into adults. Humans are incidental hosts of *A. cantonensis*. In humans, the larvae can migrate to the meninges, but hardly do move on to the lungs to develop into an adult.

【致 病】

幼虫在人体中枢神经系统长期移行,引起嗜酸粒细胞增多性脑膜脑炎,脑积液中嗜酸粒细胞显著升高。除大脑和脑膜外,病变还可波及小脑、脑干和脊髓。主要病理改变为充血、出血、脑组织损伤及肉芽肿性炎症反应。

突出的症状为急性剧烈头痛或脑膜脑炎表现,其次为颈项强直,可伴有颈部运动疼痛、恶心、呕吐、低度或中度发热。头痛一般为胀裂性乃至不能忍受,起初为间歇性,以后发作渐频或发作期延长,止痛药仅能对45%病例有短时间缓解;头痛部位多发生在枕部和双颞部。临床病例中,多数患者有发热伴神经系统异常表现;部分患者有视觉损害,少数病例存在缓慢进行性感觉中枢损害、眼外直肌瘫痪和面瘫;个别患者发生无定位的四肢软弱。此外,亦有鼻部、眼部或肺部广州管圆线虫病的报道。据温州同批感染的47例患者临床分析表明,潜伏期最短1天,最长27天,平均为10.25天;主要症状有头痛(91.5%),躯体疼痛(93.6%),游走性疼痛(70.2%),皮肤触摸痛(63.8%);低中度发热(53.2%)或高热(4.3%)。

【诊 断】

有食入或接触含该虫的中间宿主或转续宿主史及出现典型的症状和体征者应考虑广州管圆线虫病。实验室检查方法有:血常规和脑脊液检查均可见嗜酸粒细胞明显增多,数量超过10%,多为20%~70%;脑脊液压力升高。免疫学检查:常用ELISA、IFAT和免疫酶染色实验(IEST)检测血清及脑脊液中特异性抗体或循环抗原。从脑脊液中查出幼虫或发育期成虫可确诊,但检出率不高。此外,通过裂隙灯和检眼镜进行眼部检查,发现虫体后可用手术取出送检确诊;通过尸体解剖可发现患者脑组织中广州管圆线虫虫体断面,或在心、肺动脉检查中可以发现广州管圆线虫发育期成虫。

【流 行】

广州管圆线虫病分布于热带和亚热带地区,主要流行于东南亚、太平洋岛屿、日本和美国,我国见于台湾、香港、广东、浙江、福建、海南、天津、黑龙江、辽宁、湖南等地,多数呈散在分布。目前全世界已有3000多病例报道,其中台湾省有300多例。在中国大陆,1979年首次在广州报道1例疑似病例,1984年在1例患儿脑积液中查获了幼虫,从而确立了中国内地的首例患者。1997年,温州市区发生一起因半生食福寿螺(*Ampullaria gigas*)而引起的广州管圆线虫病暴发,105人聚餐,55人发病。1998年在温州从1名2岁女童脑积液中检出43条第5期幼虫和1条发育期成虫。2002年福建省长乐市8名儿童因食烤福寿螺引起本病暴发。2006年在北京市发生的广州管圆线虫病暴发中,138人因食凉拌福寿螺肉所致,成为北京市的重大突发公共卫生事件。

广州管圆线虫可寄生在数十种哺乳动物,包括啮齿类、犬类、猫类和食虫类,其中主要是啮齿类,尤其是鼠类;褐家鼠的自然感染较普遍,我国台湾省的褐家鼠感染率为8%~71%,广州为2.8%,温州为26%。鼠类是本病最主要的传染源。本病患者作为传染源的意义不大,因人是广州管圆线虫的非正常宿主,该虫很少能在人体肺血管内发育为成虫,位于中枢神经系统的幼虫不能离开人体继续发育。

目前,世界上已知有78种软体动物可作为广州管圆线虫的中间宿主,隶属于21科44属和亚属,其中陆生软体动物计37种,其余为淡水螺类。在这78种软体动物中,自然感染的有36种,占总数的47%。我国广州管圆线虫的中间宿主包括陆生、淡水软体动物共计13种,隶属于8科12属和亚属,主要有褐云玛瑙螺、福寿螺、亚马逊瓶螺、中国圆田螺、铜锈环棱螺等。广东省褐云玛瑙螺的感染率为33.83%(最多含13 565条幼虫/螺),云南河口为37.65%,海南为1.85%~95.74%。温州地区水田和河中福寿螺密度很高,感染率达69、4%;福州福寿螺的感染率为42%,每只螺最多含8754条幼虫。该虫的中间宿主和转续宿主除可供人食用外,还经常出没于房前屋后、庭院、花园、草地、沟渠,甚至厨房、卫生间等潮湿地方,在这些动物活动过的地方,该虫的幼虫可随其分泌的黏液遗留在各处。婴幼儿可因在地上爬玩或玩弄这些动物而感染,成人也可通过这种方式感染。

该虫主要经口感染,感染方式主要有以下几种:①生食或半生食螺类、鱼、虾、蟹等,爆炒或麻辣福寿螺、凉拌螺肉等已成为引起本病暴发的主要原因;②幼虫污染手或食物,常见于用螺类喂养家禽或加工螺类的人员;③生食蔬菜,陆地蜗牛或蛞蝓爬过蔬菜时含幼虫的分泌物可能粘在蔬菜上;④饮生水,含幼虫的中间宿主分泌物也可排入水中。

【防 治】

预防本病主要是不生食或半生食螺类,不生食蔬菜,不饮生水,接触螺类后应充分洗手。因幼虫有可能经皮肤侵入体内,故还应防止在加工螺类的过程中受感染。灭鼠以消灭传染源。阿苯达唑对本病有良好疗效,剂量为20mg/kg,9天为一疗程。

(彭礼飞)

第10节 寄生人体的其他线虫

一、结膜吸吮线虫

结膜吸吮线虫(*Thelazia callipaeda* Raillet and Henry,1910)属于分肠纲(Secernentea)、旋尾目(Spirurida)、吸吮科(Family Thelaziidae),又称华裔吸吮线虫,是一种寄生在犬、猫等动物眼部的线虫,亦可寄生于人的眼部,引起吸吮线虫病(thelaziasis)。Fischer(1917)在重庆首次发现犬结膜囊内寄生该虫。人眼结膜吸吮线虫病例最早发现于北京(Stuckeg,1917)和福建(Trimble,1917)。此后,国内外陆续有该虫寄生人眼的报道。本病主要流行于亚洲,又称东方眼虫病。

此外,寄生于人眼的吸吮线虫还有加利福尼亚吸吮线虫(*T. californiensis* Rofoidard Williams,1915),主要见于美国加利福尼亚州。

【形态与生活史】

成虫细长,在眼结膜囊内寄居时为淡红色,离开人体后呈乳白色、半透明,形似白线。头端钝圆,具圆形角质口囊,无唇;口囊外周具2圈乳突。虫体表面有边缘锐利的环形皱褶,侧面观其上下排列、呈锯齿状。雄虫大小为(4.5~15.0)mm×(0.25~0.75)mm,尾端向腹面弯曲,由泄殖腔伸出交合刺2根。雌虫大小为(6.2~20.0)mm×(0.30~0.85)mm,生殖器官为双管型,子宫内充满虫卵,虫卵产出之前,卵壳演变成幼虫的鞘膜,近阴门处含有盘曲状的幼虫(图6-25);雌虫直接产出幼虫,为卵胎生。

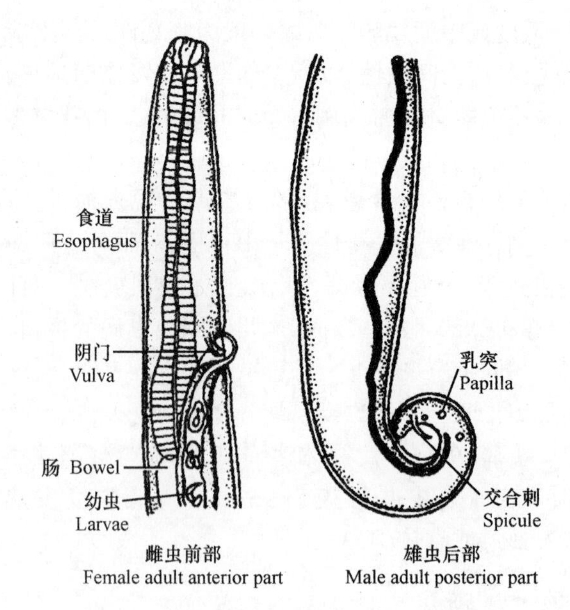

图6-25 结膜吸吮线虫雌虫前部和雄虫后部
Female adult anterior part and male adult posterior part of *Thelazia callipaeda*

成虫主要寄生在犬、猫等动物的结膜囊及泪管内,偶可寄生在人的眼部。雌虫产幼虫于终宿主结膜囊内,当中间宿主蝇类舐吸终宿主眼部分泌物时,幼虫随眼分泌物进入蝇的消化道,穿过中肠侵入血腔,经2次蜕皮发育为感染期幼虫,并进入蝇口器。当蝇类在舐吸其他宿主眼部时,感染期幼虫自蝇口器逸出,进入终宿主眼部,在15~20天内幼虫经2次蜕皮,发育为成虫。从感染期幼虫进入终宿主至发育为成虫约需50天。成虫寿命可达2年以上。

【致病与诊断】

成虫寄生于人眼结膜囊内,以上下眼睑穹隆内多见,也见于眼前房、泪小管、泪腺、结膜下及皮脂腺管内。一侧眼感染为多数,少数病例双眼感染,寄居虫数可多达21条。因虫体体表锐利的横纹摩擦、头端口囊吸附作用以及排泄分泌物和代谢产物的刺激作用,或并发细菌感染,导致眼部炎症反应或肉芽肿形成。主要表现为患眼有异物感、痒感、流泪、畏光、分泌物增多、疼痛等。重度感染可发生结膜充血、形成小溃疡面、角膜混浊、眼睑外翻等。婴幼儿有不敢睁眼、用手抓眼等表现,常因家长发现患儿结膜有白色、线状小虫爬行而就诊。取出虫后症状消失。若虫体寄生在眼前房,可出现眼部丝状阴影移动感,可伴有睫状体充血、房水混浊、眼压增高、瞳孔扩大,甚至视力下降。泪小管受损,可导致泪点外翻。虫体达球结膜或眼结膜下,可引起肉芽肿。

用镊子或棉签自眼部取出虫体,置于盛有生理盐水的平皿中,可见虫体蠕动,镜检发现虫体特征,可确诊。

【流行与防治】

主要分布于亚洲,印度、缅甸、菲律宾、泰国、日本、朝鲜及俄罗斯远东地区均有病例报告。中国报道人体结膜吸吮线虫病最多(372例),分布于除青海、西藏、宁夏、甘肃、海南及台湾外的26个省、自治区、直辖市,以山东、湖北、江苏、河南、安徽、云南及河北报道病例较多。在安徽,已证实冈田绕眼果蝇(*Amiota okadsi*)是本虫的主要中间宿主和传播

媒介。感染季节以夏秋季为主，与蝇类的季节消长相吻合。感染者多见于农村婴幼儿。传染源主要为家犬，其次是猫、兔、鼠等动物。据1982~1991年在安徽淮北地区的调查，一些乡镇家犬的感染率达76.7%，每犬的感染虫数为30~60条。

本病流行的主要因素是家犬的普遍存在，果蝇的广泛分布，以及幼童不洁的眼部卫生习惯。预防本病的关键在于注意个人眼部卫生，特别是幼儿；保持良好的环境卫生，根除果蝇孳生的果类垃圾；控制家犬的感染。

治疗方法简便，可用1%丁卡因、4%可卡因或2%普鲁卡因滴眼，虫体受刺激从眼角爬出时，用镊子或消毒棉签取出即可。然后用3%硼酸水冲洗结膜囊，并点滴抗生素。若虫体寄生在前房可行角膜缘切开取虫，术后抗炎处理。虫体较多者，需多次治疗。

二、美丽筒线虫

美丽筒线虫（*Gongylonema pulchrum* Molin，1857）属于分肠纲（Secernentea）、旋尾目（Spirurida）、筒线科（Gongylonematidae），为哺乳动物（特别是反刍动物）的寄生线虫，偶可寄生人体，引起筒线虫病（gongylonemiasis）。

美丽筒线虫主要寄生于牛、羊、猪、猴、熊等口腔与食道黏膜和黏膜下层，偶可寄生人体。人体病例最早由Leidy（1850）在美国费城及Pane（1864）在意大利分别发现。此后，世界各地陆续有散在病例报道。

【形态与生活史】

成虫细长呈线状，乳白色，寄生于人体者较小，在反刍动物体内者较大。雄虫长21.5~62.0mm，宽0.1~0.3mm；雌虫长32~150mm，宽0.2~0.53mm。体表有纤细横纹。体前部表皮具明显纵行排列、大小和数目不等的花缘状表皮突，在前段排成4行，延至近侧翼处增为8行。口小，位于前端中央，其两侧具分叶状侧唇，在两侧唇间背、腹侧各有间唇1个。雄虫尾部有明显的膜状尾翼，两侧不对称，上有13对有柄乳突和长短、形状不同的交合刺2根（图6-26）。雌虫尾部钝锥状，不对称，稍向腹面弯曲；阴门略隆起，位于肛门稍前方；成熟雌虫子宫粗大，充满含幼虫的虫卵。虫卵呈椭圆形，卵壳厚而较透明，内含幼虫；寄生于人体的美丽筒线虫卵大小为（46~61）mm×（29~38）mm。

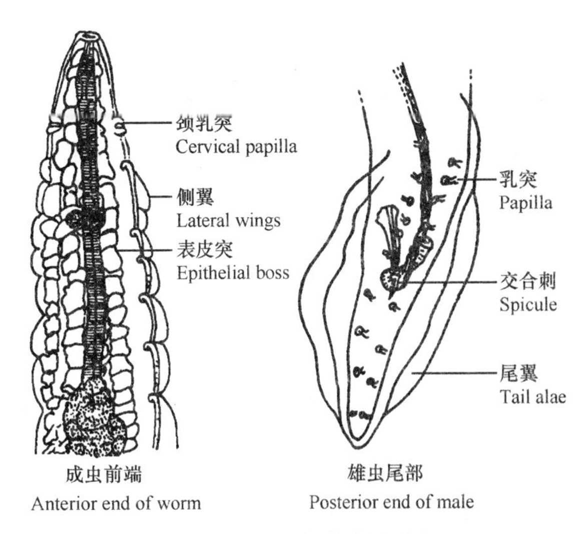

图6-26 美丽筒线虫的形态
Morphology of *Gongylonema pulchrum*

成虫寄生在终宿主（人和多种动物）的口腔、咽和食道黏膜或黏膜下层。雌虫产出的虫卵可由黏膜的破溃处进入消化道并随粪便排出。虫卵被中间宿主甲虫或蜚蠊吞入后，在昆虫消化道孵出幼虫，穿过肠壁进入血腔，发育为囊状的感染期幼虫。终宿主吞食含此期幼虫的昆虫后，在宿主胃内幼虫破囊而出，侵入胃或十二指肠黏膜，再向上移行至食管、咽或口腔黏膜内寄生，约2个月后发育为成虫。在人体寄居的成虫一般不产卵；虫体的寄生部位不固定，移动速度较快，且可隐匿不现，间隔一定时间后，又重新出现。寄生虫体数量可为1条至数十条不等，在人体寄生时间多为1年左右，长者可达10年。

【致病与诊断】

该虫在人口腔内的寄生部位依次为上下唇、颊、舌、腭、齿龈、扁桃体附近等。虫体可在黏膜及黏膜下层自由移动，寄生部位出现小斑和白色线状隆起。患者口腔内有虫蠕动感、异物感或痒感，也可有麻木感、肿胀、疼痛、黏膜粗糙、唾液增多等；重者舌、颊麻木僵硬和活动不便，声音嘶哑或吞咽困难等。若在食管黏膜下层寄生，可造成黏膜溃疡、吐血。有的患者可表现精神不安、失眠、恐惧等精神症状。嗜酸粒细胞增多，有时可高达20%。在人体的寄生虫数一般为1~3条，多者可达16条。取出虫体后，症状立即消失。

根据口腔症状和病史可做出初步诊断，以针挑破虫体移行处黏膜，取出虫体，作虫种鉴定是确诊本病的依据。

【流行与防治】

该虫分布于世界各地,已报道人体病例的有意大利、前苏联、保加利亚、摩洛哥、新西兰、斯里兰卡及我国。我国1955年在河南发现第1例患者,迄今已报道110多例,分布于山东、黑龙江、辽宁、内蒙古、甘肃、陕西、青海、四川、北京、河北、天津、河南、山西、上海、江苏、湖北、湖南、福建、广东等20个省、自治区、直辖市,其中山东报道的病例最多。

该虫的宿主广泛,终宿主为牛、羊、马、骡、猪、犬、猫、鼠等多种动物。中间宿主为甲虫、蜚蠊、螳螂、天牛、蝈蝈、蝗虫、豆虫等昆虫。人体因误食昆虫或被昆虫污染的食物和饮生水而感染。患者较多的地区(如山东和山西的部分地区),居民有烤食蝗虫、螳螂或甲虫的习惯。

本病的主要疗法是挑破寄生部位黏膜取出虫体,也可在寄生部位涂搽普鲁卡因溶液,使虫体易于从黏膜内移出。预防措施为宣传教育,注意饮食卫生,不生食蝗虫、甲虫等昆虫,不饮生水,不吃不洁生菜等。

三、东方毛圆线虫

东方毛圆线虫(*Trichostrogylus orientalis* Jimbo, 1914)属于分肠纲(Secernentea)、圆线目(Strongy-lida)、毛圆科(Trichostrongylidae)。寄生于绵羊、骆驼、马、牛、驴等动物的胃和小肠,也可寄生于人的小肠,引起毛圆线虫病(trichostrongyliasis)。

【形态与生活史】

成虫纤细,较透明,口囊不明显,咽管为体长的1/7~1/6。雄虫长4.3 ~ 5.5mm,尾端交合伞明显,分2叶,粗短的交合刺1对,末端有小钩。雌虫长5.5~6.5mm,尾端为锥形,阴门位于体后1/6处,子宫内有虫卵5~16个。虫卵长椭圆形,一端较圆,另一端稍尖;浅棕黄色,大小为(80~100)μm×(40~47)μm,似钩虫卵,但略长;壳薄,卵膜与卵壳间空隙在两端较明显;新鲜粪便中的虫卵内含分裂的卵细胞10~20个(图6-27)。

成虫寄生于宿主的胃和小肠。虫卵随宿主粪便排出后在土壤中发育(体外发育过程与钩虫卵相似),幼虫孵出并蜕皮2次为感染期幼虫。人常因生食蔬菜或含吮草叶而感染。在宿主小肠内经

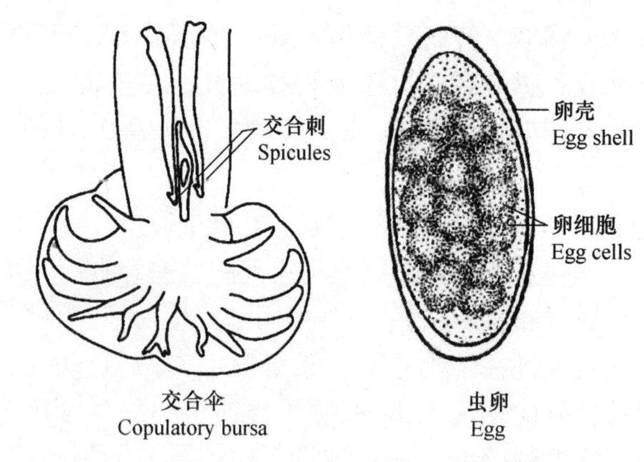

图6-27 东方毛圆线虫交合伞和虫卵

Copulatory bursa and egg of *Trichostrogylus orientalis*

第3次蜕皮后钻入肠黏膜,数日后逸出并蜕皮,虫体头端插入肠黏膜发育为成虫。

【致病与诊断】

该虫引起的腹痛症状较钩虫感染者稍重。严重感染者也可出现贫血及由虫体代谢产物引起的毒性反应。该虫常与钩虫混合感染,故对其所致症状不易与钩虫病区分。

本病的诊断以粪便中查获虫卵为依据,常用饱和盐水浮聚法;亦可用培养法查丝状蚴,但应注意与钩虫和粪类圆线虫的丝状蚴区别。

【流行与防治】

东方毛圆线虫主要分布于农村,似有一定的地区性,如四川个别地区(潼南县)人体感染率高达50%。1997年全国人体肠道寄生虫感染调查表明,分布于18个省(市),其中以海南的感染率最高(0.729%),江西、浙江、云南、青海、福建、贵州6省的感染率均高于全国平均感染率(0.026%),估计全国感染人数约27万。

毛圆线虫属(*Trichostrogylus* sp.)的其他虫种在全国感染率为0.033%,其中西藏、广东、安徽、湖北等自治区(省)的感染率较高,估计全国感染人数达37万。

本病的防治原则与钩虫病相同。

四、棘颚口线虫

旋尾目(Spirurida)、颚口科(Gnathostomatidae)线虫已定种的有13种,其中在东南亚报道5种,我国发现的有棘颚口线虫(*Gnathostoma spinigerum*)、刚刺颚口线虫(*G. hispidum*)和陶氏颚口线虫(*G.

doloresi)。人颚口线虫病(gnathostomiasis)多由棘颚口线虫和刚刺颚口线虫引起。本病在东南亚尤其是泰国十分普遍,病原均为棘颚口线虫。迄今,我国已报告的病例有58例,其中54例由棘颚口线虫引起。棘颚口线虫的主要终宿主是犬、猫,此外有虎、豹等食肉动物,成虫寄生在终宿主的胃壁,偶可寄生于人体。

【形 态】

成虫短粗,活时呈鲜红色,稍透明,两端稍向腹面弯曲;前端为球形,上有8环小钩;颈部狭窄;体前半部和近尾端处被有很多体棘,体棘的形态有分类学意义。雄虫长11~25mm,雌虫长25~54mm。虫卵椭圆形,一端有帽状透明塞,内含1~2个卵细胞。第3期幼虫盘曲呈6字形,长约4mm;头顶部具唇,头球上都具4环小钩,其数目和形状有重要的虫种鉴别意义;全身被有200列以上的单齿皮棘,体前部的棘长10μm,往后逐渐变小,变稀;在体前1/4的体内有4个肌质管状颈囊,各自开口于头球内的气室中,内含浆液,这4个构造对头球的膨胀和收缩有重要作用;食道分为肌性和腺性两部分(图6-28)。

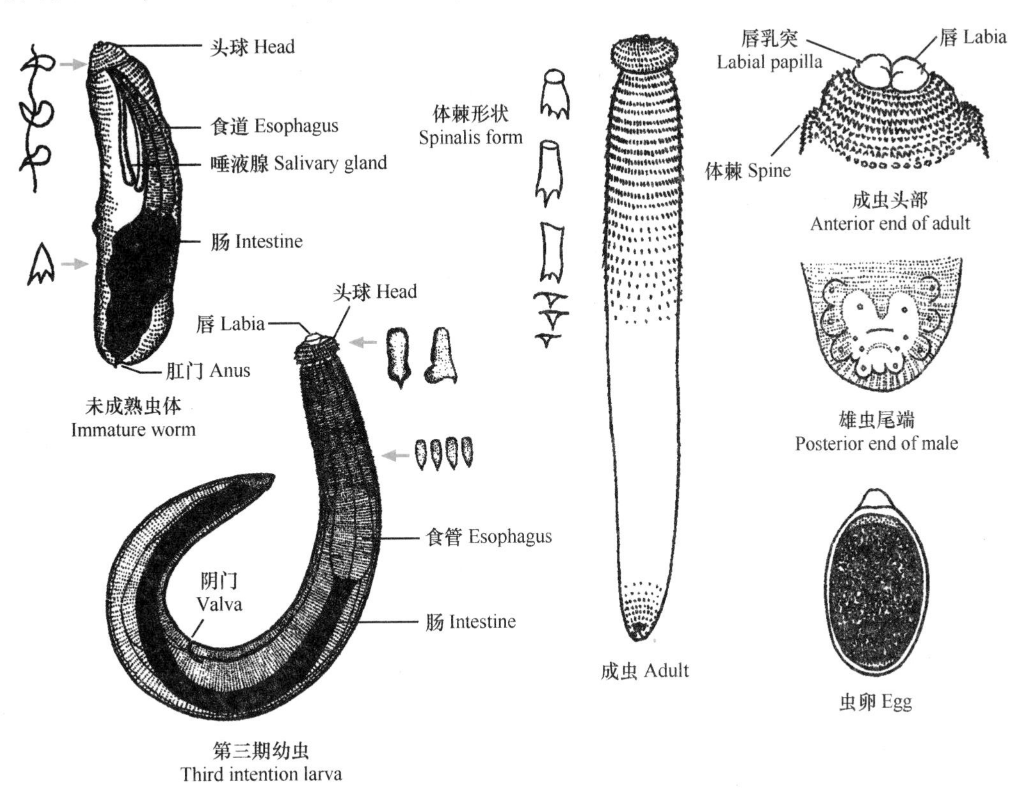

图6-28 棘颚口线虫形态 Morphology of *Gnathostoma spinigerum*

【生 活 史】

成虫寄生于终宿主胃壁肿块中,肿块破溃后,虫卵落入胃肠道并随粪便排出。在水中孵出第1期幼虫,幼虫被剑水蚤吞食后,经7~10天发育为第2期幼虫。当含第2期幼虫的剑水蚤被第二中间宿主(多为淡水鱼类)吞食后,大部分移行至肌肉,1个月后发育为第3期幼虫。终宿主(犬、猫等动物)食入感染棘颚口幼虫的鱼类(主要为乌鳢、泥鳅、黄鳝等),第3期幼虫在其胃内脱囊,并穿过肠壁移行至肝、肌肉或结缔组织,在近成熟时返回胃壁,形成特殊的肿块,虫体在肿块内逐渐发育为成虫,1个肿块中常有1至数条虫体寄生。有些动物如蛙、蛇、鸡、猪、鸭及多种灵长类等动物食入被感染的鱼后,其体内的幼虫不能进一步发育,故为转续宿主。人为该虫的非适宜宿主,常通过生食或半生食含第3期幼虫的淡水鱼类或转续宿主而受感染;在人体组织内寄生的虫体仍停留在第3期幼虫或性未成熟的成虫早期阶段;幼虫在人体内可存活数年,长者可达10年以上。

【致病与诊断】

该虫的致病作用主要是幼虫在人体组织中移行,以及虫体的毒素(类乙酰胆碱、含透明质酸酶的扩散因子、蛋白水解酶等)刺激,可引起皮肤幼虫移行症和内脏幼虫移行症,损害部位极为广泛。

皮肤幼虫移行症可在全身各部位表现出匐行疹或间歇出现的皮下游走性包块,局部皮肤微红,有时有灼热感、痒感和水肿,疼痛不明显。内脏幼虫移行症(visceral larva migrans)的临床表现随寄生部位不同而异。如进入脊髓和脑,可引起嗜酸粒细胞增多性脑脊髓炎,后果严重,可致死亡。在消化、呼吸、泌尿系统中移行或寄居,引起相应的症状。

对可疑临床表现者,尤其有生食或半生食淡水鱼或转续宿主史者,则应考虑本病,需作进一步检查。从病变组织中取出虫体镜检,是最可靠的确诊方法。对无明显体表损害者可结合感染史,用免疫学方法作辅助诊断。

【流行与防治】

该虫是人兽共患寄生虫病的重要病原体之一,主要分布于亚洲,以泰国、日本最为多见,可能与食生鱼的习惯有关。世界各地报道可作为棘颚口线虫第二中间宿主和转续宿主的动物有104种,包括鱼类、两栖类、爬行类、鸟类和哺乳类等。在我国,犬、猫虽常有感染,但人体病例不多;人的感染大多是生食或半生食鱼类引起,人体病例呈散在性分布。

主要治疗方法为手术摘除幼虫,一般预后良好;阿苯达唑与伊维菌素有很好的疗效。本病预防应注意不食生的或半熟的鱼类、禽鸟类、两栖类、爬行类和哺乳类等的肉。

(汪世平)

五、艾氏小杆线虫

艾氏小杆线虫[*Rhabditis* (*Rhabditella*) *axei* (Cobbold,1884) Chitwood,1933]亦称艾氏同杆线虫,属于尖尾目(Oxyurida)、小杆科(Rhabditidae)。主要营自生生活,常见于污水及腐败植物中,偶可侵入人体,引起艾氏小杆线虫病(rhabditelliasis axei)。我国1950~2010年共报道150例,分别从粪便和尿液中检出,其中粪检130例。

【形态与生活史】

成虫细小线状、半透明、体表光滑。前端具6片唇瓣,其上各有2个乳突。食道呈杆状并有膨大的前、后食道球。尾部尖长似针。雄虫长约为1.2mm。雌虫长约为1.55mm,生殖器官为双管型,子宫内含卵4~24个。虫卵长椭圆形,与钩虫卵相似,但较小,极易混淆(图6-29)。

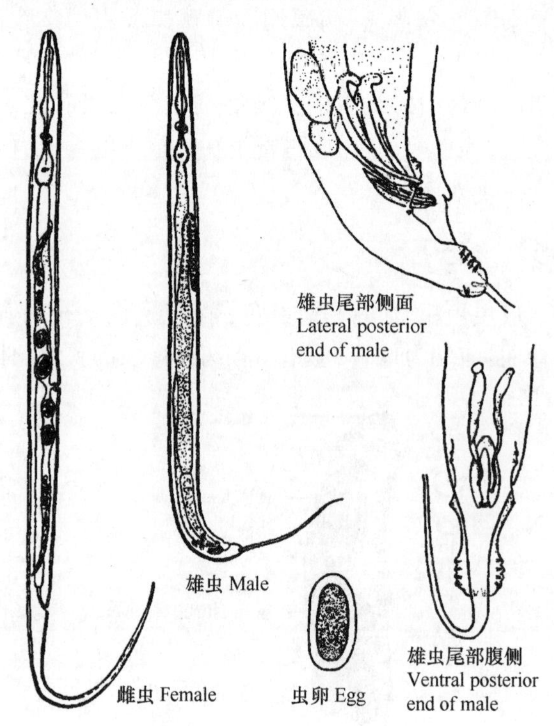

图6-29 艾氏小杆线虫形态

Morphology of *Rhabditis* (*Rhabditella*) *axei*

艾氏小杆线虫可在腐败的有机物或污水中营自生生活,雌、雄交配后产卵,虫卵在25℃适宜环境下,10~15小时孵化出杆状蚴。杆状蚴能摄食,经过3~4天蜕皮发育为成虫。雌虫在外界产卵后很快死亡。

人体感染途径可能是幼虫经口进入消化道或经泌尿道上行感染,如游泳、下水劳作时误饮污水,使幼虫趁机而入。

【致病与诊断】

虫体对消化液有较强耐受性,但在正常人尿中存活不久,而在肾炎、肾病、肾结核等患者尿液中能生长发育。该虫侵入泌尿系统可引起发热、腰痛、血尿、膀胱刺激征等泌尿系感染症状。当肾实质受累时亦可出现下肢水肿、阴囊水肿、乳糜尿、蛋白尿或脓尿等。尿液镜检可见红细胞、白细胞及管型。虫体侵入消化系统常引起腹痛、顽固性腹泻、腹泻与便秘交替出现,但亦可无明显的症状和体征。

从患者粪便中或从尿液沉淀物中检出虫体或虫卵是确诊本病的依据。该虫成虫易与粪类圆线虫混淆,鉴别要点:艾氏小杆线虫2个食管球,食管长与体长之比为1∶5,虫体末端细长针状,体长与尾长之比约为4∶1;而粪类圆线虫仅1个食管球,

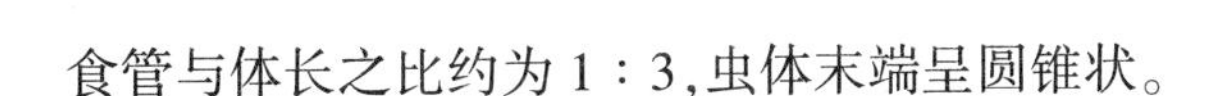

食管与体长之比约为1∶3,虫体末端呈圆锥状。

【流行与防治】

本病在日本、墨西哥、以色列、伊朗等国家均有发生。我国已报道的人体感染分布于湖南、贵州、云南、海南、湖北、广东、河南、新疆、西藏、浙江、上海、天津、江西、陕西、福建和山东等16个省(区、市)。亦有在兔、犬、猴、鼠等动物粪便中检获该虫的报道。

预防本病的关键是注意个人卫生,避免饮用污水或接触污水及腐败的植物。治疗药物可用甲苯咪唑、阿苯达唑等。

六、麦地那龙线虫

麦地那龙线虫[*Dracunculus medinensis* (Linnaeus, 1758) Gallandant, 1773]属于旋尾目(Spirurida)、龙线科(Dracunculidae),又名几内亚龙线虫(guinea worm)。成虫寄生于人和多种哺乳动物组织内,引起龙线虫病(dracunculiasis)。主要分布于非洲及西亚、南亚的热带国家。20世纪80年代,全球每年约有350万病例,1986年世界卫生组织启动了根除麦地那龙线虫病计划。目前在非洲4个国家仍有本病流行,2012年6月至2013年6月报道病例数为138例。我国动物感染报告较多,人体感染病例至今仅有王增贤(1995)报道在安徽一名儿童腹壁脓肿内检获1条雌性成虫。

【形 态】

成虫细长白线状,体表光滑。雄虫长12~40mm,宽0.4mm,末端向腹面弯曲,具交合刺2根;雌虫长60~120cm,宽0.9~2.0mm,生殖系统为双管型,成熟雌虫子宫内充满大量第一期幼虫(杆状蚴),杆状蚴大小为636.0μm×8.9μm,体表具有明显的纤细环纹,前端钝圆,尾部尖细而长,约占体长的1/3(图6-30)。

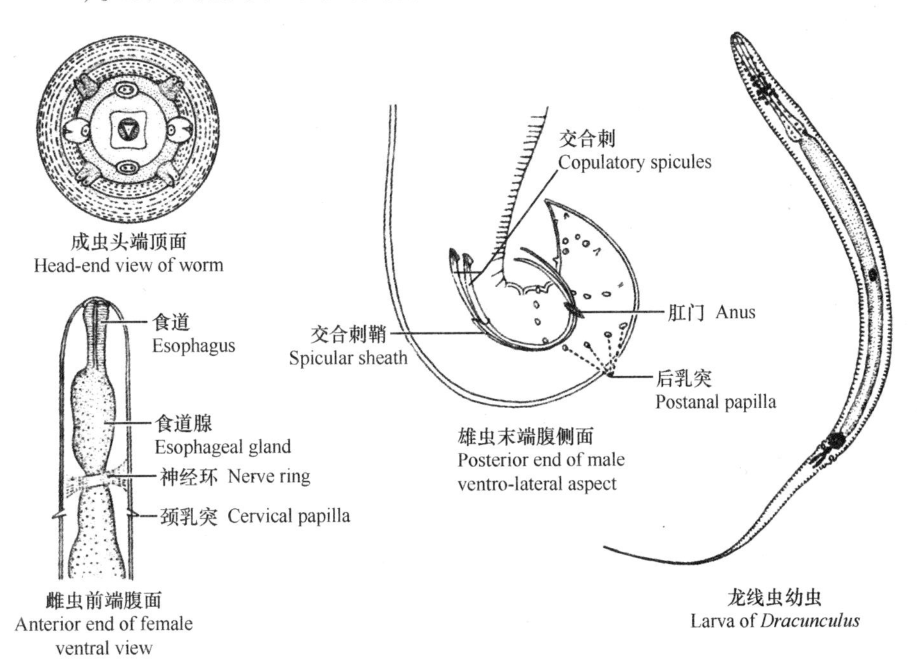

图6-30 麦地那龙线虫形态 Morphology of *Dracunculus medinensis*

【生 活 史】

成虫寄生于终宿主(人和哺乳动物)的组织内。主要感染途径是经口食入含感染期幼虫的剑水蚤。感染期幼虫进入消化道后,在十二指肠释出,钻入肠壁,经肠系膜、体腔移行至皮下结缔组织,约经3个月发育为成虫。雌雄交配,雄虫于感染后3~7个月变为虫囊死亡。雌虫于感染后8~10个月成熟,受精后移行至宿主四肢、腹部、背部或其他部位的皮下组织,由于其子宫内含有成千上万的幼虫,而使虫体内压力增高导致虫体前端体壁和子宫破裂,幼虫及其分泌物随之释出,并引起宿主强烈的超敏反应,使宿主的局部皮肤表面形成水疱,继而破溃。当溃破部位与冷水接触时,受到刺激的雌虫前端自伤口伸出(图6-31),子宫也从虫体前端破口处脱出,将幼虫间歇性地产入水中,每次产出的幼虫可多达50万条以上。待宿主再次与水接触时,雌虫又重复这一产蜕过程,幼虫产尽后雌虫自然死亡,并被组织吸收,伤口愈合。

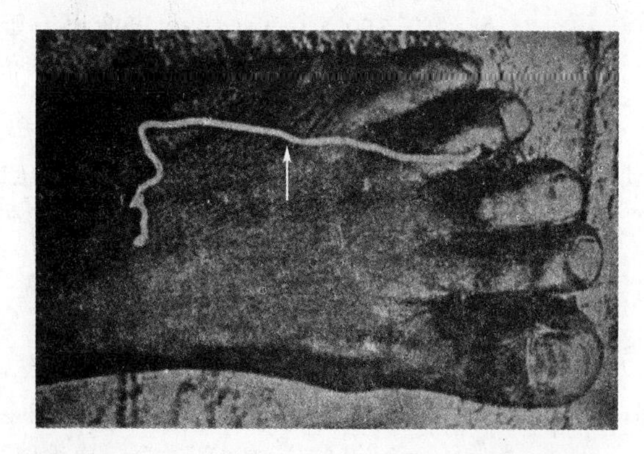

图 6-31 麦地那龙线虫雌虫从脚趾伸出

Female of *Dracunculus medinensis* sticking from the digit of foot

幼虫在水中可存活 4~7 天,被中间宿主剑水蚤吞食,经 12~14 天,在其体内发育为感染期幼虫。终宿主因饮水误吞含感染期幼虫的剑水蚤而感染。此外,有学者认为含感染期幼虫的剑水蚤也可从阴道侵入,在阴道的酸性分泌液作用下,幼虫逸出,钻入附近的组织。

成虫在终宿主体内可生存一年。成虫除寄生人体外,还可寄生于犬、猫、马、牛、狼、狐、猴等哺乳动物,其中以犬最为重要。

【致病与诊断】

本病潜伏期为 2~8 个月。幼虫在患者体内移行和发育为成虫的过程中,宿主无明显病变。致病主要是成熟雌虫移行至皮肤及皮下组织时,虫体周围形成条索状硬结或肿块,并释放大量代谢产物和幼虫,引起宿主组织强烈的超敏反应:出现丘疹、水疱、脓疱、蜂窝组织炎、脓肿、溃疡等症状。因成虫所在部位不同,临床并发症各异。也可引起荨麻疹,局部水肿和发热、头晕、恶心、腹泻等全身症状。血液检查可见嗜酸粒细胞增多。此外,虫体还可侵犯中枢神经系统,引起截瘫;亦可引起眼部、心脏及泌尿生殖系统的病变和关节炎、滑膜炎、关节强直,导致患肢萎缩。

实验室检查:当水疱溃破后,将少许冷水置于溃破处,取少量破溃表面的液体置载玻片上,在低倍镜下检查运动活跃的幼虫便可确诊;对深部的脓肿可经穿刺吸脓汁镜检幼虫。自伤口获取伸出的雌虫是最可靠的确诊依据。免疫学方法可作辅助诊断。血检常见嗜酸粒细胞增高。

【流行与防治】

麦地那龙线虫病是一种人兽共患病,人是主要传染源。本病的流行主要有两个环节:饮用含剑水蚤的生水及与水接触,亦有因生食泥鳅引起感染的报道。本病感染的年龄多在 14~40 岁,发病季节以 5~9 月为最高。

治疗本病的传统可靠方法是用适量冷水置于暴露在伤口外的虫体上,使雌虫伸出产幼虫,随后用小棒缓缓卷出约 5cm 长的虫体;每天一次,约经 3 周即可将全虫取出。亦可采用外科手术取出虫体。服用甲硝唑、硝咪唑或甲苯达唑等药物可使虫体自行排出或易于摘除。用 2.5% 氢化可的松软膏涂敷新发生的水泡上,可使虫体易被拉出。

避免饮用不洁生水是最主要的预防措施。此外,应用药物或生物方法杀灭水中剑水蚤,阻断传播途径,可避免传播。

七、异尖线虫

异尖线虫(*Anisakis*)属蛔目(Ascaridina)、异尖科(Anisakidae)。成虫寄生于海栖哺乳动物(鲸、海豚、海豹等)的胃部,幼虫寄生于某些海栖鱼类。人不是异尖线虫的适宜宿主,但幼虫可寄生于人体消化道,引起内脏幼虫移行症,即异尖线虫病(anisakiasis)。常见虫种主要为:简单异尖线虫(*Anisakis simplex*)、典型异尖线虫(*A. typica*)和抹香鲸异尖线虫(*A. physeteris*)、拟地新线虫(*Pseudoterranova decipiens*)、对盲囊线虫(*Contracaccum* spp)和宫脂线虫(*Hysterothylacium* spp)。

【形 态】

在人体寄生的阶段为第 3 期幼虫。幼虫体长 12.5~30mm,半透明,胃部呈白色;在水中蠕动如蚯蚓状。虫体两端较细,尤以头端为甚;头部为融合的唇块,唇瓣尚未分化;腹侧有一明显的钻齿,腹侧稍后二亚腹唇之间为排泄管开口。表皮 3 层,体壁肌层较厚。食道为肌质,中间较细,神经环位于食道前端约 1/7 处。肠管粗大、直肠显著,由发达的圆柱状上皮构成,细胞核整齐地排列于基底部;其内腔呈"Y"型。尾部很短,末端钝圆,正中有一小突起。

【生 活 史】

成虫寄生于海洋哺乳类动物(海豚、鲸类)或鳍足类动物(海狮、海豹)消化道,虫卵随宿主粪便排入海水中,脱皮2次后发育为第1期幼虫,被第一中间宿主甲壳纲动物吞食,形成第3期幼虫。当甲壳纲动物被第二中间宿主鱼类或软体动物猎食后,第3期幼虫在其体内移行至全身,形成白色半透明的或不透明的纤维囊,虫体盘曲于囊内。当感染第3期幼虫的甲壳纲动物及第二中间宿主鱼类或软体动物被海栖哺乳动物捕食后,幼虫在终宿主胃内经过2次脱皮发育为成虫。人是异尖线虫的非适宜宿主,但人食入了含幼虫的海鱼,如大马哈鱼、鳕鱼、大比目鱼、鲱鱼、鲭鱼等及海产软体动物如乌贼等,幼虫可寄生于人体消化道各部位,主要寄生于胃肠壁,亦可引起内脏幼虫移行症。在实验研究中,用异尖线虫幼虫口饲感染小鼠、兔、犬和猪等均获成功。

【致病与诊断】

人体感染幼虫后,主要引起消化道病变。轻者仅有胃肠不适,重者表现为进食后数小时上腹部突发剧痛伴恶心、呕吐,或数天后出现下腹部剧痛、腹胀和腹泻等症状。胃镜可见胃黏膜水肿、出血、糜烂、溃疡。晚期患者可见胃肠壁上有肿瘤样物。病理特点是以黏膜下层为中心,伴有大量嗜酸粒细胞浸润的脓肿或瘤样肿物,肿物内可见虫体或其断片、角皮或肠管等(图6-32)。虫体也可在腹腔、泌尿系统、皮下组织等处形成肿物。患者发病急骤,酷似外科急腹症。有时还易误诊为急性阑尾炎、胃十二指肠溃疡等病。

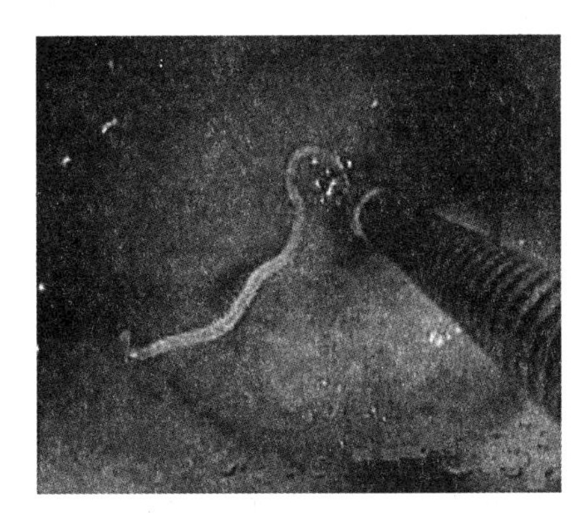

图6-32　人胃内取出的第三期幼虫
The third intention larva in stomach

患者有生食海鱼的病史及典型的临床症状是重要的临床诊断参考依据。确诊本病主要依据从胃内检获幼,虫体多在胃大弯侧发现。用体外培养的幼虫分泌排泄物作抗原检测患者血清中特异性抗体,是本病的重要辅助诊断方法。

【流行与防治】

异尖线虫呈世界性分布,其终宿主和中间宿主的感染在世界各大水域均存在。目前20多个国家和地区报道有100多种海鱼寄生有异尖线虫。人体异尖线虫病主要病例报道来自吃海鲜的国家,报道最多的是日本,每年大约2000多例。韩国、荷兰、英国、法国、德国、美国和挪威以及太平洋地区等20多个国家有本病病例报道。当地居民因吃腌海鱼,生拌海鱼片、鱼肝、鱼子或乌贼等海产品而感染。本病为一种海洋自然疫源性疾病。我国迄今未见病例报道,但我国东海、南海、黄海和渤海等海域及内地主要沿海地区10个省(市)1986~2011年发现数十个海鱼品种感染异尖线虫,感染率达81%。在国内市售海鱼中发现鲐鱼、小黄鱼、带鱼等小型鱼肌肉或组织器官异尖线虫幼虫感染率高达100%,此外三文鱼也易被异尖线虫感染,可见我国人群感染异尖线虫病的潜在危险性很大。

胃肠道异尖线虫病目前尚无特效治疗药物,一般保守治疗用阿苯达唑辅以抗过敏、抗感染药物治疗。可用胃镜检查并将虫体取出。

不食生鱼是预防本病最有效的措施。美国食品药品管理局(FDA)建议,生食的鱼类和有壳水生动物,须在-35℃以下冷冻15小时或-20℃以下冷冻7天。

(宋文剑)

第7章 吸虫

第1节 吸虫概论

学习与思考

（1）吸虫成虫的形态特点与线虫有何不同？

（2）吸虫生活史需要哪些宿主？在不同宿主中吸虫的繁殖方式属于哪种？

（3）吸虫的生活史有何共同特征？

吸虫（trematode）属于扁形动物门（Platyhelminthes）复殖纲（Digenea），又称吸虫纲（Trematoda）。包括3个目：鹗形目（Strigeida）、棘口目（Echinostomatida）和斜睾目（Plagiorchiida）。已知感染人体的吸虫有210多种，生活史复杂，无性世代寄生于软体动物，有性世代多寄生于脊椎动物。其成虫形态特点为虫体扁平，体不分节，消化道不完整，多数虫种为雌雄同体（hermaphrodite）。我国常见的吸虫有华支睾吸虫、布氏姜片吸虫、卫氏并殖吸虫、斯氏并殖吸虫、日本血吸虫和肝片形吸虫等。

【形态与结构】

1. 成虫 外形呈叶状或舌状，两侧对称。大小依虫种而异。通常具有口吸盘（oral sucker）和腹吸盘（ventral sucker），吸盘是虫体附着和运动的主要器官。成虫由体壁和实质组织（parenchyma）构成，无体腔，各系统器官位于网状的实质组织中（图7-1）。

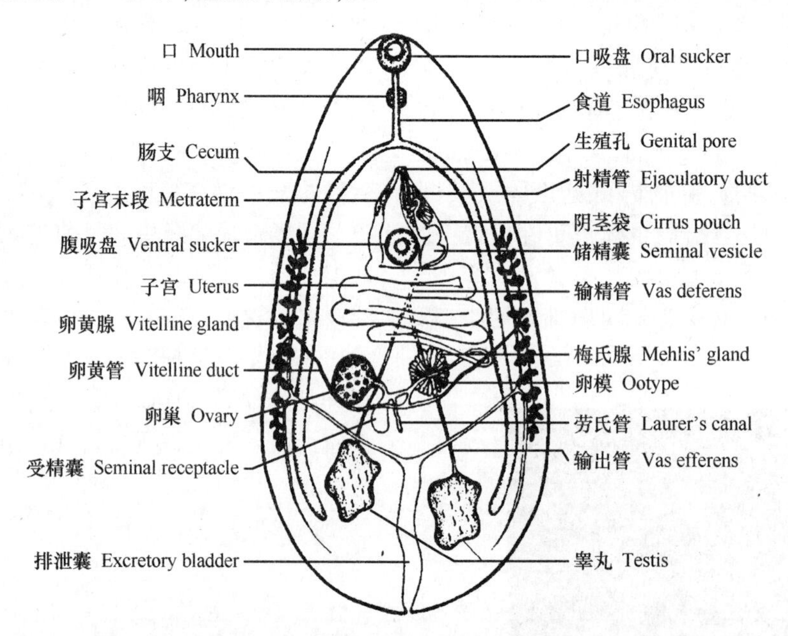

图7-1 复殖吸虫形态结构 Morphology of digenetic trematode

（1）体壁：由皮层（tegument）和皮层下的合胞体（syncytium）构成。皮层从外向内由外质膜（external plasma membrane）、基质（matrix）与基质膜（basal lamina）组成。皮层的表面有许多皱褶、体棘及感觉乳突等，其形态、数量和分布随虫种与部位而异。皮层具有保护虫体、吸收营养和感觉等生理功能。基质膜下为基层（basement layer），基层之下为外环肌和内纵肌，虫体依靠肌肉的收缩，变换形状，在宿主组织进行吸附、移位等活动。

（2）消化系统：包括口（mouth）、前咽（prepharynx）、咽（pharynx）、食道（esophagus）及肠管（alimentary tract）（图7-1）。口位于口吸盘的中央，在虫体的前端或腹面。前咽短小或缺如。咽为肌质构造，呈球状。食道为细管状，其两侧常有若干个单细胞腺体，各有管道通向虫体前端。肠管分左右两个肠支，向体后端延伸，末端均为盲管。少数吸虫的两肠支在体后部融合成单一的盲管，如裂体科吸虫。从口至肠管前部是消化食物、吸收营养的主要场所。

吸虫无肛门，未消化吸收的废物经口排出体外。

（3）神经系统：在咽两侧各有一个脑神经节（brain ganglion），相当于神经中枢，节间有背索（dorsal funiculus）相连。由脑神经节向前后各发出3对纵神经干（nerve cards），向后的神经干间在不同水平通过横索相连。从神经干发出的神经支到达体壁、吸盘、咽、生殖系统及体壁外层感觉器，支配虫体的运动和感觉功能（图7-2）。

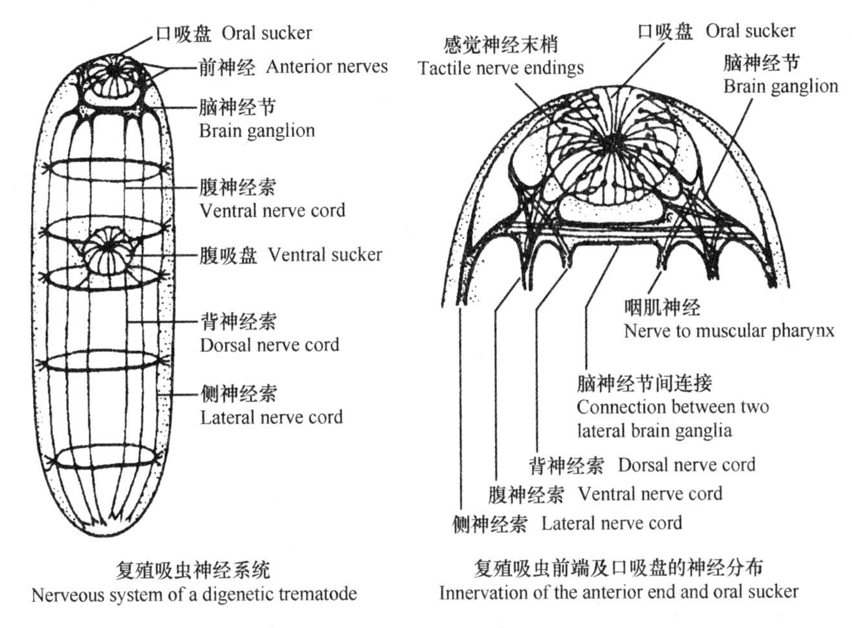

图7-2 复殖吸虫神经系统 Nervous system of a digenetic trematode

（4）排泄系统：位于虫体两侧，为对称的管状系统。由焰细胞（flame cell）、毛细管（capillary tubule）、集合管（collecting tubule）、排泄囊（excretory bladder）和排泄孔（excretory pore）组成。焰细胞为凹形细胞，在凹入处有一束纤毛，颤动时像跳动的火焰，因而得名。纤毛颤动使液体流动，并形成较高的过滤压，促使含有氨、尿素、尿酸等废物的排泄液排出体外。焰细胞的数目与排列方式是吸虫分类的重要依据。

（5）生殖系统：吸虫除裂体科外，均为雌雄同体（hermaphrodite）（图7-3，图7-4）。雌雄生殖孔均开口于生殖窦（genital sinus）内。

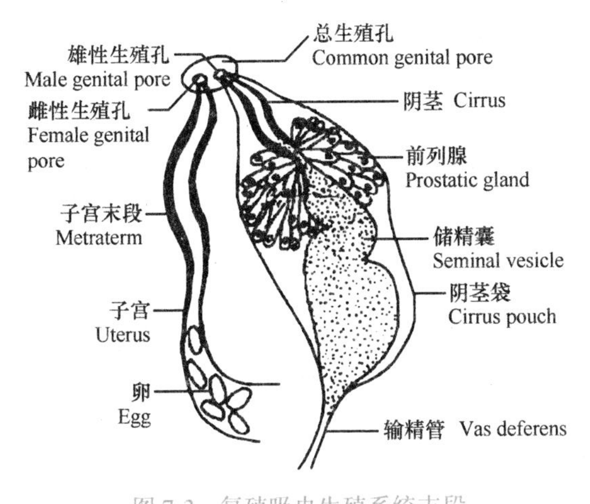

图7-3 复殖吸虫生殖系统末段
Detailed diagram of male(right) and female(left) genitalia

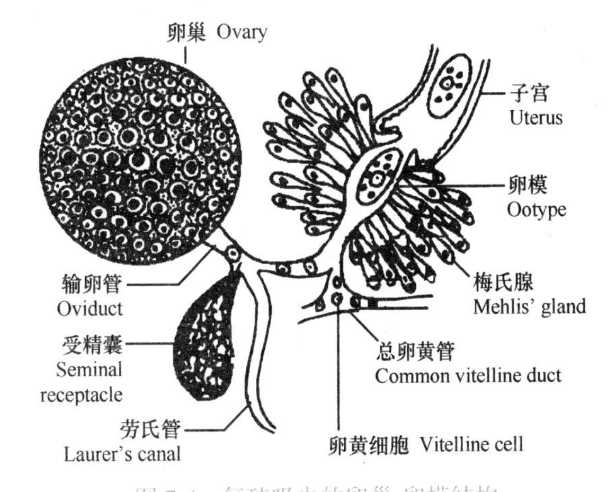

图7-4 复殖吸虫的卵巢-卵模结构
Structure of ovary-ootype of digenetic trematode

雄性生殖系统包括睾丸（testis）、输出管（vas efferens）、输精管（vas deferens）、储精囊（seminal vesicle）、前列腺（prostatic gland）、射精管（ejaculatory duct）或阴茎（cirrus）、阴茎袋（cirrus pouch）等。某些虫种的前列腺、阴茎袋、阴茎等可能会缺失。睾丸一般为两个，日本血吸虫为多睾丸。睾丸在实质组织中的位置、形态及走向因虫种而异，为虫种鉴别的重要特征。每个睾丸发出1支输出管，输出管汇合形成输精管。输精管的远端形成雄性交配器官或阴茎。阴茎开口于生殖窦或生殖孔，交配时阴茎可经生殖孔伸出体外，并与雌性生殖器官的远端相交接。

雌性生殖系统包括卵巢(ovary)、输卵管(oviduct)、卵模(ootype)、梅氏腺(Mehlis' gland)、受精囊(seminal receptacle)、劳氏管(Laurer's canal)、卵黄腺(vitelline gland)、卵黄管(vitelline duct)、总卵黄管(common vitelline duct)、卵黄囊(vitelline reservoir)和子宫(uterus)等。初级卵黄小管汇聚形成左右卵黄管,两侧的卵黄管合并形成总卵黄管,开口于卵模腔。

吸虫可进行异体或自体受精。卵巢中卵细胞经输卵管进入受精囊,与精子结合,然后与卵黄细胞一同进入卵模。卵黄细胞释出形成卵壳的物质,卵膜周围梅氏腺分泌物及部分子宫分泌物也参与卵壳的形成。虫卵在卵模内形成卵壳,并塑成特有的卵形,进入子宫,经生殖孔排出体外。子宫长短不一,靠近生殖孔的子宫末端,为肌质结构,具有阴道的作用。

吸虫的生殖系统最发达,所需营养物质也最多,合成代谢与能量代谢也最旺盛。各种进入虫体的物质多在生殖系统进行代谢与消耗,杀虫药也会在此积聚造成结构与功能损伤,甚可致虫体死亡。

2. 虫卵 呈椭圆形,淡黄或金黄色。虫卵排出体外时,有的内含卵细胞和卵黄细胞,如布氏姜片吸虫卵和卫氏并殖吸虫卵;有的内含幼虫,如华支睾吸虫卵和日本血吸虫卵;有的卵内还有腺体分泌物等,如日本血吸虫卵。多数吸虫卵一端有卵盖,幼虫发育成熟后从卵盖孵出;日本血吸虫卵无卵盖,幼虫孵出时,卵壳纵向裂开。卵壳还可向外形成突起等附加结构。

【生 活 史】

吸虫的生活史复杂,不但具有世代交替,还有宿主的转换。成虫为有性世代,有的虫种从尾蚴阶段就开始了有性世代,如异形异形吸虫。无性世代包括虫卵(egg)、毛蚴(miracidium)、胞蚴(sporocyst)、雷蚴(redia)、尾蚴(cercaria)、囊蚴(metacercaria)(图7-5)。宿主的转换包括终宿主和中间宿主的转换;除日本血吸虫等少数虫种外,大多数吸虫在无性世代也需转换宿主,第一中间宿主为淡水螺类或软体动物,第二中间宿主依虫种而异,可为鱼类或节肢动物。某些虫种的幼虫期可通过转续宿主进入终宿主体内,如卫氏并殖吸虫、斯氏并殖吸虫等。终宿主大多为脊椎动物和人。

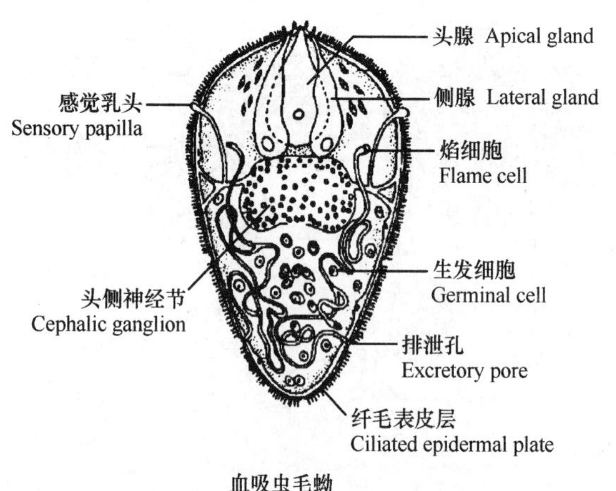

血吸虫毛蚴 Miracidium of *Schistosoma*

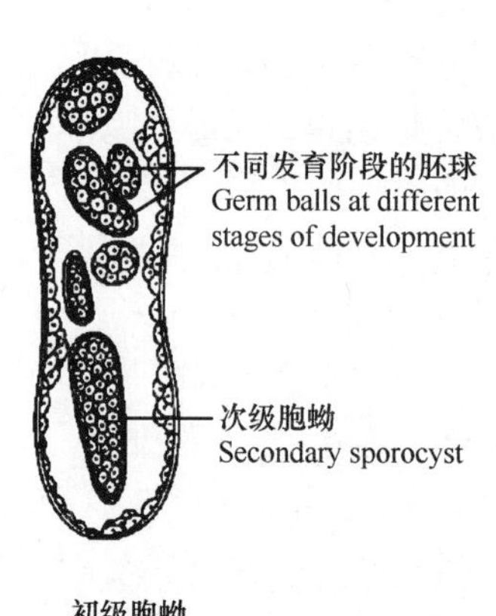

初级胞蚴 Primary sporocyst

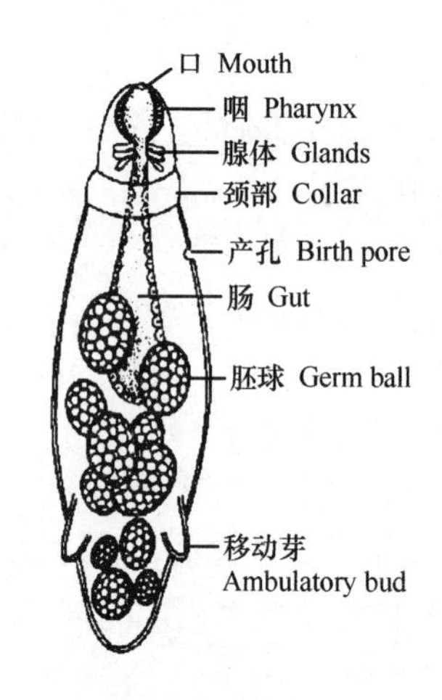

肝片形吸虫雷蚴 Redia of *Fasciola hepatica*

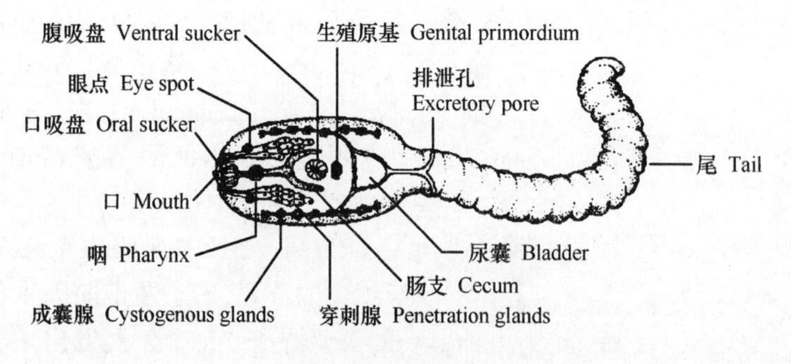

华支睾吸虫尾蚴 Cercaria of *Clonorchis sinensis*

囊蚴 Metacercaria

图7-5 复殖吸虫各期幼虫示意图 Various larval stages of digenetic trematode

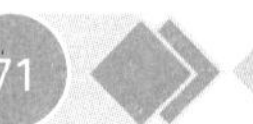

吸虫的生活史离不开水。虫卵在水中或被软体动物吞食后孵出毛蚴；毛蚴周身披有纤毛，运动活跃，体内有顶腺、头腺、胚细胞等结构；毛蚴进入中间宿主后发育为胞蚴。胞蚴无消化器官，通过体表摄取营养物质；其体内的胚细胞团经反复分裂，发育成多个雷蚴，从母体逸出；雷蚴体内的胚细胞团再分化发育为多个子雷蚴或大量尾蚴。尾蚴成熟后从母体逸出，借助尾部的摆动，在水中游动，侵入第二中间宿主体内或附着在某些物体的表面形成囊蚴。囊蚴经口进入终宿主的消化道，即脱囊变为童虫，移行至寄生部位，逐渐发育为成虫。裂体科吸虫缺雷蚴和囊蚴期，尾蚴直接经皮肤侵入终宿主。

宿主的不同器官组织为不同发育期的虫体提供所需的营养物质，虫体能识别其所处环境（营养物质及生理信号）的不断改变，从而按一定移行途径到达定居部位。然而，由于不适宜宿主不能提供必需的营养物质及生理信号，因而出现异常的移行，导致幼虫移行症（larva migrans），如人感染斯氏并殖吸虫。

【生 理 学】

在种系演化过程中，吸虫既未丧失自生生活的某些特性，又具有适应宿主内环境变化的应变能力，这是其重要的生理特征。

吸虫的营养来源主要为宿主的肠内容物、肠黏膜、血液或组织液等，依虫种和寄生部位而异。其消化过程主要在肠内（细胞外）进行，有的吸虫兼有细胞外和细胞内消化。寄生吸虫与宿主体液间有一层营养界面，既存在于虫体的体表，也存在于虫体消化管道的内面，吸虫由此界面吸收葡萄糖、氨基酸、维生素和核苷等，同时排出代谢产物和分泌物。

吸虫的主要能量来源为无氧糖酵解，即使在氧含量充足的血液中也是如此，这正是杀虫药物的作用靶点。例如，三价锑化合物可抑制血吸虫糖酵解途径中磷酸果糖激酶的活力，进而杀灭虫体。葡萄糖和糖原为主要的代谢糖类。某些虫种的幼虫期，还能从有氧代谢中获得一定能量，以满足快速生长的需要，如日本血吸虫。有氧代谢虽不是吸虫能量的主要来源，但氧却是合成卵壳等物质所必需的成分。氧主要是由体表、消化道内壁或其他与氧接触的部位进入体内，经体液扩散，或由血红蛋白携带到所需器官。

蛋白质普遍存在于吸虫组织中，包括结构蛋白（胶原蛋白、硬蛋白、血红蛋白、收缩蛋白、弹性蛋白等）、游离蛋白和酶三大类。蛋白质除作为虫体的重要结构成分外，还参与多种酶促反应，构成收缩运动系统并维持运转；构成吸虫的保护因子、毒素、激素、氨基酸储备；参与调节渗透压及氧、二氧化碳的运输。吸虫合成蛋白质的氨基酸从消化道或体表吸收。成虫体内虽有蛋白质分解代谢，但并非能量的主要来源。

脂类在吸虫组织中具有多种功能，既是细胞膜的主要结构组分，又是重要的能量储备形式，部分脂类也是细胞色素链和膜运转机制中的一个组分，类固醇在代谢调节中起决定性作用。吸虫缺少脂类代谢，脂肪酸全部从宿主获得，吸虫本身只有使某些脂肪链加长的功能。

吸虫主要的排泄产物有氨和少量的尿素、尿酸、氨基酸、脂类。

【分 类】

我国常见的人体寄生吸虫分类及寄生部位见表7-1。

表7-1 我国常见寄生人体吸虫的分类及寄生部位

Classification and parasitic location of some digenetic trematodes in humans in China

目 order	科 family	种 species	寄生部位
斜睾目 Plagiorchiida	后睾科 Opisthorchiidae	华支睾吸虫 *Clonorchis sinensis*	肝胆管
	并殖科 Paragonimidae	卫氏并殖吸虫 *Paragonimus westermani*	肺
		斯氏并殖吸虫 *Paragonimus skrjabini*	皮下或肝等
鸮形目 Strigeida	裂体科 Schistosomatidae	日本血吸虫 *Schistosoma japonicum*	门脉系统
		曼氏血吸虫 *Schistosoma mansoni*	肠系膜静脉、痔静脉、膀胱静脉
		埃及血吸虫 *Schistosoma haematobium*	膀胱、骨盆、直肠静脉
		湄公血吸虫 *Schistosoma mekongi*	门脉系统
		间插血吸虫 *Schistosoma intercalatum*	门脉系统
		马来血吸虫 *Schistosoma malayensis*	门脉系统
		包氏毛毕吸虫 *Trichobilharzia paoi*	皮肤

续表

目 order	科 family	种 species	寄生部位
		土耳其斯坦东毕吸虫 *Orientobilharzia turkestanica*	皮肤
	异形科 Heterophyidae	异形异形吸虫 *Heterophyes heterophyes*	肠管
		横川后殖吸虫 *Metagonimus yokogawai*	肠管
棘口目 Echinostomatida	片形科 Fasciolidae	肝片形吸虫 *Fasciola hepatica*	肝胆管
		布氏姜片吸虫 *Fasciolopsis buski*	小肠
	棘口科 Echinostomatidae	日本棘隙吸虫 *Echinostoma japonicus*	小肠
		九佛棘隙吸虫 *Echinostoma jiufoensis*	
		藐小棘隙吸虫 *Echinostoma liliputanus*	
		抱茎棘隙吸虫 *Echinostoma perfoliatus*	

第2节 华支睾吸虫

学习与思考

(1) 华支睾吸虫成虫和虫卵的主要形态特征有哪些?

(2) 华支睾吸虫的感染期是哪个阶段? 通过何种方式可以感染?

(3) 遇可疑华支睾吸虫病患者,作为临床医生,拟诊断的思路有哪些?

(4) 日常生活中如何预防华支睾吸虫病?

华支睾吸虫[*Clonorchis sinensis* (Cobbold, 1875) Looss,1907],简称肝吸虫(liver fluke),属于斜睾目(Plagiorchiida)、后睾科(Opisthorchiidae)。成虫寄生于人体肝胆管内,引起华支睾吸虫病(clonorchiasis),又称肝吸虫病。本虫于1874年首次在印度加尔各答一名华侨的肝胆管内发现,1908年证实我国有该病存在。1975年在我国湖北省江陵县西汉古尸粪便中发现本虫虫卵,继之又在该县战国楚墓古尸内查见此种虫卵,证明华支睾吸虫病在我国至少已有2300多年的历史。

【形 态】

1. 成虫 虫体狭长,背腹扁平,前端较窄,后端钝圆,形似葵花籽、南瓜子仁状,体表无棘(图7-6)。虫体大小为(10~25)mm ×(3~5)mm。活体肉红色,死后呈灰白色。口吸盘位于虫体前端,腹吸盘位于虫体前1/5处,略小于口吸盘。消化道简单,口位于口吸盘的中央,咽呈球形,食道短,其后分为两肠支,沿虫体两侧直达后端,终于盲端。雌雄同体,睾丸1对,呈分支状,前后排列于虫体后1/3处;从睾丸各发出1条输出管,前行至虫体中部汇合成输精管,通入储精囊,经射精管开口于腹吸盘前缘的生殖腔。卵巢1个,分叶状,位于睾丸之前;受精囊呈椭圆形,位于卵巢与睾丸之间,与输卵管相通;卵模之前为充满虫卵的子宫,盘绕向前,开口于生殖腔;卵黄腺呈滤泡状,分布于虫体两侧,从腹吸盘向下延至受精囊水平。华支睾吸虫的染色体数目为2n=14,除二倍体外,还可见少量的四倍体。

2. 虫卵 呈黄褐色,前端较窄,形似芝麻,平均大小为29μm×17μm,是人体蠕虫卵中最小者。有明显的卵盖,卵盖周缘隆起形成肩峰,虫卵另端可见小疣状突起,亦称棘突或小棘。从粪便排出时,卵内已含成熟的毛蚴(图7-6)。

【生 活 史】

具有典型的吸虫生活史特征,包括虫卵、毛蚴、胞蚴、雷蚴、尾蚴、囊蚴、童虫和成虫8个阶段。

成虫寄生于人或食肉类哺乳动物(犬、猫等)的肝胆管内,严重时也可在胆囊、胆道内寄生,偶可侵犯胰腺管等。产出的虫卵随胆汁进入小肠,随粪便排出体外,每条成虫日平均排卵量可超过2400个。当虫卵进入水中,被第一中间宿主淡水螺(纹沼螺、赤豆螺、长角涵螺等)吞食,则在螺消化道孵出毛蚴,穿过肠壁,在螺体内发育,经过胞蚴、雷蚴的发育和增殖,产生大量尾蚴。成熟的尾蚴从螺体逸出,在水中游动,可存活1~2天,其间如遇到适宜的第二中间宿主淡水鱼、虾类,尾蚴吸附在鱼、虾体表,依赖虫体分泌的透明质酸酶、蛋白水解酶等,并借助尾部的运动侵入其皮下、肌肉,发育成囊蚴(图7-7)。囊蚴呈椭圆形,大小140μm×120μm,有两层囊壁,内含1条后尾蚴,在鱼体可存活3个月到1年。

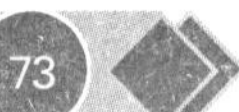

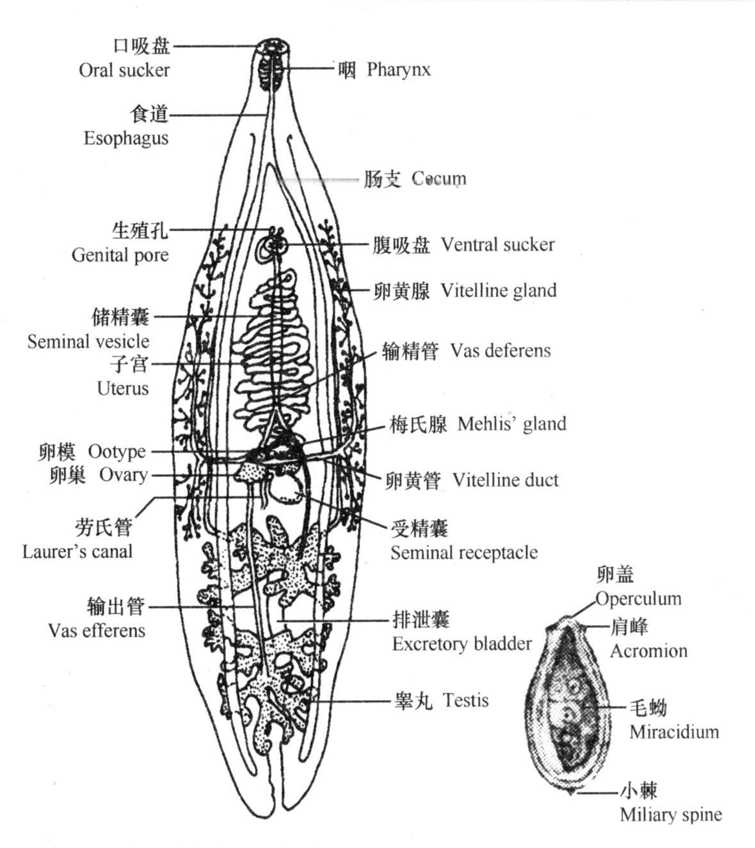

图 7-6 华支睾吸虫成虫及虫卵形态 Morphology of *Clonorchis sinensis* adult and egg

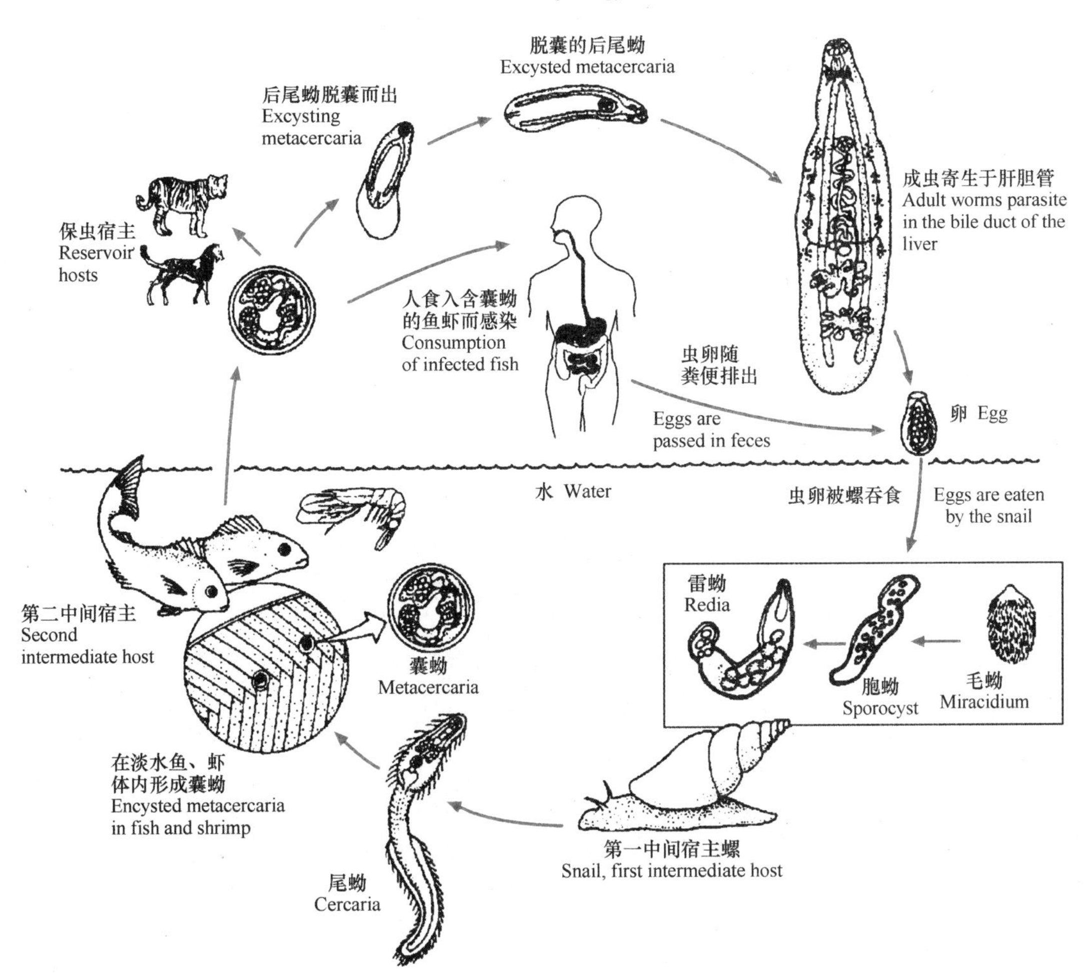

图 7-7 华支睾吸虫生活史 Life cycle of *Clonorchis sinensis*

终宿主因食入含活囊蚴的淡水鱼、虾而感染。囊蚴在小肠消化液的作用下,囊壁被软化,其内幼虫的酶系统被激活,幼虫活动加剧,脱囊为童虫。一般认为,童虫逆胆汁流动的方向移行,经胆总管至肝胆管。动物实验表明,童虫也可经血管或穿过肠壁经腹腔直达肝胆管内。即使将囊蚴注入动物腹腔,幼虫同样能破囊而出,移行至肝胆管。这可能与虫体本身所具有的组织向性有关。

从囊蚴进入人体发育为成虫,并在粪便中检到虫卵,约需1个月,人体感染成虫的数量差别较大,最多报道为21 000条。成虫寿命一般可达20~30年。

As an adult, *C. sinensis* is a very narrow fluke, 10mm to25mm in length and 3.0mm to 5.0mm in width. The mature egg is yellow-brown and oval-shaped, 26-30 micrometers in length. The egg has a thick yellow-brown shell surrounding it, which is the smallest one in the trematodes. Human liver flukes mature in the bile ducts of the definitive host. When passed in feces, eggs contain a well-developed miracidium, which will be transformed into a sporocyst after the egg is eaten by a suitable snail. Sporocysts produce rediae and each redia produces from 5 to 50 cercariae. On touching the epithelium of a fish, cercariae in water attaches with its suckers, casts off its tail, and bores through the skin, encysting and developing into metacercariae. Definitive hosts are infected when eating raw or undercooked fish and shrimp with metacercariae. The young flukes excyst in the duodenum, juveniles migrate up the common bile duct to the liver, and develop into adult worm. The worms mature and begin producing eggs in about a month and the entire life cycle can be completed in three months under ideal conditions. Adult worm can survive between 20 and 30 years. Diagnosis is based on recovery of characteristic eggs in feces. Praziquantel is the major chemotherapeutic of choice.

【致 病】

1. 致病机制 病变主要发生在肝的次级胆管(图7-8),亦可累及肝外胆管、胆总管、胆囊及胰腺管等,其程度因感染轻重和病程而异。成虫在胆管内吸附或蠕动,破坏胆道上皮及黏膜下血管,并吸食血液。虫体的分泌物、代谢产物的刺激和机械性阻塞作用,引起胆管内膜及胆管周围的炎性反应,表现为胆管壁上皮细胞不断脱落、增生和纤维化,使管壁变厚,管腔变窄,甚至堵塞,引起胆汁淤滞,梗阻上方的胆管出现局限性扩张,严重者出现阻塞性黄疸。由于胆汁流通不畅,易合并细菌感染,常导致胆管炎、胆囊炎或胆管肝炎。如伴有腺体大量

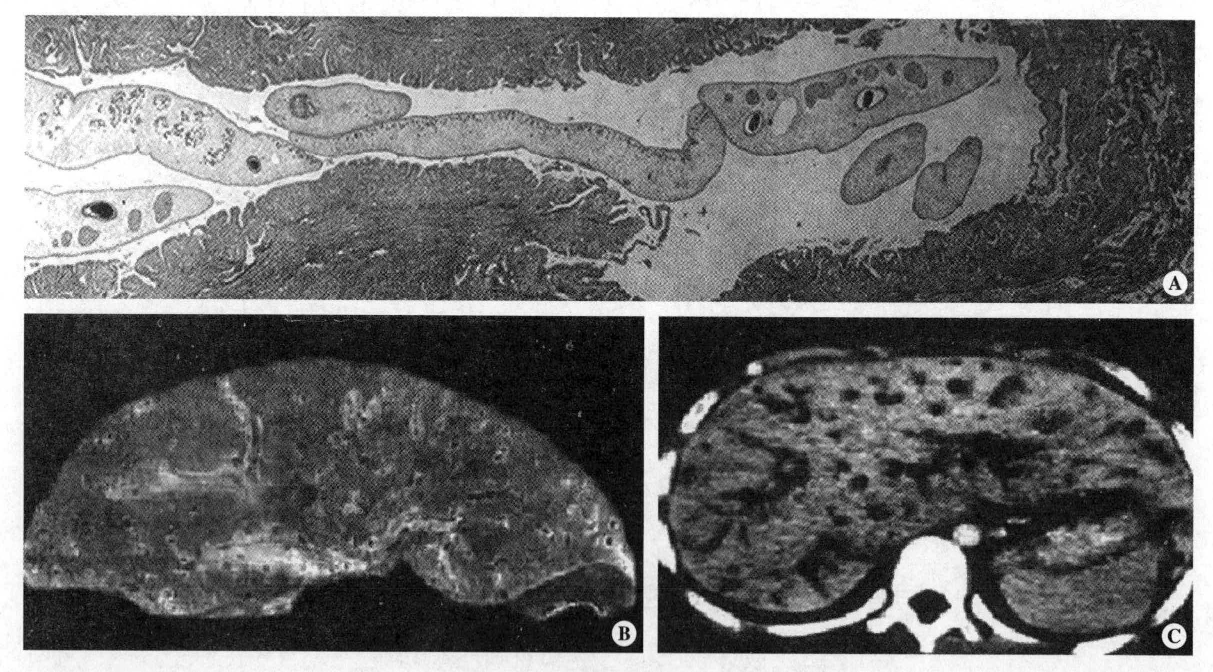

图7-8 华支睾吸虫病患者肝病理:肝内胆管扩张,管壁增厚

The liver pathology of *Clonorchis sinensis*: Intrahepatic bile ducts expansion, wall thickening

A. 肝病理切片 Liver pathological section; B. 肝大体标本 Liver gross; C. 肝CT扫描 Liver CT scan

增生，亦可形成胆囊息肉。淤滞的胆汁中，可溶性葡萄糖醛酸胆红素在细菌性β-葡萄糖醛酸苷酶的作用下，形成难溶的胆红素钙，并与虫卵、死亡的虫体碎片、脱落的胆管上皮细胞等形成胆管结石，在胆石核心常可找到本虫虫卵。病理解剖与并发症手术表明，在本病流行区的胆囊炎、胆石症患者中，有相当大的比例存在华支睾吸虫感染，临床上时有胆囊切除术后T型引流管中发现本虫排出的案例。

该虫寄生还可致肝实质病变，常以肝左叶为主，可能因左肝管较右肝管粗而直，童虫较易进入有关。小胆管的扩张及胆汁的外渗，压迫肝内血管，使邻近肝细胞发生缺血和坏死；纤维组织向胆管伸展，包围小叶，并散布于肝细胞间，最后形成肝硬化，出现肝功能障碍。研究表明，肝损伤的机制与多种因素有关，除机械性作用外，脂质过氧化物、黏附分子、某些细胞因子（白细胞介素-2、肿瘤坏死因子等）均可参与对肝细胞的损伤。肝受损可使消化不良及营养吸收障碍，引起宿主的营养或代谢紊乱，重者造成机体各器官的功能障碍。若脑垂体功能受损，则因生长激素（growth hormone，GH）分泌缺乏或不足，导致侏儒症。

国内外一些资料表明，本虫与胆管上皮癌和肝细胞癌的发生有一定关系。其发生为多病因作用，华支睾吸虫是重要的致癌协同因子，虫体的机械性损伤和化学性刺激，可诱发癌变。

据报道，华支睾吸虫病的并发症和合并症多达21种，极易被误诊。

2. 临床表现 急性期患者多因一次食入大量华支睾吸虫囊蚴所致，起病急骤，以发热、上腹部疼痛、腹泻、肝大为主要表现，伴血中嗜酸粒细胞增多。

本病一般表现为慢性过程，反复多次小量感染是其主要原因；急性期如未得到及时有效的治疗，也可演变为慢性。长期慢性感染可伴多种并发症。临床表现因虫荷的多少、病程长短、有无并发症及患者的机体反应而异。轻度感染者可无明显的自觉症状，或有较轻的消化道反应；中度感染者有食欲缺乏、乏力、肝区疼痛、腹泻、消瘦及低热等症状；肝大，左叶更明显。重度感染者症状明显加重，可形成肝硬化、侏儒症等。晚期常因上消化道出血、肝昏迷，或由于长期腹泻导致脱水和电解质平衡紊乱而死亡。

实验室检查可见不同程度的贫血；嗜酸粒细胞增多；血沉加快；血清谷丙转氨酶、谷草转氨酶等活力增高；血浆总蛋白和清蛋白减少，清蛋白/球蛋白比例倒置。

【诊 断】

华支睾吸虫病的临床表现常不典型，应注意与肝炎、胆囊炎、胃炎、胆结石、十二指肠溃疡等鉴别。

1. 询问病史 因本病流行有一定的地区性，且和饮食习惯有关，故对可疑患者应详细询问病史，了解其是否来自或到过流行区，有无生食或半生食鱼（虾）史。

2. 病原学检查 检获虫卵是确诊的主要依据。一般在感染后1个月，在粪便中可发现虫卵。

（1）粪便涂片法：直接涂片法简便易行，但由于所用粪便量少，虫卵小，轻度感染者易漏检，反复多次检查可提高检出率。在进行大规模普查中，推荐使用改良加藤厚涂片法（Kato-Katz甘油纸厚涂片透明法），可定性，也可定量，检出率达95%以上，被认为是最有效的粪检方法之一。

（2）粪便集卵法：较直接涂片法检出率高，包括沉淀法和漂浮法，前者检出率高于后者。

（3）十二指肠引流液检查：将引流的胆汁离心沉淀后检查虫卵，检出率可达100%；亦可引流出活成虫确诊。但本法操作较复杂，患者一般难以接受，适用于疑难病例的诊断。

华支睾吸虫卵与异形异形吸虫卵、横川后殖吸虫卵极为相似，故应注意仔细鉴别。

3. 免疫学检查 具有重要的辅助诊断意义。近年来随着酶、同位素、生物素和胶体金等标记技术的发展和应用，大大提高了检测血清抗体或抗原的敏感性和特异性。目前，在临床辅助诊断和现场流行病学调查中，免疫学方法已被广泛应用。

常用的方法有皮内试验和酶联免疫吸附试验（ELISA）。皮内试验的优点在于普查时起过筛作用，从而减少粪检的工作量。ELISA具有简便快速、敏感性高、特异性强、样品用量少、判断结果容易等优点；既能检测血中抗体，又可检测循环抗原，阳性率可达88.8%~98.31%，是符合现场需要的较为理想的免疫诊断方法。用双抗体夹心ELISA检测循环抗原，亦可作为现症患者的辅助诊断依据。Dot-ELISA、SPA-ELISA，凝胶扩散-ELISA（DIG-ELISA）以及生物素-亲和素-ELISA（ABC-ELISA）等，检测效果一般优于传统的ELISA方法。此外，采用间接血凝试验（IHA）、间接荧光抗体试验（IF-AT），对流免疫电泳（CIE）、金标免疫渗滤法（DIG-

FA)、斑点免疫金银染色(Dot-IGSS)等方法,检测患者血清中的抗体,也取得了较好效果。目前,国内已有多种商品化快速ELISA诊断试剂盒。

4. 影像学检查 在B型超声图像上该病呈多种异常改变,如肝内光点粗密欠均,胆管不同程度扩张,胆管壁增厚,回声增强等。尽管特异性不强,仍不失为较好的辅助诊断和疗效考核的方法之一。CT扫描也为该病的诊断提供了可靠依据。

5. 其他检查方法 血常规、肝功能、生化检查等,为诊断提供参考指标。一些学者已从华支睾吸虫cDNA文库中,筛选出目的基因,真核表达的重组蛋白能被华支睾吸虫病患者及感染动物血清识别,对本病的诊断具有潜在的应用价值。

【流 行】

本病主要分布于中国、日本、韩国、朝鲜和越南等东南亚国家以及俄罗斯远东地区。近年来,由于移民的迁入,在一些非流行区和发达国家(包括北美和西欧)该病的病例报告也越来越多。我国除新疆、内蒙古、甘肃、青海、西藏、宁夏等尚未报道外,包括台湾、香港特别行政区在内的27个省、自治区、直辖市均有不同程度的流行。南方以广东和广西,特别是珠江三角洲一带为重流行区;北方以黑龙江、吉林、辽宁等省流行严重;长江流域、黄淮流域及部分丘陵地带呈轻、中度流行。根据2001~2004年全国人体重要寄生虫病现状调查表明,流行区华支睾吸虫感染率为2.40%,食源性寄生虫病中最有代表性的华支睾吸虫病感染率比1990年上升了75%,其中广东、广西、吉林3省(区)分别上升了182%、164%和630%。广西壮族自治区的一些县市,本病的感染率接近50%。华支睾吸虫病已成为流行区严重的公共卫生问题。

1. 传染源 患者、带虫者以及感染的保虫宿主均是传染源。在大多数疫区,人、畜、兽3种传染源并存。保虫宿主种类多,分布范围广,常见的有猫、犬和猪,此外还有鼠类、野猫、狐狸、貂、水獭、獾及鸭等。豚鼠、家兔、大鼠、海狸鼠、仓鼠等多种哺乳动物可实验性感染。

2. 中间宿主 华支睾吸虫有广泛的生态环境,其第一中间宿主淡水螺种类很多,我国已证实有4科6属8种。常见的有:纹沼螺(*Parafossarulus striatulus*)、长角涵螺(*Alocinma longicornis*)和赤豆螺(*Bithynia fuchsianus*),均为河渠、沟塘中小型螺类,适应能力强。螺类的感染程度各地报道不一,且感染率随季节变化,毛蚴感染赤豆螺一般以5~10月为高。第二中间宿主为淡水鱼、虾类。已证实的淡水鱼宿主有16科71属139种,我国具102种,其中绝大多数为鲤科淡水鱼,以草鱼(白鲩,*Ctenopharyngodon idellus*)、青鱼(黑鲩,*Mylopharyngodon piceus*)、鲤鱼(*Cyprinus carpio*)、鲢鱼(*Hypophthalmichthys molitrix*)、鳙鱼(大头鱼,*Aristichthys nobilis*)、鲮鱼(*Cirrhinus molitorella*)、鳊鱼(*Parabramis pekinensis*)和鲫鱼(*Carassius auratus*)等最为重要。野生小型鱼类如麦穗鱼(*Pseudorasbora parva*)、克氏鲦鱼(*Hemiculter kneri*)等不仅感染率高,感染度也较重,如台湾省日月潭地区、黑龙江省东部地区的麦穗鱼感染率可高达100%,囊蚴可遍布鱼全身,以背部肌肉和鱼皮分布最多。此外,淡水虾:如细足米虾(*Caridina nilotica gracilipes*)、巨掌沼虾(*Macrobrachium superbum*)、中华长臂虾(*Palaemonstes sinensis*)的肌肉内也可有囊蚴寄生。

3. 感染方式及易感人群 粪便处理不当,如直接在水中刷洗马桶,或者在鱼塘上建造厕所及动物随意便溺等,使虫卵有机会入水,为该病传播的重要环节;水中同时存在第一、第二中间宿主,是虫卵得以继续发育的必要条件;生食或半生食鱼、虾是导致华支睾吸虫病流行的根本原因。

实验证明,厚度约1mm鱼肉片中的囊蚴,在90℃水中1秒即死,70℃和60℃时分别需6秒和15秒。囊蚴在食醋(3.36%醋酸)中可存活2小时,在酱油(19.3% NaCl)中可存活5小时。在烧、烤、烫或蒸全鱼时,可因温度和时间不足或鱼肉过厚等原因,囊蚴不能被全部杀死。

人群对本虫普遍易感,感染率的高低与饮食习惯密切相关。男性感染者多于女性。各年龄段人群均可感染,最小者仅3个月,最大者87岁。成人感染方式以食“鱼生”为主,如我国广东、香港和台湾等地居民有食生鱼片、鱼生粥或烫鱼片的习惯,东北地区的居民有生拌鱼肉佐酒的习惯。儿童感染则与在野外食用烧烤未熟透的鱼虾有关。此外,食入“醉虾”,切生鱼和熟食的刀、砧板不分,用盛生鱼的器皿盛熟食,抓鱼后不洗手,用口叼鱼,或饮用被囊蚴污染的水等,均可造成感染。

【防 治】

1. 控制传染源 积极治疗患者和带虫者。首选药物为吡喹酮(praziquantel)。对吡喹酮耐受者,选用阿苯达唑(albendazole),该药具有疗效较好、

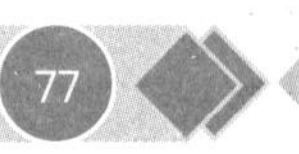

副作用轻、价廉等优点。值得关注的是,三苯双脒(tribendimidine)、蒿甲醚(artemether)和青蒿琥酯(artesunate)为近年来发展与研究的抗华支睾吸虫新药。扫描电镜观察,三种药物及吡喹酮对该虫皮层损害均存在差异,提示它们的抗虫作用机制有所不同,从而为联合用药治疗提供了依据。对仓鼠、大鼠的实验证实,这几种药物小剂量联合伍用具有增效作用。三苯双脒、蒿甲醚、青蒿琥酯已用于临床,且不良反应少或轻微,均有望成为今后治疗本病的候选药物。

2. 加强粪便管理 防止未经无害化处理的人畜粪便入水。禁止在鱼塘上或周围修建厕所,以防虫卵污染水体。定期治理鱼塘、药物灭螺。

3. 开展健康教育 在易感人群中普及本病的防治知识,使人们真正了解本病的危害及传播途径,改进烹调方法,不食生的或未熟的鱼、虾,注意生、熟食品的厨具分开使用。不用未经煮熟的鱼、虾喂猫、犬、猪等动物。掌握正确的烹调方法和改变饮食习惯,是预防本病的关键。

(蔡连顺)

第3节 布氏姜片吸虫

学习与思考

(1) 人如何感染布氏姜片吸虫?成虫寄生在人体什么部位?

(2) 布氏姜片吸虫卵有什么特点?如何提高粪便中虫卵的检出率?

(3) 如何预防布氏姜片吸虫感染?

布氏姜片吸虫[*Fasciolopsis buski* (Lankester, 1857) Odhner, 1902]俗称姜片虫,隶属棘口目(Echinostomatida)、片形科(Fasciolidae)。该虫是寄生在人、猪小肠内的大型吸虫,可引起姜片虫病(fasciolopsiasis)。我国早在1600多年前的东晋时期就有该虫的记述。祖国医书中称之为"赤虫"、"肉虫"。姜片虫病流行于亚洲,又称亚洲大型肠吸虫(Asia giant intestinal fluke)。本病在我国分布广泛。

【形 态】

1. 成虫 虫体硕大,肥厚,背腹扁平,形似姜片。活体肉红色,死后呈灰白色。体长20~75mm,宽8~20mm,厚0.5~3mm,体表有皮棘。口吸盘小,直径约0.5mm,位于虫体前端;腹吸盘紧靠口吸盘后方,比口吸盘大4~5倍,呈漏斗状,其肌肉发达。消化道开口在口吸盘中央,咽和食道很短,肠支在腹吸盘前分成两支,分别沿虫体两侧蜿蜒至末端。睾丸两个,高度分支呈珊瑚状,前后排列于虫体后半部;阴茎袋呈长袋形,内有储精囊、射精管、前列腺和阴茎。卵巢分3支,每支又分细支,位于体中部稍前;无受精囊;子宫管状、盘曲于卵巢与腹吸盘之间;卵黄腺颗粒状,很发达,分布于自腹吸盘水平后虫体的两侧。生殖腔位于腹吸盘前缘,内有雌、雄生殖孔(图7-9)。

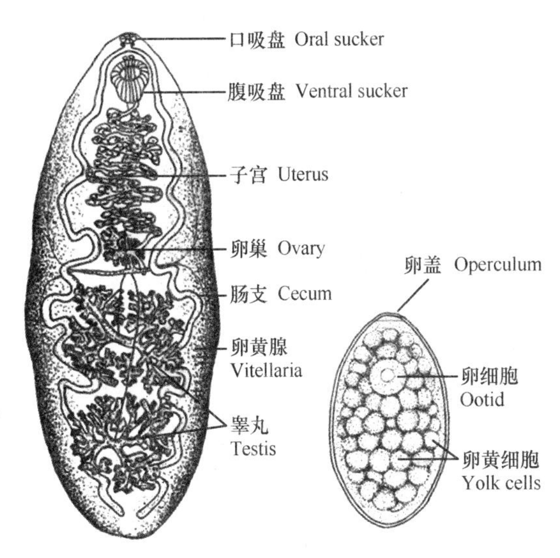

图7-9 布氏姜片吸虫成虫和虫卵形态

Morphology of *Fasciolopsis buski* adult and egg

2. 虫卵 虫卵呈椭圆形,淡黄色,大小(130~140)μm×(80~85)μm,为人体最大的寄生虫卵。卵壳较薄,虫卵前端有一不明显的卵盖。卵内含1个卵细胞和20~40个卵黄细胞(图7-9)。

【生 活 史】

布氏姜片吸虫生活史包括虫卵、毛蚴、胞蚴、母雷蚴、子雷蚴、尾蚴、囊蚴、童虫和成虫9个阶段。终宿主是人和猪(或野猪),后者还是重要的保虫宿主。中间宿主是扁蜷螺(*Segmentina* spp.)。主要传播媒介为菱角、荸荠、茭白、水浮莲、浮萍等水生植物。

成虫寄生于终宿主小肠上段。每条成虫每天产卵量1.5万~2.5万个,虫卵随粪便排出体外。当虫卵落入水中,在适宜的温度(26~32℃)下,经3~7周孵出毛蚴。毛蚴侵入扁蜷螺体内,先发育为胞蚴,然后经母雷蚴、子雷蚴阶段,最终形成大量尾蚴。成熟尾蚴逸出螺体,附着于淡水植物或水表的其他物体表面,分泌成囊物质并脱去尾部形成囊蚴。从毛蚴进入扁蜷螺至尾蚴逸出,约需45天。人或猪因食用含活囊蚴的水生植物而感染。囊蚴在终宿主小肠内脱囊,逸出的童虫吸附于小肠黏膜上,吸取小肠内营养物质,经1~3个月发育为成虫(图7-10)。成虫寿命约1年,长者可达4.5年。

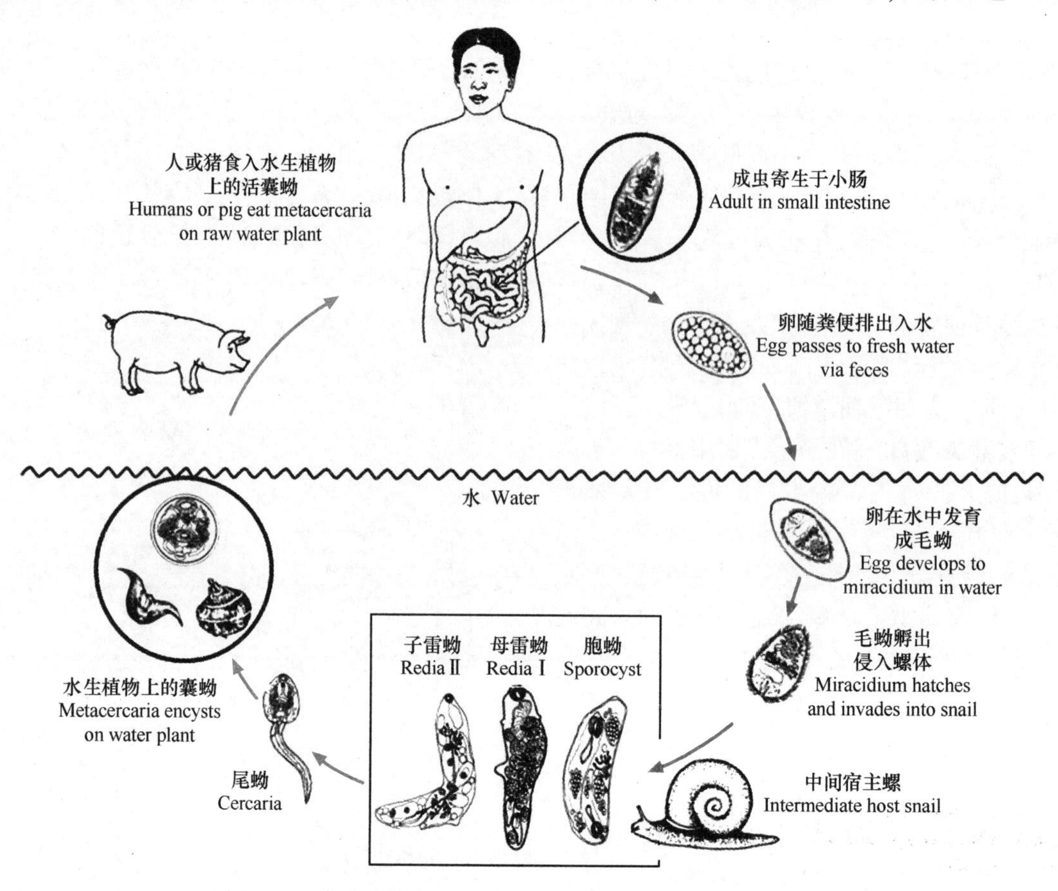

图7-10 布氏姜片吸虫生活史 Life cycle of *Fasciolopsis buski*

Fasciolopsis buski adult lives in the small intestine of definitive host, humans or pigs. Each worm produces 15 000 to 25 000 eggs daily. The eggs are passed in the host's feces. Three to seven weeks later, miracidia hatch from egg in the fresh water and invade into the intermediate host Planorbidae snails where the miracidia undergo several developmental stages (sporocysts, mother rediae, daughter rediae and cercariae). The mature cercariae emerge from the snail and encyst as metacercariae on the surface of aquatic plants. Humans are infected by ingesting the aquatic plants contaminated by metacercariae. After ingestion, the metacercariae excyst in the duodenum and attach to the intestinal wall. There they develop into adults in 1 to 3 months. The adults have a life span of about one year.

【致 病】

姜片虫的致病作用是以成虫的机械性损害和虫体代谢产物引起的超敏反应为主。

成虫的腹吸盘肌肉发达,吸附于小肠黏膜,导致局部炎症、出血、水肿,甚至发生溃疡或脓肿。病变部位可见中性粒细胞、淋巴细胞和嗜酸粒细胞浸润。若附着于小肠上段肠壁的虫体数量多,可影响肠黏膜对营养物质的消化与吸收功能。大量虫体寄生还可引起肠梗阻。此外,虫体的代谢产物、分泌物也可引起宿主的超敏反应和血中嗜酸粒细胞增多。感染者的临床表现与感染度、机体的营养状况及体质差异有关,轻度感染者一般无明显症状和体征。姜片虫病患者的临床表现主要是消化不良、腹痛和腹泻。在营养状况不良时,反复中度感染者,尤其是儿童,可出现低热、贫血、水肿、腹水、发育障碍和智力减退等。严重患者可因衰竭、虚脱而死亡。

【诊 断】

姜片虫感染的确诊依据主要是从粪便中检查出虫卵。常用方法有直接涂片和沉淀集卵法,前者检查3张涂片的检出率可达90%左右,后者可显著提高虫卵检出率。改良加藤法也有较高检出率,而

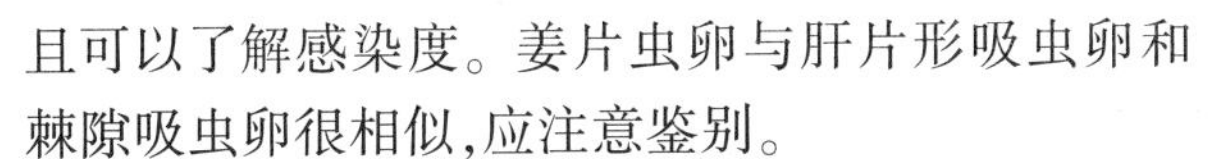

且可以了解感染度。姜片虫卵与肝片形吸虫卵和棘隙吸虫卵很相似，应注意鉴别。

若在呕吐物或粪便中发现成虫也可确诊。

免疫学方法检查可采用皮内试验和ELISA法，对于感染早期或流行病学普查有辅助诊断价值。但临床诊断，免疫学方法不常使用。

【流 行】

姜片虫病是人、猪共患寄生虫病，主要流行于亚洲的温带和亚热带国家，如印度、孟加拉国、越南、老挝、柬埔寨、泰国、印度尼西亚、马来西亚、菲律宾、朝鲜、日本和中国。本病主要分布在种植可供生食的水生植物的地区。国内，本病主要流行在中部与南部地区，19个省、自治区、直辖市有报道，多呈点状分布。据2002~2004年全国人体重要寄生虫病现状调查，我国人群的姜片虫感染率为0.006%~0.15%，个别地区0.39%，较20世纪90年代前明显下降。一般以农民感染率最高，青少年多见。

中间宿主的存在是本病流行重要因素之一。已知有10多种扁蜷螺可作为姜片虫的中间宿主，我国主要有凸旋螺（*Gyraulus convexiusculus*）、大脐圆扁螺（*Hippeutis umbilicalis*）、尖口圈扁螺（*H. cantori*）及半球多脉扁螺（*Polypylis hemisphaerula*）。这些扁蜷螺广泛分布于池塘、沼泽、沟渠、水田、湖泊及河流沿岸，常栖息于植物的叶下。水生植物是重要传播媒介，姜片虫尾蚴可附着于水生植物表面形成囊蚴，故生食含有活囊蚴的水生植物，如水红菱、大菱、荸荠、茭白等是人体感染的主要方式。实验表明姜片虫尾蚴也可在水面成囊，因此，饮生水也可感染。猪是姜片虫最重要的保虫宿主，猪的感染率和流行区均大于人，这与居民用一些水生植物（如蕹菜、水浮莲、槐叶萍、日本水仙等）作为青饲料喂猪有关。据报道，野猪及犬也有自然感染。用人、猪的新鲜粪便给水生植物施肥，增加了虫卵入水的机会，也是姜片虫病流行的重要因素。

【防 治】

预防姜片虫感染，首要把住“病从口入”关，通过开展健康教育，不要生食未经洗刷和沸水烫过的水生植物，不饮用河塘生水。同时要加强粪便管理，防止人、猪粪便污染水体。勿用新鲜的水生青饲料喂猪。

在流行区开展普查普治工作，对感染姜片虫的人和猪进行驱虫治疗。吡喹酮为首选药物，槟榔煎剂也有较好的驱虫效果。

第4节 并殖吸虫

学习与思考

（1）简述卫氏并殖吸虫成虫和虫卵的形态特点。

（2）卫氏并殖吸虫生活史需要哪些宿主？哪些宿主在传播上起重要作用？

（3）卫氏并殖吸虫是如何感染人的？成虫主要寄生在什么部位？

（4）斯氏并殖吸虫如何感染人体？其致病特点是什么？

并殖吸虫（*Paragonimus*）隶属于斜睾目（Plagiorchiida）、并殖科（Paragonimidae）。因成虫雌、雄生殖器官左右并列而得名。迄今，各国报道的并殖吸虫有50多种，其中我国报道32种。并殖吸虫成虫主要寄生于人和哺乳动物的肺，故又称肺吸虫（lung fluke），引起并殖吸虫病（paragonimiasis），或称肺吸虫病（lung fluke disease），是重要的人兽共患病之一。在我国，对人体致病的并殖吸虫主要有：卫氏并殖吸虫（*Paragonimus westermani*）、斯氏并殖吸虫（*Paragonimus skrjabini*）、异盘并殖吸虫（*Paragonimus heterotremus*）等。

一、卫氏并殖吸虫

卫氏并殖吸虫［*Paragonimus westermani*（Kerbert，1878）Braun，1899］是并殖吸虫病的主要病原体，以引起宿主肺部囊肿为主要特征，是我国主要并殖吸虫之一。

【形 态】

1. 成虫 虫体肥厚，背面稍隆起，腹面扁平。活虫红褐色，因伸缩活动其体形多变。固定后虫体呈半粒黄豆状，长7.5~12mm，宽4~6mm，厚3.5~5mm，长宽之比约2∶1。除口吸盘、腹吸盘、生殖孔及其临近部位外，虫体表面布满细小尖刀形体棘。口吸盘位于虫体前端，腹吸盘位于体中横线之前缘，两吸盘大小相近。消化器官包括口、咽、食道和肠支，两肠支沿虫体两侧波浪式向后延伸至后端，以盲端终止。睾丸2个，指状分支，左右并列于虫体后1/3处。卵巢分5~6叶；子宫盘曲成团，与卵巢并列于腹吸盘稍后；卵黄腺发达，由许多密集的卵黄滤泡组成，分布在虫体两侧。生殖孔位于腹吸盘后缘。排泄孔位于虫体末端腹面（图7-11）。

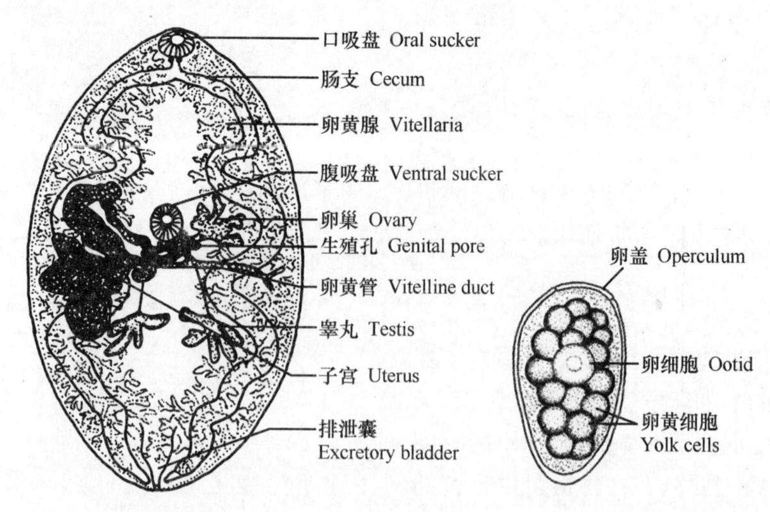

图 7-11 卫氏并殖吸虫成虫与虫卵的形态 Morphology of *Paragonimts westermcani* adult and egg

2. 虫卵 椭圆形，近卵盖端较宽，后端稍窄。金黄色，大小(80～118)μm×(48～60)μm。卵盖大而明显，扁平，略倾斜。卵壳厚薄不均，一般近卵盖端较薄，无盖端多增厚。卵内含 1 个卵细胞和 10 余个卵黄细胞(图 7-11)。

【生 活 史】

卫氏并殖吸虫的终宿主是人和多种肉食性哺乳动物。第一中间宿主为黑贝科和蜷科淡水螺类，第二中间宿主为淡水蟹和蝲蛄。生活史过程有卵、毛蚴、胞蚴、母雷蚴、子雷蚴、尾蚴、囊蚴、童虫和成虫 9 个阶段。

成虫寄生于肺组织，产出的虫卵经支气管、气管随痰吐出或咽下后随粪便排出。虫卵入水后，在适宜的温度(25～28℃)下，经 3 周左右的发育形成毛蚴并孵出。毛蚴主动侵入第一中间宿主黑贝科和蜷科淡水螺类体内，经胞蚴、母雷蚴、子雷蚴的发育和无性生殖，形成大量尾蚴。尾蚴体部较大，尾部呈小球形。成熟的尾蚴逸出螺体，可主动侵入或被吞入第二中间宿主淡水溪蟹或蝲蛄体内发育为囊蚴。囊蚴呈球形或近球形，乳白色，直径 300～400μm；有外薄内厚 2 层囊壁，内含后尾蚴；光学显微镜下可见黑色排泄囊和 2 支弯曲肠支。终宿主因生食或半生食含有活囊蚴的淡水蟹或蝲蛄而感染。

囊蚴在终宿主小肠上段经消化液作用而脱囊，并发育为童虫。童虫依靠虫体强力伸缩活动和前端腺体分泌物作用，穿过肠壁进入腹腔，并徘徊于腹腔脏器与腹腔之间，或侵入邻近组织或腹壁，1～3 周后穿过膈肌，经胸腔入肺，最后定居于肺内形成虫囊，经 60～80 天发育为成虫并产卵(图 7-12)。一个虫囊内常见 2 条成虫寄生。

童虫在宿主体内移行的过程中，可侵入肺以外的组织器官如皮下、肝、脑、脊髓等处引起异位寄生。成虫也可从虫囊穿出，在宿主体内窜扰。从囊蚴感染至成虫产卵，需 2 个多月。成虫寿命一般为 5～6 年，个别可达 20 年。

The adult worm most often lives in the lungs of the human and other predacious mammal. The eggs, produced by the worms, are passed in the sputum or swallowed and passed in the host's feces. One to two weeks later, miracidia develop in the egg and hatches in fresh water. The miracidia invade into the first intermediate host *Melania* snails and undergo several developmental stages (sporocysts, mother rediae, daughter rediae and cercariae). The mature cercariae are released and infect the second intermediate host, a crab or crayfish and develop into metacercariae. The definitive host will get an infection via consumption of raw or undercooked crabs or crayfishes that harbor metacercariae. The metacercariae excyst in the host's small intestine and the young worms penetrate through the host's small intestine wall into the peritoneal cavity, then through the diaphragm into the lungs, where they become encapsulated and develop into adults. The worms can also reach other organs and tissues, such as subcutaneous tissues, striated muscles, brain, liver, capsula cordis and spinal cord. Further ectopic parasitism occurs. The adults have usually a life span of 5 to 6 years in humans, even up to 20 years.

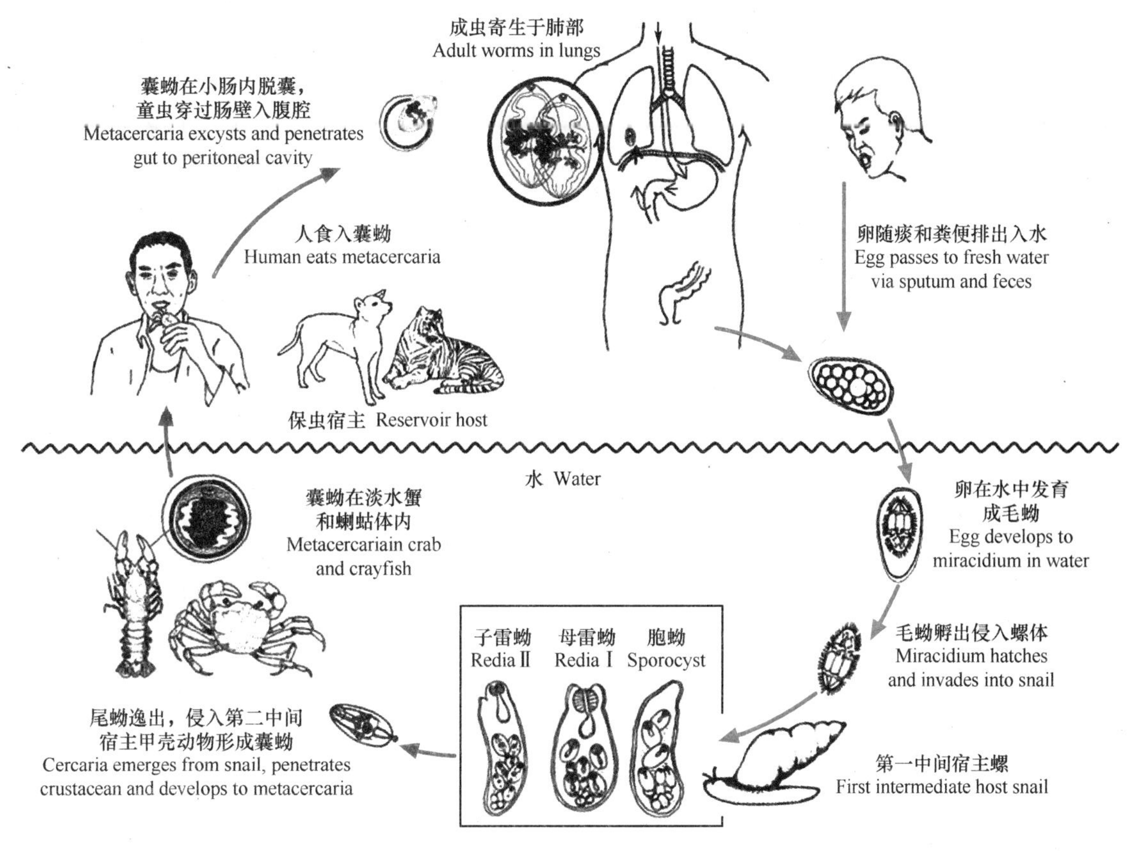

图 7-12 卫氏并殖吸虫生活史 Life cycle of *Paragonimus westermani*

【致 病】

致病主要由童虫或成虫在组织器官内移行及寄居所引起。其病变发展过程分急性期和慢性期。

1. 急性期 感染早期，童虫在组织器官中窜扰引起机械性损伤和超敏反应。脱囊后的童虫穿过肠壁引起局部出血性、纤维素性炎症或形成脓性窦道；童虫在腹腔内徘徊时可致腹水混浊或呈血性，内含大量嗜酸粒细胞；侵入腹壁可引起出血性或化脓性肌炎；童虫在肝表面窜扰、穿过肝组织、脾或横膈，均可引起局部炎症、出血；虫体进入胸腔可致胸膜炎及胸腔积液。

2. 慢性期 大多数患者的早期症状不明显，发现时已进入慢性期。此期由虫体侵入肺组织以后所致。其病变过程大致可分为3期：

（1）脓肿期：虫体在肺组织内移行，造成组织损伤、点状或片状出血及继发感染。肉眼可见病变处呈隧道状或窟穴状。病灶出现以中性粒细胞和嗜酸粒细胞为主的炎性渗出，继之在病变周围产生肉芽组织而形成薄膜状脓肿壁。X线检查肺部可见边缘模糊、界限不清的浸润性阴影。

（2）囊肿期：脓肿内大量炎症细胞浸润，组织坏死、液化后形成赤褐色黏稠性液体，内含夏科-雷登结晶（Charcot-leyden crystal）和大量虫卵。病灶四周肉芽组织增生使囊壁变厚，形成结节状虫囊，X线显示边缘清楚的结节状阴影。若囊肿之间相互沟通，可形成多房性囊肿，X线则显示多房性囊肿样阴影。

（3）纤维瘢痕期：虫体死亡或转移，囊肿内容物通过支气管排除或逐渐被吸收，继而肉芽组织填充囊腔，最后纤维化形成瘢痕。X线显示硬结性或索条状阴影。

以上3期病变常可同时见于同一肺叶中。

【临 床 表 现】

本病的临床表现与感染的时间、程度、损伤部位以及宿主的免疫力有关。由于虫体的移行、窜扰和定居，可造成人体多种组织、器官的损伤，新旧病变可同时存在，故临床表现复杂多样。

1. 急性并殖吸虫病 患者在感染后数天至1个月可出现急性期症状。重度感染者在第2天，甚至2~4小时即可发病，发病急，可有高热、腹痛、胸痛、咳嗽、肝大及全身过敏性荨麻疹等。轻度感染者仅表现为食欲缺乏、乏力、腹痛、腹泻、低热等。

血象检查:白细胞增多,嗜酸粒细胞明显升高,一般为20%~40%,高者可达80%以上。

有些患者无明显症状和体征,但多种免疫检测阳性,称亚临床型。

2. 慢性并殖吸虫病 按被侵害的组织器官不同,临床分型主要有:胸肺型、腹肝型、皮下型及脑脊髓型等。

胸肺型最常见,以咳嗽、胸痛、烂桃样或铁锈色血痰为典型临床表现;痰中含有虫卵和夏科-雷登结晶,X线肺部检查有典型改变;虫体在胸腔窜扰时,可致渗出性胸膜炎、胸腔积液、胸膜粘连,还可引起心包炎和心包积液。腹肝型约占1/3病例,常见于儿童;患者可有腹痛、腹泻、便血、肝大、肝区痛及肝功能受损,偶可引起腹膜炎和腹水。皮下型约占10%病例,主要表现为游走性皮下包块,包块大小不一,直径1~3cm,皮肤表面正常,多见于腹壁、胸背、头颈部,亦可见于体表其他部位。脑脊髓型占10%~20%病例,多见于青少年;临床表现因虫体侵犯脑脊髓的部位、病理改变的程度不同而复杂多变,某些神经系统症状亦难用一个病灶解释;患者常出现阵发性头痛、癫痫发作、偏瘫和颅内压增高等,亦可有视力障碍、脑膜炎、蛛网膜下腔出血等;少数病例因虫体侵入脊椎管,压迫或损害脊髓,可引起下肢感觉和运动障碍,甚至截瘫。

由于虫体可侵犯人体各系统器官,临床表现多样化,有些患者可同时或先后存在以上多种类型的损害,应注意鉴别。

【诊 断】

1. 病原学检查 从痰液或粪便中检出虫卵即可确诊。痰液经10%氢氧化钠溶液处理后,离心沉淀、镜检,检出率较高。粪便检查可采用直接涂片法或沉淀法。此外,从皮下包块或结节中检获虫体或虫卵也可确诊。

2. 免疫学检测 皮内试验常用于普查筛选,阳性符合率高达95%以上,但假阳性和假阴性较高。检测血清特异性抗体或抗原有辅助诊断价值;ELISA法的敏感性高,阳性符合率可达90%~100%,是目前较常用的方法;酶联免疫吸附抗原斑点试验(AST-ELISA)检测血清中循环抗原,有较高的敏感性和特异性,阳性率可达98%以上,可用于早期诊断、疗效考核及预后判定。

此外,间接血凝试验、间接荧光抗体试验、后尾蚴膜试验、纸片固相放射免疫吸附试验及最近发展的杂交瘤技术、免疫印迹技术、生物素-亲和素系统等均可用于本病的诊断。

3. 分子生物学检测 DNA探针、PCR法和实时荧光PCR等技术已应用于本病诊断,特异性强,敏感性高。

胸肺型、脑脊髓型肺吸虫病还可用X线及CT检查,辅助诊断。

【流 行】

卫氏并殖吸虫呈世界性分布,日本、朝鲜、韩国、泰国、中国、马来西亚、印度、菲律宾、俄罗斯、非洲、南美洲均有报道。在我国,迄今除西藏、新疆、内蒙古、青海、宁夏、广西未见病例报道以外,其他26个省、市均存在此虫。

国内存在溪蟹型和蝲蛄型两类疫区。前者呈点状分布,易于控制;后者仅分布于东北3省,由于当地居民嗜好生食或半生食蝲蛄及其制品,该病成为某些局部地区的多发病与常见病。

本病的传染源为患者、带虫者和保虫宿主。许多肉食性动物,如犬、猫、虎、豹、狼、狐、果子狸、鼬獾、食蟹猴等均可感染此虫,是重要传染源。在该病的自然疫源地,感染的野生动物是主要传染源。经证实,野猪、猪、野鼠、兔、鸡、鸟等可作为转续宿主,它们在流行病学上也有重要意义。

第一中间宿主是黑螺科(Melaniidae)和蜷科淡水螺类,包括放逸短沟蜷(*Semisulcospira libertina*)、黑龙江短沟蜷(*S. amurensis*)、瘤拟黑螺(*Melanoides ruberculata*)、斜粒粒蜷(*Tarebia granifera*)等。第二中间宿主为淡水蟹类,如溪蟹(*Potamon* spp.)、华溪蟹(*Sinopotamon* spp.)、拟溪蟹(*Parapotamon* spp.)、石蟹(*Isolapotamon* spp.)和蝲蛄(*Cambaroides* spp.)等。黑螺科和蜷科淡水螺类与淡水蟹或蝲蛄常共同栖息于水流清澈、多卵石的山溪或小河,故本病多流行于山区和丘陵地带。

本病属于食源性寄生虫病。流行区的居民常有生食或半生食溪蟹或蝲蛄的习惯,如吃腌蟹、醉蟹、烤蝲蛄、蝲蛄酱、蝲蛄豆腐等,易于食入活囊蚴而感染。生吃或半生吃野猪、家猪、鸡、蛙等转续宿主的肉,也是本病的感染方式之一。此外,受感染的溪蟹或蝲蛄死亡后囊蚴可脱落水中,故饮生水也可能导致感染。

【防 治】

健康教育是预防本病的最重要措施,不生食或

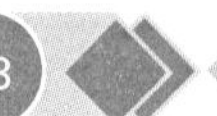

半生食淡水蟹、蝲蛄及其制品，不饮生水；加强粪便管理，不随地吐痰，防止虫卵入水。治疗患者和带虫者，治疗或捕杀保虫宿主，以消除或控制传染源。目前缺乏有效的疫苗预防此病。

吡喹酮是目前治疗并殖吸虫病的首选药物，具有疗效高、毒性低、疗程短等优点。但对于脑型或较重型肺吸虫病，可能需要2个或多个疗程。三氯苯达唑(triclabendazole)实验治疗犬卫氏并殖吸虫病有很好的疗效，杀虫率高达98.5%。皮下包块或压迫脑脊髓的虫体结节可行手术切除。

二、斯氏并殖吸虫

斯氏并殖吸虫(*Paragonimus skrjabini* Chen, 1959)同种异名：斯氏狸殖吸虫[*Pagumogonimus skrjabini* (Chen, 1959) Chen, 1963]，由陈心陶(1959)首次报道，为中国独有虫种。成虫主要寄生于果子狸、猫、犬等动物肺部。人为该虫的非适宜宿主(non-permissive host)，童虫在人体内引起幼虫移行症。

【形 态】

成虫体窄长，梭形，大小为(11.0～18.5)mm×(3.5～6.0)mm；长宽比例为(2.4～3.2)：1，虫体最宽处在腹吸盘稍下水平。腹吸盘位于虫体前1/3处，略大于口吸盘。卵巢呈珊瑚状分支。子宫盘曲成团，与卵巢并列于腹吸盘后。睾丸2个，可分多叶，左右并列于虫体中、后部(图7-13)。虫卵的形态特征与卫氏并殖吸虫卵相似，但稍小，大小(71～81)μm×(45～48)μm。

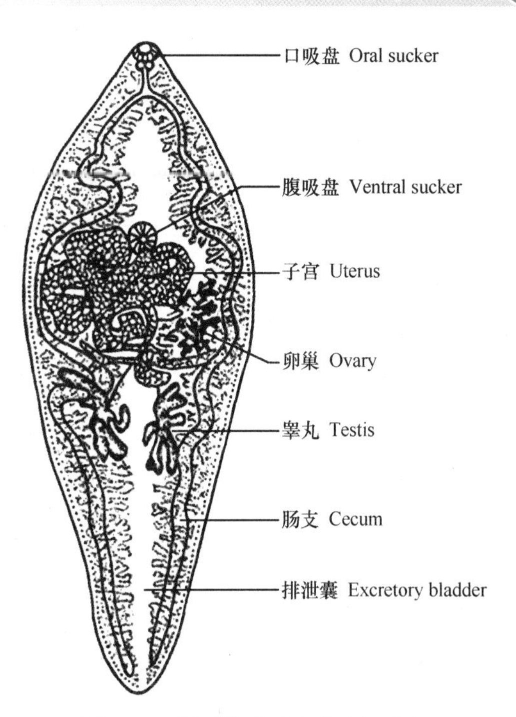

图7-13 斯氏并殖吸虫成虫的形态
Morphology of *Paragonimus skrjabini* adult

【生 活 史】

生活史与卫氏并殖吸虫相似。终宿主为猫科、犬科、灵猫科多种家养与野生动物，如果子狸、猫、豹猫、犬、狐狸、貂等。人不是本虫的适宜宿主，绝大多数虫体在人体内处于童虫阶段。第一中间宿主属圆口螺科的小型及微型螺类，如拟钉螺(*Tricula* spp.)、小豆螺(*Bythinella* spp.)等。第二中间宿主为多种华溪蟹(*Sinopotaman* spp.)和石蟹(*Isolapotamon* spp.)等。蛙、鼠、鸡、鸭、鸟等可作为本虫的转续宿主。人因生食或半生食含囊蚴的淡水蟹或食入未熟的转续宿主肉类而感染。

【致病与诊断】

该虫是人兽共患以兽为主的致病虫种。其致病主要是由童虫在组织器官中移行所引起的机械性损伤和代谢产物等引起的免疫病理反应。在人体内，虫体多数停滞在童虫阶段，到处窜扰，引起幼虫移行症(larva migrans)。可分为皮肤型和内脏型两种。

皮肤型主要表现为游走性皮下包块或结节，大小一般为1～3cm，也有大如鸡蛋者，多为单个，偶为多个或成串；其形状呈球形或长条形，多紧靠皮下，边界不清，皮肤表面无明显红肿。皮下包块或结节常见于胸背部、腹部，亦可见于头颈部、四肢、臀部、腹股沟、阴囊及腋窝等处。活检可见隧道样虫穴，有时可查见虫体。

内脏型因童虫侵犯的器官不同而表现各异。侵犯肝时可有肝区痛、肝大及肝功能损害等表现。侵犯胸、肺时，可出现咳嗽、咳痰、胸痛、胸腔积液等。近年来屡有报道本虫进入人体肺并发育成熟产卵，引起的胸、肺损害与卫氏并殖吸虫病相似。如侵犯其他器官，则有相应临床表现。除了出现局部症状外，内脏型患者常有低热、乏力、食欲缺乏等全身症状。因本病临床表现多样，误诊率高，注意与肺结核、肺炎、结核性胸膜炎、肝炎等鉴别。

本病患者绝大多数查不到虫卵，皮下包块活检与免疫学检查是诊断本病的主要方法。皮下包块活检可见嗜酸性肉芽肿(eosinophilic granuloma)、坏死渗出物与夏科-雷登结晶(Charcot-leyden crystal)，如查到童虫即可确诊。外周血检查嗜酸粒细胞明显增高。免疫学检测有重要诊断价值。皮内试验具有较高的敏感性和特异性，常用于流行病学调查；ELISA 和 Dot-ELISA 是目前广泛应用于诊断本病的血清学方法，敏感性高、特异性强；其他如后尾蚴膜试验、金标免疫渗滤法、免疫印迹技术等也可用于本病的诊断。

【流行与防治】

斯氏并殖吸虫在国外尚未见报道。国内发现于甘肃、陕西、山西、河南、湖北、湖南、四川、重庆、云南、浙江、江西、广西、贵州、广东、福建等 15 个省、自治区、直辖市。一般认为，本虫分布于由青海至山东连线的南部地区。

本病的传染源不是人，而是患畜和患兽。其流行因素及防治原则与卫氏并殖吸虫病相似。

（石焕焕）

第5节 血吸虫（裂体吸虫）

学习与思考

（1）寄生于人体的血吸虫有几种？哪几种血吸虫流行广、危害大？

（2）简述日本血吸虫的生活史。

（3）为什么说日本血吸虫病是一种免疫性疾病？

（4）列举诊断日本血吸虫病的主要方法，并比较其优缺点。

（5）当前我国控制日本血吸虫病的传播与流行应采取哪些措施？

血吸虫（schistosome）亦称裂体吸虫，属鸮形目（Strigeida）、裂体科（Schistosomatidae），寄生于人及哺乳动物的静脉管中，引起血吸虫病（schistosomiasis）。寄生于人体的血吸虫有 6 种，即曼氏血吸虫（*Schistosoma mansoni* Sambon，1907）、埃及血吸虫[*S. haematobium*（Bilharz，1852）Weinland，1858]、日本血吸虫（*S. japonicum* Katsurada，1904）、间插血吸虫（*S. intercalatum* Fisher，1939）、湄公血吸虫（*S. mekongi* Voge，Bruekner & Bruce，1978）和马来血吸虫（*S. malayensis* Greer *et al.*，1988）。其中以埃及血吸虫、曼氏血吸虫和日本血吸虫所引起的疾病流行最广、危害最大。我国仅有日本血吸虫病流行。

一、日本血吸虫

日本血吸虫（*Schistosoma japonicum*）又称日本裂体吸虫，1904 年由日本学者桂田富士郎（Katsurada）在粪便中发现虫卵，并在猫的门脉及其分支血管中找到成虫而定名；1905 年，美国学者罗根（Logan）在我国湖南省常德县一名渔民的痢疾稀便中发现日本血吸虫卵。20 世纪 70 年代，在湖南省长沙马王堆西汉女尸及湖北江陵西汉男尸（公元前 163 年）体内发现典型的日本血吸虫卵，由此推断 2100 多年前，我国长江流域已有血吸虫病的流行。

【形 态】

1. 成虫 雌雄异体（dioecism），外观圆柱形、似线虫。雄虫粗短，长 10 ~ 20mm，宽 0.5 ~ 0.55mm，乳白色；虫体前端有发达的口吸盘与腹吸盘；自腹吸盘以后，虫体两侧向腹面卷曲，形成抱雌沟（gynecophoric canal）；雄虫的睾丸为圆形，一般为 7 个，串珠状排列于腹吸盘后方，生殖孔开口于腹吸盘下方（图 7-14）。雌虫较雄虫细长，长 12 ~ 28mm，宽 0.1 ~ 0.3mm；前部细于后部，口、腹吸盘不如雄虫发达；雌虫肠管内含有消化宿主红细胞残留的色素，故呈黑褐色；长椭圆形的卵巢位于虫体中部，由卵巢后端发出的输卵管绕过卵巢向前；虫体后段几乎被卵黄腺所充满，卵黄管向前延长，与输卵管汇合成卵模，并被梅氏腺所围绕；卵模与子宫相接，子宫呈长管状，内含 50 ~ 300 个虫卵，开口于腹吸盘下方的生殖孔（图 7-14）。雌虫常居留于雄虫的抱雌沟内，呈雌雄合抱状态，雌虫发育成熟须有雄虫的存在和合抱；单性雌虫甚难发育成熟；单性雄虫虽可发育成熟，但所需时间延长，体形也较小。

消化系统有口、食道、肠管，缺咽。肠管在腹吸盘前分为 2 支，向后延伸到虫体后 1/3 处汇合成单一的盲管。成虫以宿主血液为食，其肠内容物可经口排至宿主血液内。

2. 虫卵 椭圆形，淡黄色，成熟虫卵平均大小约 89μm×67μm。卵壳薄，无卵盖，卵壳的侧面有侧棘（lateral spine），其位置不固定，通常被卵壳表面附有的宿主组织残留物所掩盖。卵壳内有一薄层胚膜，内含一成熟毛蚴。毛蚴与胚膜之间，常可见大小不等的油滴状头腺分泌物（图 7-14），这些分泌物含有中性黏多糖、蛋白质和酶等，即为可溶性虫卵抗原（soluble egg antigen，SEA），可经卵壳的微管道释出。

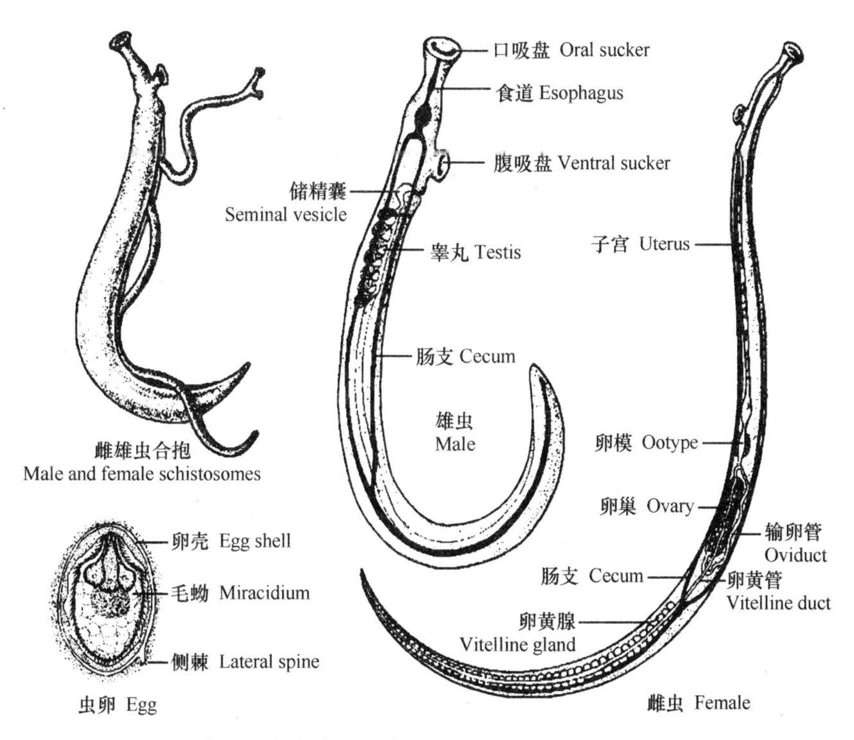

图 7-14 日本血吸虫成虫及虫卵 *Schistosoma japonicum* adults and egg

3. 毛蚴 从卵内孵出的毛蚴(miracidium)呈梨形或长椭圆形,左右对称,平均大小为 99μm×35μm,周身被有纤毛。前端的锥形突起称顶突(rostellum)或钻器。体内前部中央有 1 个袋状顶腺(apical gland),顶腺稍后的两侧有长梨形的头腺(cephalic gland),它们均开口于顶突(图 7-15)。体后部有许多胚细胞。毛蚴借助体前端腺体分泌的化学物质的作用,主动侵入钉螺体内。

4. 尾蚴 血吸虫尾蚴(cercaria)为叉尾型,长 280~360μm,由体部和尾部组成,尾部又分尾干和尾叉。体部长 100~150μm,尾干长 140~160μm。体部前端有特化的头器(head organ),其中央有 1 个大的单细胞腺体,称为头腺(head gland)。腹吸盘位于体部后 1/3 处,体中后部有 5 对单细胞钻腺,其中 2 对位于腹吸盘之前,称前钻腺(preacetabular gland),嗜酸性,内含粗颗粒,成分是钙及蛋白酶,可使角蛋白软化,并降解皮肤的表皮细胞间质、基底膜和真皮的基质等,有利于尾蚴钻入皮肤;另外 3 对位于腹吸盘之后,称后钻腺(postacetabular gland),嗜碱性,内含细颗粒,富含糖蛋白,遇水膨胀变成黏稠的胶状物粘着皮肤,有利于前钻腺分泌酶的定向流动和避免酶的流失;每个腺细胞各有一腺管(gland ducts)向前伸入头器,开口于头器前缘(图 7-15)。

【生 活 史】

日本血吸虫的生活史包括虫卵、毛蚴、母胞蚴、子胞蚴、尾蚴、童虫和成虫 7 个阶段。成虫寄生于人及多种哺乳动物的门脉-肠系膜静脉系统,借吸盘吸附于血管壁,以血液为营养。雌雄虫交配后,合抱雌虫常逆血流移行至肠黏膜下层小静脉的末梢产卵,所产虫卵大部分沉积于肠壁的小血管壁,少量随血流进入肝;在宿主肝、肠组织血管中沉积的虫卵往往呈念珠状排列。雌虫产卵时可半离开或完全离开雄虫抱雌沟,间歇性地成串产出虫卵,每条雌虫每日可产卵 300~3000 个。初产卵内含 1 个受精卵细胞、约 20 个卵黄细胞,约经 11 天,卵内的卵细胞发育为毛蚴。由于毛蚴分泌的 SEA 透过卵壳释出,破坏血管壁,并使周围肠黏膜组织发生炎症、坏死,肠蠕动、腹内压和血管内压的作用,促使肠壁坏死组织向肠腔溃破,虫卵与溃破组织落入肠腔,随粪便排出体外(图 7-16)。未排出的含毛蚴虫卵沉积于局部组织中形成肉芽肿,存活 10 天后逐渐死亡、钙化。

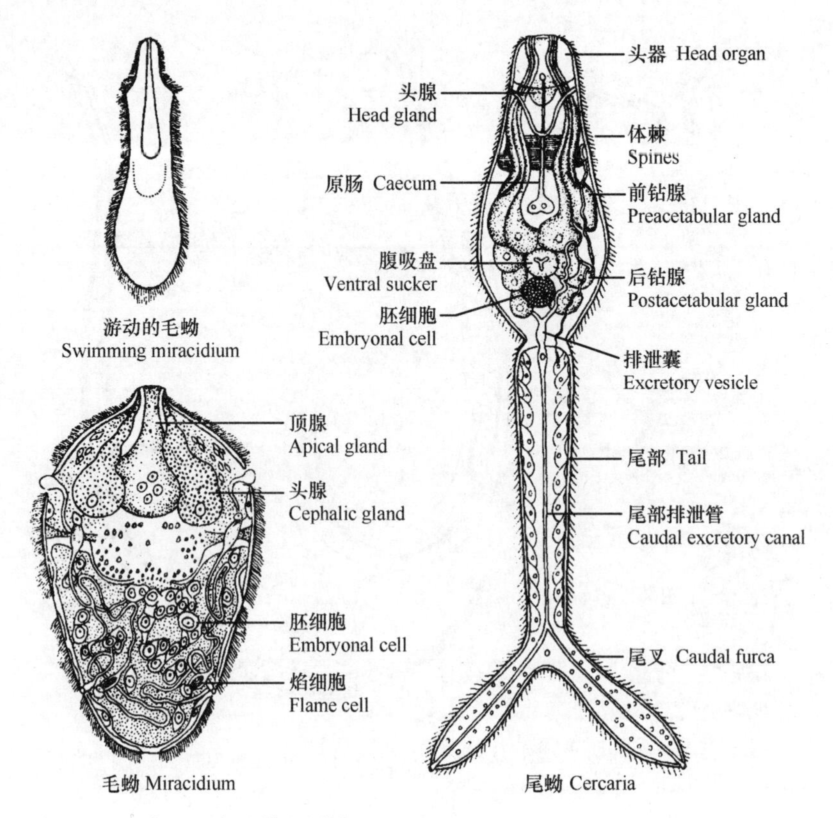

图 7-15　日本血吸虫毛蚴和尾蚴　*Schistosoma japonicum* miracidium and cercaria

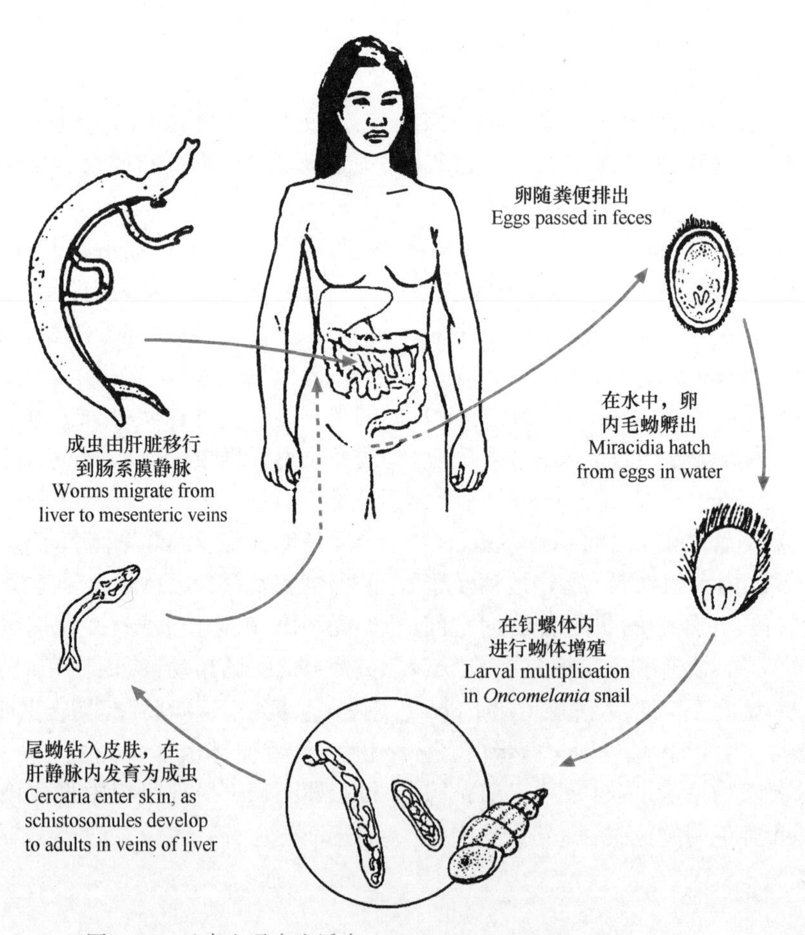

图 7-16　日本血吸虫生活史　Life cycle of *Schistosoma japonicum*

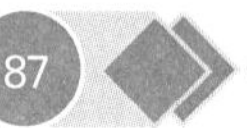

粪便内的虫卵必须进入水，在低渗环境中才能进一步孵化；毛蚴在水温5～35℃均能孵出，以25～30℃最为适宜；光照可以加速毛蚴的孵化；pH的高低也影响毛蚴的孵化，最适pH为7.5～7.8。毛蚴孵出后多分布在水表层，作直线运动，并有向光性和向上性的特点。毛蚴在水中能存活1～3天，当遇到中间宿主钉螺时，即可主动侵入螺体进一步发育、增殖。钉螺也可释放“毛蚴松”吸引毛蚴侵入钉螺。毛蚴侵入钉螺仅需数分钟，最长10多分钟；侵入后，体表纤毛脱落，胚细胞分裂，在钉螺头足部及内脏等处形成壁薄、内含胚细胞的母胞蚴。母胞蚴内的胚细胞经过分裂、生殖形成许多呈长袋状的子胞蚴。子胞蚴内的胚细胞陆续增殖，分批产生许多尾蚴。1个毛蚴钻入钉螺体内，经2代幼体生殖，产生数以万计的尾蚴（最多达10万个）。尾蚴在钉螺体内分批成熟，陆续逸出。从钉螺体内逸出的成熟尾蚴有很强的活动力，以其特征性的分叉尾部进行“8”字形运动；它们时而游到水面，时而缓慢下沉，或静止倒悬浮于水面。尾蚴受到哺乳动物皮肤温度及分泌物的刺激，通过肌性吸盘和后钻腺分泌的黏蛋白等物质的作用黏附于终宿主的皮肤上；尾蚴前钻腺分泌的酶，如弹性蛋白酶（elastase）、蛋白水解酶（proteolytic enzyme）等在钻入宿主皮肤过程中起溶解作用。尾蚴钻入皮肤非常迅速，如在20～25℃温度下，侵入小鼠和家兔皮肤仅需数秒。钻入皮肤的尾蚴脱去尾部、钻腺内容物排空，即转变为童虫（schistosomula）。

童虫在终宿主皮下组织中停留数小时，随后侵入外周毛细血管或淋巴系统，随血液循环到达右心，感染第3天移行至肺，再由左心入体循环，到达肠系膜上下动脉，大约在感染后3周，经毛细血管到肝内门静脉分支内寄生。此时的童虫开始摄食红细胞，待发育至一定程度，雌雄虫体分化、合抱并继续发育，最终逆血流移行至肠系膜下静脉及痔上静脉所属血管内寄生、交配和产卵。自尾蚴侵入到成虫成熟产卵约需24天，产出的虫卵发育成熟需11天左右，故成熟虫卵开始出现在终宿主粪便中常在感染后35天。成虫在人体内的平均寿命约4.5年，最长可活40年之久。

一般认为，雄虫可释放出性信息素（pheromone），通过合抱由体壁传递给雌虫；同时，雄虫与雌虫的营养性联系可以促进双方发育至性成熟。研究显示，TGF-β、FGF、EGF、Notch等信号转导途径的一些因子定位于雌雄虫交接的表膜处，它们相互作用促进血吸虫生长、发育与成熟。最近的研究还显示，宿主因子（包括免疫因子）可调节血吸虫的生长发育，T、B细胞均可影响血吸虫的生长发育。

Adult worms of *Schistosoma japonicum* are dioecism with separated sex. The male embraces the female into its gynecophoral canal in the definitive host. Adult settles in the mesenteric veins via the hepatic portal system. After copulation in the portal vein, the paired worms use their suckers to ascend the superior mesenteric vessels against the flow of blood. After reaching the submucosal venules, the paired females initiate oviposition. Each pair deposits 300 to 3000 eggs daily for the remainder of its 4 to 35years life span. Most eggs lodge in the venules of intestinal wall, others are carried retrograde by the portal venous system to the liver, where they become trapped in the portal triad. The specific enzymes, which are secreted by the enclosed miracidium, diffuse through the shell and digest the surrounding tissue. Ova lying immediately adjacent to the mucosal surface rupture into the lumen of the bowel and are passed to the outside in the excreta. Approximately one half of all deposited eggs reaches the lumen of the intestine and is shed from the body.

If the expelled schistosomal eggs have chance to enter fresh water, the miracidia hatch quickly. When finding an appropriate snail host, *Oncomelania hupensis*, they invade and are transformed into mother sporocysts. After about two weeks, the mother sporocyst develops asexually to form daughter sporocysts. The mother sporocyst is able to continually produce daughter sporocysts for up to six to seven weeks. There is no redial generation. About seven weeks after initial penetration by the miracidium in the snail, thousands of forked-tailed cercariae are generated asexually from the daughter sporocysts. The infective stage are the furcocercous cercariae.

When coming out from the snail, these cercariae alternately swim to the surface of the water and slowly sink toward the bottom in the first one to three days. The water containing cercariae is called infested water. Once a definitive host contacts with infested water, cercariae attach to the skin of host, discard their tails, penetrate and transform into schistosomula. Then the schistosomula enter the peripheral circulation and migrate into the heart. After leaving the right side of the heart, they wriggle their way through the pulmonary capillaries to gain access to the left heart and systemic circulation. It appears that only the small worms that enter the mesenteric arteries, traverse the intestinal capillary bed, and reach the liver by the hepatoportal system, can start to ingest erythrocytes, clasp each other between the male and female, and continue to grow. After undergoing development in a period of about three weeks in the liver sinusoids, the young parasites migrate to the walls of the gut, copulate, and begin laying eggs. It takes about 24 days from the time of penetration by cercariae to the oviposition, about 35 days until the eggs appear in feces.

【致　病】

日本血吸虫的尾蚴、童虫、成虫、虫卵以及它们的分泌物、代谢产物和死亡后的分解产物均能诱导宿主一系列免疫应答及复杂的病理变化。虫卵是血吸虫病最主要的致病阶段，其释放的SEA所导致的肉芽肿及其随后发生的纤维化是血吸虫病的最基本病变。因此，从免疫病理的角度来讲，血吸虫病是一种免疫性疾病。

1. 尾蚴性皮炎　尾蚴性皮炎（cercarial dermatitis）是血吸虫尾蚴侵入宿主皮肤后由活尾蚴的分泌物和排泄产物引起的免疫应答或毒性反应以及尾蚴在皮肤期移行死亡后引起的吞噬细胞反应性病变，临床表现为粟粒至黄豆大小的小丘疹，局部瘙痒。初次感染者，这种反应不明显；反复多次感染者反应逐渐加重，严重者可伴有全身性水肿和多形红斑。病理变化为局部毛细血管扩张、充血，伴有出血、水肿和中性粒细胞及单核细胞浸润。尾蚴性皮炎的发生机制既有速发型超敏反应，也有细胞介导的迟发型超敏反应。

2. 童虫所致肺炎　童虫在宿主体内移行可引起所经脏器的病变，以肺部病变最为明显，可使肺部发生炎症和点状出血。患者常出现咳嗽、咯血、发热、嗜酸粒细胞增多、肺部一过性及全身不适等临床表现。这与童虫的机械性损害及其代谢产物或崩解产物引起的超敏反应有关。

3. 成虫致静脉内膜炎　静脉内寄生的成虫，借助吸盘吸附于血管壁而移动，可引起静脉内膜炎和静脉周围炎，但临床表现不明显。

4. 免疫复合物型超敏反应（immune complex type hypersensitivity）　日本血吸虫寄生于人体的门脉-肠系膜静脉系统，童虫与成虫的分泌物、排泄物、代谢产物与虫卵内毛蚴的分泌物以及虫体表皮更新的脱落物均排入至血液中，并随血液循环至各组织，称循环抗原（circulating antigen, CAg）；包括在感染后第2周虫体的代谢产物、分泌物和排泄物构成的肠相关抗原（gut-associated antigens, GAA），感染后第5周成虫不断更新的表膜形成的膜相关抗原（membrane-associated antigens, MAA），以及第6周虫卵内毛蚴分泌的可溶性虫卵抗原（soluble egg antigens, SEA）。当成虫大量产卵时，循环抗原量及刺激人体产生抗体的水平急剧上升，产生大量的免疫复合物，超过了机体免疫系统的清除能力，从而沉积在肾小球等处的血管壁基底膜上；免疫复合物激活补体，使中性粒细胞集聚于复合物处；中性粒细胞吞噬免疫复合物，并释放蛋白溶解酶，造成血管及周围组织的损伤，即免疫复合物型超敏反应（Ⅲ型超敏反应）。主要病变为肾小球间质增宽，间质细胞增生，毛细血管壁及基底膜增厚等，引起肾小球肾炎。主要表现为蛋白尿、水肿、肾功能减退等。此外，在某些情况下，患者血清中发现循环的血吸虫DNA及抗DNA抗体，它们的复合物也可能沉积于肾小球而导致肾损害，此为宿主因感染血吸虫而导致的自身免疫性疾病。

5. 虫卵肉芽肿（egg granuloma）　当沉积于肝和肠壁等组织的虫卵发育成熟后，卵内毛蚴可不断分泌并释放出SEA（包括一些酶、蛋白质和糖类等）。SEA可透过卵壳微管道缓慢释放至周围组织中，24小时后即被周围的巨噬细胞（M ϕ）吞噬、处理，并呈递给辅助性T细胞（helper T cell, Th），同时分泌IL-1，激活Th产生多种淋巴因子，如：可促进T细胞各亚群增生的IL-2；能增进M ϕ吞噬功能的IFN-γ；以及嗜酸粒细胞刺激素（ESP）、M ϕ移动抑制因子（MIF）、成纤维细胞刺激因子（FSF）、中性粒细胞趋化因子（NCF）等。这些淋巴因子使嗜酸粒细胞、M ϕ、成纤维细胞及中性粒细胞等趋向、聚集于虫卵周围，与淋巴细胞形成以虫卵为中心的虫卵肉芽肿（egg granuloma）。虫卵肉芽肿系T淋巴细胞介导的Ⅳ型超敏反应，是血吸虫病的主要病变。肉芽肿的形成和发展与虫卵的发育有密切关系，虫卵尚未成熟时，其周围的宿主组织无反

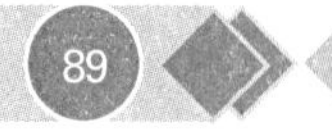

应或反应轻微(图7-17)。

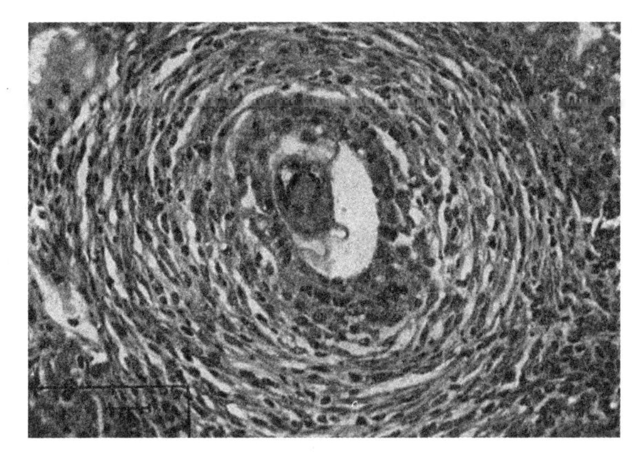

图7-17 人肝脏内血吸虫虫卵肉芽肿
Schistosome egg granaloma in human liver

日本血吸虫产卵量大,虫卵常成簇沉积于组织内,所以虫卵肉芽肿的体积大。肉芽肿的细胞成分中,含有大量的嗜酸粒细胞,常出现中心坏死,状似脓肿,称嗜酸性脓肿(eosinophilic abscess)。此外,还存在有浆细胞,浆细胞分泌抗体与虫卵抗原结合,在虫卵周围出现放射状排列的嗜伊红物质,称何博礼现象(Hoeppli phenomenon)。

随着病程进一步发展,新生肉芽组织向虫卵肉芽肿内部生长,并出现类上皮细胞层;同时,肉芽肿中的细胞成分发生变化,嗜酸粒细胞和浆细胞减少,而组织细胞、淋巴细胞和中性粒细胞相对增多。当虫卵内毛蚴死亡,其毒素作用逐渐消失,坏死物质被吸收,虫卵被破坏、变性、钙化,其周围由组织细胞转化来的类上皮细胞与异物巨细胞、淋巴细胞围绕;最后类上皮细胞变为成纤维细胞,并产生胶原纤维,肉芽肿即发生纤维化,逐渐形成瘢痕组织。

虫卵肉芽肿及其纤维化在组织血管内形成,堵塞血管,破坏血管结构,损害血管周围组织,这样的病变常见于沉积虫卵较多的肝和结肠。在结肠,纤维化的发生导致结肠壁增厚,致使虫卵不易落入肠腔,这就是慢性、晚期血吸虫病患者粪检难以查到虫卵的缘由。在肝,虫卵肉芽肿及其纤维化发生于肝门脉分支终端、窦前静脉,故肝的结构和功能一般不受影响;重度感染的患者,在肝门脉周围出现广泛的纤维组织增生,切面上可见线状白色纤维束,称干线型纤维化(pipestem fibrosis),这是晚期血吸虫病的特征性病变。由于窦前静脉广泛阻塞,导致门脉高压,患者出现肝、脾大,侧支循环,腹壁、食管及胃底静脉曲张,上消化道出血与腹水等症状,称为肝脾性血吸虫病。

虫卵肉芽肿的形成是宿主对致病因子的一种免疫应答,一方面有利于破坏、清除虫卵,也可隔离和清除虫卵释放的抗原,减少血液循环中抗原抗体复合物的形成及对机体的损伤。另一方面,这种反应对宿主的损害,纤维性瘢痕相互汇合导致肠壁纤维化、肝硬化等一系列病变。

【临床表现】

日本血吸虫病临床表现多样,主要取决于患者的感染度、免疫状态、虫卵沉积部位与治疗是否及时。根据病理及主要临床表现,可分为急性、慢性和晚期血吸虫病。

1. 急性血吸虫病 急性血吸虫病多见于无免疫力的初次重度感染的青壮年和儿童,有时也发生于大量感染尾蚴的慢性、甚至晚期患者。发病多在夏秋季,6~10月为高峰,常在接触疫水后1~2个月出现。常见症状为发热、肝脾大、腹痛、腹泻、黏液血便、咳嗽(多为干咳),以及嗜酸粒细胞增多,粪便检查血吸虫卵或毛蚴孵化结果阳性。

2. 慢性血吸虫病 急性血吸虫病患者未经治疗或治疗不彻底以及未表现出急性临床症状的少量、多次感染者,均可演变为慢性血吸虫病。在流行区,约90%的血吸虫病患者为慢性血吸虫病,多无急性发作史,常因多次少量感染引起。大多数患者无明显临床症状和不适,部分患者有慢性腹泻、腹痛,或黏液及脓血性痢疾,常在劳累或受凉后较为明显,肝脾大、贫血及消瘦等;90%的患者直肠黏膜可检获到虫卵。

3. 晚期血吸虫病 是指出现肝纤维化门脉高压综合征、生长发育严重障碍或结肠出现显著肉芽肿增生等症状的血吸虫病患者,多因反复或大量感染血吸虫尾蚴,未经及时治疗或治疗不彻底,经过较长时间(5~15年)的发展,而演变为晚期血吸虫病。根据临床表现可分为巨脾型、腹水型、侏儒型及结肠增生型等4种类型,一个患者可同时兼有2型或2型以上表现。临床上常见的是以肝脾大、腹水以及因侧支循环所致的腹壁、食管、胃底静脉曲张为主的门脉高压综合征(图7-18);患者可因并发上消化道出血、肝昏迷及结肠息肉癌变等严重病症而致死。脾大可超过脐平线或横径超过腹中线,肿大至肋下5~6cm,并伴有脾功能亢进。反复感染又未经及时治疗的儿童和青少年,使垂体前叶功能减退及其他因素可影响生长发育而致侏儒症。结肠壁增殖型是以结肠病变为突出表现的临床类型，患者常表现为腹痛、腹泻、便秘或腹泻与便秘交替进行，少数有发作性肠梗阻，左下腹可触及肿块或痉挛性索状物，轻度压痛；有并发结肠癌的可能。

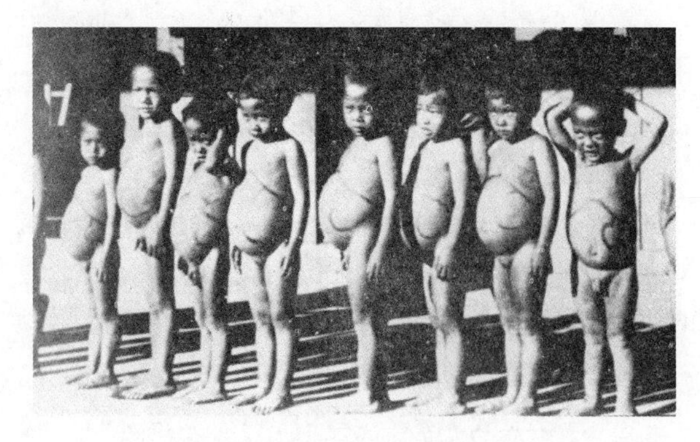

图 7-18 晚期日本血吸虫病患者脾大

Patients of advanced schistosomiasis japonica with splenomegaly

4. 异位血吸虫病 日本血吸虫虫卵在门脉系统以外的器官或组织内沉积所引起的虫卵肉芽肿及其纤维化称异位血吸虫病（ectopic schistosomiasis）或异位损害（ectopic lesion）。这可能是由于当肝纤维化引起的门-腔静脉吻合支扩大时，肠系膜静脉内的虫卵经血流被带至门脉系统以外的器官或组织内沉积引起肉芽肿反应所致。在急性期，由于感染大量尾蚴，导致血吸虫成虫寄生于门脉分支以外血管内（异位寄生），所产虫卵沉积于相应组织内，也可造成异位血吸虫病。

异位血吸虫病常见的病变部位在肺和脑，也有皮肤、甲状腺、心包、肾、肾上腺、腰肌、生殖器等异位损害的报道。肺型血吸虫病相当普遍，占异位血吸虫病的60%左右，多见于急性患者，因虫卵随血流通过肝窦、下腔静脉、右心到达肺部，也可因成虫在肺部寄生引起。临床多表现为干咳、痰少，痰呈白色泡沫状、偶可带血。X线检查可见肺部呈片状型、绒毛斑点及粟粒型病变等。脑型血吸虫病亦在急性期多见，虫卵可随动脉血流或通过椎静脉途径到达，病变多在脑膜及大脑皮质。临床症状酷似脑膜脑炎，患者常出现头痛、嗜睡、昏迷、意识障碍、痉挛、偏瘫、视力模糊等，还伴有高热、肝区痛及外周血嗜酸粒细胞增高等症状；检查发现膝反射亢进、锥体束征及脑膜刺激征阳性；脑脊液细胞数可增加。慢性期脑型血吸虫病的表现常有癫痫发作，尤以局限性癫痫发作最为多见，可伴有头痛、暂时性意识丧失、语言障碍、呕吐、偏瘫等脑瘤样症状。

【免 疫】

血吸虫感染的免疫学过程甚为复杂，对其的研究比其他任何蠕虫病的研究都更为深入。其复杂性的部分原因是由于血吸虫在终宿主体内的各个不同时期所产生的抗原性不同所引起，即尾蚴、童虫、成虫和虫卵抗原极其复杂又存在差异。

人类对寄生人体的6种血吸虫均无固有免疫力。非流行区居民进入流行区，由于无免疫力，感染后可出现急性血吸虫病，免疫应答表现为优势Th1应答；而流行区居民则有一定的免疫力，一般不发生急性血吸虫病，免疫应答以Th2应答为主。动物实验证明，许多种易感动物感染血吸虫后，宿主体内活的成虫使宿主产生适应性免疫力，这种免疫力既不能杀死体内已存在的成虫，也不能阻止其产卵，但对再次感染的童虫（或尾蚴）有一定的杀伤作用，这种免疫称为伴随免疫（concomitant immunity）。不同种株的血吸虫可以作为异源免疫原，使宿主产生一定的交叉免疫力。

抗体依赖的细胞介导的细胞毒性（antibody dependent cell-mediated cytotoxicity，ADCC）是人体杀伤血吸虫童虫的主要免疫效应机制。参与免疫效应的成分包括抗体（IgG和IgE）、补体、细胞（嗜酸粒细胞、M ϕ、中性粒细胞、肥大细胞）及血小板。杀伤童虫是通过抗体桥联将效应细胞黏附于日本血吸虫童虫表面，抗体以Fab片段与童虫表面的抗原结合，以Fc端与补体的受体或细胞膜上的Fc受体结合，使效应细胞变平塌并脱颗粒，释放出主要碱性蛋白质、过氧化物酶、磷酸酯酶B等细胞毒性物质作用于童虫表面，导致童虫表膜裂损，上述效应细胞得以侵入，使表皮与肌层分离，童虫表膜通透性改变，表膜泡化，最后死亡。IgE与嗜酸粒细胞组成的ADCC在抗再感染过程中起主要作用。

【诊 断】

病原学诊断是确诊血吸虫病的依据；免疫学诊断是当前诊断血吸虫病的常用手段；B超可作为辅助诊断方法；分子生物学方法的引入，推动了血吸虫病诊断学的发展；临床症状、体征及疫水接触史等均有参考价值。

1. 病原学检查 在急性血吸虫病患者的黏液血便中检出虫卵（多采用生理盐水直接涂片法或

改良加藤厚涂片法），或粪沉渣孵化毛蚴为阳性，即可确诊。对轻度感染者、慢性或晚期患者及经治疗的感染人群，常因虫卵少而漏检，可采用塑料杯顶管孵化法或尼龙绢集卵孵化法进行检查。对临床上的疑似病例，且多次粪检阴性、免疫诊断也无法确定的患者可通过直肠或乙状结肠镜钳取病变或可疑病变处直肠黏膜组织，镜检有无虫卵及鉴定虫卵的死活；此法不宜用于有出血倾向或严重痔疮、肛裂及极度虚弱的患者。

2. 免疫学检测

（1）皮内试验（intradermal test，IDT）：常用新鲜成虫抗原作皮内注射。一般在感染后2周即可出现阳性，感染后4～7周全部阳性。该法与粪检虫卵阳性的符合率达90%左右，但易出现假阳性，与肺吸虫病易发生交叉反应，仅用于流行病学调查及筛选新感染者。

（2）抗体检测（antibody detection）：常用方法有环卵沉淀试验（circumoval precipitin test，COPT）、间接血凝试验（IHA）、酶联免疫吸附试验（ELISA）、快速试纸条法（dipstick assay）等。它们具有操作简单、经济、快速等优点，适合现场使用；IHA和ELISA法有商品试剂盒。

（3）循环抗原检测（CAg detection）：血吸虫CAg的检测具有反映活动性感染、估计虫荷和考核疗效的优点。由于其含量很低，在单克隆抗体（McAb）应用之前，一直难以检出。目前常用方法有直接法与夹心Dot-ELISA、双抗体夹心ELISA、快速ELISA等，敏感性、特异性与重复性均较高。现已有基于IgY免疫磁珠ELISA法检测人血清中循环抗原的报道。

3. 分子生物学检测　聚合酶链反应（PCR）、反转录-PCR（RT-PCR）与DNA探针（probe）等技术已被大量用于日本血吸虫病快速诊断，还有环介导同温扩增（LAMP）技术应用于早期快速诊断的研究报道，为建立敏感、快速的诊断方法打下良好基础。

【流　　行】

1. 流行概况　日本血吸虫病流行于亚洲的中国、日本、菲律宾、印度尼西亚等。建国初期调查，我国长江流域及其以南的湖南、湖北、江西、安徽、江苏、云南、四川、浙江、广东、广西、上海、福建等12个省、自治区、直辖市的370个县（市）流行血吸虫病，累计感染者达1160万，查出钉螺分布面积143亿m^2，受威胁人口在1亿以上。日本血吸虫的台湾株系——动物株，主要感染犬类，尾蚴侵入人体后不能发育为成虫。经过建国后60多年的努力，我国血吸虫病防治工作取得了举世瞩目的成就。截止2012年底，全国12个省、自治区、直辖市中的浙江、福建、广东、广西和上海已达到传播阻断标准，以山丘型流行区为主的四川省以及以湖沼型流行区为主的江苏省已达到了传播控制标准，其他以湖沼型流行区为主的湖北、湖南、江西、安徽4省已达到了疫情控制标准；全国452个流行县（市、区）中有281个（62.17%）达到传播阻断标准，100个（占22.12%）达到传播控制标准，71个（15.71%）达到疫情控制标准。疫情控制县（市、区）分布于湖区4省，其中安徽省23个、湖北省19个、湖南省20个、江西省9个。估计全国现有患者24万余例，主要分布于湖区的湖北、湖南、江西、安徽、江苏5省，占98.33%；实有钉螺面积368741.67hm^2，新发现钉螺面积46.71hm^2，感染性钉螺面积171.68hm^2。

2. 流行环节

（1）传染源：日本血吸虫病是人兽共患寄生虫病。传染源包括感染日本血吸虫并从粪便排出虫卵的人（患者、带虫者）、畜及野生动物。在流行病学上，患者、带虫者和病牛是重要的传染源。在我国，自然感染日本血吸虫的家畜有黄牛、水牛、山羊、绵羊、马、骡、驴、猪、犬、猫、家兔等10余种，其中以黄牛、水牛、山羊等最为重要；自然感染的野生动物有褐家鼠、野兔、野猪等30余种。在以传染源控制为主的综合性防治措施实施以来，野生动物传播疾病的重要性逐渐凸现。由于保虫宿主种类繁多、分布广泛，导致流行病学问题更为复杂，增加了防治工作的难度，是本病很难控制的重要原因之一。

（2）传播途径：含血吸虫卵的粪便污染水源，水体中有钉螺孳生，以及人们由于生产、生活活动与疫水接触，是传播途径的3个重要条件。中间宿主钉螺的存在是导致本病流行的先决条件。人群在生产或生活过程中接触含尾蚴的疫水是感染的重要因素。患者和病畜的分布与钉螺的分布一致。

湖北钉螺（*Oncomelania hupensis*）为淡水两栖螺类，系日本血吸虫的惟一中间宿主。平原地区的螺壳表面具纵肋（肋壳钉螺）；山丘地区的表面光滑（光壳钉螺）。肋壳钉螺孳生于水流缓慢、杂草从生的洲滩、湖滩、河畔、水田、沟渠边等湖沼型及水网型地区；光壳钉螺孳生在小溪、山涧、水田、河道及草滩等山丘型疫区。目前全国的钉螺面积主要分布于湖沼地区，达 355 889. 34hm^2，占全国实有钉螺面积的 96. 52%；其中垸外环境有螺面积占湖沼型流行区总面积的 94. 27%。该区钉螺受长江水位影响，控制甚为困难，是日本血吸虫病难以控制的重要原因之一。

(3) 易感人群：任何年龄、性别和种族的人，对日本血吸虫皆易感，在多数流行区，通常年龄在 11 ~20 岁者感染率最高。

3. 流行因素 包括自然因素和社会因素，其中后者起主导作用。自然因素很多，主要是影响血吸虫生长发育和钉螺生存的自然条件，如气温、雨量、水质、地理环境、植被、土壤等。社会因素包括政治、经济、文化、生产活动、生活习惯、水利工程、人口流动等，特别是社会制度、文化素质、卫生状况和全民卫生保健制度对防治血吸虫病均十分重要。

4. 流行区类型 我国血吸虫病流行区，按地理环境、钉螺分布以及流行病学特点可分为 3 种类型：

(1) 湖沼型(marshland and lake regions)：主要分布在长江中下游的湖南、湖北、安徽、江西、江苏等省的长江沿岸和湖泊周围。存在着孳生钉螺的大片冬陆夏水的洲滩，钉螺分布面积大，呈片状分布，占目前全国钉螺面积的 96. 52%。人畜粪便易污染水源，造成钉螺感染，人群接触疫水频繁，疫情最为严重。

(2) 山区丘陵型(hilly and mountainous regions)：主要在我国西南部，如四川、云南等地。在安徽、湖北、湖南、江西、浙江、江苏、福建、广西的丘陵山区也有此型。水系多起于山谷，地形复杂，水系受地形阻隔，钉螺沿水系分布，疫区有明显局限性，钉螺面积占当前全国钉螺总面积 3. 42%。

(3) 平原水网型(plain regions with waterway networks)：主要分布在长江和钱塘江之间平原地区，如上海、江苏等地。这类地区河道纵横，密如蛛网，水流缓慢，土壤肥沃，河岸杂草丛生，钉螺沿河岸呈线状分布，占全国钉螺总面积 0. 06%。

【防 治】

日本血吸虫病是一种严重危害我国人民身心健康、阻碍社会经济发展的重要寄生虫病。新中国成立 60 余年来，在党和政府的高度重视与领导下，我国根据经济与社会发展的不同阶段，从实际出发采取不同的防治策略，从建国初期的以消灭钉螺为主的综合性防治策略，至 20 世纪 80 年代中期实施人、畜同步化疗，结合易感地带灭螺以及 2006 年以来转变为以传染源控制为主的综合性防治策略，使全国的血防工作取得了举世瞩目的成就，血吸虫病患者从建国初期的 1160 万下降至目前的 24 万余例，广东、福建、浙江、上海、广西 5 个省、自治区、直辖市已有效地阻断了血吸虫病传播。综合性防治策略包括：

1. 健康教育 健康教育是一项重要的干预措施，也是教育居民尤其是少年儿童防止感染的有效手段。可利用各种宣传媒体，开展防病知识宣传，教育居民加强个人防护，养成良好的生活习惯，提倡安全用水，禁止在有螺水体进行洗衣、游泳、戏水、捕鱼、捞虾等生产、生活活动，以达到防止血吸虫感染的目的。

2. 控制传染源 查出的患者、病牛要及时治疗，吡喹酮(praziquantel)为首选的治疗药物，急性血吸虫病的治疗总剂量为 120mg/kg 体重(儿童为 140mg/kg 体重)，分 6 日、每日 3 次口服，其中前 2 日分服一半，后 4 日分服另一半。慢性血吸虫病的治疗总剂量为 60mg/kg 体重(体重不足 30kg 的儿童为 70mg/kg 体重)，分 2 日、每日 2~3 次口服；疫区大规模化疗中，一般采用总剂量为 40mg/kg 体重的 1 日疗法，总剂量 1 次顿服或分 2 次服。晚期血吸虫病的治疗总剂量可用 90mg/kg 体重 6 日疗法，或 60mg/kg 体重 3 日疗法。今后还应加强牛以外动物传染源的控制。

3. 加强水、粪管理 以加强人、畜粪便管理，防止粪便下水为突破口，改水改厕，达到粪便无害化处理的要求；开展以机代牛、无牛耕区；进行封洲禁牧、牲畜圈养，牲畜粪便均放入沼气池或高温堆肥处理；加强渔、船民粪便管理，水上作业者用容器收集粪便，集中消毒杀虫处理，达到预防和控制血吸虫病的目标。

4. 控制与消灭钉螺 灭螺是控制血吸虫病传播的重要手段，目前以药物灭螺为主，占灭螺总面积的 93. 88%。氯硝柳胺(niclosamide)是目前世界卫生组织(WHO)推荐的惟一灭螺药物。我国曾经用过的药物有：五氯酚钠、溴乙酰胺、烟酰苯胺、四聚乙醛、杀虫双、杀虫环等；结合农田施肥，也用过尿素、石灰氮和茶籽饼等药物。氯代

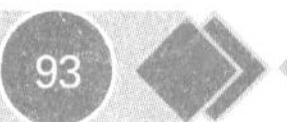

水杨胺是我国科技工作者正在开发的一种杀螺新药，已在7省血吸虫病流行区现场试验，效果优于氯硝柳胺。结合生产和农田、水利、水产、芦苇场等的基本建设进行工程灭螺，以环境改造为主、药物杀灭为辅的原则，因地制宜，采取有效措施，综合防制。此外，还可利用生物灭螺（包括利用动、植物灭螺）。

5. 作好个人防护 必须接触疫水时，可使用防护衣裤和长筒胶鞋，也可涂擦邻苯二甲酸二丁酯软膏及防蚴灵等皮肤防护药物，以防血吸虫尾蚴侵入；也可服用蒿甲醚和青蒿琥酯预防血吸虫病，实验室和现场研究显示，蒿甲醚和青蒿琥酯可杀死血吸虫童虫，防止急性感染。在接触疫水后第7天和10天，服用青蒿琥酯可达早期治疗目的。

6. 疫苗预防 研制抗血吸虫病疫苗是当前血吸虫病防治研究的重点与难点。疫苗研究历时80余年，经历了从死疫苗、致弱活疫苗、亚单位疫苗、分子/基因工程疫苗到核酸（DNA）疫苗等探索与研究过程。活疫苗的减虫率达70%甚至90%以上，但抗原来源困难，制备周期长、不易保存以及存在潜在致病危险等问题限制其应用。多肽亚单位疫苗有较好的保护性，无潜在致病危险，但制备复杂、成本较高，仍受到一定限制。近年来，被公认有前途的10余个曼氏血吸虫候选抗原已全部在日本血吸虫（大陆株）中获得克隆和表达，有些在大动物中试验，取得一定保护性效果。已鉴定了一批较有希望的候选抗原分子，并利用基因重组技术成功地制备了重组抗原，减虫率一般为20%~40%，减卵率一般为30%~70%。DNA疫苗是近年发展的新型疫苗，研制工艺简单，可规模化生产，成本低，便于运输，与传统疫苗及基因工程疫苗比较，其既可诱导宿主产生较为持久的体液免疫应答，也可诱导较强而持久的细胞免疫应答，激活CTL反应，减虫率与减卵率分别在0~65%与0~72%之间，备受人们关注。

鉴于单一分子抗原诱导宿主产生的抗血吸虫的保护力偏低，当前趋于选择不同抗原或不同表位制备的多价疫苗、复合疫苗，即所谓鸡尾酒（cocktail）疫苗，协同诱导不同免疫效应机制以杀伤多个发育期的血吸虫，从而获得较高的保护力。日本血吸虫大陆株疫苗的研制，尽管已经取得了显著进展，但保护力不高，达到人用疫苗目标还存在距离。曼氏血吸虫和日本血吸虫的全基因组序列已经发表，随着血吸虫基因组学、转录组学与蛋白组学等研究的深入，相信在将来的某一天，一定能实现人类的愿望。

二、人体寄生其他血吸虫

寄生人体的血吸虫，除日本血吸虫外，在国外报道的有曼氏血吸虫（*Schistosoma mansoni*）、埃及血吸虫（*S. haematobium*）、间插血吸虫（*S. intercalatum*）、湄公血吸虫（*S. mekongi*）和马来血吸虫（*S. malayensis*）。6种人体血吸虫成虫和虫卵形态、生活史及地理分布等分别见表7-2和表7-3。

表7-2 6种人体血吸虫成虫和虫卵形态的比较

Morphologic comparison of adults and eggs of human schistosomes

		日本血吸虫	曼氏血吸虫	埃及血吸虫	间插血吸虫	湄公血吸虫	马来血吸虫
大小（mm）	♂	(10~20)×(0.5~0.55)	(6~14)×(0.8~1.1)	(10~15)×(0.75~1.0)	(11~14)×(0.3~0.5)	(15~17.8)×(0.2~0.41)	(4.3~9.2)×(0.24~0.43)
	♀	(12~28)×0.3	(7~17)×0.25	(20~26)×0.25	(11~26)×0.25	(6.48~11.3)×0.28	(6.5~11.3)×0.21
表皮	♂	无结节，有细尖体棘	结节明显，上有束状细毛	结节细小	有结节和细体棘	有细体棘	无结节，有细体棘
	♀	小体棘	小结节	末端有小结节	光滑	小体棘	小体棘
肠支		体后半部汇合，盲管短	体前部汇合，盲管长	体中部汇合，盲管短	体后半部汇合，盲管短	体后半部汇合，盲管短	体中部汇合，盲管短
睾丸（个）		6~8	2~14	4~5	4~6	3~6	6~8
卵巢位置		体中部	体中线之前	体中线之后	体中线之后	体中部	体中线
虫卵		卵圆形或卵圆，侧棘短小	长卵圆形，侧棘长、大	纺锤形，一端有小棘	纺锤形，端棘长、细尖	卵圆形，侧棘短小	卵圆形，侧棘短小

表 7-3 6种人体血吸虫生活史的区别

Distinction of life cycle of human schistosomes

	日本血吸虫	曼氏血吸虫	埃及血吸虫	间插血吸虫	湄公血吸虫	马来血吸虫
成虫寄生部位	肠系膜下静脉,门脉系统	肠系膜小静脉,痔静脉丛,偶为门脉系统肠系膜上静脉、膀胱静脉丛及肝内门脉	膀胱静脉丛,骨盆静脉丛,直肠小静脉,偶为门脉系统	肠系膜静脉,门脉系统	肠系膜上静脉,门脉系统	肠系膜静脉,门脉系统
虫卵在人体的分布	肠壁、肝	肠壁、肝	膀胱及生殖系统	肝、肠壁	肝、肠壁	肝、肠壁
虫卵排出途径	粪便	粪便,偶尔尿	尿,偶尔粪便	粪便,偶尔尿	粪便	粪便
保虫宿主	牛、猪、犬、羊、马、猫及啮齿类动物等7个目40余种动物	猴、狒狒、啮齿类动物等7个目40余种动物	猴、狒狒、猩猩、猪、羊、啮齿类动物等3个目9种动物	羊、灵长类、啮齿类	牛、猪、羊、犬、田鼠	啮齿类
中间宿主	湖北钉螺	双脐螺	水泡螺	水泡螺	开放拟钉螺	小罗伯特螺
地理分布	中国、日本、菲律宾、印度尼西亚	非洲、拉丁美洲、亚洲	亚洲、非洲、葡萄牙	喀麦隆、刚果、加蓬、乍得、扎伊尔	柬埔寨、老挝、泰国	马来西亚

三、毛毕吸虫和东毕吸虫

毛毕属(*Trichobilharzia*)和东毕属(*Orientobilharzia*)血吸虫的成虫寄生于禽类或兽类,其尾蚴可侵入人体,侵入皮肤的活尾蚴的分泌物和排泄产物引起的免疫应答或毒性反应以及尾蚴在皮肤期移行死亡后所引起的吞噬细胞反应性病变,称尾蚴性皮炎(cercarial dermatitis)。在我国主要流行于种植水稻的地区,故又称稻田皮炎(paddy-field dermatitis)。美国、加拿大等某些地区称其为游泳者痒症(swimmer's itch),日本称"湖岸病"。世界各地均有报告,为一些地区常见多发病。

尾蚴性皮炎的病原种类很多,国外有数十种,我国常见的有毛毕属和东毕属吸虫。如,包氏毛毕吸虫(*Trichobilharzia paoi*),终宿主是鸭,虫卵随鸭粪排至外界,中间宿主是椎实螺(*Lymnaea*)。土耳其斯坦东毕吸虫(*Orientobilharzia turkenstanica*),成虫寄生在牛、羊等家畜体内,中间宿主也是椎实螺,尾蚴形态、大小与日本血吸虫尾蚴相似。当人在生活、生产活动过程中皮肤接触到稻田、池塘内的上述尾蚴时,尾蚴即可侵入皮肤,引起尾蚴性皮炎。由于人不是这些血吸虫的适宜宿主,尾蚴侵入机体后不能正常地进入血液循环并发育成熟,人体的免疫反应可杀死钻入皮肤的尾蚴,死亡和即将死亡的尾蚴释放致敏物质引发了局部超敏反应性病变,即尾蚴性皮炎。

尾蚴性皮炎的主要临床表现是皮肤局部有热、痒和刺痛感,数小时后尾蚴侵入处可见小米粒大小红色丘疹,患者有刺痒感,尤以晚上奇痒难眠。1~2天内丘疹可发展成绿豆粒大小,周围有红晕及水肿,也可形成风疹团。若搔破皮肤,可继发感染,甚至发生所属淋巴管和淋巴结炎症,还可形成脓疮。病变多见于手、足及上下肢等经常接触疫水的部位。动物实验发现,初次感染者局部皮肤有组织溶解现象,重复感染则出现巨噬细胞和多形核粒细胞浸润。尾蚴腺体分泌物是诱发病变的原因,局部的炎症反应属Ⅰ型和Ⅳ型超敏反应。

我国尾蚴性皮炎的流行地区广泛,有黑龙江、吉林、辽宁、江苏、上海、福建、广东、湖南、四川等省、直辖市。传染源主要是牛和家鸭。人体感染主要是由于在稻田劳动、种植水生植物、捕鱼、捞虾、养殖蚌,或放养牛、鸭以及游泳、洗衣、洗菜等生活活动接触疫水所致。各地的气候条件、淡水螺的生态、尾蚴发育时间以及劳动方式不同,故各地区皮炎流行季节有所差异。在辽宁,感染季节较短,自5月下旬至6月上旬为高峰;感染季节最长的是珠江三角洲,全年均可感染。

防治尾蚴性皮炎可根据各地实际情况采取有效措施:①局部止痒用5%~10%甲酚皂溶液、1%~

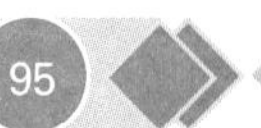

5%樟脑酒精、鱼黄软膏等涂擦；症状重者可服用阿司咪唑等抗过敏药物；伴有继发感染时可搽碘酊或甲紫等；②加强牛粪、羊粪、禽粪的管理，禁止家鸭入水田，防止污染水体；③结合农田管理灭螺；④流行季节下田劳动时可穿高筒靴、戴橡胶手套或涂擦防护剂等，常用防护剂有邻苯二甲酸二丁酯软膏、防蚴灵、松香软膏或松香酒精等。

第6节　寄生人体的其他吸虫

一、肝片形吸虫

肝片形吸虫（*Fasciola hepatica* Linnaeus，1758）隶属棘口目（Echinostomatida）、片形科（Fasciolidae），是牛、羊及其他哺乳动物的常见寄生虫，1379年由法国学者从绵羊体内发现，又称绵羊肝吸虫（sheep liver fluke），广泛分布于世界各地，特别是牧区，对畜牧业影响较大。该虫偶尔可感染人体，引起片形吸虫病（fasciolasis）；巨片形吸虫（*Fasciola gigantica*）也称为大片形吸虫，亦可感染人体引起片形吸虫病，2011年11月至2012年3月，云南省大理白族自治州宾川县发生一起因食凉拌鱼腥草引起的人体巨片形吸虫病暴发，发病28人。该虫于1758年由Linnaeus命名；19世纪末期其生活史被阐明（Thomas，1883）。从埃及木乃伊体内发现该虫虫卵，表明历史可追溯至法老时代。

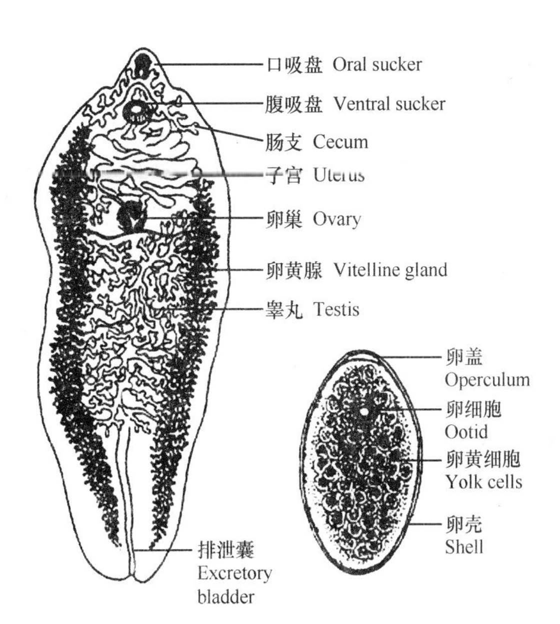

图7-19　肝片形吸虫成虫和虫卵
Fasciola hepatica adult and egg

【形　　态】

肝片形吸虫属大型吸虫，以其高度分支的睾丸与树枝状的肠支区别于其他复殖吸虫。成虫呈柳叶状，大小为（2～5）cm×（0.8～1.3）cm。前端有1个三角形锥状突起，称头锥（cephalic cone）。口吸盘位于头锥的前端，腹吸盘略大于口吸盘，位于头锥基部。雌性生殖器官的子宫较短，盘曲于腹吸盘与卵巢之间；卵巢较小，分支；卵黄腺沿身体侧缘向后端延伸。雄性生殖器官的2个睾丸高度分支，前后排列于虫体中部（图7-19）。

虫卵呈长椭圆形，（130～150）μm×（63～90）μm，淡黄褐色。卵壳薄，一端有小盖。卵内充满卵黄细胞，有1个不易见到的卵细胞（图7-19）。其大小、形态及内容物等特征易与布氏姜片吸虫卵相混淆。

【生　活　史】

肝片形吸虫的生活史包括虫卵、毛蚴、胞蚴、母雷蚴、子雷蚴、尾蚴、囊蚴、童虫和成虫9个阶段（图7-20），是最先被完全阐明的复殖吸虫，为研究其他吸虫生活史奠定了基础。

成虫寄生于终宿主的肝胆管内，虫卵在毛蚴完全发育前被排出体外，虫卵必须进入淡水中才有可能继续其生活史。在大约22℃的水中，9～14天卵内毛蚴发育成熟并从卵盖处孵出。毛蚴有眼点（eyespots），具趋光性；其存活依赖于自孵出始的8小时内是否能成功地侵入适宜的第一中间宿主螺体内。第一中间宿主为两栖的椎实螺属（*Lymnaea*）螺类。毛蚴侵入后在螺体内发育为胞蚴，经无性生殖发育为母雷蚴、子雷蚴及尾蚴，尾蚴成熟后从螺体逸出，在水中自由游动，然后附着于水生植物或水表其他物体表面形成囊蚴。终宿主因食入活囊蚴而被感染。

囊蚴在终宿主消化液的作用下于十二指肠内脱囊，童虫穿透肠壁，经腹腔5～7天后进入肝到肝胆管；也可经肠系膜静脉或淋巴管到达肝胆管。童虫在进入肝胆管前，在肝实质内约经6周的移行，期间童虫以肝组织和血液为食，在肝胆管内大约经4周发育成熟。从囊蚴感染至成虫发育成熟产卵需3～4个月，一条成虫每天约产2万个虫卵。在人体内成虫可存活12年左右。

【致病与诊断】

肝片形吸虫对人体的致病作用是由童虫移行以及成虫寄生所引起，虫体的机械性刺激及其分泌

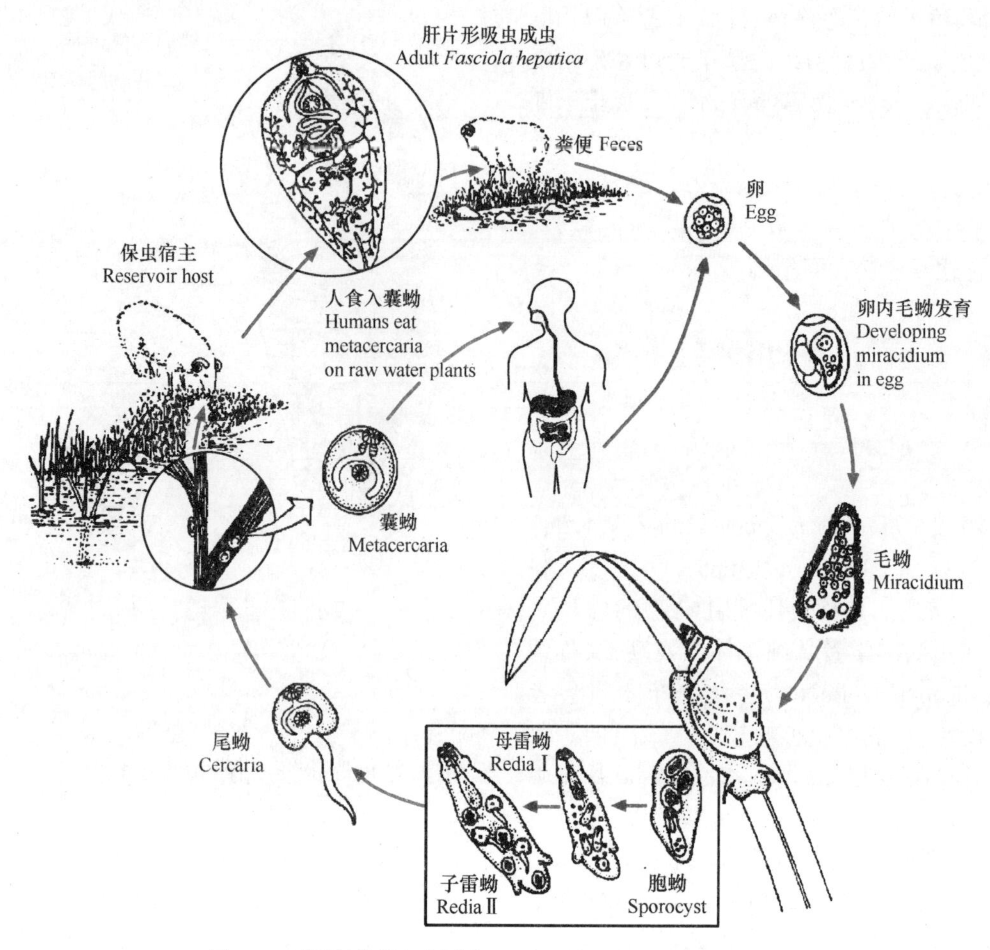

图 7-20 肝片形吸虫生活史 Life cycle of *Fasciola hepatica*

物、代谢产物的毒性或化学性刺激是致病的主要因素。童虫在经小肠、腹腔、肝和肝胆管的移行过程中,引起这些组织、器官的损伤,肠壁可见出血病灶、肝表现为一过性损伤性肝炎、损伤血管可引起肝实质梗死;经腹腔移行中,可进入或随血流到达皮下、腹壁肌肉、腹膜、脑、肺、支气管、咽部、眼眶、膀胱等组织、器官,导致异位损害,也称肝外型肝片形吸虫病。随着童虫的发育、长大,损伤更加广泛、明显,可出现纤维蛋白性腹膜炎。成虫寄生于肝胆管,其机械性运动可导致胆管上皮损伤、脱落、增生,胆管壁周围炎性细胞浸润、结缔组织增生,导致管壁增厚、管腔狭窄;加之虫体较其他肝内寄生吸虫大,可引起胆管不完全或完全的阻塞,从而影响胆汁的正常流动而使胆汁淤积、管腔扩张,易继发细菌感染,引起慢性胆管炎与肝炎。同时,成虫寄生造成肝胆管的广泛出血,引起贫血。成虫还可以穿破胆管壁,再次侵入肝实质引起损害。肝门硬化通常是严重感染的最终结局。

临床表现可分为急性期和慢性期。急性期主要由童虫在组织、器官内的移行引起,而慢性期则与成虫在胆道中寄生有关。急性期患者有剧烈的头痛、背部疼痛、寒战、高热、腹痛(以右下腹为多)及胃肠道症状,肝、脾大,外周血嗜酸粒细胞明显增多。慢性期出现右上腹痛并可向肩胛部放射、胆绞痛、消化不良、腹泻和不规则发热,也可出现贫血、黄疸及低蛋白血症与高免疫球蛋白血症等。

在患者粪便或胆管引流液中查到虫卵即可确诊。虫卵应与姜片虫卵、大片形吸虫、棘口吸虫卵等相鉴别;同时应注意“假性感染”的情况,患者若食入感染肝片吸虫的动物肝,其粪便中就很可能有虫卵存在。酶联免疫吸附试验(ELISA)对肝外感染的诊断尤其有效;CT 检查也具有诊断价值;超声检查可在肝中见到成虫。

【流行与防治】

肝片形吸虫呈世界性分布,数十种哺乳动物可作为其终宿主,牛、羊的感染率多为 20%~60%,其感染可引起全球畜牧业巨大的经济损失。我国肝片形吸虫主要分布于在饲养牛、羊的地区,甘肃与海南的牛、羊感染率分别为 1.71‰和 1.51‰;云南省宾川县牛、羊的片形吸虫感染率分别达28.6%和26%。人体感染片形吸虫是偶然的,多因生食带有囊蚴的水生植物而致。目前我国共报道人体片形吸虫病224例,分散于福建、江西、湖北、内蒙古、广西和云南等21个省(市、区)。

预防人体感染应注意饮食卫生,勿生食水生植物,不喝生水;此外,肝片吸虫12kDa脂肪酸结合蛋白和曼氏血吸虫14kDa脂肪酸结合蛋白对肝片吸虫感染有保护作用。吡喹酮和阿苯达唑治疗本病均无效。治疗片形吸虫病的药物有硫双二氯酚(别丁,bithionol)和三氯苯达唑(triclabendazole),前者的不良反应明显,后者为目前治疗本病的首选药物。

二、异形吸虫

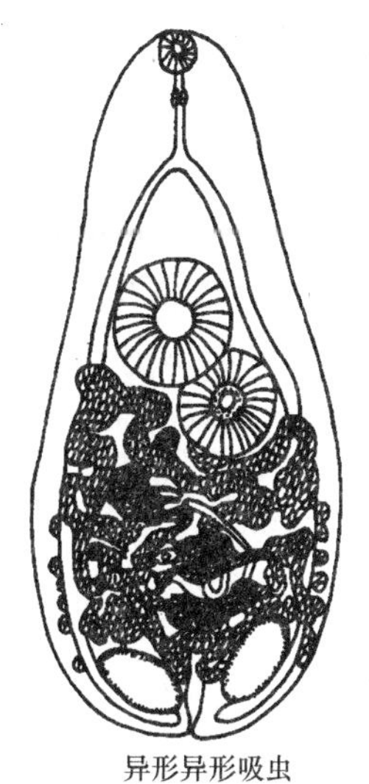

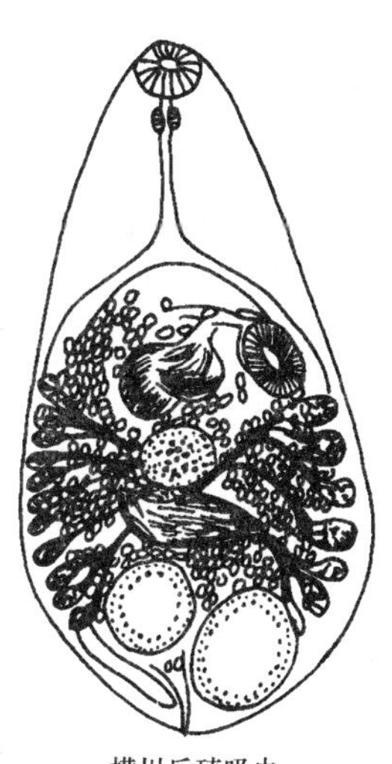

图7-21 异形吸虫成虫

Adults of the heterophyid

异形吸虫(heterophyid)属于斜睾目(Plagiorchiida)、异形科(Heterophyidae),为小型吸虫,寄生于鸟类和哺乳类动物体内。寄生于人体的异形吸虫主要是异形异形吸虫[*Heterophyes heterophyes*(Von Siebold,1852) Stiles and Hassall,1900];此外,已报道感染人体的还有横川后殖吸虫(*Metagonimus yokogawai*)、短盲肠异形吸虫(*H. brevicaeca*)、异异形吸虫(*H. dispar*)、等异形吸虫(*Heterophyes aequalis*)、桂田异形吸虫(*H. katzuradai*)、有害异形吸虫(*H. nocens*)、苍鹭异形吸虫(*H. heroni*)、连结异形吸虫(*H. continus*)、台北拟异吸虫(*H. taihokui*)。

成虫微小,长度一般为0.3~0.5mm,最大者2~3mm。虫体椭圆形,前部略扁,后部肥大,体表具鳞棘。除口、腹吸盘外,很多种类具生殖吸盘(genital sucker)。生殖吸盘可独立存在,也可与腹吸盘相连构成腹殖吸盘复合器(ventro-genital sucker complex)。消化系统的前咽明显,食道细长,肠支长短不一。睾丸1~2个,1个卵巢位于睾丸之前,储精囊和受精囊明显(图7-21)。各种异形吸虫卵的形态相似,大小(23~30)μm×(12~17)μm,排出宿主体外时已含有毛蚴。除台湾棘带吸虫的卵壳表面有格子式的花纹外,其他各种异形吸虫的虫卵形态与华支睾吸虫卵形态近似,难以鉴别。

各种异形吸虫的生活史基本相同,成虫寄生于鸟类、哺乳动物及人的肠道。第一中间宿主为种类繁多的淡水螺;第二中间宿主为淡水鱼,包括鲤科与非鲤科鱼类,蛙类偶然也可作为第二中间宿主。在螺体内幼虫期的发育包括胞蚴、雷蚴(1~2代)及尾蚴。尾蚴侵入鱼类体内转变为囊蚴,终宿主生食或半生食含囊蚴的淡水鱼后被感染,脱囊后童虫在小肠发育为成虫。

人体感染是由于生食或半生食含囊蚴的鱼类(第二中间宿主)所致。成虫在小肠内一般只引起轻度炎症反应,重度感染可出现消瘦和肠功能紊乱等症状。异形吸虫很小,在肠管寄生时可钻入肠壁组织或血管内,虫体和虫卵有可能通过血流到达其他组织器官,引起异位损害;尤其是虫卵可沉积在脑、脊髓、肝、脾、肺与心肌等重要组织器官中,造成严重损害,甚至致人死亡。

常规的病原学检查方法是粪便生理盐水直接涂片法和沉淀法镜检虫卵,但各种异形吸虫卵之间及与华支睾吸虫卵之间很难鉴别。因而,流行病学调查在本病的诊断中具有一定价值。若能查获成虫,可根据成虫形态判断。

注意饮食卫生,避免生食或半生食鱼肉和蛙肉是预防本病的重要措施。治疗患者可用吡喹酮。

三、棘口吸虫

棘口吸虫(*Echinostoma*)是棘口目(Echinostomatida)、棘口科(Echinostomatidae)的一类中、小型吸虫,呈世界性分布,已发现有12个亚科,50余个属,计600多种。成虫主要寄生于鸟类,其次是哺乳类与爬行类,少数寄生于鱼类。寄生人体的棘口吸虫已知有30种左右，多见于亚洲，尤其是东南亚地区。我国报道的有藐小棘隙吸虫（*Echinochasmus liliputanus*）、日本棘隙吸虫（*E. japonicus*）、抱茎棘隙吸虫（*E. perfoliatus*）、福建棘隙吸虫（*E. fujianensis*）、狭睾棘隙吸虫（*E. augustitestis*）、卷棘口吸虫（*Echinostoma revolutum*）、马来棘口吸虫（*E. malayanum*）、接睾棘口吸虫（*E. paraulum*）、雅西真缘吸虫（*Euparyphium jassyense*）、九佛棘隙吸虫（*E. jiufoensis*）等。其中藐小棘隙吸虫在安徽的局部地区人体感染率达13.71%；日本棘隙吸虫在广东和福建有局部流行；抱茎棘隙吸虫除福建外，安徽也有人体感染报道；福建棘隙吸虫在福建有人体感染报告；卷棘口吸虫在云南、广东和台湾有分布。

成虫长形，体表具体棘，大小为（1.16～1.76）mm×（0.33～0.50）mm。口吸盘位于体前端亚腹面，周围膨大突出呈肾形，称为头冠。绝大多数种类的头冠上围有单列或双列的头棘。头冠和头棘是棘口吸虫的主要鉴别特征（图7-22）。腹吸盘发达，较口吸盘大，位于体前部或中部腹面。雄性生殖器官的2个睾丸前后排列于虫体的后半部；雌性生殖器官的1个卵巢位于睾丸前。虫卵较大，椭圆形，卵壳薄，有卵盖。

生活史过程中一般需要2个中间宿主和1个终宿主。成虫寄生于肠道，偶可侵入胆管。成虫所产的虫卵随粪便排出体外后，在水中孵出毛蚴，毛蚴遇到第一中间宿主淡水螺类后，侵入其体内，经胞蚴、母雷蚴、子雷蚴的发育与生殖，最终逸出许多尾蚴。尾蚴在水中遇到第二中间宿主鱼类、青蛙、蝌蚪或软体动物等，侵入其内转变为囊蚴。尾蚴也可在子雷蚴体内成囊，或逸出后在其寄生的螺体内成囊，或侵入其他螺或双壳贝类体内成囊，有的还可在植物表面成囊。人或动物食入含囊蚴的第二中间宿主鱼类或蛙肉等而感染。

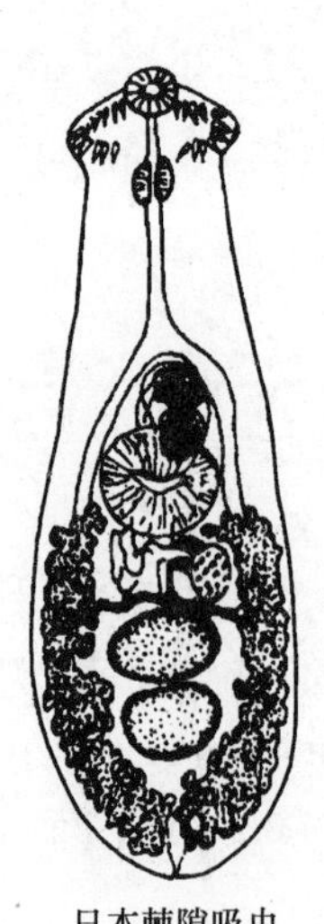
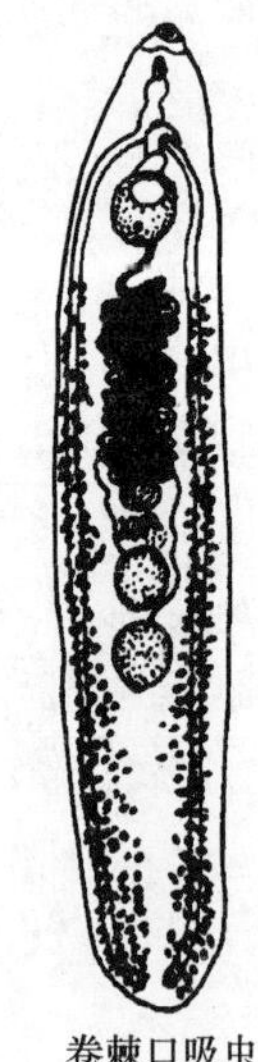
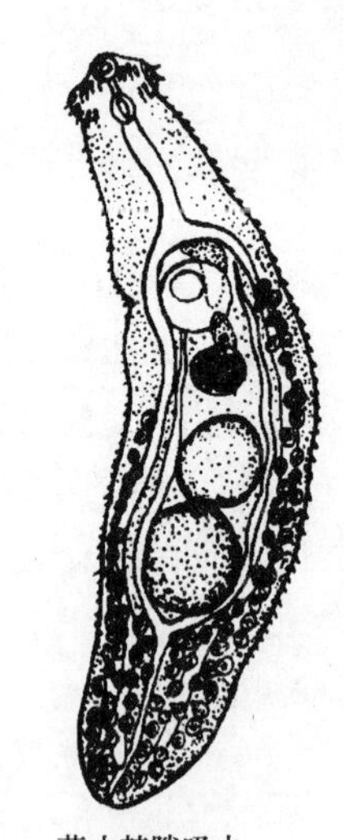
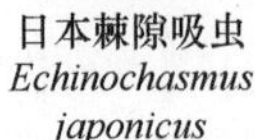

图7-22 棘口吸虫成虫 *Echinostoma* adults

成虫主要寄生于小肠上段，以头部插入肠黏膜内，引起局部炎症。感染轻者常无明显症状，偶有上腹部不适、食欲缺乏、腹痛、肠鸣或腹泻等一般胃肠症状。感染严重者可有厌食、下肢水肿、贫血、消瘦和发育不良，甚至合并其他疾病而死亡。

实验诊断可采用粪便生理盐水直接涂片法、沉淀法等，查获棘口吸虫卵即可确诊。但多种棘口吸虫卵在形态上甚为相似，不易区分，造成诊断的困难；若能查获成虫，则有助于鉴别虫种。

注意饮食卫生、改变不良的饮食习惯是预防本病的重要措施。治疗患者可选用硫氯酚和吡喹酮，均有良好驱虫效果。

（董惠芬）

第 8 章 绦 虫

第1节 绦虫概述

学习与思考

(1) 绦虫成虫的形态特征与线虫、吸虫有何不同?

(2) 何谓中绦期(续绦期)? 各种绦虫的中绦期形态结构有何特点?

(3) 如何区分圆叶目和假叶目绦虫?

绦虫(cestode)属于扁形动物门(Platyhelminthes)、绦虫纲(Cestoidea),均营寄生生活。寄生人体的绦虫有70余种,隶属于圆叶目(Cyclophyllidea)和假叶目(Pseudophyllidea)。绦虫成虫寄生在脊椎动物的小肠内,虫体背腹扁平,无口腔和消化道,缺体腔,雌雄同体,即每个节片均有雌性和雄性生殖器官各1套。我国常见的人体绦虫有链状带绦虫、肥胖带绦虫、棘球绦虫、微小膜壳绦虫、曼氏迭宫绦虫等。锥吻目(Trypanorhyncha)、触鹛科(Tentaculariidae)的个别虫体偶发现于人体。

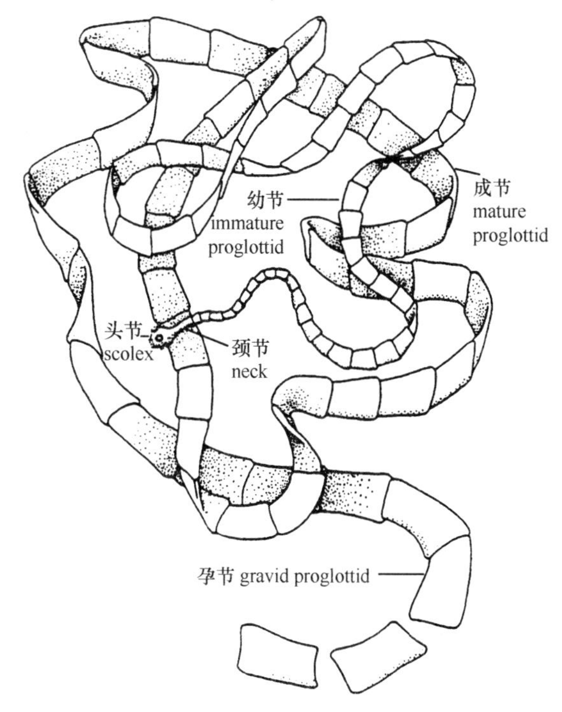

图 8-1 圆叶目绦虫成虫模式图
Pattern of Cyclophyllidea cestode adult

【形态与结构】

1. 成虫 白色或乳白色,带状,背腹扁平,两侧对称,虫体分节。体长因虫种而异,从数毫米至数米不等。虫体由许多节片组成(图8-1),由前至后依次为头节(scolex)、颈节(neck)和链体(strobile)。

(1) 外部结构:头节细小,位于虫体的前端,其上有附着器(holdfast)。圆叶目绦虫的头节呈圆球形或方形,附着器官为4个圆形吸盘(sucker),某些虫种的头节在吸盘中央有可伸缩的圆形突起,称顶突(rostellum),顶突周围有1圈或数圈棘状或矛状小钩。假叶目绦虫的头节呈梭形或指状,背腹面向内凹陷形成纵行的沟槽,称吸槽(bothrium)。吸盘或吸槽除有固着吸附作用外,也有使虫体移动的功能。颈节短而纤细,不分节,具有生发细胞(germinal cell),由此生发出链体的节片(proglottid)。

链体是由数目不等的节片相连形成,是虫体最显著部位。依据生殖器官的发育程度,链体的节片分为3种:靠近颈部的节片内的生殖器官尚未发育成熟,称未成熟节片(immature proglottid)或幼节;幼节逐渐长大,其内的雌雄生殖器官亦逐渐发育成熟,称为成熟节片(mature proglottid)或成节;在链体后部的节片雌雄生殖器官逐渐萎缩退化,节片内仅剩下储满虫卵的子宫,称妊娠节片(gravid proglottid)或孕节。链体末端的孕节不断脱落,新的节片又不断从颈节长出,故虫体始终保持一定长度。

(2) 体壁结构:绦虫的体壁由皮层(tegument)和皮下层(hypodermis)组成。皮层是具有高度代谢活性的组织,其最外层表面密布无数微小指状的胞质突起,称微毛(microthrix)。微毛遍及整个虫体包括吸盘表面,其末端呈棘状可伸入肠绒毛之间起到固着作用,并可擦伤宿主肠上皮细胞,亦增加了虫体的吸收功能。微毛下是较厚的具有大量空泡的胞质区或称基质区,胞质区下线粒体密集。皮层的内层有基膜(basement membrane)与皮下层分开。基膜的皮下层由表层肌(superficial muscle)组成,包括环肌(circular muscle)、纵肌(longitudinal muscle)和少量斜肌(oblique muscle),均为平滑肌(smooth muscle)。表层肌中的纵肌较发达,它作为体壁内层包绕着虫体的实质和各器官,并贯穿整个链体;在节片成熟后,节片间的肌纤维逐渐退化,因而孕节能自链体脱落。肌层下的实质结构中有大量电子致密细胞称为核周体(perikaryon)。核周体通过若干连接小管(connective tubule)穿过表层肌和基膜与皮层相连(图 8-2)。虫体内部为实质组织,生殖、排泄和神经系统包埋在实质组织中。绦虫实质组织中散布着许多钙、镁的碳酸盐微粒,外面被以胞膜而呈椭圆形的小体,称石灰小体(calcareous body)或钙颗粒(calcarcous corpuscle),可能有缓冲平衡酸碱度、调节渗透压的作用,也可作为离子和二氧化碳的补给库。

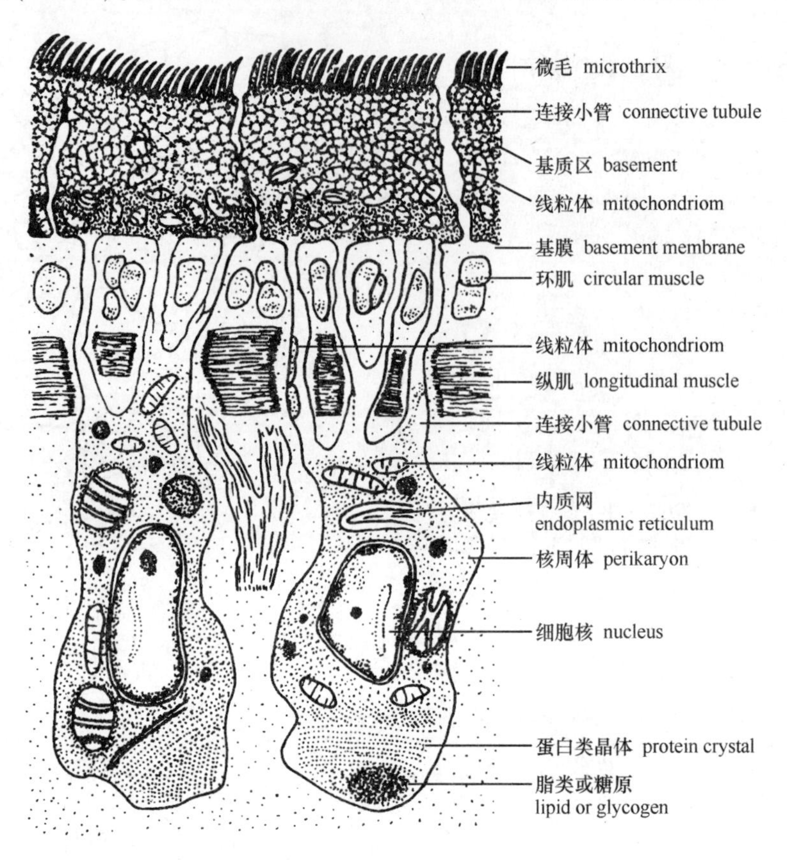

图 8-2 绦虫的体壁超微结构示意图 Body wall ultrastructure of Cestode

(3)神经系统:头节中有一神经节,由此发出6根纵行的神经干,贯穿整个链体。在头节和每个节片中还有横向的连接支,感觉末梢分布于皮层,与触觉和化学感受器相连。

(4)排泄系统:由若干焰细胞、毛细管、集合管及4根纵行的排泄管组成,在每个节片后部有横支相通。焰细胞通过半透膜完成物质交换和滤过功能。头节内排泄管最为发达,形成排泄管丛。排泄系统不仅可排泄代谢产物,而且可调节体液平衡。

(5)生殖系统:每个成熟节片内均有雌、雄生殖器官各1套。雄性生殖器官一般较雌性先成熟。雄性具有数十个至数百个呈圆形滤泡状的睾丸,散布于节片靠近背面的实质中。睾丸发出输出管,汇合成输精管,延伸入阴茎囊。在阴茎囊内或囊外,输精管膨大形成储精囊。前列腺位于储精囊内或囊外,囊内输精管与前列腺汇合后延伸为射精管,其末端是阴茎,上有小刺或小钩并能从阴茎囊伸出,为交合器官。

雌性生殖系统有1个卵巢,多分为左右两叶,位于节片中轴腹面,睾丸之后。卵黄腺数量众多、呈滤泡状,均匀分散在节片实质的表层中围绕着其他器官,有些绦虫的卵黄腺聚集成单一致密实体,位于卵巢后方;由卵黄腺发出的卵黄小管汇集成卵黄总管。卵巢发出的输卵管与卵黄总管相接后膨大形成卵模,再与子宫相通。子宫呈管状或囊状,位于节片中部,圆叶目绦虫的囊状子宫无子宫孔,随着其内虫卵的增多和发育而膨大,并向两侧扩展形成侧枝。阴道为略弯曲的小管,多数与输精管平行,其远端开口于虫体一侧的生殖孔,近端常膨大成受精囊。假叶目绦虫的卵黄腺呈滤泡状散布在节片的表层中;雌、雄生殖孔和子宫孔均位于节片中部。

2. 中绦期(续绦期) 绦虫幼虫在中间宿主体内的发育阶段称为中绦期(metacestode)或续绦期,各种绦虫的中绦期形态结构各不相同(图 8-3)。

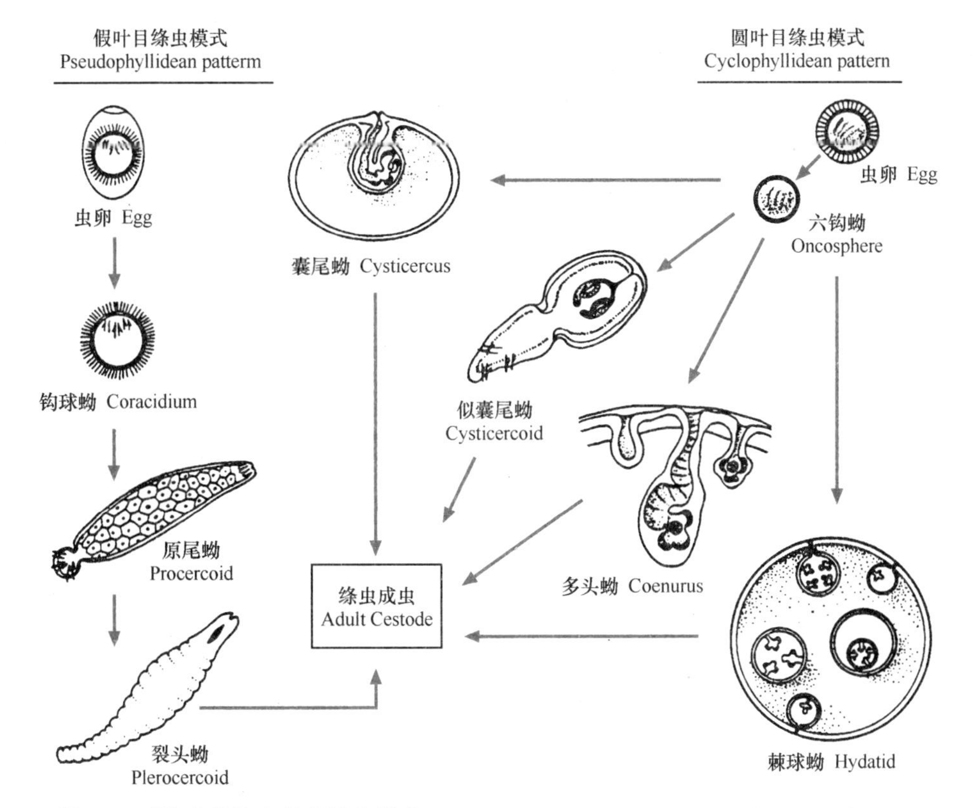

图8-3 感染人类绦虫的生活史模式 Life cycle patterns of tapeworms that infect humans

(1) 囊尾蚴(cysticercus):链状带绦虫或肥胖带绦虫的幼虫,俗称囊虫(bladder worm),为充满囊液的半透明椭圆形囊状体,囊壁上有一向内翻转卷曲的头节悬于囊液中。

(2) 棘球蚴(echinococcus):细粒棘球绦虫的幼虫,又称包虫(hydatid)。为球形囊状体,囊内充满囊液,内含大量原头蚴(protoscolex)和许多附着在囊壁上或脱落悬浮于囊液中的生发囊(brood capsule)。

(3) 泡球蚴(alveolar echinococcus):多房棘球绦虫的幼虫,又称多房棘球蚴。由无数小囊泡组成,囊内充满胶状物,原头蚴较少。

(4) 似囊尾蚴(cysticercoid):膜壳绦虫的幼虫,体型较小,前端有很小的囊腔和相比之下较大的内缩头节,后部则是实心的带小钩的尾状结构。

(5) 多头蚴(coenurus):多头绦虫的幼虫,椭圆形囊状体,囊壁为透明的膜,膜内生发层(germinal layer)长出许多头节,囊内充满液体。

(6) 原尾蚴(procercoid):假叶目绦虫在第一中间宿主体内发育的幼虫,为一实体,无头节分化,在一端有一小突(小尾),上有6个小钩。

(7) 裂头蚴(plerocercoid):原尾蚴被假叶目绦虫的第二中间宿主吞食后发育而成。裂头蚴已失去小尾及小钩,并开始形成附着器,分化出头部。

3. 虫卵 假叶目绦虫卵呈椭圆形,卵壳较薄,一端有小盖,卵内含1个卵细胞和若干个卵黄细胞。圆叶目绦虫卵多呈圆球形,卵壳很薄,内有一较厚的胚膜,卵内是已发育具有3对小钩的幼虫,称六钩蚴(oncosphere)(图8-3)。

【生 活 史】

成虫寄生于脊椎动物的小肠,虫卵自子宫孔产出或随孕节脱落而排出。假叶目绦虫需要2个中间宿主才能完成生活史,虫卵必须入水才能继续发育。孵出的幼虫称为钩球蚴(coracidium),在水中游动,当遇到第一中间宿主剑水蚤时,钻入其体内发育为原尾蚴。含原尾蚴的剑水蚤被第二中间宿主鱼或蛙等脊椎动物食入,在其体内发育为裂头蚴,裂头蚴已具类似成虫的外形,白色,带状但不分节,仅具有不规则的横皱褶,前端略凹入,伸缩活动能力强;裂头蚴若有机会进入终宿主肠道内可发育为成虫。圆叶目绦虫虫卵随孕节自链体脱落排出体外,或孕节破裂后,虫卵散出,被中间宿主吞食后在消化道内孵出六钩蚴,钻入肠壁随血流到达组织内,发育为幼虫,如囊尾蚴、似囊尾蚴、棘球蚴、泡球蚴等。中绦期幼虫被终宿主吞食后,在小肠内胆汁的作用下翻出头节,逐渐发育为成虫(图8-3)。个别种类的绦虫生活史中可以不需要中间宿主。

【生 理】

1. 营养物质的吸收与能量代谢 绦虫缺乏消化道，寄生在宿主肠道内的成虫主要靠体壁吸收营养。虫体浸浴在宿主半消化的食物中，皮层表面形成的微毛极大地增加吸收面积，通过扩散、易化扩散和主动运输等方式吸收各种营养物质；皮层还具有分泌功能和抵抗宿主消化液对虫体的破坏作用。体表微毛的尖端在擦伤宿主肠壁上皮细胞时，能使高浓度的富有营养的细胞质渗出到虫体周围，提高营养吸收效能。皮层胞质区的大量空泡具有对营养物质的胞饮作用和运输作用。有的绦虫头节上的顶突能穿入宿主的肠腺，摄取黏液和细胞碎片以及其他营养微粒。

绦虫主要通过糖代谢获得能量，从宿主肠道吸收葡萄糖和半乳糖，少数种类可吸收麦芽糖。虫体内储存有大量糖原，主要通过糖酵解，少数可通过三羧酸循环和电子传递系统获得能量。

2. 生殖 圆叶目绦虫的成节内雌雄生殖系统共同开口于节片侧缘的生殖孔，故绦虫受精可在同一节片或同一虫体的不同节片间完成，也可在两条虫体间进行。中绦期的幼虫可有无性生殖和芽生生殖，如棘球蚴可从囊壁生发层长出许多原头节和生发囊；曼氏裂头蚴在宿主免疫功能受到抑制或受到病毒感染时，也可能发生异常的芽生增殖，引起严重的增殖型裂头蚴病。

【致 病】

成虫寄生于宿主小肠，可大量掠夺宿主的营养，虫体固着器官吸盘和小钩以及微毛对肠道的机械性刺激和损伤以及虫体释出的代谢产物的刺激，可引起腹部不适、腹痛、腹泻或便秘等；个别虫种，如阔节裂头绦虫因大量吸收维生素 B_{12} 可致贫血。

幼虫寄生于人体组织器官内造成的危害远大于成虫，如裂头蚴和囊尾蚴可在皮下和肌肉内形成结节或游走性包块，若侵入眼、脑等重要器官则可引起严重后果。棘球蚴在肝、肺等处寄生引起占位性损伤，其囊肿破裂后囊液进入宿主组织可诱发变态反应而致休克，甚至死亡。

【分 类】

人体寄生的绦虫隶属于多节绦虫亚纲的假叶目和圆叶目，见表 8-1。

表 8-1 人体常见寄生绦虫的分类

Classification of parasitic tapeworms in human

目 Order	科 Family	种 Species
假叶目 Pseudophyllidea	双叶槽科 Diphyllobothriidae	曼氏迭宫绦虫 *Spirometra mansoni*
		阔节裂头绦虫 *Diphyllobothrium latum*
圆叶目 Cyclophyllidea	带科 Taeniidae	链状带绦虫 *Taenia solium*
		肥胖带绦虫 *Taenia saginata*
		亚洲带绦虫 *Taenia asiatica*
		细粒棘球绦虫 *Echinococcus granulosus*
		多房棘球绦虫 *E. multilocularis*
	膜壳科 Hymenolepididiae	微小膜壳绦虫 *Hymenolepis nana*
		缩小膜壳绦虫 *Hymenolepis diminuta*
		克氏假裸头绦虫 *Pseudanoplocephala crawfordi*
	复孔科 Dipylidiidae	犬复孔绦虫 *Dipylidium caninum*
	代凡科 Davaineidae	西里伯瑞列绦虫 *Raillietina celebensis*
	中殖孔科 Mesocestoididae	线中殖孔绦虫 *Mesocestoides lineatus*
	裸头科 Anoplocephalidae	司氏伯特绦虫 *Bertiella studeri*
锥吻目 Trypanorhyncha	触鸥科 Tentaculariidae	四吻绦虫 *Nybelinia surmenicola*

（殷国荣）

第2节 链状带绦虫

学习与思考

（1）人是链状带绦虫的什么宿主？链状带绦虫感染人体能引起哪些疾病？

（2）人感染链状带绦虫卵的方式有哪些？对临床诊治有何启示？

（3）猪带绦虫病和囊尾蚴病的病原学诊断分别检查哪个虫期？其形态特征分别是什么？

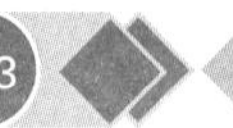

链状带绦虫(*Taenia solium* Linnaeus,1758)又称猪带绦虫、猪肉绦虫或有钩绦虫,隶属于圆叶目(Cyclophyllidea)、带科(Taeniidae)。其成虫寄生于人体小肠,可引起猪带绦虫病(taeniasis suis);幼虫为猪囊尾蚴(cysticercus cellulosae),俗称猪囊虫或囊虫,主要寄生于猪的各种器官组织,也可寄生于人的皮下、肌肉、脑、眼等组织,引起囊尾蚴病(cysticercosis),简称囊虫病。囊尾蚴病比猪带绦虫病危害严重。

我国古代医籍中,将形态相似的猪带绦虫与牛带绦虫统称为寸白虫或白虫。早在公元217年《金匮要略》中就有白虫的记载,公元610年巢元方《诸病源候论》将该虫描述为"长一寸而色白,形小方扁。虫体如带,长丈余",因炙食肉类而感染。《神农本草经》、《本草纲目》中均记录了驱白虫的草药。

【形 态】

1. 成虫 乳白色,体壁较薄而略透明;虫体背腹扁平、带状、分节,前窄后阔;长2~4m。虫体由头节(scolex)、颈部(neck)及链体(strobile)3部分组成。头节近似球形,直径0.6~1mm,其上有4个吸盘(suckers)位于四周,顶端中央有顶突(rostellum),其上有小钩(hooklets)25~50个,交错排列成内外两圈,内圈较大,外圈较小。颈节纤细,直径仅为头节的一半,由胚细胞组成,具有生发功能,由此长出链体。

链体是虫体的主要部分,由700~1000个节片组成,根据节片内生殖器官的发育成熟程度不同,将链体由前向后依次分为幼节(immature proglottid)、成节(mature proglottid)和孕节(gravid proglottid)。幼节位于颈节之后、链体前段,节片短而宽,其内的生殖器官正在发育中,结构不清楚。成节位于虫体中部,近方形,节片侧面有一生殖孔,不规则地分布于链体两侧。每个成节内含雌、雄性生殖器官各1套。雄性生殖器官:节片背侧有滤泡状睾丸150~200个,输精管经阴茎囊开口于节片一侧的生殖腔。雌性生殖器官:卵巢在节片后1/3的中央,分3叶,除左右2叶外,在子宫与阴道之间还有一中央小叶;阴道在输精管后方,开口于生殖腔;卵黄腺位于卵巢后。孕节长方形,子宫发达,充满虫卵的子宫向两侧扩展形成侧支,每侧各有7~13个分支,每个侧分支又可发出次级分支。每个孕节含虫卵4万多个(图8-4)。

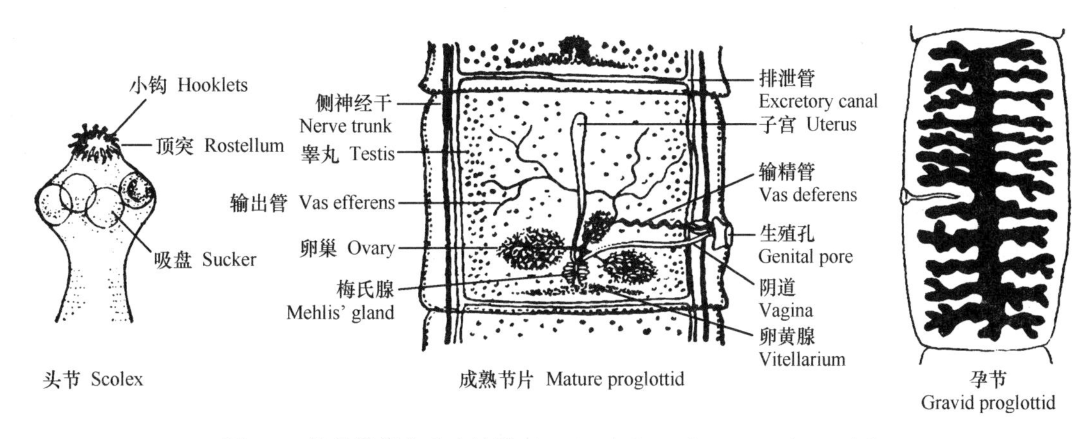

图8-4 链状带绦虫成虫的形态 Morphology of *Taenia solium* adult

2. 虫卵 球形或近球形,直径31~43μm。卵壳薄而透明,虫卵自孕节散出后,卵壳多已破裂,成为不完整虫卵(incomplete egg)。其内胚膜较厚,棕黄色,其上有放射状条纹。内含具有3对小钩的球形幼虫,称六钩蚴(oncosphere),其直径14~20μm(图8-5)。

3. 猪囊尾蚴 俗称囊虫,黄豆大小,为白色半透明的囊状物,囊内充满无色囊液。囊壁分两层,外为皮层,内为间质层。内层局部向囊内芽生并形成向内翻卷收缩的头节(图8-5),其形态结构与成虫头节相似,受胆汁刺激后头节可翻出。

【生 活 史】

人是猪带绦虫的惟一终宿主,同时也可作为中间宿主;猪和野猪是主要的中间宿主。Cadigan等(1967)曾以猪囊尾蚴感染长臂猿与大狒狒获得成功。

成虫寄生于人的小肠上段,以吸盘和小钩固着于肠壁,头节深入黏膜层。虫体后段的孕节多以单节或5~6节相连的方式从链体脱落。脱离虫体的

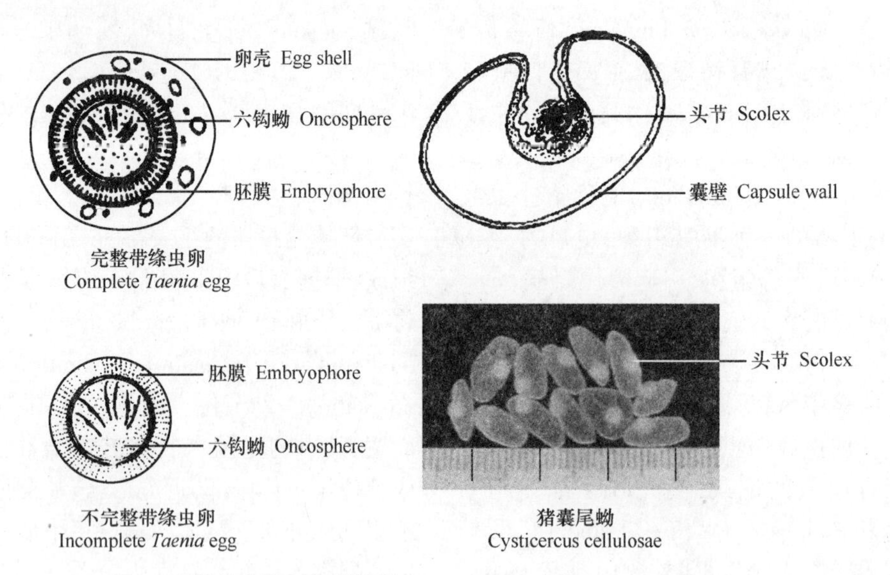

图 8-5 带绦虫卵和猪囊尾蚴 *Taenia* egg and cysticercus cellulosae

孕节仍有一定活动力，节片因受挤压破裂，释放出虫卵，虫卵或节片随粪便排出体外。虫卵或孕节被猪等中间宿主吞食，虫卵在其小肠内经消化液作用24~72小时胚膜破裂，六钩蚴逸出，并借其分泌物和小钩的作用，钻入小肠壁，经血循环或淋巴系统达宿主身体各处。在寄生部位，虫体逐渐长大，中间细胞溶解形成空腔，并充满液体；同时壁部的间质层向囊内长出内陷的头节雏形，60天后出现小钩和吸盘，约经10周，囊尾蚴发育成熟。囊尾蚴在猪体内的主要寄生部位为运动频繁的肌肉，以股内侧肌最多，依次为深腰肌、肩胛肌、咬肌、腹内斜肌、膈肌、心肌、舌肌等，也可寄生于脑、眼等处。囊尾蚴在猪体内可存活数年，甚至10余年。囊尾蚴寄生的猪肉俗称“米猪肉”或“豆猪肉”。人食入生的或未熟的含囊尾蚴的猪肉，囊尾蚴在人体小肠上段受胆汁刺激而翻出头节，附着在肠壁，经2~3个月发育为成虫，并排出孕节和虫卵（图8-6）。成虫在人体内寿命可达25年以上。

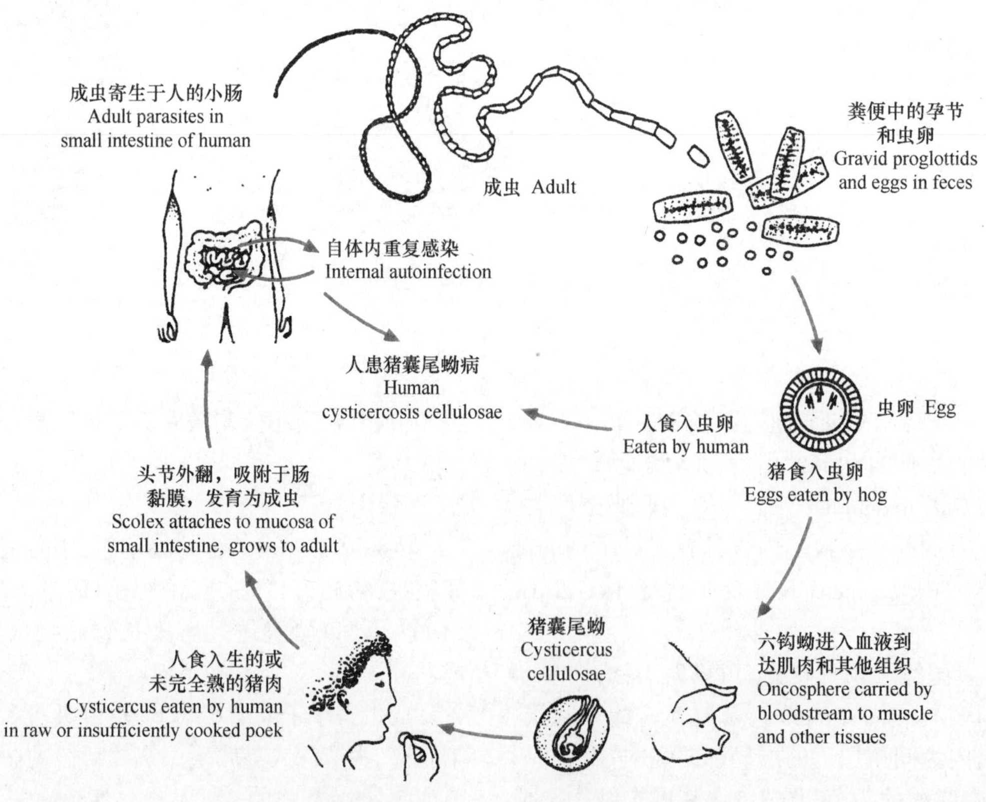

图 8-6 链状带绦虫生活史 Life cycle of *Taenia solium*

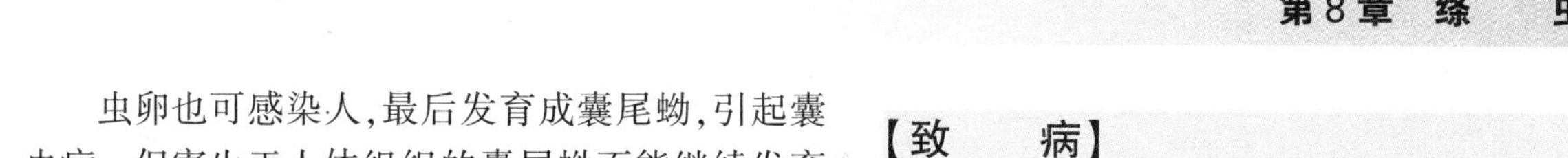

虫卵也可感染人，最后发育成囊尾蚴，引起囊虫病。但寄生于人体组织的囊尾蚴不能继续发育为成虫。人感染虫卵的方式有3种：①自体内感染，即患者体内已经有成虫寄生，当反胃、呕吐时，肠道的逆蠕动将脱落的孕节、虫卵返入胃或十二指肠，在消化液作用下，六钩蚴孵出，并钻入肠壁，进入血流，至各组织而发育为囊尾蚴；②自体外感染，猪带绦虫病患者误食自己排出的虫卵而引起囊尾蚴病；③异体感染，误食外界环境中（饮水、蔬菜、食物等）的虫卵引起感染。

人体寄生猪带绦虫成虫和猪囊尾蚴，可单独发生，也可同时存在。据报道，16%~25%的猪带绦虫成虫寄生者伴有囊尾蚴寄生，囊尾蚴病患者中有55.6%伴有成虫寄生。

Teania solium adult inhabits the human jejunum, where it may survive for decades. The strings of 5 to 6 terminal gravid proglottids or single gravid proglottid break free from the remainder of the strobila. These muscular segments may crawl unassisted through the anal canal or be passed intact with the stool. Proglottids reaching the soil eventually disintegrate, releasing their distinctive eggs. In appropriate environments, the oncosphere may survive for months. Both pigs or people become intermediate hosts when they ingest food contaminated with viable eggs. In addition, humans may be autoinfected when gravid proglottids are carried backward into the stomach during the act of vomiting, initiating the release of the contained eggs. In fact, it seems more likely that autoinfection results from the transport of the eggs from the perianal area to the mouth on contaminated fingers.

Regardless of the route, an egg reaching the stomach of an appropriate intermediate host hatches, releasing the oncosphere. The embryo (oncosphere) penetrates the intestinal wall and may be carried by the lymphohematogenous system to any tissues of the body. Here it develops into a 1cm, white, opalescent cysticercus over 3 to 4 months. The cysticercus may remain viable for up to 5 years, eventually infecting humans when they ingest undercooked and "measly" flesh. The scolex everts, attaches itself to the mucosa, and develops into a new adult worm in 2-3 months, thereby completing the cycle.

【致 病】

1. 成虫致病 猪带绦虫的成虫寄生于人体小肠，引起猪带绦虫病。人体感染猪带绦虫多为1条，但流行区患者平均感染可多达2.3~3.8条成虫，国内有感染19条成虫的病例报道。成虫致病主要是由于头节上的吸盘、顶突、小钩和虫体体壁微毛的机械性刺激和虫体代谢产物等作用于肠黏膜，造成肠上皮细胞损伤所致。多数感染者无症状或症状较轻。少数有上腹或全腹隐痛、消化不良、腹泻、便秘、恶心、呕吐等胃肠道症状。也可出现体重减轻或儿童生长发育迟缓。因头节固着肠壁而致局部严重损伤时，可致肠穿孔，偶可引起肠梗阻。粪便中发现节片是患者求医的最常见原因。

2. 幼虫致病 猪囊尾蚴寄生在人体组织内引起囊尾蚴病，是主要的致病阶段。囊尾蚴致病是由于虫体的机械性压迫、堵塞（占位性病变）及虫体毒素作用所致。其危害程度取决于囊尾蚴的寄生部位、数量、存活状态和人体局部组织反应。人体常见寄生部位是肌肉、皮下组织、眼和脑，其次为心、舌、肝、肺、腹膜、骨等部位。寄生数量由1个至上千个不等。不同部位的囊尾蚴，其大小和形态也不相同。疏松结缔组织中的囊尾蚴多呈圆形，大小5~8mm；在肌肉中寄生的囊尾蚴外形略长。在脑底部和脑室的囊尾蚴长4~12mm，甚至可达2~5cm，且可分支或由大小不等的囊组成，呈葡萄样突起，称葡萄状囊尾蚴（cysticercus racemosus）。

依其寄生部位，人囊尾蚴病主要分为以下3种类型。

（1）皮下及肌肉囊尾蚴病：囊尾蚴在皮下、黏膜下或肌肉内形成结节，以躯干和头部较多见，四肢较少，数目可从1~2个至数百、上千个不等。皮下结节呈圆形或椭圆形，直径0.5~1.5cm，与皮下组织无粘连，硬度近似软骨，无压痛，无炎症反应及色素沉着。结节可在皮下移动，常分批出现，并可逐渐自行消失。感染轻时可无症状。寄生数量多时，可发生肌炎、肌肉营养不良，患者自觉肌肉酸痛、无力、发胀、麻木，或因肌肉间质组织增生，炎性细胞浸润而造成假性肌肥大症等。

（2）脑囊尾蚴病（cerebral cysticercosis）：由于囊尾蚴在脑内寄生部位与感染程度不同，临床表现复杂多样。轻者无症状，重者可出现颅内压增高，甚至猝死。以感染后1个月至1年发病为多，最长者可达30年。癫痫发作、颅内压增高和精神症状是脑囊尾蚴病的三大主要症状，以癫痫发作最多见。

囊尾蚴寄生在大脑皮质运动区，常在一过性意识丧失后，癫痫发作。可为大发作、小发作或精神运动性发作，但以大发作为首发症状者多见。发作强度和持续时间不定，严重者可致瘫痪和失语。发作频率较低，多在3个月左右，甚至1年发作1次。

囊尾蚴寄生在脑实质、蛛网膜下腔和脑室（图8-7），均可引起颅内压增高。患者表现为头痛、呕吐、视力下降、视盘水肿等。引起颅内压增高的原因有：①脑实质内囊尾蚴使脑容积增加；②脑室内囊尾蚴使脑脊液循环梗阻；③颅底囊尾蚴引起的蛛网膜粘连，妨碍脑积液循环；④脑膜脑炎致脑积液分泌量增加；⑤脑内超敏反应引起脑水肿。

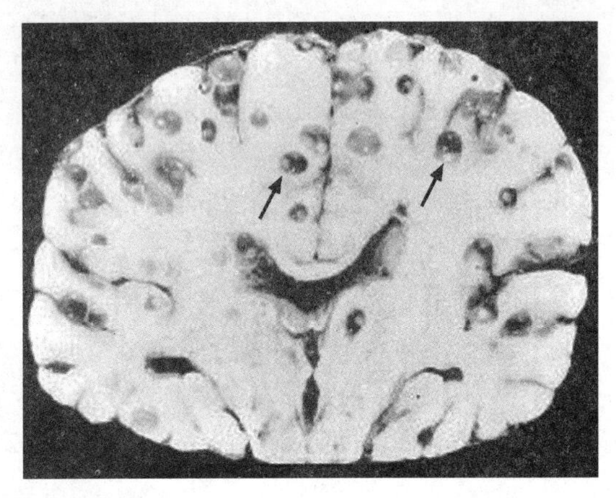

图8-7 人脑囊尾蚴病 Cerebral cysticercosis in human

囊尾蚴在中枢神经系统寄生还可导致精神障碍，表现为神经衰弱、精神分裂、忧郁、语言不清、失语、类狂躁或痴呆等。此外，约10%患者的临床表现类似急性或亚急性脑膜炎。脑囊虫病的病程多缓慢，3~6年甚至几十年；症状复杂，常易误诊。根据临床症状，可将脑囊尾蚴病分为癫痫型、高颅压型、精神障碍型、脑膜脑炎型和脑室型。

（3）眼囊尾蚴病（ocular cysticercosis）：囊尾蚴可寄生在眼的任何部位，主要在眼球深部，以玻璃体及视网膜下多见（图8-8）。通常累及单眼，双眼同时寄生者少见。轻者表现为视力障碍，眼底镜检查可见虫体蠕动。眼内囊尾蚴存活时，患者一般尚能忍受。囊尾蚴一旦死亡，虫体的分解产物可产生强烈刺激，由炎症演变为退行性变，导致玻璃体混浊，视网膜炎、脉络膜炎，甚至视网膜脱落，视神经萎缩，并发白内障、青光眼等，最终导致眼球萎缩而失明。

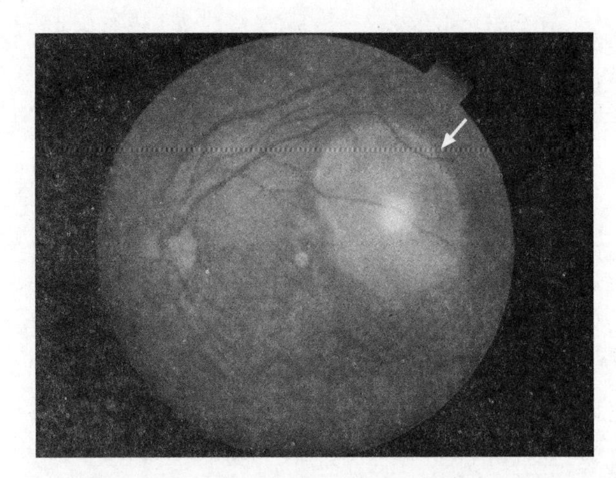

图8-8 视网膜下猪囊尾蚴

Cysticercus cellulosae under the amphiblestrodes

【诊 断】

1. 猪带绦虫病的诊断 食肉方式以及粪便排节片史等资料有助于诊断。主要诊断依据是检查孕节，观察子宫侧支数，明确诊断。检获虫卵可协助诊断，粪检虫卵常用生理盐水直接涂片法，也可用沉淀法、饱和盐水漂浮法、改良加藤法及肛门拭纸法。驱虫后淘洗检查头节和孕节，以头节形态结构或孕节子宫侧支数可确定虫种。

2. 囊尾蚴病的诊断 诊断的难易，依寄生部位而异，询问病史对诊断有一定价值。皮下或浅表部位囊尾蚴结节，可行手术摘除活检，明确诊断。眼部囊尾蚴用眼底镜检查发现。脑和深部组织囊尾蚴，可用CT、磁共振（MRI）等影像学检查，并结合癫痫、颅内压增高和精神症状等确定。

免疫学诊断方法具有重要的辅助诊断价值，尤其对无明显临床症状的脑囊尾蚴患者更具有参考意义。免疫学诊断方法有：①间接血凝试验（IHA）；②酶联免疫吸附试验（ELISA）；③斑点酶联免疫吸附试验（Dot-ELISA），主要是检测血清和脑脊液中抗囊虫抗体，也可用单克隆抗体检测囊虫的循环抗原；④酶联免疫印迹法（EITB）。目前，临床主要用ELISA辅助诊断，流行病学调查常用IHA或ELISA。

【流 行】

猪带绦虫呈世界性分布，其中以中非、南非、拉丁美洲、东亚及南亚的发展中国家为甚。猪带绦虫在我国分布也很广，主要分布在云南、黑龙江、吉林、山东、河北、河南、陕西、山西、湖北、福建、海南、青海、江苏、宁夏等27个省（区），其中在云南、东

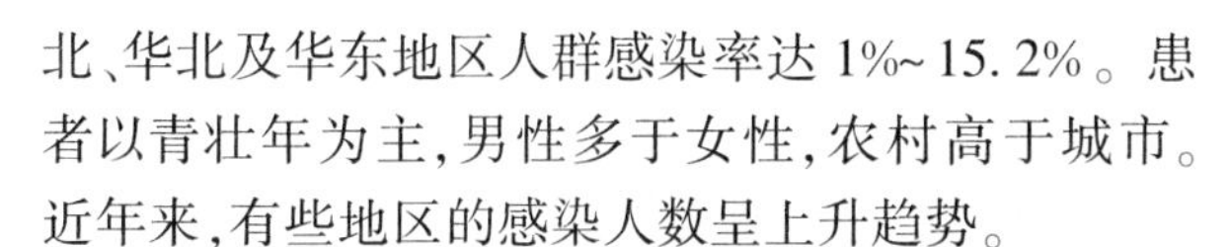

北、华北及华东地区人群感染率达1%~15.2%。患者以青壮年为主,男性多于女性,农村高于城市。近年来,有些地区的感染人数呈上升趋势。

流行因素主要由于养猪方法不当,仔猪散养或厕所简陋,猪出入自由。有些流行区居民不习惯使用厕所,或有随地大便的不良行为,或人厕直接建在猪圈之上或与猪圈相通(连茅圈),猪容易吞食含虫卵或孕节的粪便,增加了猪的感染机会。猪的囊尾蚴感染率与人群绦虫病感染率密切相关。

猪带绦虫病重度流行地区的居民有喜食生的或半生不熟猪肉的习惯,如云南省少数民族地区节庆日菜肴:白族的“生皮”、傣族的“剁生”、哈尼族的“噢嚅”,均系生猪肉制作。西南地区的“生片火锅”、云南的“过桥米线”、福建的“沙茶面”等,都是将生肉片在热汤中稍烫后,蘸佐料或拌米粉、面条食用,还有食熏肉或食用不经蒸煮的腌肉。这些肉类制作方法都不能完全杀灭猪囊尾蚴,很易造成人体感染。此外,在肉类制作过程中,生熟砧板不分或混用,可造成交叉污染,致人感染。

人体猪囊尾蚴病流行的原因是因为误食猪带绦虫卵所致。虫卵在外界中存活时间较长,在4℃和-30℃环境中分别能存活1年和3~4个月,37℃时还能存活7天左右。虫卵对化学试剂的抵抗力也较强,70%乙醇、3%甲酚皂、酱油和食醋对其几乎无作用,只有2%碘酊可将其杀死。用新鲜人粪施肥或随地大便,节片或虫卵污染环境,是造成猪囊尾蚴病流行的重要原因。此外,还可引起自体内和自体外重复感染。

【防　　治】

近年来,国内外进行了各种猪囊尾蚴疫苗的研究,但迄今尚无商用疫苗问世。因此,目前对猪带绦虫病/囊虫病的防治依然是采取“驱、管、检”综合防治措施。

1. 治疗患者　肠道有成虫寄生常因自体内感染而致囊尾蚴病,故必须尽早驱虫治疗。槟榔、南瓜子合剂驱虫效果良好,槟榔对绦虫头部及前段链体有麻痹作用,南瓜子主要麻痹虫体中后段,两药合用疗效高。用法为:南瓜子、槟榔各60~80g,清晨空腹服南瓜子,1小时后服槟榔煎剂,30min后再口服20~30g硫酸镁导泻。多数患者在5~6小时内排出完整虫体,温水坐浴可促进虫体排出,切勿用力拉扯,以防头节断留肠内。虫体排出后,用水淘洗,查找头节,若未查获头节,应加强随访,在3~4个月内未再发现节片和虫卵则可视为治愈。吡喹酮、阿苯达唑也有较好疗效。

皮下及肌肉囊尾蚴数量少时可手术摘除囊尾蚴。眼囊尾蚴病惟一有效方法是手术摘取虫体,若虫体死亡,可引起剧烈的炎症反应,最后不得不摘除整个眼球。脑囊尾蚴病应住院治疗,因虫体死亡可导致脑水肿、颅内压升高等症状,严重者危及生命。吡喹酮、阿苯达唑可使囊尾蚴变性和坏死,是目前治疗囊尾蚴病的有效药物,具疗效高、药量小,给药方便等优点,但也有不同程度的头痛、呕吐、发热、头晕、皮疹等不良反应,尤其是使用吡喹酮治疗脑型囊尾蚴病时,部分患者可出现急性颅压增高或严重的超敏反应等危急症状,故应当住院治疗。

2. 管理厕所、猪圈　发动群众管好厕所、建圈养猪,控制人畜互相感染。

3. 注意个人和饮食卫生　大力宣传本病的危害性,革除不良卫生和饮食习惯。管好粪便,注意个人卫生,饭前便后要洗手,以防误食虫卵。不食生肉,烹调时务必将肉煮熟,肉中囊尾蚴在54℃经5分钟即可被杀死。切生、熟肉的刀和砧板要分开,防止食入囊尾蚴。

4. 加强肉类检疫　加强生猪的“定点屠宰、集中检疫”,加强对农贸市场个体商贩出售肉类的检验,病猪肉必须严格处理或销毁。

第3节　肥胖带绦虫

学习与思考

(1) 比较肥胖带绦虫与链状带绦虫生活史的异同点。

(2) 肥胖带绦虫与链状带绦虫哪种对人体造成的危害大?为什么?

(3) 如何区别肥胖带绦虫与链状带绦虫的头节和孕节?

肥胖带绦虫(*Taenia saginata* Goeze,1782),又称牛带绦虫、牛肉绦虫或无钩绦虫,与猪带绦虫同属于带科。两者形态和生活史基本相似。

【形　　态】

成虫的外形与猪带绦虫相似(图8-9),但虫体大小和结构有差异,主要区别见表8-2。

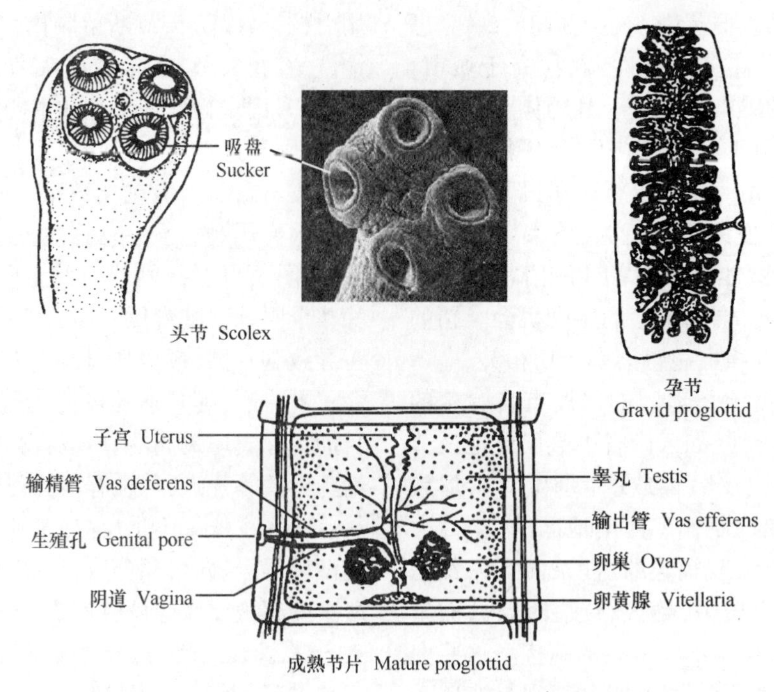

图 8-9 肥胖带绦虫的形态 Morphology of *Taenia saginata*

表 8-2 链状带绦虫与肥胖带绦虫的形态区别
Morphologic differentiation between *Taenia solium* and *Taenia saginata*

区别点	链状带绦虫	肥胖带绦虫
虫体长	2~4m	4~8m
节片数	700~1000 节	1000~2000 节
体壁	较薄,略透明	较厚,不透明,乳白色
头节	球形、直径约 1mm、具有顶突和 2 圈小钩、25~50 个	略呈方形、直径 1.5~2.0mm、无顶突及小钩
成节	卵巢 3 叶,即左右两叶和中央小叶,睾丸 150~200 个	卵巢 2 叶,睾丸 300~400 个
孕节	子宫分支呈树枝状,每侧 7~13 支	每侧 15~30 支,支端多有分叉
囊尾蚴	头节具顶突和小钩,可寄生人体,引起囊尾蚴病	头节无顶突和小钩,不寄生人体
虫卵	两种绦虫的虫卵在形态和结构上不易区别	

【生　活　史】

人是牛带绦虫惟一的终宿主,不能作为中间宿主。成虫寄生在人小肠上段,头节通常固着在十二指肠或空肠上段。孕节可单节或数节一起脱落,随粪便排出。通常每天排出 6~12 节,最多 40 节。每个孕节含 8 万~10 万个虫卵,约有半数已发育成熟,40%的虫卵需在外界发育 2 周才成熟,约 10%为未受精卵。脱落的孕节活动力较强,常可从肛门自动逸出,被挤压出的虫卵可黏附于肛门周围的皮肤。孕节在地面蠕动时,虫卵从子宫前端排出或孕节破裂虫卵散出污染环境。成熟虫卵如被中间宿主牛吞食,卵内六钩蚴在其小肠内孵出,钻入肠壁,随血循环至周身各处,在运动频繁的股、肩、心、舌和颈部等肌肉内,经 60~75 天发育为牛囊尾蚴(cysticercus bovis)。羊、长颈鹿、羚羊、野猪等也可作为中间宿主。牛体内囊尾蚴寿命可达 3 年。人若食入生的或未煮熟的含囊尾蚴的牛肉,囊尾蚴在小肠内受胆汁的刺激,头节翻出并吸附于肠黏膜上,长出节片,经 8~12 周发育为成虫。成虫寿命为 20~30 年,甚至长达 60 年以上。

Like *T. solium*, *T. saginata* also inhabits the human jejunum, where it may live for up to 25 years and grow to a maximum length of 8 meters. When a single gravid, or strings of 6 to 9 terminal proglottids, each containing approximately 100, 000 eggs, break free from the remainder of the strobila. These muscular segments may crawl unassisted through the anal canal or be passed intact with the stool. Proglottids reaching the soil eventually disintegrate, releasing their distinctive eggs. In appropriate environments, the oncosphere (hexacanth embryo) may survive for months. If ingested by cattle or certain other herbivores, the embryo (oncosphere) is released, penetrates the intestinal wall, and is carried by the vascular system to the striated muscles of the tongue, diaphragm, and hindquarters. Here it is transformed into a white, ovoid (5 by 10mm) cysticercus (cysticercus bovis). When present in large numbers, cysticerci impart a spotted or "measly" appearance to the flesh. Humans are infected when they ingest inadequately cooked meat containing these larval forms.

【致 病】

寄生人体的牛带绦虫成虫一般为 1 条。据报道,贵州从江县患者平均感染成虫 2.7~8 条,最多的 1 例达 31 条;前苏联曾报告 1 例达 150 条。

牛带绦虫致病作用较弱,患者一般无明显症状,部分患者时有腹部不适、消化不良、腹泻或体重减轻等症状。由于牛带绦虫孕节活动力较强,患者最突出的症状是孕节自动从肛门逸出(昼夜均可),常伴有肛门瘙痒。孕节也可随粪便排出,调查表明,几乎所有患者都有排节片史。从链体脱落的孕节沿肠壁下移,当遇到回盲瓣阻挡时,孕节活动加强可引起回盲部剧痛,偶可致阑尾炎或肠梗阻并发症。曾有孕节异位寄生于子宫腔、耳咽管等部位的报告。

牛囊尾蚴几乎不寄生人体,至今全世界较可靠的人体感染记录仅数例,显示人对牛带绦虫六钩蚴具有固有免疫力。

【诊 断】

由于牛带绦虫孕节的活动能力强且常自动逸出肛门,故询问食生牛肉史和孕节逸出史对诊断具有重要意义,患者常自带排出的孕节前来就诊。观察孕节子宫的侧支数可以确诊。若节片已干硬,可用生理盐水浸软或用乳酸酚浸泡透明后再观察。

检获虫卵可协助诊断。粪便检查虫卵阳性率较猪带绦虫低,而采用肛门拭子法查到虫卵的机会更多。

【流 行】

牛带绦虫呈世界性分布,多数地区为散在感染。我国新疆、内蒙古、西藏、云南、宁夏、四川、广西、贵州、台湾等 20 个省(区)呈地方性流行。国家卫生部(2005) 公布的全国人体重要寄生虫病调查报告,牛带绦虫感染率在四川雅安、内蒙古锡林郭勒、西藏昌都、新疆喀什、广西大苗山、贵州从江县等地高达 16.8%~70.7%,其中四川和西藏的带绦虫感染率上升幅度最为明显。患者多为青壮年,一般男性稍多于女性。此外,回族居民感染者也较多,甚至造成区域性流行,但在流行区,受染人群并不限于某个或某些民族。由于人员的流动增多,牛肉交易频繁,或个人饮食不当,我国其他地区也有散在的感染病例。

牛带绦虫病地方性流行的主要因素是患者和带虫者粪便污染牧草和水源,以及居民食用牛肉的方法不当,尤其在有吃生的或不熟牛肉习惯的地区和民族中容易流行。

在流行区,当地农牧民常在牧场及野外排便,人粪污染牧场、水源和地面。牛在野外或牧区放牧时,很容易食入虫卵或孕节而感染。广西和贵州的侗族,人畜共居一楼,人住楼上,楼下即是牛圈,人粪直接排入牛圈内,牛受染机会增多;当地少数民族又有吃生的或不熟牛肉的习惯。如苗族、侗族喜吃"红肉"、"腌肉",傣族喜吃"剁生"等,都是生牛肉加作料即食。藏族习惯食用风干牛肉,或烤食大块牛肉,这些食肉习惯都容易造成感染。非流行地区虽无吃生肉的习惯,但偶尔因牛肉未煮熟或使用切过生牛肉的刀、砧板再切熟食时,牛囊尾蚴污染而感染。

【防 治】

牛带绦虫病的防治与猪带绦虫病相似,主要采取以下措施:

1. 治疗患者和带虫者 流行区应普查普治,以消除传染源。驱虫常用槟榔、南瓜子合剂,治疗和处理方法同驱猪带绦虫。吡喹酮、阿苯达唑也有很好疗效。

2. 加强人粪管理 杜绝随地大便,防止虫卵或孕节污染牧场和水源,保持牧场清洁,避免牛受感染。

3. 改变不良饮食习惯 加强健康教育,注意饮食卫生,改进烹调方法,改变不良的饮食习惯,不吃生的或不熟的牛肉或其他动物的肉类。

4. 加强肉类检疫 规范市场检疫制度,严禁出售含囊尾蚴的牛肉。

(程彦斌)

第4节 细粒棘球绦虫

学习与思考

(1) 细粒棘球绦虫成虫和棘球蚴的形态特征是什么?

(2) 细粒棘球绦虫是如何感染人的?有何危害?

(3) 棘球蚴病流行的主要原因有哪些?如何防治棘球蚴病?

细粒棘球绦虫[*Echinococcus granulosus*(Batsch,1786) Rudolphi,1805]又称包生绦虫,属于圆叶目(Cyclophyllidea)、带科(Taeniidae)。成虫寄生于犬科食肉类动物,幼虫寄生于人或其他动物体内,引起棘球蚴病(echinococcosis)或称包虫病(hydatid disease or hydatidosis)。Pallas(1716)首先注意到人和动物体内的包虫囊相似;Goeze(1782)研究了包虫囊内的原头蚴,Hartman(1695),Rudalphi(1808)研究了犬小肠内的细粒棘球绦虫的成虫,认为它是带科的寄生虫;Von Siebold(1852)用患病家畜内脏,Naunhyu(1863)及其他学者用人的棘球蚴囊,分别喂家犬并在肠内发现了成虫,逐渐搞清楚了该虫的生活史。现已知犬及多种野生的食肉兽作为终宿主,人和羊、牛、马、骆驼等食草类动物为其中间宿主。棘球蚴病是一种严重危害人类健康和畜牧业发展的人兽共患病。已成为全球性的公共卫生问题。该病已被列为我国重点防治的寄生虫病之一。

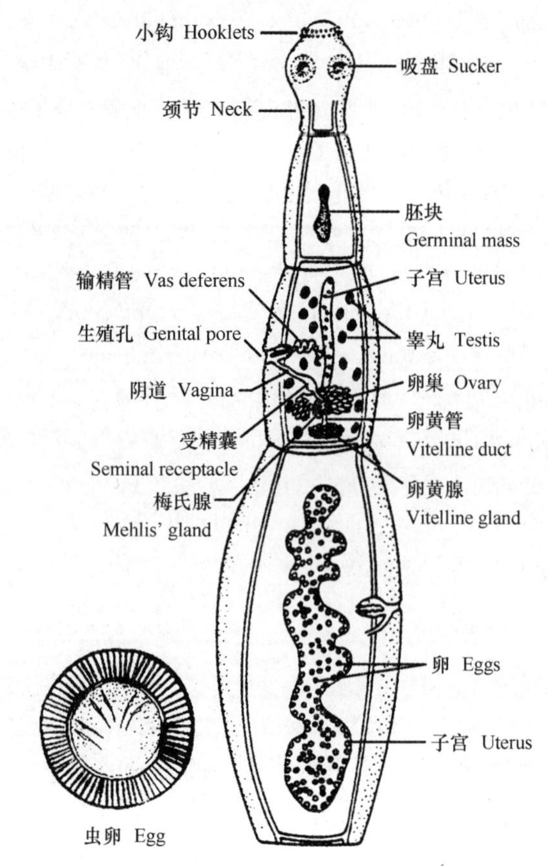

图 8-10 细粒棘球绦虫成虫和虫卵
Echinococcus granulosus adult and egg

【形 态】

1. 成虫 虫体长 2~7mm,平均 3.6mm,是绦虫中最小的虫种之一。由头节、颈部和链体组成,头节略呈梨形,具有顶突和4个吸盘。顶突上有两圈呈放射状排列的小钩,共28~48个(通常30~36个)。顶突顶端有一群梭形细胞组成的顶突腺(rostellar gland),其分泌物具有抗原性。整个链体仅具幼节、成节和孕节各1节,偶或多1节。成节内含雌雄生殖器官各1套;生殖孔位于节片一侧的中部偏后;子宫呈袋状位于节片中央;睾丸45~65个,分布于生殖孔水平线的前后方。孕节内子宫向两则突出形成不规则的侧囊,含虫卵100~1500个(图 8-10)。

2. 虫卵 与猪带绦虫、牛带绦虫卵和亚洲带绦虫卵相似,光镜下难以区别。

3. 幼虫 幼虫称为棘球蚴(echinococcus),亦称包虫(hydatid),为圆形或近似圆形或不规则的囊状体,大小因寄生的宿主、时间及部位而异,小者直径不足1cm,大者可达40cm。棘球蚴由囊壁和囊内容物(生发囊、原头蚴、子囊、孙囊和囊液等)组成。囊壁外有宿主的纤维组织包绕(图 8-11)。囊壁分两层,外层为角皮层(cuticle layer),厚1~4mm,乳白色、半透明、似粉皮状,较脆弱,易破裂。光镜下观察角皮层呈多层纹理状,无细胞结构;角皮层具有渗透作用,参与虫体与宿主之间的物质交换。内层为生发层(germinal layer),亦称胚层,厚22~25μm,具有许多细胞核;生发层紧贴于角皮层内,电镜下可见从生发层上有无数微毛延伸至角皮层内。生发层向囊内长出许多椭圆或圆形原头蚴(protoscolex),亦称原头节,为向内翻卷收缩的头节,大小为170μm×122μm,其顶突和吸盘内陷,内包数十个小钩;此外,还可见石灰小体或钙颗粒等物质;原头蚴的头节与成虫头节的区别在于其体积小和缺顶突腺。

生发囊(brood capsule)亦称育囊,直径约1mm,是仅有一层生发层的小囊,由生发层的有核细胞发育而来。最初由生发层向囊腔内芽生出成群的细胞,这些细胞空腔化后,形成小囊并长出小

蒂与生发层连接，小蒂也可断裂，使生发囊游离于囊液中。在小囊内壁上长出数量不等的原头蚴。原头蚴除向生发囊内生长外，也可向囊外生长为外生性原头蚴，由于可不断扩展，其危害较内生的棘球蚴更大。

子囊（daughter cyst）可由母囊（棘球蚴囊）的生发层直接长出，也可由原头蚴或生发囊进一步发育而成。子囊结构与母囊相似，其生发层也可向囊内生长原头蚴、生发囊以及与子囊结构相似的小囊，称为孙囊（grand daughter cyst）（图 8-11、图 8-12）。

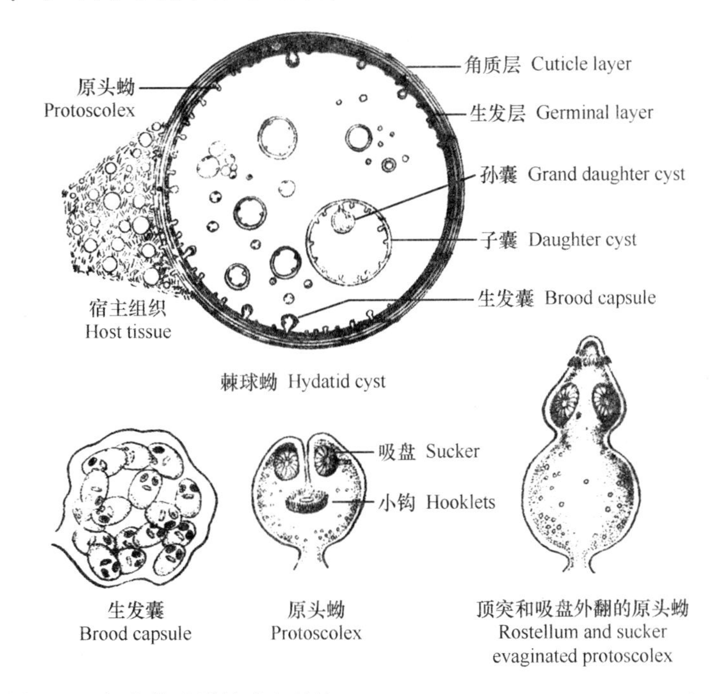

图 8-11 细粒棘球蚴的形态结构 Hydatid cyst of *Echinococcus granulosus*

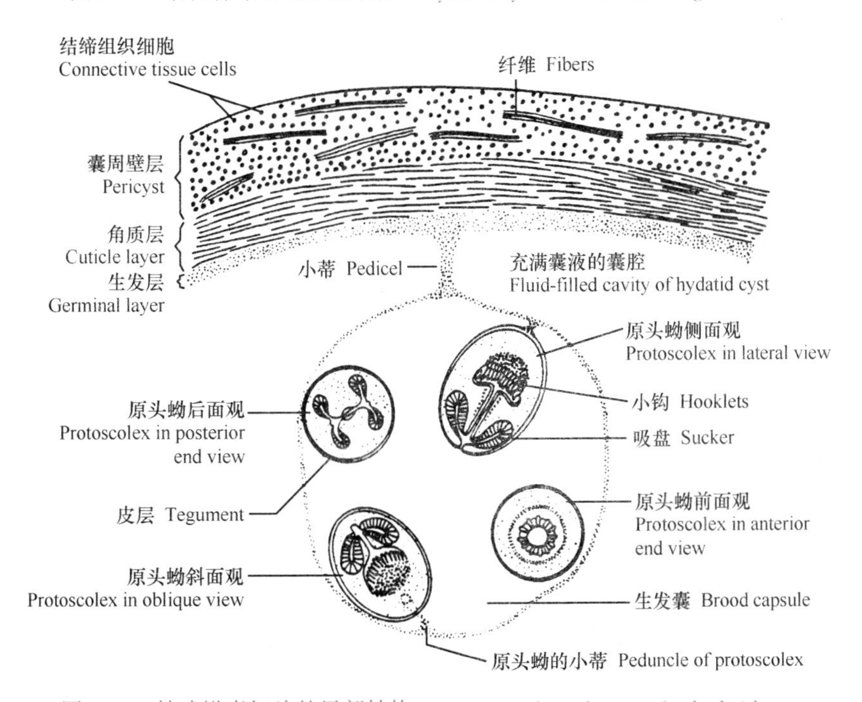

图 8-12 棘球蚴囊切片的局部结构 A section through part of a hydatid cyst

囊腔内充满的液体称棘球蚴液（hydatid fluid）。囊液无色透明或淡黄色，比重 1.01～1.02，pH 6.7～7.8，内含多种蛋白、少量糖、肌醇、卵磷脂、尿素、无机盐和酶等，具有抗原性。从壁上脱落的原头蚴、生发囊和生发囊破裂后形成的生发层碎片及悬浮在囊液中的子囊，称为棘球蚴砂（hydatid sand)或称囊砂。1个棘球蚴中含有无数的原头蚴，一旦破裂即可在中间宿主体内形成许多新生的棘球蚴。有的棘球蚴囊内无原头蚴和生发囊等，称不育囊(infertile cyst)。

【生 活 史】

细粒棘球绦虫的终宿主是犬、豺、狼等犬科食肉类动物，中间宿主是羊、牛、马、骆驼等多种偶蹄类食草动物和人。

成虫寄生在终宿主小肠上段，以顶突上的小钩和吸盘固着在肠绒毛基部隐窝内，脱落的孕节和孕节破裂后虫卵随粪便排出。因犬的活动范围广，随犬粪排出的孕节有较强的活动力，可沿草地或植物蠕动爬行至裂解，致使虫卵散出污染牧场、畜舍、土壤、蔬菜及水源等。当中间宿主羊、牛、马、骆驼等食草动物或人吞食了虫卵或孕节后，卵内六钩蚴在小肠内孵出，钻入肠壁小血管，经血循环至肝、肺等器官内滞留，经3~5个月，可发育成直径为1~3cm的棘球蚴。棘球蚴逐渐长大，平均每年增大1~5cm，棘球蚴囊内原头蚴有数千至数万个，甚至达数百万个。棘球蚴在人体内可存活40年，甚至更久。羊、牛体内的棘球蚴若被犬、狼等终宿主吞食后，囊内原头蚴在胆汁刺激下，顶突翻出，其小钩附着小肠壁，约经8周左右逐渐发育为成虫。由于棘球蚴中含有大量的原头蚴，故犬、狼小肠内寄生的成虫可达数千至上万条，曾发现在1只家犬体内寄生15万条成虫。犬从食入棘球蚴至发育为成虫并排出虫卵和孕节约需8周。成虫寿命为5~6个月(图8-13)。

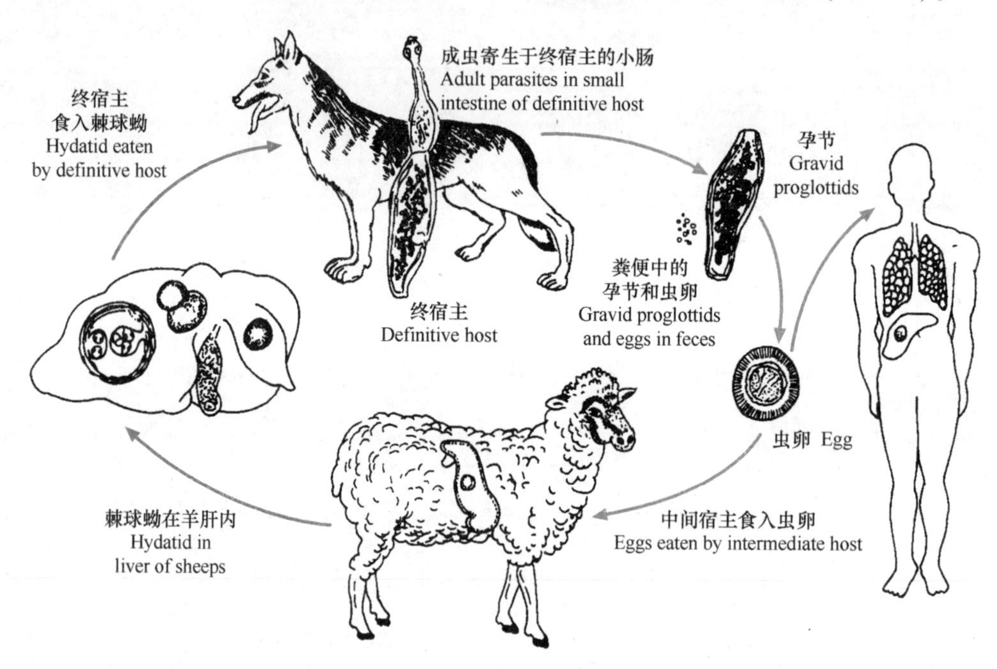

图8-13 细粒棘球绦虫生活史 Life cycle of *Echinococcus granulosus*

人误食细粒棘球绦虫卵后六钩蚴可钻入肠壁血管随血流经门静脉到达肝、肺等脏器侵入组织逐渐发育为棘球蚴。一般感染后半年其直径为0.5~1.0cm，逐年增大，数年后可达30~40cm。

The definitive hosts are dogs, wolves, jackals, coyotes, and other animals. Adults inhabit in the jejunum of the definitive host, the eggs discharged from the ruptured proglottid pass to outside with feces. Released egg contains a fully developed oncosphere, when the intermediate host such as sheep, cattle and other herbivores ingest water or forage contaminated with egg-containing feces. Once swallowed, eggs pass through the stomach and hatch in the small intestine. The freed oncospheres penetrate the intestinal wall, enter the mesenteric venule, and become lodged in capillary beds of various visceral. Most frequently it enters the portal vein and lodges in liver, it develops into a hydatid cyst. When the hydatid is eaten by a definitive host, such as the dog, it develops into a sexually mature worm in about eight weeks.

Human infection occurs when eggs are ingested as a result of intimate contact with dogs, in human, the developing hydatid cysts favor the liver, but may also invade other tissues, such as the lungs, kidneys, spleen, brain and bone marrow etc. The hydatid cyst grows slowly, reaching a diameter of 5–10mm in 5 months.

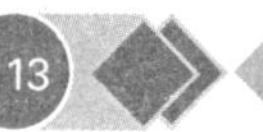

【致 病】

棘球蚴病，俗称包虫病。棘球蚴对人体的危害以机械损害和囊液的超敏反应及毒素刺激为主。严重程度取决于棘球蚴的体积、数量、寄生时间和部位以及人体的免疫力。六钩蚴侵入宿主组织后，其周围出现炎症反应和细胞浸润，在虫体外逐渐形成1个纤维性外囊。虫体在囊内发育缓慢，往往在感染5~20年后才出现症状。在肺和腹腔内的棘球蚴生长较快，巨大的棘球蚴囊可占满整个腹腔，推压膈肌，甚至使一侧肺叶萎缩；在骨组织内则生长极慢。原发的棘球蚴感染多为单个，约占患者的80%以上。棘球蚴破裂后引起的扩散性继发感染常为多发，可同时累及多个器官。棘球蚴可寄生于人体各个器官(图8-14)。棘球蚴寄生部位与六钩蚴随血流经过的器官有一定关系，多数经肠壁组织侵入肠系膜血管随门静脉到达肝；少数可通过中央静脉经下腔静脉、右心到达肺；偶尔可再经肺、左心经体循环到达其他器官；因此棘球蚴在人体最多见的寄生部位是肝(多发生于肝右叶)，其次为肺、腹腔、脾、盆腔、脑、肾、胸腔、骨骼，其他部位，如子宫、膀胱等器官较少见。儿童和青年是高发人群，40岁以下者约占80%。

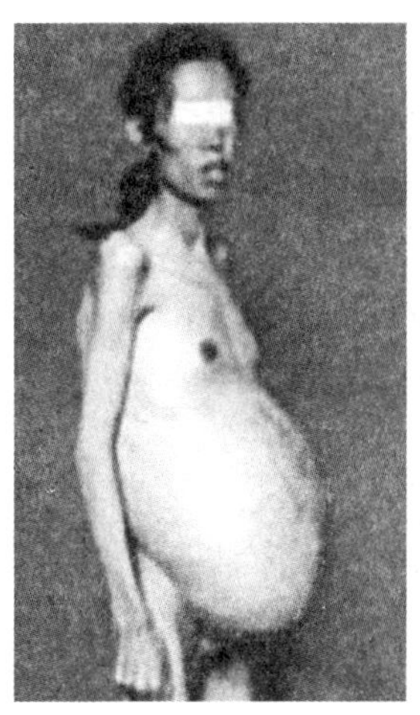
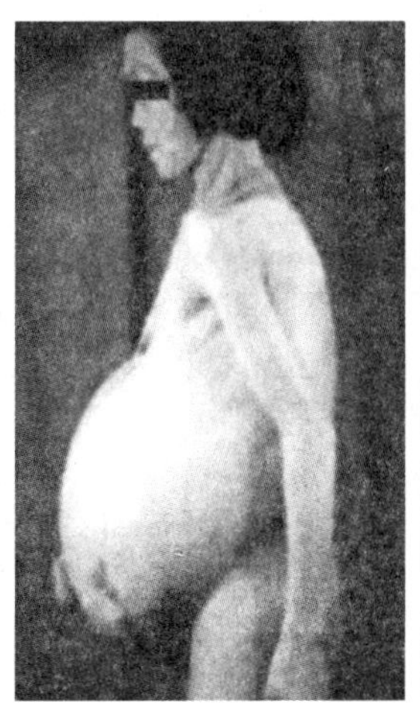
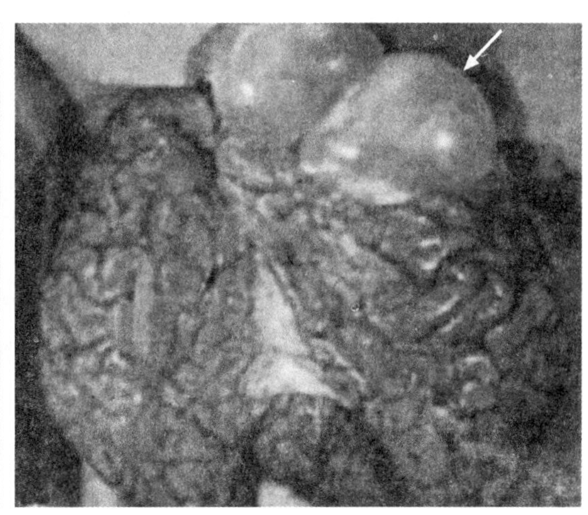

图8-14 腹腔棘球蚴病和脑棘球蚴病照片

Photographs of abdominal cavity and cerebral echinococcosis

由于棘球蚴可寄生于各个组织器官内不断生长，压迫周围组织、器官，引起组织细胞萎缩、坏死，造成临床表现极为复杂多样，常见的表现主要有以下3种。

1. 局部压迫和刺激症状 肝棘球蚴由于虫体逐渐长大，可使肝大；患者可表现为肝区隐痛、坠胀不适、上腹饱满、食欲缺乏。若囊肿巨大可使膈肌抬高，导致呼吸困难；若囊肿压迫肝门静脉可致腹水，压迫胆管可致阻塞性黄疸、胆囊炎等。肺棘球蚴可引起胸痛、干咳或咳血痰、呼吸急促等呼吸道症状。脑棘球蚴若发生于脑顶叶及额叶可出现癫痫、颅内压增高症状，如头痛、恶心、呕吐、视盘水肿，甚至偏瘫等。骨棘球蚴常发生于骨盆和长骨的干骺端，破坏骨质，易造成骨折或骨碎裂；若寄生在脊椎、骶骨等处，可引起神经压迫症状。位置表浅的棘球蚴可在体表形成包块，压之有弹性，叩诊时有震颤感，称为棘球蚴震颤。

2. 超敏反应和毒性症状 超敏反应主要有荨麻疹、哮喘、血管神经性水肿和嗜酸粒细胞增多等症状；若棘球蚴液溢出可引起严重的超敏反应而致休克，甚至死亡。毒性症状和胃肠道功能紊乱主要表现为食欲缺乏、体重减轻、消瘦、贫血及发育障碍等症状。

3. 继发性感染 棘球蚴囊一旦破裂，囊内容物进入体腔或其他组织引起继发性棘球蚴或急性炎症反应。如肝棘球蚴囊破裂，棘球蚴砂进入胆道，引起胆道阻塞，出现胆绞痛、寒战、高热、黄疸等症状；或破入腹腔可致急性弥漫性腹膜炎或继发性棘球蚴病。在肝膈面的棘球蚴，可长期压迫膈肌，偶尔可穿破膈肌进入胸腔，患者骤起右下胸持续性剧痛，可放射至右上腹部。肺棘球蚴囊破裂至支气管，出现剧烈咳嗽，可咳出小的生发囊、子囊及粉皮状角皮层碎片。

【诊 断】

详细询问病史，了解患者是否来自流行区或有无流行区居住史或旅行史以及与犬、羊等动物或皮毛接触史,这些信息对诊断具有重要的参考价值。对疑似患者禁止作诊断性穿刺以免引发并发症。

1. 病原学检查 本病诊断困难,尤其在无明显症状的感染早期,更不易被发现。确诊应以病原学检查为依据,如手术取出物或从痰、胸腔积液、腹水等检获棘球蚴碎片或原头蚴等。

2. 免疫学检查 免疫学检查是棘球蚴病重要的辅助诊断方法,广泛用于流行病学调查。常用的血清学检查方法有酶联免疫吸附试验(ELISA),该法敏感性高,特异性强,已有商品试剂盒供应,是目前最常用的方法之一。间接血凝试验(IHA),阳性率达80%,但敏感性低于ELISA;生物素-亲和素-酶复合物酶联免疫吸附试验(ABC-ELISA),敏感性最高,比ELISA高4~6倍,且假阳性较低;斑点酶联免疫吸附试验(Dot-ELISA)简便、易观察,适于基层医疗单位使用。为提高棘球蚴病诊断准确性,采用2~3项血清学试验,可相互弥补不足。

3. 影像学检查 应用X线、B超、CT、磁共振(MRI)及同位素扫描等方法检查对棘球蚴病的诊断和定位具有重要价值,特别是B超、CT和MRI可诊断出早期棘球蚴病,亦能准确地检查出各种病理形态影像,结合免疫学检查结果,对早期诊断具有重要作用。

【流 行】

1. 地理分布 棘球蚴病呈世界性分布,该病主要流行于牧区。在国外主要流行于俄罗斯、南斯拉夫、法国、德国、英国、埃及、阿根廷、澳大利亚、新西兰、印度、土耳其、日本等国,南非亦有流行。我国1905年青岛医院首次报道1例棘球蚴病后,迄今,新疆、青海、甘肃、宁夏、西藏、内蒙古、陕西、河北、山西、四川、黑龙江、吉林、辽宁、河南、山东、安徽、湖北、贵州和云南等23个省(区)的344个县(市)都有流行或散发病例报道。西部地区的新疆、宁夏、青海、甘肃、西藏、四川、内蒙古7省(区)最为严重,人群患病率0.6%~4.5%,个别地区达12.2%,牧民患病率最高。学龄前儿童最易感染,15岁以下者占32.1%。主要中间宿主绵羊的棘球蚴感染率为3.3%~90%;牦牛平均感染率为55.29%,个别地区高达78.13%;野生松田鼠的感染率为25%,灰尾兔为7.1%。家犬的成虫感染率为7%~71%。目前,全国受棘球蚴病威胁的人口5000余万人,每年手术病例约2000多例。

细粒棘球绦虫对宿主有较广泛的适应性,在地理环境及各种因素影响下,该绦虫形成了两大遗传株系:①森林型(北方株),分布于较寒冷的地带,主要在犬、狼和鹿之间形成野生动物循环。②畜牧型(欧州株),分布广泛,遍及世界各大洲牧区,主要在犬和偶蹄类家畜之间形成家养动物循环,其中有羊-犬、牛-犬和猪-犬等不同类型。在我国分布较广的是绵羊-犬循环,牦牛-犬循环仅见于青藏高原和甘肃高山草甸、山麓地带以及四川西部藏区。

2. 流行因素 在自然界,本病在野生食肉类动物(狼、犬)与反刍类动物间相互传播,具自然疫源性特征。在牧区,在犬与多种家畜间传播。人多因与犬、羊、牛等动物密切接触受到感染。引起棘球蚴病流行的原因主要有以下3方面。

(1)虫卵污染外界环境:犬粪便中虫卵含量大,犬活动范围广且排便无定处,致使粪便中的虫卵广泛污染牧场、畜舍、土壤、蔬菜、水源等。犬、羊、牛等动物的密切接触中使其皮毛常沾有大量虫卵。虫卵对外界的抵抗力较强,耐低温与干燥,室温水中能活7~16天,干燥环境中可存活11~12天,适宜环境中可存活1年;在2℃环境中能存活2.5年,在0℃以下也能存活4个月;对化学药品也有很强抵抗力,一般化学消毒剂不能杀死虫卵,使人、畜增加了感染的机会。

(2)人与家畜及污染物的密切接触:流行区牧民养犬普遍,儿童因与家犬亲昵、嬉戏,接触被虫卵污染的动物皮毛而感染;成人在剪羊毛、挤奶、屠宰、皮毛加工或用犬粪烧炕时手指极易被虫卵污染,进食前不洗手误将虫卵食入而受感染;人畜共饮同一水源喝生水或生饮羊奶、牛奶均可误食虫卵而引发感染。

(3)病畜内脏处理不当:屠宰病畜时将内脏喂犬或抛于野外,脏器内的棘球蚴和原头蚴在低温(-2~2℃)时可活10天、在10~15℃能活4天,20~22℃能活2天。病畜内脏被犬、野犬、狼、豺等动物吞食受到感染。病犬、狼等粪便的虫卵又可污染牧场、水源等环境,也可使野生的食草类动物感染,故该病可在动物间相互传播而流行,又增加了人和家畜的感染机会。

非流行区,人偶尔接触来自流行区未经处理的动物皮毛而受感染。随着流行区畜产品输出量增多,非流行区也存在潜在的危险。

【防 治】

在流行区应采取以预防为主的综合防治措施。

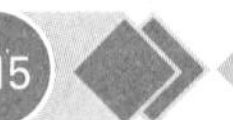

1. 加强健康教育 充分利用现代传媒技术使居民了解细粒棘球绦虫的生活史和传播途径，普及防治棘球蚴病的知识，养成良好个人卫生、饮水卫生和饮食卫生习惯。增强防病意识，加强个人防护和水源管理，杜绝虫卵污染。

2. 无害化处理病畜内脏 结合法规，强化人的职业行为规范，病畜及其内脏要严格进行无害化处理，严禁抛弃，提倡深埋或焚烧。加强屠宰场和个体屠宰点的检疫。

3. 防止动物感染 捕杀牧场周围野生食肉动物（如野犬），加强牧羊犬管理并尽量减少养犬数量以及定期为牧犬用药物驱虫的综合防治措施。

4. 治疗患者 目前对于棘球蚴病的治疗仍以外科手术为主，内囊摘除术和新的残腔处理办法已使手术治愈率明显提高。近年来影像学诊断技术的发展和医疗仪器的不断改进，操作技术不断提高，创造了许多新的治疗方法，如以B超导向穿刺术、腹腔镜下肝棘球蚴囊肿摘除术或以肝切除技术为基础的肝棘球蚴囊肿外膜内囊切除术。新的方法在一定程度可取代外科手术，无论采用哪种方法，都要注意务必将棘球蚴囊取尽，并避免囊液外溢，引发过敏性休克和继发感染。对早期较小的棘球蚴或不能耐受手术的患者可用药物治疗，目前以阿苯达唑效果最好，亦可使用吡喹酮等药物，疗程至少3个月以上。阿苯达唑联合西咪替丁或阿苯达唑联合吡喹酮效果优于单一药物，用药剂量和药物副作用均小于单一用药。

5. 疫苗防治 疫苗防治棘球蚴病目前仍处在试验阶段，用原头蚴匀浆、冷冻干粉或射线照射的原头蚴免疫犬，可使犬产生较好的抗细粒棘绦虫攻击感染的能力，并对体内虫体发育产生明显的抑制作用，孕节抑制率可达70%以上，这在流行病学上具有重要意义。用囊液或棘球蚴、棘球蚴分泌物抗原免疫犬或羊，也能产生一定的免疫作用，但成虫虫体粉碎物或分泌物抗原的成分复杂，其中有些抗原成分能够抑制宿主的免疫反应，因其有效免疫原成分含量不足，只能引起较低的免疫保护作用。将体外培养细粒棘球绦虫卵内的六钩蚴的排泄分泌物作抗原，接种绵羊可获得抗细粒棘球绦虫卵的高度免疫力，但该抗原来源极其有限，很难在免疫防治中大规模使用。国内外已克隆出六钩蚴Eg95等几十种细粒棘球蚴疫苗候选分子，其中一些疫苗候选分子经免疫保护性实验获得了较好的保护力，如重组抗原Eg95融合蛋白加佐剂免疫绵羊可以抵抗细粒棘球绦虫不同地理株（新西兰株、澳大利亚株和阿根廷株）的感染，能够获得良好免疫保护作用；目前应用Eg95重组蛋白疫苗防止细粒棘球蚴感染中间宿主（羊）已取得了较为理想的效果，也具有用于人类免疫预防棘球蚴病的潜力，Eg95重组蛋白疫苗在一些国家将进行人体临床试验。基因Eg95抗原的DNA疫苗鼠体试验显示能诱发小鼠产生特异性体液和细胞免疫应答；重组抗原Eg14-3-3免疫鼠能获得81%的免疫保护。基因工程重组抗原疫苗、核酸疫苗在棘球蚴病的防治中均具有较大的潜在应用价值，预计在不久的将来能实现用疫苗免疫预防、控制棘球蚴病流行。

第5节 多房棘球绦虫

学习与思考

（1）多房棘球绦虫与细粒棘球绦虫的形态特征有何不同？

（2）多房棘球绦虫的生活史特点是什么？

（3）防治多房棘球蚴病的主要措施有哪些？

多房棘球绦虫[*Echinococcus multilocularis* (Leuckart, 1863) Vogel, 1955]的分类地位同细粒棘球绦虫，成虫主要寄生在狐、犬等小肠内，幼虫为多房棘球蚴（multilocular echinococcus），亦称泡状棘球蚴（alveolar echinococcus），简称泡球蚴，寄生在啮齿类或食虫类动物和人体引起多房棘球蚴病（echinococcosis multilocularis），也称为泡型棘球蚴病（alveolar echinococcosis）或泡球蚴病（echinococcosis alveolaris）。Vogel（1955~1957）采用形态学和组织学方法比较了人体和田鼠体内发育的多房棘球蚴病变，并分别喂犬获得了同一结构的成虫，证实人和鼠体内的病变为同一虫体所致。泡球蚴病曾被认为是一种胶样癌，后虽然澄清为多房棘球蚴感染，但对中、晚期患者尚无有效疗法，有“第二癌症”之称。

【形态与生活史】

成虫与细粒棘球绦虫很相似，但虫体较小，体长1.2~3.7mm，平均为2.13mm，常有4~5个节片。其头节、顶突、小钩和吸盘等都相应偏小，顶突上有13~34个小钩。成节生殖孔位于节片的中线偏前，睾丸数较少，为26~36个，分布在生殖孔后方。孕节子宫为囊状，无侧囊，内含虫卵187~404个。虫卵形态和大小均与细粒棘球绦虫卵相似，光镜下难以区别。

泡球蚴为淡黄色或白色的囊泡状团块，常由无数小囊泡相互连接聚集而成，囊泡呈圆形或椭圆形，直径为0.1~3mm，内含透明的囊液和原头蚴，或含胶状物而无原头蚴。囊泡外壁角皮层很薄且不完整，囊壁生发层常以外生性出芽生殖不断产生新囊泡，少数可向内芽生形成隔膜而分离出新囊泡，形成葡萄状的囊泡群。泡球蚴与周围组织间无纤维组织被膜分隔，可向器官表面蔓延至体腔内，形态极不规则与正常组织无明显界限，酷似恶性肿瘤。

狐、犬、狼、獾和猫等动物为终宿主。中间宿主为野生啮齿类动物，如田鼠、麝鼠、旅鼠、仓鼠、大沙鼠、棉鼠、黄鼠、鼢鼠、小家鼠等，以及牦牛、绵羊等动物。当终宿主吞食体内带有泡球蚴的鼠类或动物脏器后，囊内原头蚴逸出，约经45天，原头蚴便可在小肠内发育为成虫并排出孕节和虫卵。虫卵对外界因素的抵抗力很强，在2℃水中可存活2年之久，在冻土、冰雪中仍具有感染性。中间宿主常因食入终宿主排出的虫卵或孕节而感染。由于地甲虫喜食狐粪，因此在其消化道和体表携带有虫卵，麝鼠又喜捕食地甲虫而受感染，所以地甲虫起到转运虫卵的作用。人因误食虫卵而感染(图8-15)，由于人不是多房棘球绦虫的适宜中间宿主，故人体感染后囊泡内只含胶状物，很少发现原头蚴。

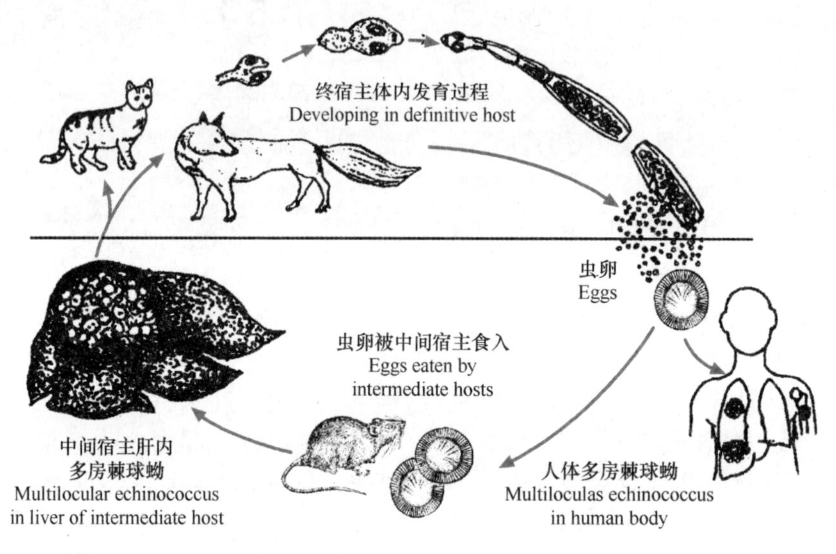

图8-15 多房棘球绦虫生活史 Life cycle of *Echinococcus multilocularis*

【致 病】

人体泡球蚴的原发寄生部位几乎100%在肝，对人体的危害比细粒棘球蚴严重，病死率较高。致病机制主要是泡球蚴直接侵蚀、机械压迫和毒性损害。泡球蚴在肝实质内呈弥漫性芽生蔓延，逐渐波及整个肝，直接破坏和取代肝组织，可形成巨块状泡球蚴病灶，其中心部位常发生缺血性坏死、液化，从而形成蜂窝状空腔；囊泡内含胶状物或豆渣样物质，无原头蚴或仅见少量原头蚴。囊泡周围组织则因受到压迫而萎缩、变性，甚至坏死。囊泡生发层产生的毒素可损害肝实质，引起肝功能严重受损而致肝昏迷或诱发肝硬化而致门脉高压，并发消化道大出血而死亡。由于胆管受压迫和侵蚀，可引起黄疸。泡球蚴若侵入肝门静脉分支，可沿血流在肝内广泛播散，形成多发性囊性病变；泡球蚴的生发层组织若侵入肝静脉则可随血循环转移到全身各部位，若泡球蚴转移到肺、脑等器官，可引起呼吸道和神经系统的症状和体征，如咯血、胸痛或气胸以及癫痫、偏瘫等。

泡球蚴生长缓慢，潜伏期一般较长。早期患者因病变范围小，肝无明显肿大，多无明显的临床症状，随着蜂窝状的小囊不断向外呈浸润性生长，肝渐肿大，质地变硬呈结节状。依据临床病理学将泡球蚴病分为巨块型、弥漫结节型和混合型三种类型。临床表现主要为食欲缺乏、消化不良、肝区疼痛，有坠胀感；右上腹可触及肿块或肝大，肿块坚硬，触诊有结节感。有的病情可持续数年，出现黄疸及门脉高压的表现。晚期患者甚至有恶病质现象，患者症状和体征类似肝癌，故又称为“恶性包虫病”。

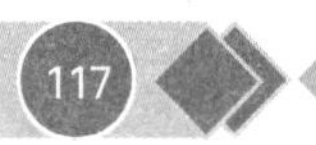

【诊 断】

病原学检查困难。询问病史，了解患者是否来自流行区，有无流行区旅居史以及与狐、犬或皮毛接触史对诊断有一定参考意义。体检发现肝肿块，且有结节感时，更应高度警惕。

影像学检查（如X线、B超、CT、MRI）和免疫学方法（如ELISA、IHA、ABC-ELISA、Dot-ELISA、IFA等）都适用于泡球蚴病患者的诊断。由于泡球蚴周围缺少纤维组织被膜，虫体抗原很容易进入血液，因此血清学检测具有重要辅助诊断价值。

诊断时应注意与肝癌、肝硬化、肝脓肿、黄疸型肝炎、肝海绵状血管瘤以及肺癌、脑瘤等疾病鉴别。

【流 行】

1. 地理分布 多房棘球绦虫分布地区较细粒棘球绦虫局限，主要流行于北半球高纬度地区，从加拿大北部、美国阿拉斯加州，至俄罗斯西伯利亚和日本北海道以及德国、法国、瑞士和意大利等，遍及北美、欧洲和亚洲。我国分布在宁夏、新疆、青海、甘肃、黑龙江、西藏、北京、陕西、内蒙古和四川等10个省（市、区）的69个县（市）。泡球蚴病最早在德国南部和奥地利西部发现，我国自1958年报道首例患者以来至20世纪90年代，各地累计报告病例700多例。新疆88例患者分布于23个县（市），多数在北疆；中西部595例患者分布在6个省（区）的41个县（市）。宁夏（1989）西吉县3个乡调查2389人发现肝泡球蚴病例141人，发病率高达5.9%。1992年全国有泡球蚴病例474例，宁夏西吉、海原、固原3县304例，占全国总患者数的64.14%。青海省17个县有泡球蚴病流行。这些地区往往同时有细粒棘球蚴病流行。该病已成为我国西部严重危害农牧民健康的疾病之一。

2. 流行因素 多房棘球绦虫属动物源性寄生虫，主要在狐、野犬和多种啮齿类动物之间流行。在终宿主及中间宿主广泛存在、野生动物之间传播的区域内形成自然疫源地，人进入该地区误食虫卵污染的食物和水源受到感染。在流行区内狐和犬粪便中的虫卵污染土壤、植物、蔬菜和饮用水而引发人体间接感染，或流行区居民在猎狐、养狐以及收购、加工、贩运毛皮制品活动中误食了虫卵造成感染。狐和犬粪中的虫卵抗寒能力极强，在严冬的冻土和冰雪中仍保持活力，故冬季牧民以融化的冰雪作为惟一饮用水也是造成该病感染和流行的原因之一。

【防 治】

1. 加强健康教育 使群众认识和了解泡球蚴病的传播和预防的基本知识，加强水源管理，注意个人卫生、饮水卫生和饮食卫生，养成良好的饮食习惯。

2. 控制传染源 消灭野鼠和带虫的狐及野犬是根除传染源的重要措施。对家犬应定期检查，阳性犬应及时驱虫治疗。

3. 卫生检疫 病死的动物尸体、应彻底焚烧或深埋，严禁用内脏喂犬。

4. 人群普查，早发现早治疗 普查可采用问卷和血清学试验与B超相结合的方法。以手术治疗为主，对早期患者可行病变组织和少量正常组织一并切除的根治性手术，同时配合使用阿苯达唑、甲苯达唑和吡喹酮等药物治疗，疗效较好。中、晚期患者手术可能造成扩散，并且由于泡球蚴与正常组织无明确界限，手术不易切除干净，故常以药物治疗为主。阿苯达唑、甲苯达唑以及中草药等药物具有抑制泡球蚴增殖和防止转移扩散，改善肝功能，减轻症状，延长生命之功效。其中阿苯达唑因吸收好、见效快，且消退黄疸效果显著、副作用较小，已广泛应用于临床治疗。药物治疗已成为本病的最佳选择。

（赵 瑞）

第6节 微小膜壳绦虫

学习与思考

（1）微小膜壳绦虫成虫和虫卵的形态特征是什么？
（2）微小膜壳绦虫的生活史有哪些特点？
（3）如何防治微小膜壳绦虫病？

微小膜壳绦虫［*Hymenolepis nana*（V. Siebold，1852）Blanchard，1891］属于圆叶目（Cyclophyllidea）、膜壳科（Hymenolepididae）。该虫又称短膜壳绦虫或小型绦虫（dwarf tapeworm），主要寄生在鼠和人小肠，引起微小膜壳绦虫病（hymenolepiasis nana）。

【形 态】

1. 成虫 成虫体长5~80mm，平均20mm，宽0.5~1mm。头节球形，直径0.13~0.4mm，有4个吸盘和1个可伸缩的顶突，顶突上有20~30个小钩，单圈排列。颈节细长。链体由100~200个节片组成,最多可达1000节,所有节片宽度均大于长度,从前向后逐渐增大。成节结构类似带绦虫属,其内有一套雌、雄生殖系统;睾丸3个,椭圆形,横行排列,储精囊发达;卵巢分叶状,位于节片中央,卵巢后方的腹面有球形卵黄腺。孕节无子宫孔,被充满虫卵(100~200个)的囊状子宫占据,生殖系统的其余结构基本消失(图8-16)。

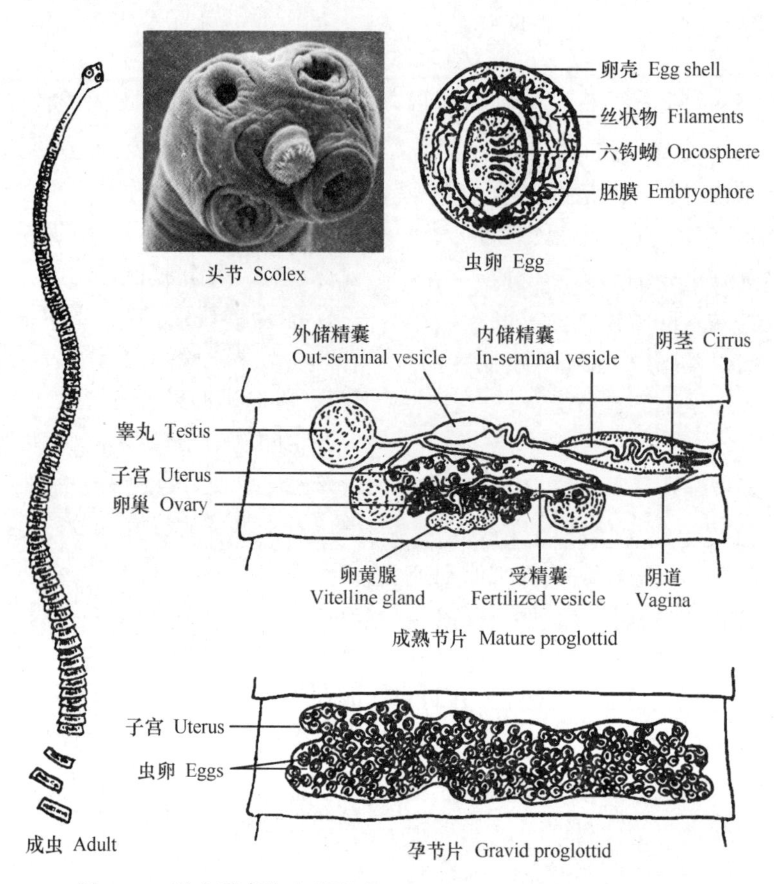

图8-16 微小膜壳绦虫的形态 Morphology of *Hymenolepis nana*

2. 虫卵 虫卵呈圆球形或椭圆形,淡灰黄色,大小为(48~60)μm×(36~48)μm。卵壳很薄,胚膜较厚,胚膜两端稍隆起并各发出4~8根极丝(polar filaments),弯曲延伸于卵壳和胚膜之间,极丝的存在是鉴别本虫卵和与缩小膜壳绦虫卵的依据之一。胚膜内有一个六钩蚴(oncosphere)(图8-16)。

【生 活 史】

微小膜壳绦虫生活史既可经中间宿主体内发育,也可不经中间宿主,在同一宿主体内就可完成发育,是惟一不需中间宿主的绦虫。其幼虫(似囊尾蚴)和虫卵均具有感染性,有3种感染途径:直接感染、自体内感染和间接感染(图8-17,图8-18)。

1. 直接感染(direct infection)(不经中间宿主) 成虫寄生在鼠或人小肠内,脱落的孕节或虫卵随宿主粪便排出,被同一宿主或其他终宿主吞食,虫卵在十二指肠孵出六钩蚴,并钻入肠绒毛,约经4天发育为似囊尾蚴(cysticercoid),5~6天后似囊尾蚴破肠绒毛返回小肠肠腔,并移至小肠下段,以头节吸盘吸附小肠黏膜,发育为成虫,成虫寿命为4~6周。在人体,从食入虫卵至发育为成虫产卵需2~4周。虫卵直接感染可能是人感染的最常见的途径。

2. 自体内感染(endo-autoinfection) 若孕节在肠腔内停留时间较长,在肠内消化液作用下释放出虫卵,虫卵即可在肠内孵出六钩蚴,然后钻入肠绒毛发育为似囊尾蚴,再回到肠腔发育为成虫。即在同一宿主肠腔内完成整个生活史,并且可在该宿主肠道内不断繁殖,造成自体内感染(图8-18)。自体内感染(A process in which the progeny of a parasite reinfect the host without passing out of it.)可致肠腔内虫数不断增多。我国曾报道1例患者,经驱虫共排出37 982条成虫,这显然与自体内感染有关。

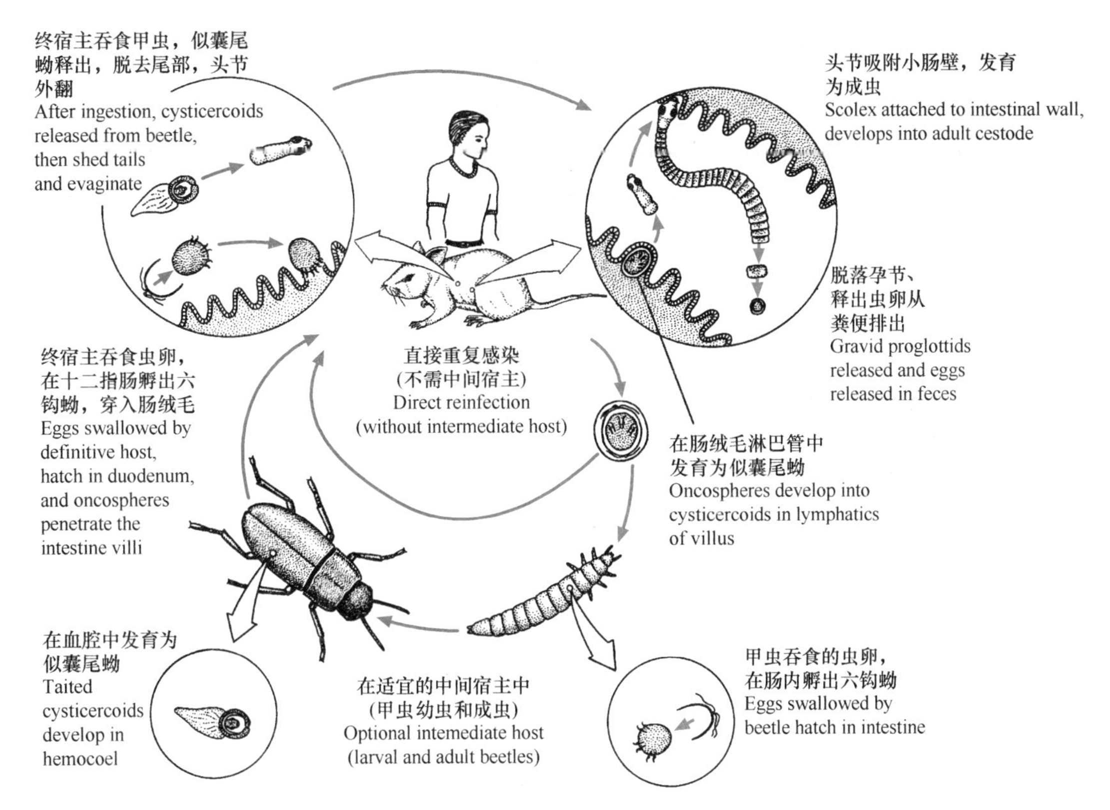

图 8-17 微小膜壳绦虫生活史 Life cycle of *Hymenolepis nana*

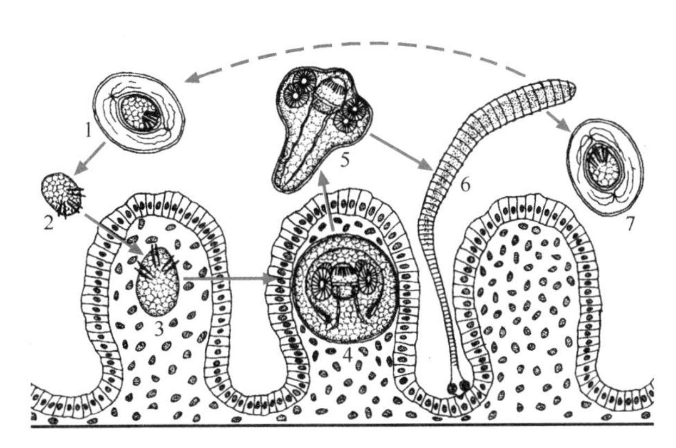

图 8-18 微小膜壳绦虫在小肠内的发育与增殖
The development and generation of *H. nana* in intestine

3. 间接感染(indirect infection)(需中间宿主)

微小膜壳绦虫中间宿主主要有印鼠客蚤(*Xenopsylla cheopis*)、犬栉首蚤(*Ctenocephalides canis*)、致痒蚤(*Pulex irritans*)和猫蚤等多种蚤类，以及面粉甲虫(*Tenebrio* sp.)和拟谷盗(*Tribolium* sp.)等的幼虫。蚤幼虫或其他昆虫的幼虫吞食微小膜壳绦虫卵，六钩蚴在其消化道内孵出，钻过肠壁，进入血腔，发育为似囊尾蚴。昆虫幼虫经变态发育为成虫，似囊尾蚴仍存活。鼠和人因误食含有似囊尾蚴的中间宿主而感染，但此感染途径可能不常见。

Natural definitive hosts, in addition to humans, are rodents, particularly mice and rats. There are three different pathways in life cycle of *H. nana*. One is direct infection, in which intermediate hosts are not need. The eggs are released by the disintegration of the gravid proglottids, pass out in the stool, and are immediately infectious. A final host takes in the egg containing the oncosphere directly, which hatches in the upper small intestine to produce an oncosphere. It then enters the lacteal of a villus in the small intestine to change into cysticercoid stage there, which returns to the lumen of the small intestine, attaches to the mucosa and form an adult. This whole process takes approximately two weeks. Eggs passed in the stool can be taken in by the same host, resulting in autoreinfection. A second pathway is called autoinfection. In this case, eggs hatch in the small intestine of the host without being passed outside and grow into adults in the same way as described above. This developmental process is exceptional among helminthes, and likely to cause severe trouble to the host, because the infections can become extraordinarily heavy. The third pathway is indirect infection. In this pathway, the egg eaten by insects hatches in the digestive tract, and the resulting oncosphere penetrates its wall to settle mainly in the homocoel as a cysticercoid. When an infected insect is eaten by a final host, the scolex of the cysticercoid attaches to the intestinal wall and develops into the adult. This mode of infection is probably not common.

【致 病】

成虫头节上的小钩、吸盘和体表微毛对宿主肠壁的机械性损伤及虫体分泌物的毒性作用,可引起肠黏膜炎症。主要病理改变有肠黏膜充血、出血、水肿、甚至坏死、溃疡形成,病理学改变通常仅在严重感染时出现。

轻度感染时,一般无明显症状。严重感染时,可出现食欲缺乏、恶心、呕吐、腹痛、腹泻等消化系统症状以及头晕、头痛、烦躁、失眠、惊厥、癫痫等神经系统症状。

宿主免疫与感染方式有关,如果吞食似囊尾蚴几乎不诱导宿主产生免疫反应,而吞食虫卵通常免疫反应迅速发生。虫体寄生可诱导机体产生特异性抗体 IgM 和 IgG,这些免疫球蛋白可破坏新入侵的六钩蚴。体内致敏的 T 淋巴细胞对虫体生长有明显的抑制作用,主要表现为成虫产卵量减少,产卵期缩短,并促使成虫排出,宿主的感染度降低。宿主的免疫状态对本虫的感染和发育影响很大,使用类固醇激素药物致免疫抑制的患者和免疫缺陷者均可引起自体内感染,造成似囊尾蚴数量异常增殖和播散,而引起并发症,因此,在应用免疫抑制治疗前应先驱除该虫。

【诊 断】

粪便检出虫卵可确诊,用沉淀法或浮聚浓集法可提高检出率。粪便中虫卵具感染性,检查时应避免感染。粪便中偶可见成虫和孕节。

【流 行】

微小膜壳绦虫呈世界性分布,温带和热带较多见。国内分布广泛,10 岁以下儿童感染率较高。据 1988~1992 年全国人体寄生虫分布调查,该虫至少分布于 17 个省、自治区、直辖市,全国平均感染率为 0.045%。以新疆最高(2.201%),其中乌鲁木齐感染率高达 8.78%。

此虫是不需要中间宿主就可引起人际传播的惟一绦虫。从孕节释出的虫卵即具有感染性,可直接感染人体,故该虫的流行主要与个人卫生习惯有关。虫卵在粪、尿中能存活较长时间,在抽水马桶内存活 8.5 小时,但对热和干燥环境抵抗力低,在外界环境中很快就失去感染性,最长存活 11 天。尽管也可经食物或水感染,但虫卵主要通过手-口方式感染。儿童感染率高,儿童聚集场所更易互相传播。偶然误食含有似囊尾蚴的昆虫是感染的另一原因。自体内感染造成虫体大量寄生,也具有一定的流行病学意义。鼠类在本病的流行上具有重要的保虫宿主的作用。

【防 治】

主要驱虫药物为吡喹酮,也可用阿苯达唑治疗。

鼠类是该虫的主要保虫宿主,某些昆虫是其中间宿主,故应消灭鼠类及有关昆虫。及时诊治患者,可防止传播和自体内、外感染。

加强粪便管理,防止污染食物和饮水;注意环境卫生、饮食卫生和个人卫生;加强营养,提高人体抵抗力都是预防本病的重要措施。

第7节 缩小膜壳绦虫

学习与思考

(1) 比较缩小膜壳绦虫与微小膜壳绦虫成虫和虫卵的形态。

(2) 缩小膜壳绦虫与微小膜壳绦虫的生活史有何异同?

缩小膜壳绦虫[*Hymenolepis diminuta*(Rudolphi, 1819) Blanchard, 1891]又称长膜壳绦虫,其分类地位同微小膜壳绦虫。主要寄生于鼠类,偶然寄生于人体,引起缩小膜壳绦虫病(hymenolepiasis diminuta)。

【形 态】

成虫的形态与微小膜壳绦虫相似,但虫体较大,据报道人体缩小膜壳绦虫成虫最长可达 1m,顶突上无小钩(图 8-19)。两种膜壳绦虫形态的主要区别见表 8-3。

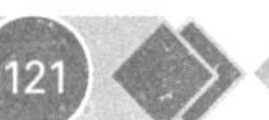

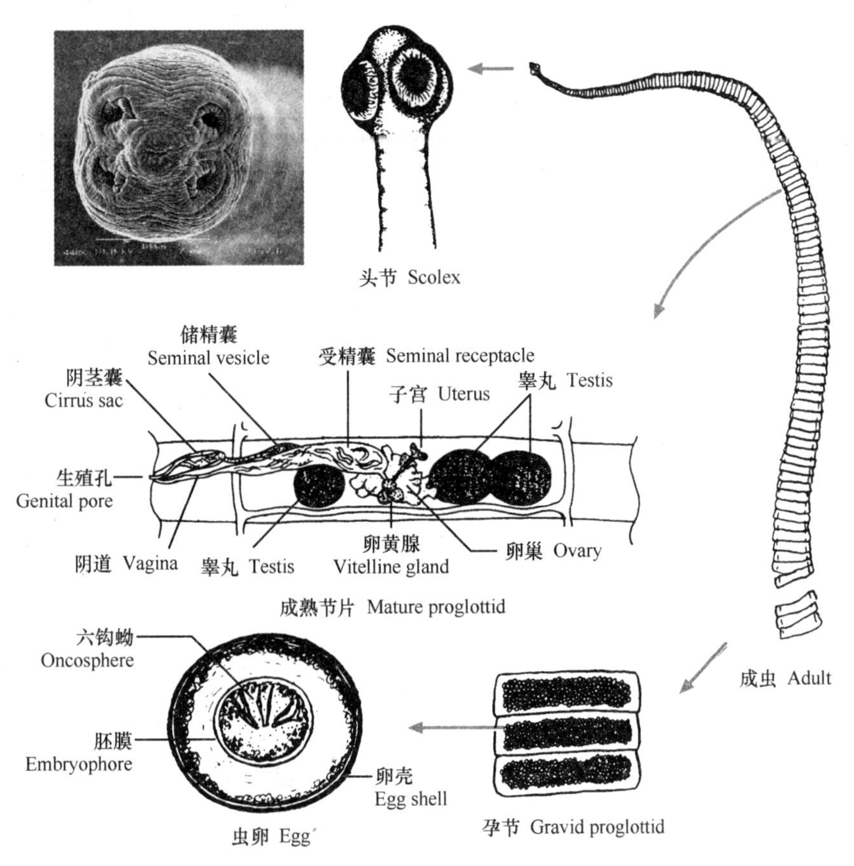

图 8-19 缩小膜壳绦虫形态 Morphology of *Hymenolepis diminuta*

表 8-3 两种膜壳绦虫的形态学区别

Morphologic differentiations of two species of *Hymenolepis* sp.

鉴别要点		微小膜壳绦虫	缩小膜壳绦虫
成虫	大小	(5~80)mm×(0.5~1)mm	(200~600)mm×(3.5~4.0)mm
	节片数	100 ~200 节	800 ~1000 节
	头节	顶突可伸缩,其上有一圈小钩	顶突不能伸缩,无小钩
	孕节	子宫袋状	子宫瓣状
虫卵	形状	圆形或椭圆形	长椭圆形
	大小	(48~60)μm×(36~48)μm	(60~79) μm×(72~86) μm
	颜色	浅灰黄色,较透明	棕黄色
	结构	卵壳较薄,具有胚膜极结节和4~8根极丝	卵壳较厚,无极结节和极丝

【生 活 史】

该虫生活史与微小壳膜绦虫相似,其主要区别是必须经过中间宿主和无自体内感染。终宿主主要是鼠,偶然感染人、犬等。实验证实,20多种节肢动物可作为适宜的中间宿主,主要为危害谷物和其他植物的节肢动物,包括拟谷盗(*Tribolium ferrugineum*)、大黄粉虫(*Tenebrio molitor*)、谷蛾(*Tinea granella*)、蜚蠊(cockroach)、蚤(flea)、蜈蚣(centipedes)和马陆(millipedes)等,其中拟谷盗可能是最常见的中间宿主。

成虫寄生在鼠或人等终宿主小肠内,脱落的孕节或虫卵随粪便排出体外,被中间宿主吞食后,六钩蚴孵出,穿过肠壁进入血腔内,经7~10天发育为似囊尾蚴(cysticercoid)。终宿主吞食含似囊尾蚴的节肢动物而感染,似囊尾蚴在终宿主肠腔内经12~13天发育为成虫。人主要通过食入污染感染昆虫的面粉、麦片粥、干果等感染。从食入虫卵至发育为成虫产卵约需20天。

【致病与诊断】

感染者一般无明显症状，有的可出现轻微消化系统和神经症状，如腹胀、腹痛、恶心、厌食、头痛、失眠、磨牙等。严重者可出现眩晕、表情呆痴、贫血和恶病质等症状。

孕节通常在肠内崩解，故主要以粪检发现和鉴别虫卵作为确诊的依据。改良加藤法可提高检出率。

【流行与防治】

缩小膜壳绦虫是鼠类（包括各种家鼠和田鼠）常见的寄生虫，鼠类是重要的传染源。本虫的中间宿主种类较多、分布广泛。蚤类幼虫常居于鼠洞，感染率很高，发育为成虫时，似囊尾蚴仍继续存活，终宿主吞食蚤而感染。该虫的生活史可在鼠活动场所完成，鼠粪便中虫卵的扩散，使中间宿主（节肢动物）的感染机会增多。鼠粪便中虫卵、蚤和节肢动物体内的似囊尾蚴均为人的感染来源。

据1988～1992年全国人体寄生虫分布调查，全国平均感染率为0.013%，多为散发，分布于江苏、湖北、广西、浙江、云南、四川、山东等26个省、自治区、直辖市。一般不在人-人间传播。人主要通过食入含有似囊尾蚴昆虫的食物感染，儿童因不良卫生习惯，误食感染昆虫，故感染率高。另外，蚤作为人的体外寄生虫，可因手指压碎蚤污染似囊尾蚴，通过手指感染。

防治原则与微小膜壳绦虫基本相同。驱虫药物同微小膜壳绦虫。注意个人卫生和饮食卫生，消灭鼠类和有关的节肢动物均为预防本病的有效措施。

（汤自豪）

第8节 曼氏迭宫绦虫

学习与思考

（1）曼氏迭宫绦虫生活史需要哪些宿主？人是该绦虫的什么宿主？

（2）人感染裂头蚴的方式有哪些？如何防止感染？

（3）曼氏迭宫绦虫病和裂头蚴病的病原学诊断检查哪些虫期？其形态特征分别是什么？

曼氏迭宫绦虫（*Spirometra mansoni* Joyeux et Houdemer，1928）属于假叶目（Pseudophyllidea）、双叶槽科（Diphyllobothriidae），又称孟氏裂头绦虫。其成虫主要寄生在猫科和犬科动物小肠内，偶可寄生于人体。中绦期裂头蚴（plerocercoid）可寄生于人体，引起曼氏裂头蚴病（sparganosis mansoni）。

【形　　态】

1. 成虫　成虫长60～100cm，宽0.5～0.6cm。头节细小（长1～1.5mm，宽0.4～0.8mm），呈指状，背腹面各有一条纵行的吸槽（bothrium）。颈节细长，且有生发功能。链体节片约1000个，节片一般宽大于长，但后段节片长宽相近；其中成节和孕节的形态结构基本相似，均有发育成熟的雌、雄生殖器官各1套，节片中部为凸起的子宫，在孕节中更为明显（图8-20）。

雄性生殖系统：睾丸呈小泡状，320～540个，散布在节片中部的实质中，由睾丸发出的输出管于节片中央汇合成输精管，然后弯曲向前，并膨大形成储精囊和阴茎，再通入节片前部中央腹面的圆形雄性生殖孔。雌性生殖系统：卵巢分2叶，位于节片后部，自卵巢中央发出短的输卵管，其末端膨大为卵模，后与子宫相连，卵模外有梅氏腺包绕；阴道为纵行的小管，开口于月牙形雌性生殖孔（位于雄性生殖孔下方），阴道的另一端膨大为受精囊再连接输卵管；子宫位于节片中部，螺旋状盘曲，紧密重叠，呈发髻状，孕节子宫中充满虫卵，子宫孔开口于阴道口之后；小滤泡状卵黄腺散布在其他器官周围。

2. 虫卵　椭圆形，两端稍尖，浅灰褐色，大小为（52～76）μm×（31～44）μm；卵壳较薄，一端有卵盖，内有1个卵细胞和多个卵黄细胞（图8-20）。

3. 裂头蚴　裂头蚴（plerocercoid）长带状，乳白色，大小约300mm×0.7mm，但在不同的宿主与不同的时期其大小差别较大。头端稍膨大，末端较细。体前端无吸槽，中央有一明显凹陷，与成虫的头节相似。虫体不分节，但有不规则横皱褶（图8-20）。

【生　活　史】

曼氏迭宫绦虫的生活史需要3个宿主。终宿主主要是猫和犬，此外还有虎、豹、狐和豹猫等食肉动物；第一中间宿主为剑水蚤，第二中间宿主主要是蛙。蛇、鸟类和猪等多种脊椎动物可作为其转续宿主（paratenic host）。人是该虫的偶然宿主（accidental host）。

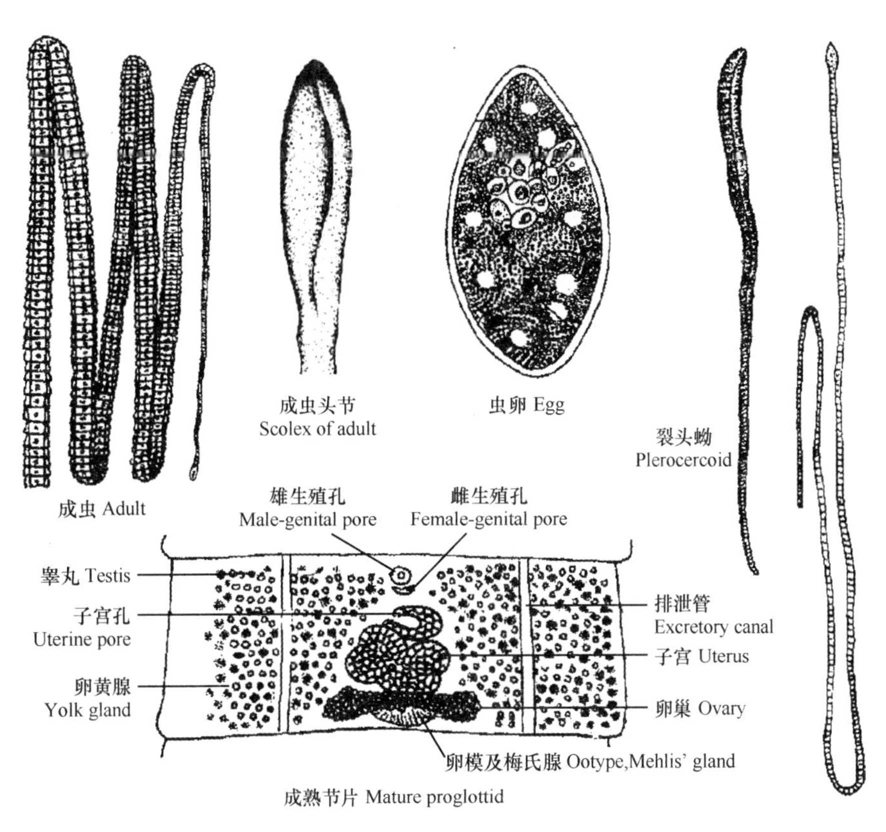

图 8-20 曼氏迭宫绦虫形态 Morphology of *Spirometra mansoni*

成虫主要寄生于犬科、猫科动物的小肠,偶可寄生于人体。虫卵自子宫孔产出,随宿主粪便排出体外,在水中适宜温度下,经2~5周发育(25~28℃约需15天),孵出椭圆形或圆形周身被有纤毛的钩球蚴(coracidium)。钩球蚴常在水中做无定向螺旋式游动,被第一中间宿主剑水蚤吞食,脱去纤毛,穿过肠壁入血腔,经3~11天发育成为长椭圆形、前端略凹、后端有小尾球、内有6个小钩的原尾蚴(procercoid)。含原尾蚴的剑水蚤被第二中间宿主蝌蚪吞食后,失去小尾球,随蝌蚪逐渐发育成蛙,其内原尾蚴也发育为裂头蚴。裂头蚴具有很强的收缩和移动能力,常迁移至蛙的肌肉、腹腔、皮下或其他组织,尤其在大腿或小腿的肌肉中寄居。当受染的蛙被蛇、鸟类或猪等非正常宿主吞食后,裂头蚴不能在其肠道内发育为成虫,而是穿过肠壁,移居到腹腔、肌肉或皮下等处继续生存,因此,蛇、鸟、猪为转续宿主。猫、犬等终宿主吞食了含裂头蚴的第二中间宿主蛙或转续宿主后,裂头蚴在其小肠内发育为成虫(图8-21)。一般在感染后约3周,终宿主粪便中开始出现虫卵。成虫在猫体内可存活约3.5年。

人可因误食含原尾蚴第一中间宿主剑水蚤(*Cyclops* sp.),或用含裂头蚴的蛙肉、蛇皮贴敷伤口,或生食、半生食第二中间宿主或转续宿主的肉类而感染。因此,人可作为该虫的中间宿主或终宿主。

Cyclops, the first intermediate host, ingests embryos, or coracidia, that have developed from *Spirometra* eggs. These eggs have. been deposited in water sources from the feces of infected definitive hosts. In the tissues of the *Cyclops*, the embryos become procercoid (the first stage larva). In the second intermediate hosts such as tadpoles or frogs, the procercoid migrates through the intestinal wall to the tissues, and develops into the sparganum larva. The sparganum develops into the adult *Spirometra* in the intestines of dogs, cats and humans.

Sparganum larva can remain in the human body for yearsor even decades before symptoms present. Sparganum infection occurs by three major routes. Firstly, by drinking water containing *Cyclops* infected with procercoid larva. Secondly, by ingesting undercooked meat, such as pork, frog or snake flesh which has been infected with plerocercoids. Thirdly, human infection may also be caused by placing poultices of frog or snake flesh on open wounds, eyes, or other lesions which is a common practice in Asian countries.

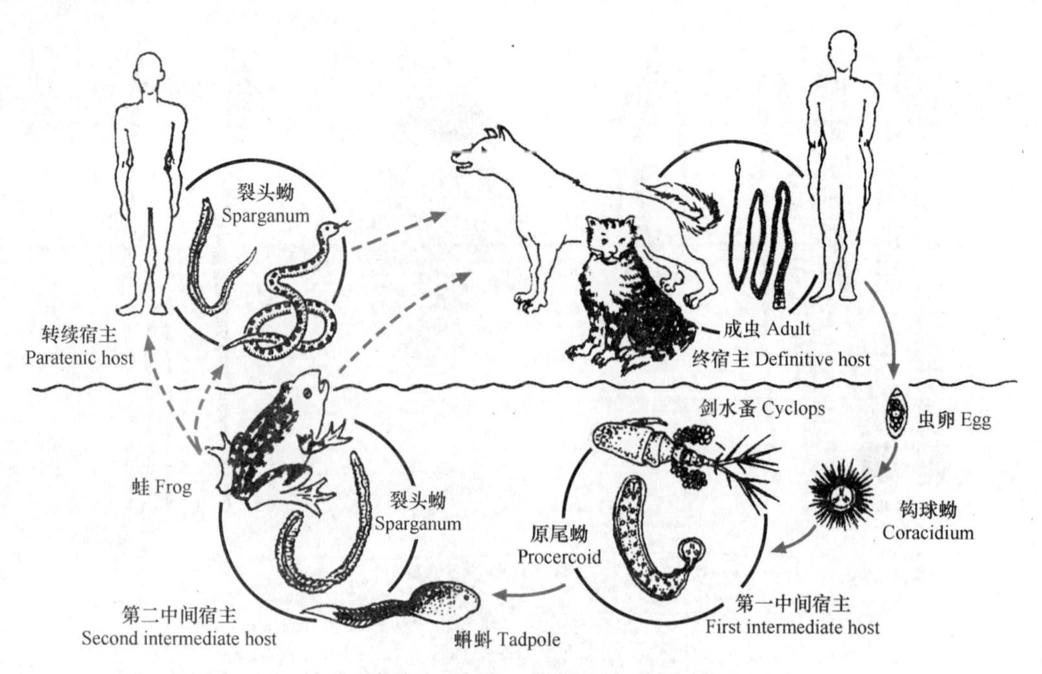

图 8-21 曼氏迭宫绦虫生活史 Life cycle of *Spirometra mansoni*

【致 病】

1. 成虫致病 成虫偶可寄生人体小肠,因虫体机械和化学性刺激对小肠损伤,可引起上腹不适、恶心、呕吐等消化道症状,驱虫后即可消失。

2. 幼虫致病 裂头蚴对人体的危害远较成虫严重,损伤程度因裂头蚴移行和寄居部位不同而异。常见部位依次为:眼睑、四肢、躯体、皮下、口腔、颌面部和内脏。裂头蚴多在皮下、黏膜或浅表肌肉内形成嗜酸性肉芽肿囊包,直径 1~6cm,囊腔内盘曲的裂头蚴可为 1 条至数十条不等。据国内报道病例,可归纳为 5 种类型:

(1) 皮下裂头蚴病:最常见,发病部位可涉及体表各处,发生率依次为:四肢、腹壁、外生殖器、胸壁、乳房、头颈、腰背、腹股沟或全身各处,表现为游走性皮下结节,呈圆形,柱形或不规则的条索状;局部可有瘙痒、虫爬感等,若合并有炎症,可出现间歇或持续性疼痛或触痛,有时可出现荨麻疹。

(2) 眼裂头蚴病:较常见,多累及单侧眼睑或眼球,表现为眼睑红肿、眼睑下垂,结膜充血、畏光、流泪、微痛、奇痒或有虫爬感。若裂头蚴侵入眼球内,可并发眼球凸出,眼球运动障碍,严重者出现角膜溃疡、虹膜睫状体炎、玻璃体混浊等,最终导致视力严重减退,乃至失明。

(3) 口腔、颌面部裂头蚴病:以颊部及口腔(包括齿龈)为多见,患者黏膜或颊部皮下有硬结或条索状肿物,直径 0.5~3cm,患处红肿、发痒或有虫爬感,并多有"小白虫"(裂头蚴)逸出史。

(4) 脑脊髓裂头蚴病:脑裂头蚴病较少见,临床表现酷似脑瘤,常有阵发性头、癫痫,严重时昏迷,或伴喷射状呕吐、视力模糊、间歇性口角抽搐,以及肢体麻木、抽搐,甚至瘫痪等。脊髓及椎管内裂头蚴病更少见,可表现为肢体进行性麻木、感觉异常、轻瘫等症状,MRI 检查可见椎管内占位性病灶,与肿瘤不易鉴别。

(5) 内脏裂头蚴病:罕见,临床表现视裂头蚴移行和定居部位而定,裂头蚴可经消化道侵入腹膜,也可侵入肝、肺、尿道和膀胱等处,常引起较严重后果。

【诊 断】

成虫寄生在人体小肠内,可粪检虫卵确诊。人体裂头蚴病则主要通过病变局部检获裂头蚴做出诊断。询问病史有一定参考价值,结合 CT、MRI 影像学检查可提高脑及脊髓裂头蚴病的确诊率,亦可用裂头蚴抗原做免疫学辅助诊断。

【流 行】

成虫寄生人体较少见,国外仅见于日本、俄罗斯等少数国家。我国上海、广东、台湾、四川和福建等地共报道 20 余例。患者年龄最小 3 岁,最大 58 岁。

曼氏裂头蚴病多见于东亚和东南亚各国,欧洲、美洲、非洲和澳洲也有病例报告。我国广东、吉

林、福建、四川、广西、湖南、浙江、海南、江西、江苏、贵州、云南、安徽、辽宁、湖北、新疆、河南、河北、台湾、宁夏、山东、上海和北京等23个省(区、市)已有近千例报告。感染者各民族均有,年龄为0~62岁,以青少年(10~30岁)及壮年(30~50岁)多见,男女比例约为2∶1。

人体感染裂头蚴病的途径有2种:裂头蚴或原尾蚴经皮肤或黏膜侵入,误食裂头蚴或原尾蚴。具体感染方式归纳为以下3种。

(1) 局部敷贴生蛙肉或鲜蛇皮:为主要感染方式。在我国部分地区,民间传说蛙、蛇有清凉解毒作用,故用蛙肉、蛇皮敷贴伤口或脓肿,蛙肉中或蛇皮下的裂头蚴即可经伤口或正常皮肤、黏膜侵入人体。

(2) 生食或半生食蛙、蛇、鸡或猪肉:民间有吞食活蝌蚪或活蛙治疗疥疮和疼痛的陋习或喜食未煮熟的肉类,食入的裂头蚴穿过肠壁入腹腔,然后移行至全身其他部位。

(3) 误食感染的剑水蚤:饮用生水或游泳时误吞湖水、塘水,使感染的剑水蚤有机会进入人体。另据报道,原尾蚴有可能直接经皮肤或经眼结膜侵入人体。

【防 治】

开展健康教育,不用蛙或蛇的皮、肉敷贴伤口或脓肿,不食生的或未煮熟的肉类,不饮生水以防感染。成虫感染可用吡喹酮、阿苯达唑等药物治疗。

裂头蚴主要靠手术摘除,也可用40%乙醇和2%普鲁卡因2~4ml局部封闭杀虫。

(李润花)

第9节 寄生人体的其他绦虫

一、阔节裂头绦虫

阔节裂头绦虫[*Diphyllobothrium latum* (Linn, 1758) Lühe, 1910]的分类地位同曼氏迭宫绦虫,又称阔节绦虫(broad tapeworm)或鱼阔节绦虫(fish tapeworm)。其幼虫(裂头蚴)寄生于多种鱼体,成虫主要寄生于犬科动物,也可寄生于人小肠。我国仅报道数例人体阔节裂头绦虫病(diphyllobothriasis latum)。

【形 态】

1. 成虫 虫体扁平,白色或淡黄色,外形和结构与曼氏迭宫绦虫相似,但虫体较长,长3~10m,最宽处20mm,有3000~4000个节片。头节细小,呈匙形,其背、腹侧各有一条深凹的窄吸槽。颈部细长。成节宽大于长;睾丸750~800个,雄性生殖孔和阴道共同开口于节片前部腹面的生殖孔;子宫盘曲成玫瑰花状,开口于生殖孔之后。孕节的结构与成节基本相同(图8-22)。

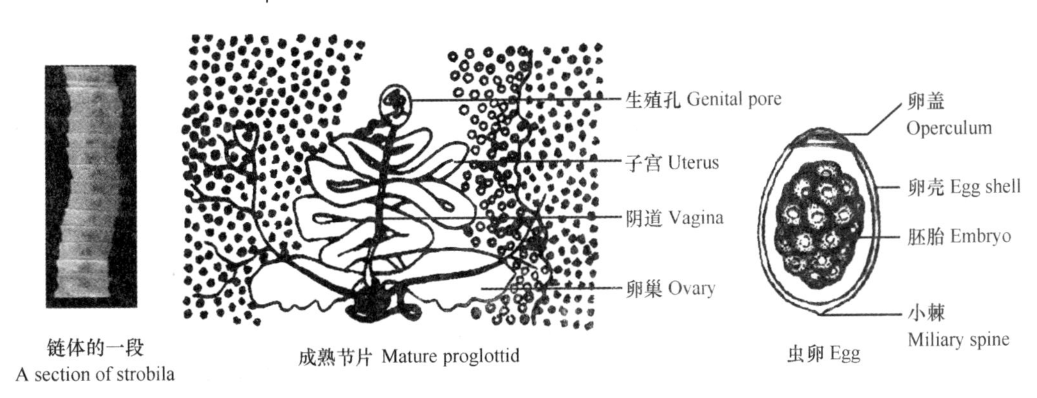

图8-22 阔节裂头绦虫形态 Morphology of *Diphyllobothrium latum*

2. 虫卵 近卵圆形,两端较钝圆,呈浅灰褐色,(55~76)μm×(41~56)μm。卵壳较厚,一端有明显的卵盖,另一端有一小棘,内含有1个卵细胞和若干卵黄细胞。虫卵排出体外时,卵内胚胎已开始发育(图8-22)。

【生 活 史】

生活史与曼氏迭宫绦虫大致相同,但其第二中间宿主是鱼类,人是终宿主。

成虫寄生于人以及犬、猫、熊、狐、猪等食肉动物的小肠内。虫卵随宿主粪便排出后,在15~25℃

水中，经7~15天发育，孵出钩球蚴(coracidium)。钩球蚴在水中可生存数日，当被第一中间宿主剑水蚤(*Cyclops*)吞食，在其血腔内经2~3周发育成为原尾蚴(procercoid)。当受感染的剑水蚤被第二中间宿主鱼吞食后，原尾蚴可在鱼的肌肉、肝等处发育为裂头蚴(plerocercoid)。终宿主食入带裂头蚴的鱼，裂头蚴在其肠内经5~6周发育为成虫。成虫在终宿主体内可存活10~15年，至25年或更长。

【致病与诊断】

成虫在人体肠道内寄生，多数无明显临床症状，少数有疲倦、乏力、四肢麻木、腹泻或便秘以及饥饿感、嗜食盐等轻微症状。成虫偶可扭结成团，导致肠道、胆道阻塞，甚至肠穿孔等。亦有阔节裂头蚴在人肺部和腹膜外寄生各1例的报道。

约2%阔节裂头绦虫病患者并发恶性贫血，这可能与虫体大量摄取维生素 B_{12} 有关，或因虫体代谢产物损害宿主的造血功能。患者除有恶性贫血的一般表现外，常出现感觉异常、运动失调、深部感觉缺失等神经紊乱现象，甚至丧失工作能力，一旦驱虫后贫血很快好转。

实验诊断主要依据是在患者粪便中检获节片或虫卵。

【流行与防治】

阔节裂头绦虫主要分布在欧洲、美洲和亚洲的亚寒带和温带地区，俄罗斯患者最多，占全世界该患者数的50%以上。感染率最高的是北加拿大爱斯基摩人(83%)，其次为俄罗斯(27%)和芬兰(20%~25%)。我国仅在黑龙江、吉林、广东和台湾有数例报道。

人体感染是由于误食生的或未熟的含裂头蚴的鱼肉或鱼卵所致。流行地区人粪污染河、湖等水源而使剑水蚤受染也是重要原因。

防治关键在于健康教育，不生食或半生食鱼及其制品。加强对犬、猫等保虫宿主的管理，避免粪便污染河、湖水。

驱虫方法同其他绦虫，对伴有贫血患者应补充维生素 B_{12}。

二、克氏假裸头绦虫

克氏假裸头绦虫(*Pseudanoplocephala crawfordi* Baylis，1927)属于圆叶目(Cyclophyllidea)、膜壳科(Hymenolepididae)。最早于斯里兰卡的野猪小肠内发现此虫，以后在印度、中国和日本的猪体内也有发现。该虫的终宿主为猪、野猪和褐家鼠，中间宿主是赤拟谷盗、大黄粉虫等昆虫。人因偶然误食含有似囊尾蚴的昆虫而感染。

【形态与生活史】

成虫外形与缩小膜壳绦虫极其相似。乳白色，链状，约有2000个节片。寄生于猪或人体的虫体较大：(97~167)cm×(0.31~1.01)cm；寄生于褐家鼠的虫体较小：(19~33)cm×(0.2~0.4)cm。头节近圆形，有4个吸盘，顶突不发达，无小钩。全部节片均呈宽扁形，生殖孔开口在虫体的同一侧，偶尔开口于对侧。成节可见发育成熟的睾丸、卵巢等生殖器官；菜花状卵巢位于节片中部，卵黄腺位于卵巢后下方，形状不规则；睾丸24~43个，呈圆形，不规则地分布在卵巢和卵黄腺的两侧，靠近生殖孔一侧数目较少。孕节中囊袋状子宫内充满近圆形的虫卵(2000~5000个)(图8-23)。

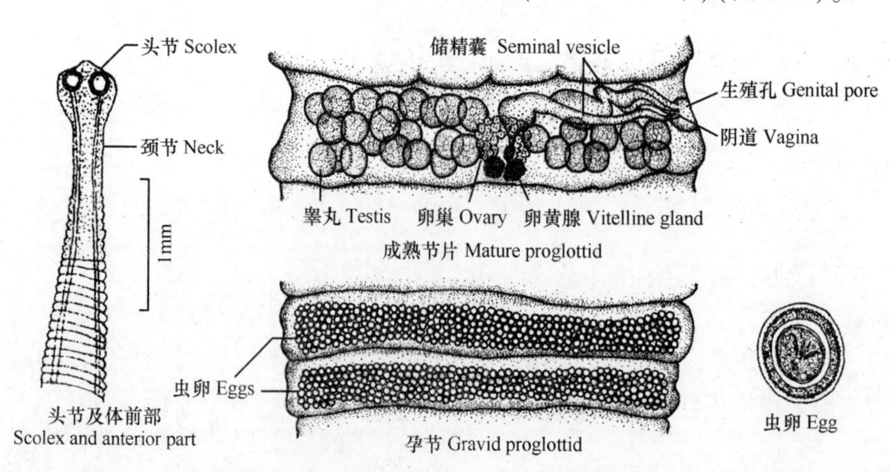

图8-23 克氏假裸头绦虫形态 Morphology of *Pseudanoplocephala crawfordi*

虫卵近圆形，棕黄色，与缩小膜壳绦虫卵相似，但较大，直径 84～108μm。卵壳厚而脆弱，表面有颗粒状突起，内层为胚膜，胚膜与卵壳间充满胶质物，胚膜内含六钩蚴，胚膜与六钩蚴之间有明显空隙（图 8-23）。

成虫主要寄生在猪、野猪和褐家鼠的小肠内，随粪便排出的虫卵或孕节被中间宿主赤拟谷盗、大黄粉虫、黑粉虫、褐蜉金龟等昆虫吞食，经 27～31 天发育为似囊尾蚴（cysticercoid）。猪食入带有似囊尾蚴的中间宿主，在小肠内经 10 天发育为成虫，30 天后子宫内虫卵发育成熟。人主要因误食含似囊尾蚴的赤拟谷盗等昆虫而被感染，成为该虫的终宿主。

【致病与诊断】

轻度感染者无明显症状。感染虫数较多的患者可有恶心、呕吐、腹痛、腹泻、厌食、消瘦和失眠等胃肠道和神经系统症状。腹痛多为阵发性隐痛，以脐周围较明显。腹泻一般每日 3～4 次，粪便中可见黏液。

诊断主要依据从粪便中检获虫卵或孕节，应注意与缩小膜壳绦虫卵相鉴别。

【流行与防治】

主要分布于亚洲（印度、斯里兰卡、日本和中国）。在我国主要在猪和褐家鼠中流行，分布于上海、陕西、辽宁、甘肃、福建、广东等 10 多个省、市。我国已报道人体感染 20 余例。

防治原则包括加强卫生宣传教育，注意个人卫生和饮食卫生；消灭鼠类和粮仓及厨房害虫。有效治疗药物有巴龙霉素、氯硝柳胺（灭绦灵）或甲苯达唑等。

三、犬复孔绦虫

犬复孔绦虫［*Dipylidium caninum*（linnaeus，1758）Railliet，1892］属于圆叶目（Cyclophyllidea）、复孔科（Dipylidiidae），是犬和猫的常见肠道寄生虫，偶可感染人体，特别是儿童，引起犬复孔绦虫病（dipylidiasis caninum）。实验证明蚤类为其中间宿主。

【形态与生活史】

成虫长 10～15cm，宽 0.3～0.4cm，节片约 200 个。头节近菱形，有 4 个吸盘和 1 个可伸缩的顶突，其上有 30～150 个刺状小钩，排成 1～7 圈，小钩的圈数取决于成虫的虫龄及顶突受损伤程度。颈部细而短，幼节短而宽，成节和孕节均长大于宽。成节有雌、雄生殖器官各 2 套，2 个生殖孔对称分布于节片中部的两侧缘；睾丸 100～200 个，分别发出输出管，经输精管通入左右 2 个储精囊，开口于生殖腔；卵巢 2 个，位于两侧生殖腔后内侧，无受精囊，卵黄腺分叶状，位于卵巢后方。孕节内子宫呈网状，内含若干储卵囊（egg packet），每个储卵囊内含虫卵 2～40 个（图 8-24）。虫卵圆球形，直径 35～50μm；有 2 层较薄的卵壳，内含 1 个六钩蚴。

成虫寄生于犬、猫的小肠内，孕节自链体脱落后，从宿主肛门主动逸出或随粪便排出体外。孕节破裂散出的虫卵被蚤类幼虫食入，在其肠内孵出六钩蚴（oncosphere），穿过肠壁，进入血腔内，当蚤幼虫经蛹发育为成虫时（约 30 天），六钩蚴发育为似囊尾蚴（cysticercoid）。终宿主犬、猫舔毛时可食入病蚤，似囊尾蚴在小肠内释出，以头节附着于肠黏膜上，经 3 周发育为成虫。人因与犬、猫接触时误食病蚤而感染。犬栉首蚤（*Ctenocephalides canis*）、

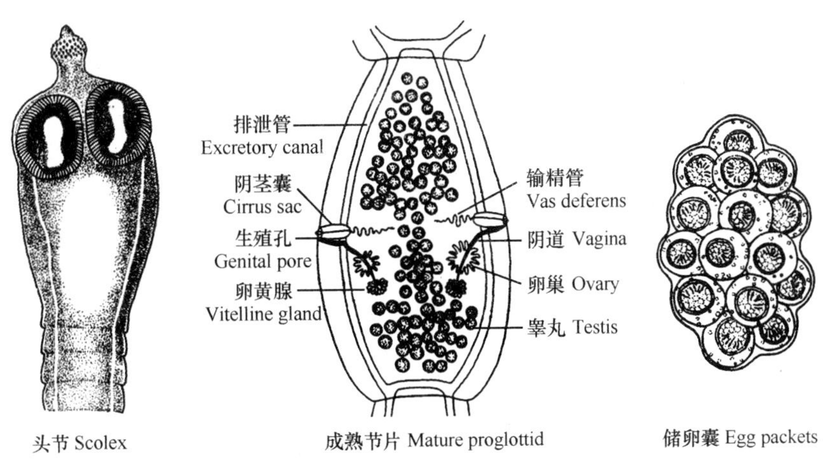

图 8-24　犬复孔绦虫形态　Morphology of *Dipylidium caninum*

猫栉首蚤(*Ctenocephalides cati*)和致痒蚤(*Pulex irritans*)是最重要的中间宿主。

【致病与诊断】

轻度感染者无明显症状,严重感染者可有食欲缺乏、消化不良、腹痛、腹泻、肛门周围瘙痒、烦躁不安等症状。

询问患者的犬、猫接触史有助于犬复孔绦虫病的诊断。在粪便中检获虫卵或孕节即可确诊,也可用透明胶纸拭子法(cellophane swab)或棉签拭子法检查虫卵。

【流行与防治】

犬复孔绦虫呈世界性分布,欧洲、亚洲、美洲、非洲和大洋洲均有报告。犬和猫的感染率高,狼、狐等也有感染。人体感染病例少见,全世界至今报告仅数百例,且多为婴幼儿,这与儿童同犬、猫接触机会较多有关。我国共报告数十例,分布在北京、辽宁、广东、四川、山西、河南、河北、湖南、广西、山东、福建、台湾等地,婴幼儿病例居多。

防治原则同膜壳绦虫病,注意个人卫生、饮食卫生和家庭环境卫生,特别注意保护儿童和促其养成良好的卫生习惯。对家养犬、猫等动物应定期灭蚤和驱虫,尽量避免与这些宠物密切接触,以减少人受感染的机会。

(李晓霞)

四、亚洲带绦虫

亚洲带绦虫(*Taenia asiatica*)属于圆叶目(Cyclophyllidea)、带科(Taeniidae),是20世纪80年代在东南亚发现的寄生人体的第3种带绦虫。成虫寄生于人体小肠,引起亚洲带绦虫病。此前,在东亚和东南亚诸国的一些山区及远海岛屿(非牧区),当地居民既不养牛也不吃牛肉,则有"牛带绦虫病"的流行。1967年台湾学者Huang等首先对这一流行病学上自相矛盾的现象提出质疑。范秉真等(1986)称为其亚洲带绦虫(*Taenia asiatica*)或牛带绦虫亚洲亚种(*Taenia saginata asiatica*)或亚洲牛带绦虫。Crossed Murrel(1991)称其为台湾牛带绦虫(*Taenia saginata taiwanensis*)。Zarlenga等(1991)对其rDNA的研究及Bowles等(1994)对细胞遗传学的研究证明,此种带绦虫与肥胖带绦虫近缘。Eom等(1993)通过成虫及囊尾蚴形态特征、免疫及遗传学研究,特别是澳大利亚学者采用遗传学方法,证明此种带绦虫与已知的2种带绦虫均不同,为一新种,并定名为亚洲带绦虫。1995年,张莉莉等首次报道了我国云南省的人体病例。

【形　　态】

1. 成虫　亚洲带绦虫为大型绦虫,成虫与肥胖带绦虫的形态非常相似,乳白色,长带状,体长4~8m,最宽处9.5mm。体节100至2500节不等。头节圆形或近方形,有4个吸盘和1个尖的顶突,无小钩。颈部明显膨大。成节中有630~1190个滤泡状睾丸散布于节片背面,阴茎袋呈囊状;卵巢两叶大小不一,位于节片的近后缘、卵黄腺之前。生殖孔囊状,不规则地交替排列。孕节长1.0~2.0cm,宽0.5~1.0cm;子宫主干有16~21个侧支,侧支上的分支较多(57~99支),孕节后缘常有突出物。

2. 虫卵及囊尾蚴　虫卵与其他带绦虫卵相似;椭圆形,棕黄色,直径33.8~40.0μm;卵壳薄,内含1个六钩蚴。

囊尾蚴为椭圆形或近似圆形,乳白色、半透明,明显小于肥胖带绦虫囊尾蚴,可见凹入的头节。头节直径约1mm左右;上有两圈小钩,内圈的数目较少,12~17个,外圈的稍多,20个左右;小钩逗点状,呈退化状态,尤以外圈更显著,不易计数。囊壁外表面有小的疣状物(wart like formation)。

与肥胖带绦虫相比,亚洲带绦虫有4个特征:①成虫头节有顶突。②孕节后缘有突出物;③子宫侧支较多,并再分小支;④囊尾蚴的囊壁表面可见小的疣状物(图8-25)。

【生 活 史】

成虫寄生于人的小肠,人是终宿主。中间宿主有猪、牛、羊等。中间宿主吞食了人粪便中的孕节或虫卵,在其小肠上段,六钩蚴孵出,钻入肠壁小血管,随血流到周身,在内脏发育为囊尾蚴。囊尾蚴主要寄生在中间宿主的肝、网膜、浆膜及肺等内脏器官。人因食入含囊尾蚴的动物内脏而感染。囊尾蚴在人体小肠内约需4个月发育为成虫,孕节或虫卵随粪便排出。

【致病与诊断】

亚洲带绦虫的致病机制与牛带绦虫和猪带绦

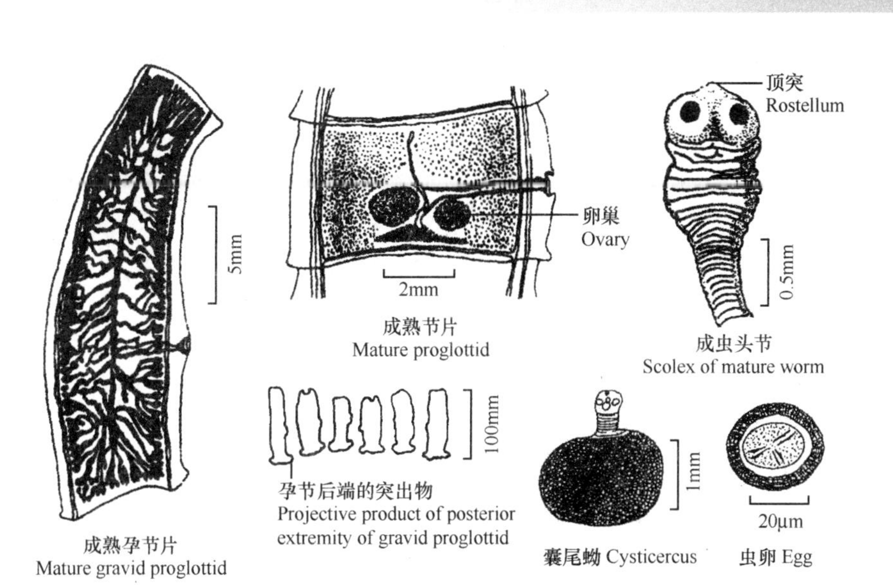

图 8-25 亚洲带绦虫形态模式图 Morphologic pattern view of *Taenia asiatica*(采自 Eom)

虫相似。部分患者可无症状,多数患者表现为消化道及轻度神经症状。最明显的症状是孕节自动从肛门逸出,其次是肛门瘙痒、恶心、腹痛,腹痛通常位于上腹中部或脐部,可为钝痛、隐痛或绞痛。有的可有头晕、食欲亢进或食欲减退。之前多数研究者认为亚洲带绦虫的囊尾蚴不能在人体内寄生,但有人提出质疑,最近的流行病学调查发现,亚洲带绦虫病流行区存在大量囊尾蚴病病例。

病原学检查:仅查获虫卵无法确定感染的虫种,需通过患者排出的孕节或试验性驱虫获得的虫体来确定虫种。根据患者是否来自流行区、有无生食猪内脏的病史及典型的临床表现,有助于初步诊断。其孕节子宫分支多(每侧 57 支),且有再分支,可与肥胖带绦虫孕节鉴别。此外,外周血嗜酸粒细胞增多,绝对值可达 1×10^9/L。

【流行与防治】

主要分布在东南亚,如韩国、泰国、缅甸、印度尼西亚、菲律宾等国及我国台湾省和云南、贵州等省。在一些不食牛肉的地区,如果有“牛带绦虫病”,应予以鉴别。

人是亚洲带绦虫的终宿主及传染源,但是否为惟一的传染源尚无定论。家猪和野猪均为其自然中间宿主,特别是小耳猪是最适宜中间宿主。囊尾蚴多数寄生在中间宿主的肝,少数在网膜和浆膜寄生。本病的流行与当地有传染源存在,有适宜的中间宿主(猪、牛、羊等),以及当地居民特殊的饮食习惯如喜食生猪肝有关。

驱虫药物以吡喹酮的疗效最好,硫氯酚和阿的平也有疗效,但阿苯达唑的疗效不佳。槟榔、南瓜子混合煎剂也有较好疗效。预防需彻底治疗患者,减少传染源。加强卫生宣传,使居民了解生食猪肝的危害。不吃生的或未熟的家畜和野生动物的内脏是最有效的预防措施。家畜圈养,防止人粪污染。发现亚洲带绦虫存在的地区或探明各地存在的动物中间宿主具有重要的流行病学意义。

五、西里伯瑞列绦虫

西里伯瑞列绦虫[*Raillietina celebensis* (Janicki, 1902) Fuhrmann, 1924]属于圆叶目(Cyclophyllidea)、代凡科(Davaineidae)。主要终宿主为鼠类,蚂蚁为其中间宿主和传播媒介,人可偶然感染,引起西里伯瑞列绦虫病。

【形态与生活史】

成虫长约 32cm,宽 2mm,有 185 个节片。头节钝圆,横径为 0.46mm;顶突缩于四周微突的浅窝内,其上有两排斧形小钩,长短相间,约 72 个;头节具杯状吸盘 4 个,其上缀有小刺。成节略呈方形,有睾丸 48~67 个,略呈椭圆形,位于两侧排泄管之间的中央区,分散在卵巢的两旁,在生殖孔的一侧数目较少;输精管长而弯曲,接于阴茎囊。卵巢分两叶,呈蝶翅状,位于节片中央;卵黄腺在卵巢后方,略呈三角形;每节生殖孔均位于节片的同侧。孕节略近椭圆,各节连接呈念珠状,两侧纵排泄管明显,每个孕节内含 300~400 个圆形或椭圆形储卵囊，每个储卵囊含1～4个虫卵。虫卵呈橄榄形，大小约45μm×27μm；具有内膜和外膜，内含1个圆形的六钩蚴，大小为20μm左右（图8-26）。

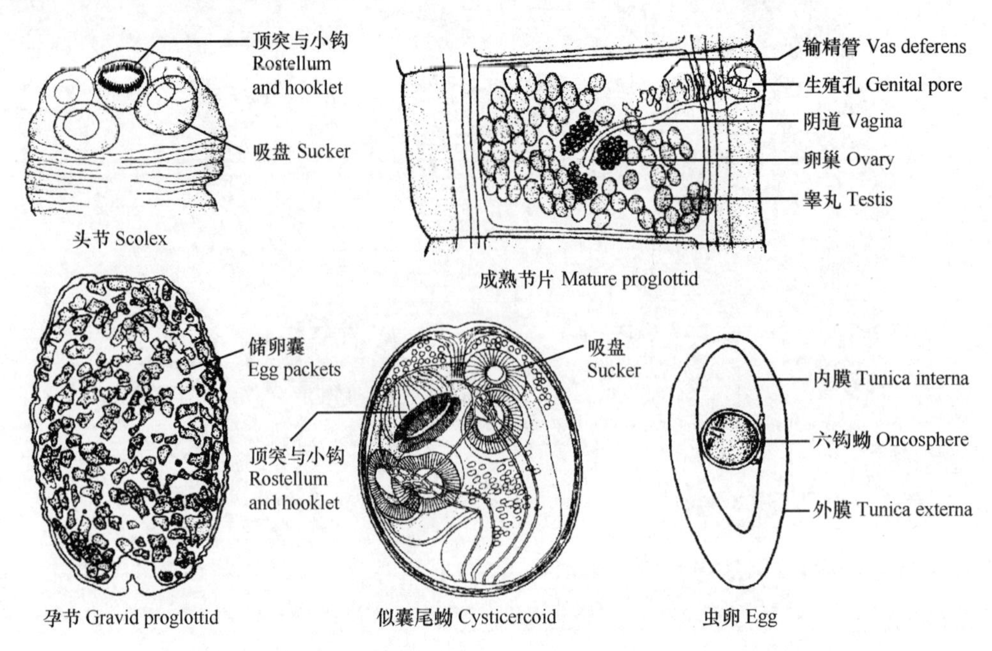

图8-26 西里伯瑞列绦虫形态 Morphology of *Raillietina celebensis*

成虫寄生于鼠类肠内，主要是黑家鼠、褐家鼠和小板齿鼠。孕节脱落后随粪便排出体外。虫卵被脑踝蚁属（*Cardiocondyla*）蚂蚁食入，在其体内发育为似囊尾蚴，该属蚂蚁被认为是本虫的中间宿主和传播媒介，一般从感染虫卵到似囊尾蚴成熟需时22～38天。鼠因吞食含似囊尾蚴的蚂蚁而感染。人体感染也可能是误食感染的蚂蚁所致。

【致 病】

该虫致病力轻微。感染者一般无明显临床症状，有的可表现腹痛、腹泻、胀气、流涎、夜间磨牙或啼哭、食欲缺乏、消瘦、肛门瘙痒和荨麻疹等。有的可出现贫血、白细胞和嗜酸粒细胞增多（可达10%～18%）。每日排稀便2～3次，或时稀时硬，粪便常排出白色、能伸缩活动的米粒大小的孕节。个别患者出现心动过速、持久性头痛、精神涣散、晕厥、神志不清、癫痫样惊厥等症状。

【诊 断】

粪便中检出节片或虫卵即可确诊。孕节白色呈米粒状，能伸缩活动，常随粪便排出，故询问病史也可辅助诊断。

【流行与防治】

该绦虫广泛分布于热带和亚热带，国外分布于泰国、越南、缅甸、菲律宾、日本、澳大利亚和马达加斯加等地，国内见于台湾、福建、广东、江苏、浙江、广西等地。台湾的褐家鼠和黑家鼠的感染率分别为54.26%和8.62%。我国至今已发现人体感染70余例，患者多为1～7岁幼儿。脑踝蚁属蚂蚁在热带地区很普遍，在我国南方沿海各省也常见。它们常在厨房或居室内营巢，与家鼠接触的机会较多。幼儿因常在地上玩耍、爬走或吃东西，易误食蚂蚁而导致感染。

治疗可用吡喹酮或南瓜子、槟榔煎剂驱虫，辅以硫酸镁导泻，均有较好疗效。预防需注重灭鼠、灭蚁，防止鼠类和蚂蚁污染餐具和食物，避免婴幼儿接触蚂蚁。

六、线中殖孔绦虫

线中殖孔绦虫［*Mesocestoides lineatus*（Goeze，1782）Railliet，1893］隶属于圆叶目、中殖孔科（Mesocestoididae），生殖孔位于腹面正中是其主要特征，主要寄生于食肉类动物，偶尔可寄生于人体，引起线中殖孔绦虫病（mesocestiodiasis lineatus）。

【形态与生活史】

成虫体长30～250cm。头节较大，顶端平而略凹陷，无顶突和小钩，有4个长椭圆形吸盘。颈部

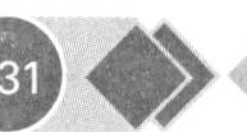

细而短。成节近方形，子宫位于节片中央的中后部，卵巢和卵黄腺均分成两叶，位于节片后部；睾丸39~58个，呈卵圆形，较粗大，排列于排泄管两侧，生殖孔位于腹面正中。孕节长大于宽，略呈桶状；其内可见子宫残端和子宫器，副子宫器椭圆形，位于节片后部，其内充满虫卵（图8-27）。虫卵椭圆形，无色透明，大小（40~60）μm×（35~43）μm；卵壳较薄，无卵盖，内含六钩蚴。

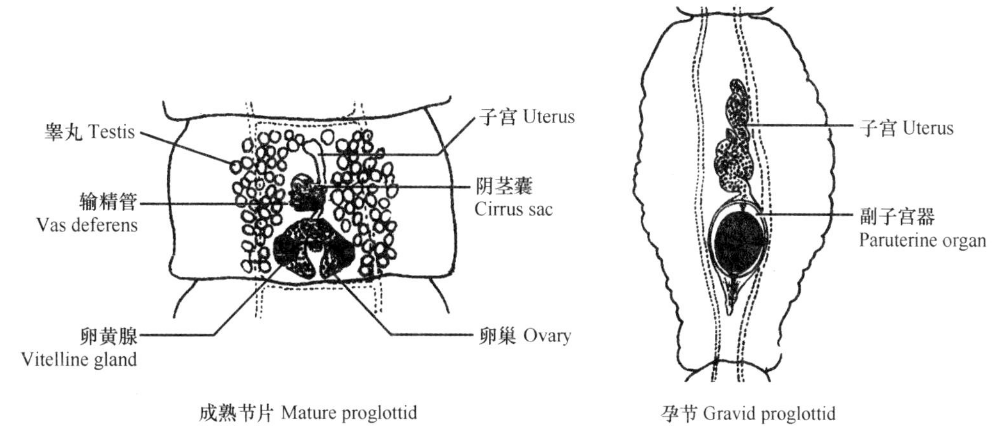

图8-27 线中殖孔绦虫形态 Morphology of *Mesocestoides lineatus*

生活史迄今尚不清楚，一般认为其整个发育过程需3个宿主才能完成。成虫寄生于犬、狐、猫和野生动物的小肠内，孕节随粪便排出体外。该虫的第一中间宿主可能是节肢动物。第二中间宿主为爬行类、鸟类或小型哺乳类动物，在这些动物体内发育为四盘蚴（tetrathyridium），即感染期幼虫。人或其他终宿主由于食入含有四盘蚴的动物肌肉或脏器而感染。成虫在犬体内可生存10年之久。

【致病与诊断】

本病症状轻微，多为胃肠症状，患者表现为腹痛、腹泻、轻微腹胀和脾大，也可有厌食、体重减轻和贫血等症状。粪便中发现虫卵和节片，有无误食中间宿主，有助于诊断。

【流行与防治】

该绦虫分布于世界各地。人体感染的报道不多，主要在丹麦、非洲、美国、日本、韩国、前苏联、印度、巴基斯坦等地。全世界报告20多例，国内有4例。我国除人体感染外，还在北京、长春的犬和四川的大熊猫体内发现。

预防本病的关键是不食生的或未熟的蛙、蛇、鸟禽及各种小型野生动物肌肉和内脏。治疗可用吡喹酮或甲苯达唑，亦可用南瓜子、槟榔煎剂等。

（郭英慧）

第9章 棘头虫

棘头虫属于扁虫下界(Platyzoa)、棘颚门(Acanthognatha),以虫体头部有许多倒钩状的棘为特征。棘头虫种类很多,以甲壳纲、昆虫纲等节肢动物为中间宿主,成虫寄生于淡水、海水和陆生脊椎动物的肠道,偶可寄生人体引起棘头虫病(acanthocephaliasis)。迄今已在人体发现的有:原棘纲(Archiacanthocephala)的猪巨吻棘头虫(*Macracanthorhynchus hirudinaceus*)、念珠棘头虫(*Moniliformis moniliformis*)、大巨吻棘头虫(*Macracanthorhynchus ingens*);古棘纲(Palaeacanthocephala)的蟾蜍棘头虫(*Acanthocephalus bufonis*)、饶氏棘头虫(*A. rauschi*)、蟾蜍伪棘头虫(*Pseudoacanthocephalus bufonis*)、球茎体虫(钩头虫类)(*Bolbosoma* spp.)、瘤棒体棘头虫(*Corynosoma strumosum*);始新棘纲(Eoacanthocephala)的隐棘新棘体虫六安亚种(*Neosentis celatus liuanensis*)。

第1节 猪巨吻棘头虫

学习与思考

(1) 猪巨吻棘头虫成虫的形态有哪些特征?

(2) 怎样预防人感染猪巨吻棘头虫?

猪巨吻棘头虫[*Macracanthorhynchus hirudinaceus* (Pallas, 1781) Travassos, 1916]属原棘纲(Archiacanthocephala)、寡棘吻目(Oligacanthorhynchida)、寡棘吻科(Oligacanthorhynchidae),是较常见的猪肠道大型寄生蠕虫,偶尔寄生于人体,引起巨吻棘头虫病(macracanthorhynchosis)。

【形　　态】

1. 成虫　乳白色或淡红色。活体时背腹略扁平,固定后为圆柱形,体表有明显的横纹。虫体分吻突(proboscis)、颈部和躯干3部分。吻突呈类球形,可伸缩,其周围有5~6排尖锐透明的吻钩(rostellar hook),每排5~6个,呈螺旋间错排列。颈部短,与吻鞘(sheath)相连,吻突可伸缩入鞘内(图9-1)。无口腔及消化系统,由体表吸收营养。雌虫大小(20~65)cm×(0.4~1.0)cm;随虫体的发育,卵巢逐渐分解为卵巢球(ovarian balls),卵细胞逐渐发育成熟,卵细胞与精子融合而受精,成熟受精卵经体内后部子宫钟(uterine bell)进入子宫、阴道,从生殖孔排出体外;雌虫尾端为圆锥状,末端有裂隙状生殖孔。雄虫大小(5~10)cm×(0.3~0.5)cm;睾丸2个,长圆柱状,位于虫体中部;输精管近末端周围有8个小椭圆形的黏液腺围绕,其分泌的黏液有封闭雌虫阴道、生殖孔的作用,以防精子外溢;雄虫尾端有钟形交合伞,可伸缩。

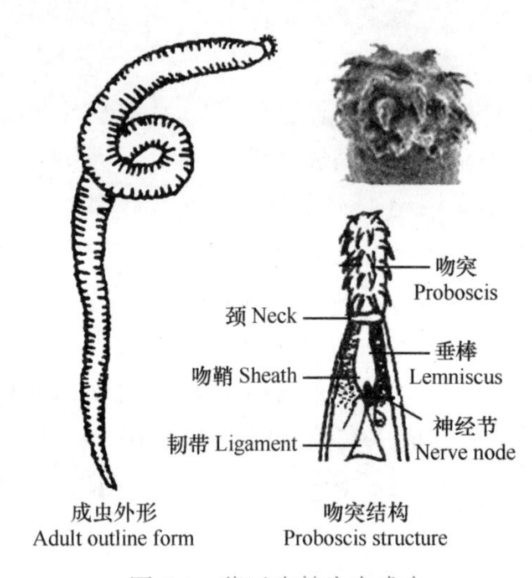

图9-1　猪巨吻棘头虫成虫

Adult of *Macracanthorhynchus hirudinaceus*

2. 虫卵与幼虫

(1) 虫卵:椭圆形,棕褐色,大小(67~110)μm×(40~65)μm。卵壳厚,由3层组成:外层薄而透明;中层厚,一端闭合不全,呈透明状,易破裂,卵内幼虫由此逸出;内层光滑而薄。成熟虫卵内含1个具有小钩的幼虫,称棘头蚴(acanthor)。

(2) 感染性棘头体(cystacanth):乳白色;前端较宽平,后端较窄,外观似芝麻粒状;大小(2.4~3.9)mm×(1.6~2.0)mm;体内可见雏形吻突、吻钩以及6~7个胞核;体壁较厚,虫体外有1层很薄的被膜;虫体后1/5的体表有7~8条明显的横纹。

【生 活 史】

主要终宿主是猪和野猪,偶尔在人、犬、猫体内寄生;中间宿主为鞘翅目(Coleoptera)昆虫,如金龟子、天牛、水甲等甲虫。生活史包括虫卵、棘头蚴、棘头体(acanthella)、感染性棘头体和成虫。成虫寄生在终宿主小肠,虫卵随粪便排出。虫卵抵抗力强,耐干燥及低温,在条件适宜的土壤中可存活数月至数年。虫卵被天牛、金龟等甲虫类幼虫摄食,棘头蚴从卵逸出,借小钩突破肠壁进入甲虫的血腔或体腔,经棘头体阶段发育为感染性棘头体,历时约3个月。感染性棘头体在甲虫体内的发育可持续2~3年,并保持对宿主的侵袭力。含有感染性棘头体的甲虫(幼虫、蛹、成虫)被猪等动物吞食后,在小肠内伸出吻突,钩附于肠壁,经1~3个月发育为成虫(图9-2)。

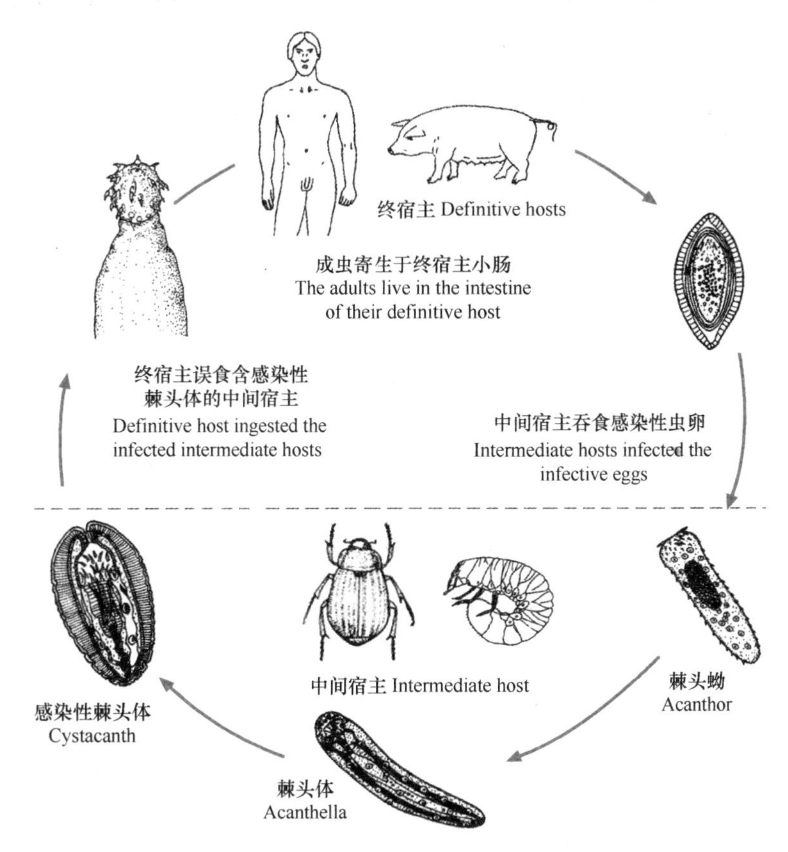

图9-2 猪巨吻棘头虫生活史 Life cycle of *Macracanthorhynchus hirudinaceus*

人因误食含感染性棘头体的甲虫而感染,在体内极少能发育成熟和产卵,是该虫的非适宜宿主(non-permissive host)。

The adult worms of *Macracanthorhynchus hirudinaceus* live in the intestine of their definitive hosts, being attached by their hooked proboscis. After copulation, the adult females excrete eggs for several months. These eggs are passed in the feces of the definitive host. Beetles act as intermediate hosts after ingesting infective eggs. Inside the intestine, the acanthor is released from the egg, enters the body cavity, and is transformed into a larva (acanthella). The latter matures within 60-95 days and is described as an infective larva (cystacanth).

The definitive hosts were infected by ingestion of the infected intermediate host. The young worms reach sexual maturity within 30-90 days and start egg production.

【致 病】

成虫主要寄生在人的回肠中、下段,一般为1~3条(图9-3),最多的1例患者为21条。虫体以吻钩固着于肠黏膜,造成黏膜机械性损伤,同时在吻腺分泌的毒素作用下局部组织充血、水肿,中性和嗜酸粒细胞浸润,肌层出血,并形成坏死和溃疡。继而出现结缔组织增生,局部可形成直径为0.7~1.0cm的棘头虫结节,其质硬并突出于浆膜面,与大网膜、邻近的肠管、肠系膜等粘连形成包块。若虫体损伤达肠壁深层,亦可造成肠穿孔,引起局限性腹膜炎、腹腔脓肿。少数患者可因肠粘连出现肠梗阻。此外,虫体常更换固着部位,使肠壁组织发生多处病变。患者在感染早期症状不明显,多在感染后1~3个月发病,出现食欲缺乏、消化不良、乏力,右下腹或脐周常出现阵发性或持续性疼痛等症状。在腹部明显压痛处常可触及单个或多个大小不一的圆形或卵圆形包块。如虫体的代谢产物及毒素被吸收,患者可出现恶心、呕吐、失眠、夜惊等症状和嗜酸粒细胞增多。

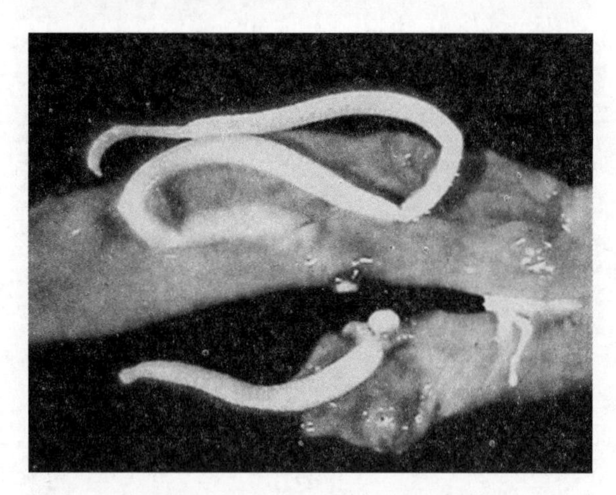

图 9-3 寄生于小肠的猪巨吻棘头虫成虫
The adult of *Macracanthorhynchus hirudinaceus* live in the intestine of human

【诊 断】

人是该虫的非适宜宿主,在人体内通常不能发育至性成熟,故粪便中很少能查到虫卵。诊断本病主要依据患者有无吃甲虫史及临床表现。若患者自然排出虫体,或诊断性驱虫、手术取出虫体,可据形态鉴别、确诊。采用虫卵抗原做皮试,有一定诊断价值。

【流行与防治】

人感染该虫主要与生食或半生食甲虫的习惯有关。儿童常喜捕捉天牛和金龟子生吃或烤吃,故患者以学龄儿童和青少年为多。

20 世纪 70 年代以来,国内已报道数百例人体猪巨吻棘头虫病。分布于辽宁、吉林、山东、福建、广东、广西、河南、河北、安徽、江西、贵州、甘肃、陕西、四川、云南、江苏、新疆、内蒙古、北京、天津、上海等地。其中辽宁、山东病例报道最多。猪是本病的主要传染源。在我国有 9 科 35 种鞘翅目昆虫可作为中间宿主和传播媒介,其中以大牙锯天牛(*Dorysthenes paradoxus*)、曲牙锯天牛(*D. hydropicus*)和棕色金龟子(*Holotrichia titanus*)等甲虫的感染率最高。棘头虫病的流行有明显的地方性和季节性,在辽宁,大牙锯天牛于每年 7~8 月间羽化为成虫,病例多发生于 9~11 月间;而山东则在 6~8 月间患病者较多。

加强宣传教育,特别要教育儿童不要捕食甲虫。加强猪的饲养管理,提倡圈养,无害化处理猪粪等是防止感染的重要措施。早期感染者服用阿苯达唑、甲苯达唑或噻嘧啶有驱虫作用。出现并发症时,应及时手术取出虫体。

第 2 节 念珠棘头虫

学习与思考

(1) 念珠棘头虫生活史需要哪些宿主? 人是该虫的什么宿主?

(2) 人感染念珠棘头虫的途径是什么? 如何防止感染?

念珠棘头虫[*Moniliformis moniliformis*(Bremser, 1811) Travassos, 1915]属于原棘纲(Archiacanthocephala)、念珠目(Moniliformida)、念珠科(Moniliformidae),是鼠类、犬、猫等动物的肠道寄生虫,偶尔寄生人体。

【形 态】

1. 成虫 乳白色,圆柱状。除虫体前部(4.0~5.0mm)和后端(15mm)外,体表环状增厚的皱褶形成明显的串珠状假体节。体前端的吻突呈长圆柱形,有 12~16 排吻钩或吻棘,前端钩较大,后部钩渐小。雌虫长 10~27cm;雄虫较小,长 4 ~8cm。内部结构同猪巨吻棘头虫。

2. 虫卵 椭圆形,大小为(85~118)μm×(40~52)μm。卵壳薄,有 3 层卵膜组成,外膜较薄,中膜最厚,内膜呈膜状且裹着棘头蚴。光学显微镜下可见卵内幼虫有 3~4 对小钩。人体寄生的念珠棘头虫卵比猪巨吻棘头虫卵小,卵壳也不像猪巨吻棘头虫卵有闭合不全的透明空隙。

【生 活 史】

念珠棘头虫的生活史与猪巨吻棘头虫十分相似,其终宿主是大鼠,其次是小鼠、仓鼠、犬、猫等。食粪类甲虫或蜚蠊为其中间宿主。蛙、蟾蜍、蜥蜴可作为该虫的转续宿主。人为其非适宜宿主(nonpermissive host),偶尔感染。

念珠棘头虫成虫寄生于终宿主小肠内,以吻突固着在肠壁上。成熟虫卵随粪便排出体外,在外界可存活较长时间。虫卵被中间宿主摄食,受肠液作用,卵壳破裂,棘头蚴逸出,借小钩穿破肠壁进入中间宿主血腔,逐渐发育为棘头体。4~6 周后,发育为感染性棘头体。当鼠吞食含有感染

性棘头体的甲虫或蜚蠊后,在小肠内伸出吻突,固定在肠壁上,约经6周发育为成虫,本虫寿命约1年(图9-4)。

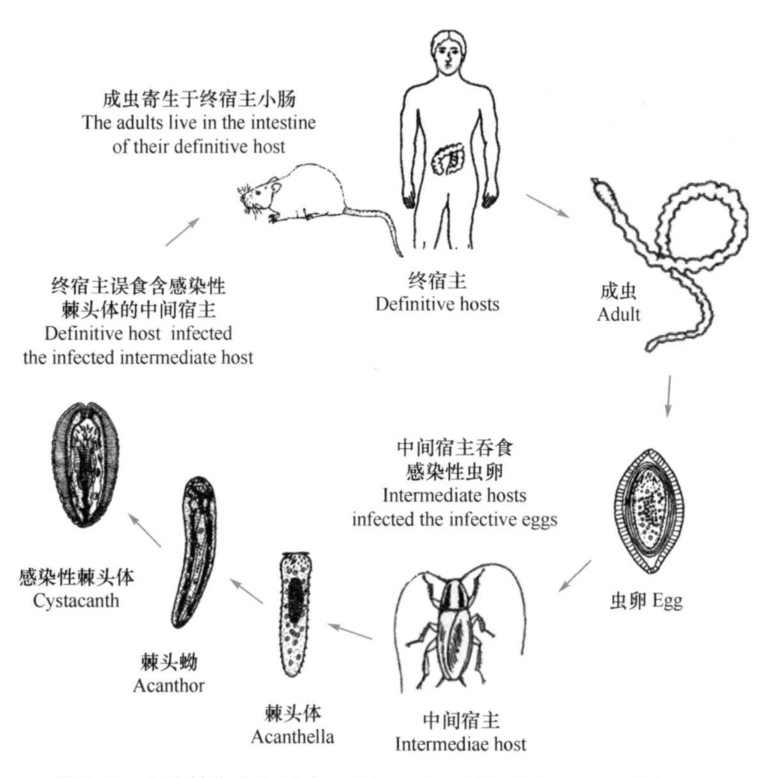

图 9-4 念珠棘头虫生活史 Life cycle of *Moniliformis moniliformis*

Eggs are passed in the feces of the definitive hosts, which are usually rats for *M. moniliformis*, although humans may serve as accidental hosts. The eggs contain a fully-developed acanthor when passed in feces. The eggs are ingested by an intermediate host, which is usually a cockroach or beetle. Within the hemocoelom of the intermediate host, the acanthor molts into a second larval stage, called an acanthella. After 6-12 weeks, the worm reaches the infective stage called a cystacanth. The definitive host becomes infected upon ingestion of intermediate hosts containing infective cystacanths. In the definitive host, liberated juveniles attach to the wall of the small intestine, where they mature and mate in about 8-12 weeks. In humans the worms seldom mature, or mature but will rarely produce eggs.

【致病与诊断】

虫体吻钩附于肠黏膜上,虫体吻钩不断向肠壁深层侵犯,直至累及浆膜下层,引起肠黏膜的机械性损伤,造成黏膜组织充血、出血、坏死并形成溃疡,甚至导致肠穿孔、腹膜炎等。虫体的代谢产物和毒素等物质被人体吸收后,引起腹痛、腹泻、乏力及神经症状和血中嗜酸粒细胞增多等症状。

诊断方法同猪巨吻棘头虫。

【流行与防治】

念珠棘头虫是一种动物源性寄生虫。人体感染主要因偶尔生吃含有活感染性棘头体的食粪甲虫或蜚蠊所致,常见于儿童。国外仅有数例人体念珠棘头虫病的报道,2006年在沙特阿拉伯又发现1例儿童感染。丁兆勋等1983年在新疆曾发现2例不满2岁婴儿病例。1997年在广东省第二次人体寄生虫分布调查中发现1例人体念珠棘头虫感染。

防治同猪巨吻棘头虫。

(李晓霞 张 忠)

第3篇　医学原虫

第10章　医学原虫概论

学习与思考

(1) 原虫的运动细胞器和运动方式各有哪些？

(2) 原虫有哪些生殖和分裂方式？

(3) 原虫有哪几种生活史类型？举例说明。

(4) 原虫的致病特点有哪些？举例说明。

原虫(protozoa)是原生动物的简称,是具有独立完成生命活动能力的单细胞真核生物,整个虫体由1个细胞组成。原虫种类繁多,迄今已发现65 000余种,多数营自生或腐生生活,广泛分布于各类生态环境,如海洋、土壤、水体和腐败物;少数营共生或寄生生活;寄生性原虫近万种,生活在各类动物的体内或体表。寄生于人体管腔、体液、组织或细胞内的致病性或非致病性原虫称医学原虫(medical protozoa),有40余种。某些致病性原虫严重危害人类健康,如疟原虫、锥虫、利什曼原虫、刚地弓形虫、溶组织内阿米巴等;有些原虫还可引起人兽共患病,给畜牧业造成重大损失;有些机会致病性原虫感染是免疫缺陷或免疫低下患者的重要致死因素。

第1节　形态与生理特点

【形　　态】

原虫外形多样,呈圆形、卵圆形、梨形、新月形或不规则形。虫体由细胞膜、细胞质和细胞核三部分构成,体积微小,但不同虫种的大小差异较大,为2~200μm。

1. 细胞膜　细胞膜又称表膜(pellicle)或质膜(plasmalemma)。细胞膜由1层或1层以上单位膜(unit membrane)构成,为嵌有蛋白质的脂质双分子层结构,具有可塑性、流动性和不对称性。蛋白质、脂质双分子层与多糖分子结合形成细胞被(cell coat)或糖萼(glycocalyx)。细胞膜上的蛋白质分子具有配体(ligand)、受体(receptor)、酶类和其他抗原成分,是寄生性原虫与宿主细胞或寄生环境直接接触的部位,有重要医学意义。细胞膜可使原虫保持一定形状,维持自身稳定,参与原虫的营养、排泄、感觉、运动、侵袭以及逃避宿主免疫效应等多种生理功能。

2. 细胞质　细胞质由基质、细胞器和内含物组成,是原虫代谢和储存营养的主要场所。

(1) 基质(base):主要成分是蛋白质,其中肌动蛋白和微管蛋白分别组成微丝和微管,维持细胞的形状和运动。大多数原虫的细胞质可分内质(endoplasm)和外质(ectoplasm)。外质透明,呈凝胶状(gel-like),具有运动、摄食、排泄、呼吸、感觉及保护等生理功能;内质呈溶胶状(sol-like),内含各种细胞器、内含物和细胞核等。少数原虫的细胞质结构均匀,无内、外质之分。

(2) 细胞器(organelle):细胞器具有极其复杂的生理功能,主要包括:①膜质细胞器,主要由细胞膜分化而成,包括线粒体、动基体、高尔基复合体、内质网、溶酶体和核蛋白体等。②运动细胞器,包括鞭毛(flagellum)、纤毛(cilia)、伪足(pseudopodium)和波动膜(undulating membrane)等,运动细胞器是原虫分类的重要依据。鞭毛是原虫伸出虫体外的细长状结构,如阴道毛滴虫等。纤毛较短,常均匀布满虫体表面,如结肠小袋纤毛虫。伪足呈叶状、舌状或丝状,是细胞外质随虫体运动而突出的部分,如溶组织内阿米巴。③营养细胞器,包括胞口、胞咽、胞肛等,其主要功能是摄食、排泄废物。

(3) 内含物(contents):包括食物泡、糖原泡、拟染色体等营养小体,以及代谢产物(如疟原虫内的疟色素)。

3. 细胞核　原虫属真核生物,其细胞核由核膜、核质、核仁和染色质组成,是原虫生存和繁殖的重要结构。核膜为两层单位膜,具有微孔,是核内外物质交换的通道;核仁内含核糖核酸(RNA);染色质含脱氧核糖核酸(DNA)、蛋白质和少量RNA。

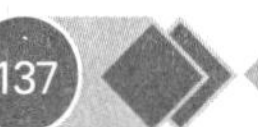

多数寄生性原虫的细胞核为泡状核(vesicular nucleus),核内染色质稀少、呈颗粒状,分布于核质或核膜内缘,有 1 个居中或偏位的核仁;少数原虫为实质核(compact nucleus),核大而不规则,核内染色质丰富,具有 1 个以上核仁,如纤毛虫的细胞核。

【生理特点】

原虫有独立完成生命活动能力,具有运动、摄食、代谢和繁殖等全部生理过程。

1. 运动 原虫的运动主要由运动细胞器完成。不同的运动细胞器决定了原虫有不同的运动方式。

(1) 鞭毛运动:蓝氏贾第鞭毛虫以其鞭毛的摆动做翻滚运动;阴道毛滴虫借助鞭毛的摆动前进、以波动膜波动做螺旋式运动。

(2) 纤毛运动:纤毛虫体表大量的纤毛协调摆动。

(3) 伪足运动:溶组织内阿米巴滋养体借助伪足进行运动。

(4) 其他运动方式:有的原虫体表没有可辨认的运动细胞器,却能以特殊的运动方式到达适合的寄生部位,如疟原虫在蚊体内形成的合子,以螺旋式运动,穿过蚊肠上皮。还有的原虫(如刚地弓形虫)没有运动细胞器,但以扭动、滑动或弯曲的方式运动。

2. 摄食 原虫主要以渗透、胞饮、吞噬等方式摄取营养。

(1) 渗透(osmosis):是指可溶性小分子营养物质和离子通过被动扩散或主动运输的形式穿透细胞膜,进入细胞。

(2) 胞饮(pinocytosis):是原虫对液体食物的摄入方式。如某些阿米巴原虫先在伪足表膜形成管状凹陷,然后断裂成许多小泡,将食物带入细胞内。

(3) 吞噬(phagocytosis):是原虫对固体食物的摄入方式。具有胞口的原虫可通过胞口将固体食物摄入,如疟原虫的滋养体经胞口摄食红细胞内的血红蛋白;不具有胞口的原虫,则可通过表膜内陷将固体食物摄入胞内,如阿米巴原虫以表膜内陷吞噬细菌。吞噬摄入的食物在胞质内先形成食物泡,然后与溶酶体结合,再经各种水解酶的作用将食物消化、分解和吸收,残余物质和代谢产物从胞肛(如纤毛虫)、体表(如阿米巴原虫)或在母体的裂体增殖过程中释放(如疟原虫)。

3. 代谢 大多数寄生性原虫营兼性厌氧代谢,肠腔内寄生的原虫在无氧环境下才能正常生长、发育,如溶组织内阿米巴;而寄生在血液或组织内的原虫则进行有氧代谢,如疟原虫和锥虫。寄生性原虫的能量主要来源于糖类,糖的无氧酵解是原虫的主要代谢途径,有些种类还具有三羧酸循环的酶系统。此外,有些寄生性原虫在生长、发育和繁殖过程中需要较多的蛋白质和氨基酸,例如疟原虫在红细胞内寄生时能将血红蛋白分解成氨基酸,合成虫体蛋白。

4. 生殖 原虫的生殖方式包括无性生殖和有性生殖。

(1) 无性生殖(asexual reproduction):包括二分裂(binary fission)、多分裂(multiple fission)和出芽生殖(budding reproduction)等增殖方式。

1) 二分裂是原虫最常见的增殖方式,细胞核先一分为二,然后细胞质分裂,最后形成两个子代虫体。阿米巴分裂面是随机的,鞭毛虫是纵二分裂,纤毛虫则是横二分裂。

2) 多分裂是指原虫细胞核先分裂为多个,达到一定数目后,细胞质再分裂并分别包裹每个细胞核,形成多个子代虫体,如红细胞内期疟原虫的裂体增殖(schizogony)。

3) 出芽生殖是指虫体细胞先通过不均等细胞分裂产生 1 个或多个芽体,每个芽体再发育成新个体,是体积大小不等的分裂。出芽生殖可分为外出芽(exogenous budding)和内出芽(endogenous budding),如疟原虫在蚊体内的孢子生殖(sporogony),其成孢子母细胞以外出芽方式产生子孢子;刚地弓形虫的滋养体以内二芽殖(endodyogony)方式进行内出芽增殖,形成两个滋养体。

(2) 有性生殖(sexual reproduction):是原虫的重要生殖方式,包括较高级的配子生殖(gametogony)和较低级的接合生殖(conjugation)两种方式。

1) 配子生殖是由原虫的雌、雄配子(gamete)融合(受精)和形成合子的过程。如疟原虫在蚊体内的生殖。

2) 接合生殖见于纤毛门原虫。2 个纤毛虫相互接合,先进行遗传物质交换、再融合,然后 2 个虫体分开,各自进行二分裂增殖。如结肠小袋纤毛虫。

有些原虫在正常发育过程中具有无性生殖和

有性生殖两种方式交替进行的现象,称为世代交替(alternation of generations)。如疟原虫在人体内进行无性生殖,而在蚊体内进行有性生殖。

5. 成囊(encystment) 有的原虫在其整个生活史中只有滋养体(trophozoite)阶段,有些原虫则有滋养体和包囊(cyst)两个阶段。滋养体是指原虫具有运动、摄食和生殖能力的阶段。成囊是指某些原虫的滋养体阶段后期,由于生活环境的理化条件改变,滋养体停止活动,排出未消化的食物并储存营养,分泌囊壁物质包裹团缩的虫体,形成包囊。包囊囊壁多为双层,可以抵御不良环境,保证囊内虫体继续进行发育或核分裂,完成宿主转换。如溶组织内阿米巴和蓝氏贾第鞭毛虫滋养体在经过肠道下段时,在营养和水分缺乏的环境下,则形成包囊,包囊随粪便排出后继续进行细胞核分裂,形成4个核的感染性包囊。

第2节 生活史类型与致病特点

【生活史类型】

原虫的生活史是指原虫生长、发育、繁殖及转换宿主的过程,在流行病学上具有重要意义。根据传播方式,医学原虫的生活史分为三种类型。

1. 人际传播型(transmission among humans) 该类原虫生活史简单,完成生活史只需1种宿主。此类传播型又分为:①整个生活史只有滋养体阶段,一般以直接接触的方式传播,如阴道毛滴虫;②生活史有滋养体和包囊2个阶段,包囊一般通过饮水或食物传播,如溶组织内阿米巴和蓝氏贾第鞭毛虫。

2. 人与动物间传播型(transmission between human and animals) 这类原虫在生活史和传播过程中需要一种以上的脊椎动物,原虫可在人与脊椎动物之间传播,在不同宿主体内分别进行有性生殖、无性生殖。如刚地弓形虫可在终宿主(猫科动物)和中间宿主(人及多种动物)之间传播。

3. 虫媒传播型(transmitted by insect vectors) 这类原虫只有在媒介昆虫体内才能发育至感染阶段,通过媒介昆虫吸血,将其体内感染阶段的原虫传播给人体,如由蚊传播的疟原虫和淋巴丝虫。

【致病特点】

对人体致病的原虫绝大多数为寄生性原虫,少数为自生生活原虫。其致病和危害程度与虫种、株系、毒力、寄生部位、宿主的免疫状态以及有无其他病原生物的协同作用有关。

1. 增殖致病(damage by proliferation of protozoa) 侵入宿主的致病性原虫可逃避宿主的免疫应答,大量增殖,达到一定数量时,出现明显的病理损伤和临床症状,此为原虫致病的生物学条件之一。如疟原虫在红细胞内裂体增殖,当虫体增殖到一定数量时,造成大量红细胞破裂,引起疟疾发作;蓝氏贾第鞭毛虫增殖到足以遮盖小肠黏膜的数量时,才能明显影响小肠的吸收功能,导致腹泻。

2. 播散致病(damage by diffuse of protozoa) 原虫的播散能力在致病和传播上具有十分重要的作用。多数致病原虫在建立原发病灶后,具有向邻近或远处组织、器官播散和侵袭的倾向。如寄生于结肠溃疡病灶内的溶组织内阿米巴滋养体可由病灶侵入血管,随血液到达肝、肺等器官,引起阿米巴肝脓肿、肺脓肿;原虫寄生的宿主细胞不仅成为原虫逃避免疫攻击的有效屏障,也成为原虫播散至全身的运载工具,如疟原虫、利什曼原虫、刚地弓形虫寄生的细胞。

3. 毒素致病(damage by toxin) 原虫的代谢产物、分泌物(含多种酶类)和死亡虫体的崩解物均具毒性作用。这些物质经不同途径损伤宿主细胞、组织和器官。如在结肠寄生的溶组织内阿米巴滋养体分泌的半乳糖/乙酰氨基半乳糖凝集素、穿孔素等,有强烈的溶解细胞作用;阿米巴滋养体借助这些毒素,侵入肠壁,乃至其他组织。某些原虫还可产生外毒素,如肉孢子虫产生的肉孢毒素(sarcocystin)可致家兔死亡。

4. 机会性致病(damage by opportunistic protozoa) 有些原虫在免疫功能正常的宿主体内不引起临床症状,处于隐性感染状态。当宿主免疫力低下或免疫功能不全时,例如严重营养不良儿童、艾滋病患者、长期接受免疫抑制剂治疗者或晚期肿瘤患者,这些原虫的增殖力和致病力显著增强,使感染者出现明显的临床症状,甚至危及生命,此类原虫称为机会致病原虫(opportunistic protozoa)。常见的机会致病原虫有刚地弓形虫、隐孢子虫、蓝氏贾第鞭毛虫等。如刚地弓形虫可导致艾滋病患者出现致命的弓形虫脑炎,艾滋病患者感染隐孢子虫可致严重腹泻。

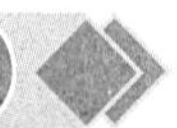

第 3 节　医学原虫的分类

医学原虫分属于原生动物界(Protozoa)和色混界(Chromista)。原生动物界分 13 个门,其中 7 个门与医学有关,即阿米巴门(Amoebozoa)、眼虫门(Euglenozoa)、后滴门(Metamonada)、副基体门(Parabasalia)、透色动物门(Percolozoa)、孢子虫门(Sporozoa)和纤毛门(Ciliophora)。色混界、色物亚界(Subkingdom Chromobiota)的双环门(Bigyra)中个别原虫也可感染人体。

常见医学原虫的生物学分类见表 10-1。

表 10-1　常见医学原虫的分类
Classification of common medical protozoa

门 Phylum	纲 Class	目 Order	科 Family	种 Species
阿米巴门 Amoebozoa	内阿米巴纲 Entamoebidea	内阿米巴目 Entamoebida	内阿米巴科 Entamoebidae	溶组织内阿米巴 *Entamoeba histolytica*
				哈氏内阿米巴 *Entamoeba hartmanni*
				结肠内阿米巴 *Entamoeba coli*
				迪斯帕内阿米巴 *Entamoeba dispar*
				布氏嗜碘阿米巴 *Iodamoeba butschlii*
				微小内蜒阿米巴 *Endolimax nana*
				莫西科夫斯基内阿米巴 *Entamoeba moshkovskii*
				波列基内阿米巴 *Entamoeba polecki*
				齿龈内阿米巴 *Entamoeba gingivalis*
	阿米巴纲 Amoebaea	棘足目 Acanthopodida	棘阿米巴科 Acanthamoebidae	棘阿米巴 *Acanthamoeba* spp.
眼虫门 Euglenozoa	动基体纲 Kinetoplastea	锥体目 Trypanosomatida	锥体科 Trypanosomatidae	杜氏利什曼原虫 *Leishmania donovani*
				热带利什曼原虫 *Leishmania tropica*
				巴西利什曼原虫 *Leishmania braziliensis*
				硕大利什曼原虫 *Leishmania major*
				布氏锥虫冈比亚亚种 *Trypanosoma brucei gambiense*
				布氏锥虫罗得西亚亚种 *Trypanosoma brucei rhodesiense*
				克氏锥虫 *Trypanosoma cruzi*
后滴门 Metamonada	双滴纲 Trepomonadea	双滴目 Diplomonadida	六鞭毛科 Hexamitidae	蓝氏贾第鞭毛虫 *Giardia lamblia*
副基体门 Parabasalia	毛滴纲 Trichomonadea	毛滴目 Trichomonadida	毛滴虫科 Trichomonadidae	阴道毛滴虫 *Trichomonas vaginalis*
				口腔毛滴虫 *Trichomonas tenax*

续表

门 Phylum	纲 Class	目 Order	科 Family	种 Species
				人五鞭毛滴虫 *Pentatrichomonas hominis*
				脆弱双核阿米巴 *Dientamoeba fragilis*
	动鞭毛纲 Zoomastigophorea	超鞭毛目 Hypermastigida	缨滴虫科 Lophomonadae	蠊缨滴虫 *Lophomomas blattarum*
透色动物门 Percolozoa	异叶足纲 Heterolobosea	裂核目 Schizopyrenida	瓦氏科 Vahlkamphidae	福氏耐格里阿米巴 *Naegleria fowleri*
孢子虫门 Sporozoa	球虫纲 Coccidea	血孢目 Haemosporida	疟原虫科 Plasmodiidae	间日疟原虫 *Plasmodium vivax*
				三日疟原虫 *Plasmodium malariae*
				恶性疟原虫 *Plasmodium falciparum*
				卵形疟原虫 *Plasmodium ovale*
		艾美目 Eimeriida	艾美科 Eimeriidae	刚地弓形虫 *Toxoplasma gondii*
				肉孢子虫 *Sarcocystis* sp.
				等孢球虫 *Isospora* sp.
				隐孢子虫 *Cryptosporidium* sp.
				环孢子虫 *Cyclospora* sp.
		梨形目 Piroplasmida	巴贝科 Babesiidae	巴贝西虫 *Babesia* sp.
纤毛门 Ciliophora	直口纲 Litostomatea	胞口目 Vestibulifera	肠袋科 Balantidiidae	结肠小袋纤毛虫 *Balantidium coli*
双环门 Bigyra	芽囊纲 Blastocystea	芽囊目 Blastocystida	芽囊科 Blastocystidae	人芽囊原虫 *Blastocystis hominis*

（李润花）

第11章 阿米巴

学习与思考

(1) 寄生于人体的阿米巴原虫主要有哪些？哪种致病性最强？

(2) 溶组织内阿米巴滋养体和包囊的形态特征是什么？

(3) 溶组织内阿米巴的传播期和致病期各是什么？其致病机制如何？

(4) 阿米巴病的病原学诊断原则是什么？如何防治阿米巴病？

阿米巴(*amoeba*)属于原生动物界(Protozoa)、肉鞭毛下界(Sarcomastigota)、阿米巴门(Amoebozoa)。该门动物包括锥足亚门(Conosa)和叶足亚门(Lobosa)。其中锥足亚门内阿米巴纲(Entamoebidea)中的内阿米巴和叶足亚门阿米巴纲(Amoebaea)中的棘阿米巴可以寄生人体。

常见寄生人体的阿米巴有溶组织内阿米巴(*Entamoeba histolytica*)、迪斯帕内阿米巴(*E. dispar*)、结肠内阿米巴(*E. coli*)、哈氏内阿米巴(*E. hartmanni*)、齿龈内阿米巴(*E. gingivalis*)、微小内蜒阿米巴(*Endolimax nana*)、布氏嗜碘阿米巴(*Iodamoeba butschlii*)等。其中溶组织内阿米巴致病性最强，有些阿米巴只在重度感染时才致病，如哈氏内阿米巴和微小内蜒阿米巴。少数自生生活的阿米巴，如棘阿米巴(*Acanthamoeba* spp.)等偶尔可侵入人体，引起严重的疾病。此外，莫西科夫斯基内阿米巴(*E. moshkovskii*)、波列基内阿米巴(*E. polecki*)为非致病性阿米巴，但其形态与溶组织内阿米巴相似，临床检验中应注意区别。

第1节 溶组织内阿米巴

溶组织内阿米巴(*Entamoeba histolytica* Schaudinn，1903)又称痢疾阿米巴，属于内阿米巴纲(Entamoebidea)、内阿米巴目(Entamoebida)、内阿米巴科(Entamoebidae)，是引起肠阿米巴病和肠外阿米巴病的病原体。

【形　态】

溶组织内阿米巴生活史中有滋养体(trophozoite)和包囊(cyst)2个阶段。

1. 滋养体　滋养体为虫体运动、摄食、增殖阶段。大小20~40μm，其形态多变。胞质分为外质和内质，外质(ectoplasm)无色透明，内质(endoplasm)呈颗粒状，内外质分界清楚，内质中常含有被吞噬的红细胞。虫体运动时，透明凝胶状的外质向某一方伸出，形成叶状或指状伪足(pseudopodium)，然后内质渐次流入，虫体作定向运动。经铁苏木精染色后，虫体内可见1个大的圆形泡状核(vesicular nucleus)，直径4~7μm；核膜(nuclear membrane)内缘有一单层、大小均匀、排列整齐的核周染色质粒(chromatin granules)；核仁(nucleolus)位于中央，通过网状的核纤维(nuclear fibers)与核膜相连(图11-1)。

2. 包囊　包囊是阿米巴原虫的静止期，由肠腔内的滋养体随肠内容物下移过程中形成。包囊呈圆球形，直径10~15μm。碘液染色后，包囊呈棕色，囊壁较薄、光滑、透明，未成熟包囊内可见浅棕色细胞核、棕红色糖原泡(glycogen vacuole)和透明的棒状拟染色体(chromatoid body)；成熟包囊(mature cyst)有4个核，糖原泡和拟染色体一般消失。经铁苏木精染色，核的结构特点与滋养体相似，拟染色体为蓝黑色棒状、两头钝圆，糖原泡大而圆，呈空泡状(图11-1)。

【生　活　史】

溶组织内阿米巴生活史简单，其基本生活史形式为包囊→滋养体→包囊，在人的肠道内完成。人为其适宜宿主，人因摄入被四核包囊污染的食物和饮水而感染。在胃、肠消化液的作用下，囊壁逐渐变薄，在结肠内脱囊，形成4个核的滋养体，并很快分裂形成4个滋养体，经再次分裂成为8个子代滋养体。滋养体在肠腔内以肠内黏液、细菌及消化的食糜为营养，不断进行二分裂生殖。当虫体随肠内容物下移过程中，由于肠内容物的水分被吸收和肠内环境因素变化，虫体变圆形成包囊前期(precyst)，分泌囊壁形成单核包囊。囊内细胞核继续发育分裂，可形成双核或四核包囊，随宿主粪便排出体外，四核包囊具有感染性。当宿主腹泻时，未转化成包囊的滋养体可随粪便排出，但不具感染性，很快死亡（图 11-2）。

溶组织内阿米巴滋养体大多寄生于结肠，有时可侵入肠黏膜，吞噬红细胞，破坏肠黏膜组织，继而发展为溃疡，引起肠阿米巴病。溃疡灶中的滋养体也可随血流或直接侵入其他组织器官，引起肠外阿米巴病。

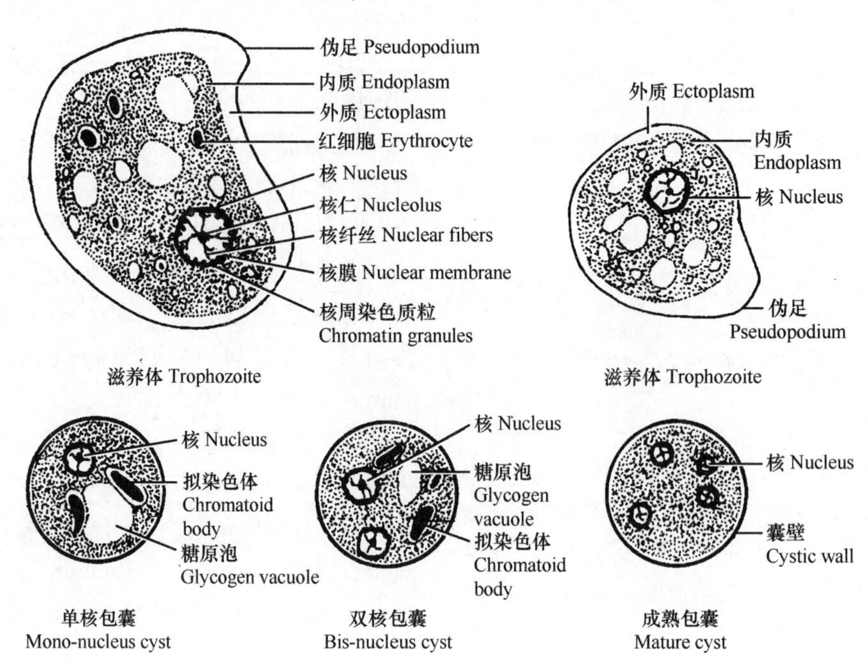

图 11-1 溶组织内阿米巴形态 Morphology of *Entamoeba histolytica*

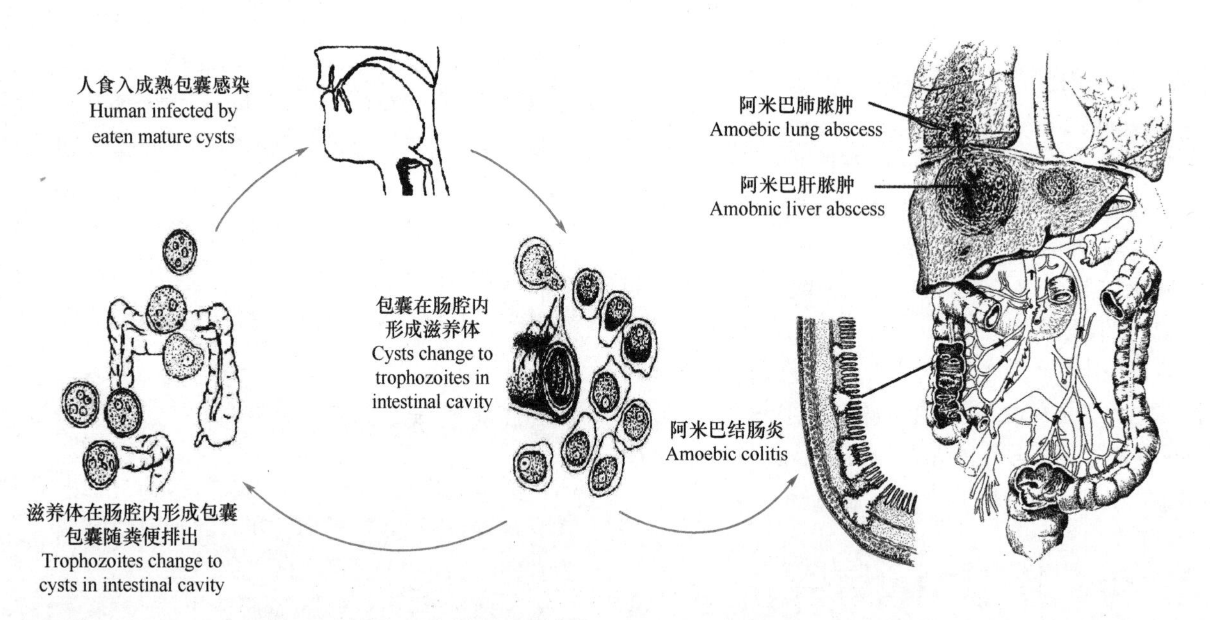

图 11-2 溶组织内阿米巴生活史 Life cycle of *Entamoeba histolytica*

Several successive stages occur in the life cycle of *E. histolytica*: trophozoite, precyst, cyst, metacyst, and metacystic trophozoite. When swallowed, cysts pass through the stomach unharmed and show no activity while in an acidic environment. After excysting in the alkaline medium of small intestine, both the cytoplasm and nuclei divide to form eight small amebulas, or metacystic trophozoites. As fecal matter passes posteriorly and becomes dehydrated, the parasites are stimulated to encyst. Cysts are neither found in stools of patients with dysentery nor formed by the amebas when they have invaded host tissues. At the onset of encystment, trophozoites disgorge any undigested food they may contain and condense into spheres called pr-

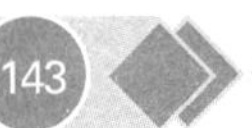

ecysts which contain large glycogen vacuoles and chromatoidal bars. Precysts rapidly secrete a thin, tough hyaline cyst wall to form cysts. Young cysts have only a single nucleus, but this rapidly divides twice to form two- and four-nuclei stages. As nuclear division proceeds and cysts mature, the glycogen vacuole and chromatoidal bodies disappear. In semiformed stools one can find precysts and cysts with one to four nuclei, but quadrinucleate cysts (metacysts) are most common in formed stools. This stage can survive outside the host and can infect a new one.

Trophozoites may live and multiply indefinitely within the crypts of the large intestine mucosa, commonly initiate tissue invasion when they hydrolyze mucosal cells and absorb the predigested products. The ameba possess several hydrolytic enzymes, including phosphatases, glycosidases, proteinases, and an RNAse. Invasive ameba erodes ulcers into the intestinal wall, eventually reaching the submucosa and underlying blood vessels. From there they may travel with the blood to other sites such as liver, lungs, or skin.

【致 病】

1. 致病机制 溶组织内阿米巴滋养体的致病与虫株的侵袭力、寄生环境和宿主免疫状态等多种因素有关。

滋养体对组织的侵袭力主要表现为对宿主细胞的接触性溶解(contact lysis)作用。近年来分子学研究表明,滋养体产生的致病因子主要有3种:即260 kDa半乳糖/乙酰氨基半乳糖凝集素(Gal/GalNAc lectin)、阿米巴穿孔素(amebapore)和半胱氨酸蛋白酶(cysteine proteinase)。半乳糖/乙酰氨基半乳糖凝集素可介导滋养体吸附宿主结肠黏膜上皮细胞、中性粒细胞和红细胞等,并具有接触性溶解细胞的作用。阿米巴穿孔素是一种存在于滋养体胞质中分子量为30kDa的离子穿孔蛋白,当滋养体与宿主细胞接触时可释放出来,并在靶细胞膜上形成离子通道,导致宿主细胞损害、红细胞和细菌溶解。半胱氨酸蛋白酶属木瓜蛋白酶类,具有降解宿主组织细胞蛋白质的作用,并通过降解黏膜产物和刺激宿主细胞蛋白的水解,促进虫体的黏附和侵入。此外,该酶还可降解补体成分和IgA等作用。

宿主的肠道环境与免疫功能状态对溶组织内阿米巴滋养体能否侵入组织也很重要。当宿主营养不良、免疫功能减退或继发肠道细菌感染,使肠功能紊乱和肠黏膜受损,或存在其他增强虫体致病力因素时,更有利于溶组织内阿米巴滋养体的增殖和侵入宿主组织,从而导致疾病。实验表明,在某些细菌的协同作用下,溶组织内阿米巴会对宿主产生更强的致病作用,如将某些革兰阴性菌与阿米巴混合培养后,可以明显增强实验动物感染率和病变程度;宿主食入纯包囊或纯细菌都不发病,而食入混有细菌的包囊却出现急性阿米巴痢疾;这可能是因为细菌繁殖过程中能造成适宜的氧化还原电位与氢离子浓度,促使阿米巴滋养体的增殖及致病物质的分泌,从而削弱宿主全身或局部的免疫力;此外,细菌感染还可直接损坏宿主的肠黏膜,为虫体侵入肠道组织提供有利条件。

2. 致病过程 滋养体首先通过半乳糖/乙酰氨基半乳糖凝集素介导吸附于宿主细胞表面,并通过分泌穿孔素和半胱氨酸蛋白酶,破坏肠黏膜上皮屏障,损伤宿主组织细胞,导致肠黏膜发生溃疡,引起肠阿米巴病。肠阿米巴病多发于盲肠或阑尾,也可累及乙状结肠和升结肠,偶尔累及回肠。滋养体对肠黏膜的损害,其病变特点是先造成局部肠黏膜损伤和黏膜下小脓肿,继而在黏膜下层增殖、不断破坏肠壁组织,引起液化性坏死灶,形成口小底大的"烧瓶状"溃疡(图11-3)。镜下可见滋养体和坏死组织,并有少量炎性细胞,其中以淋巴细胞和浆细胞浸润为主。溃疡严重时可达肌层,并可与邻近的溃疡融合,引起大片黏膜脱落。如果溃疡穿破肌层直至浆膜,甚至引起肠穿孔,造成局限性腹腔脓肿或弥漫性腹膜炎。在肠黏膜下层或肌层的滋养体可进入血流,经门静脉系统进入肝,引起继发性阿米巴肝脓肿。肠壁溃疡灶内的滋养体也可经血流或直接穿过横膈侵入肺、纵隔、心包,甚至侵入脑、脾等引起相应部位的阿米巴脓肿。

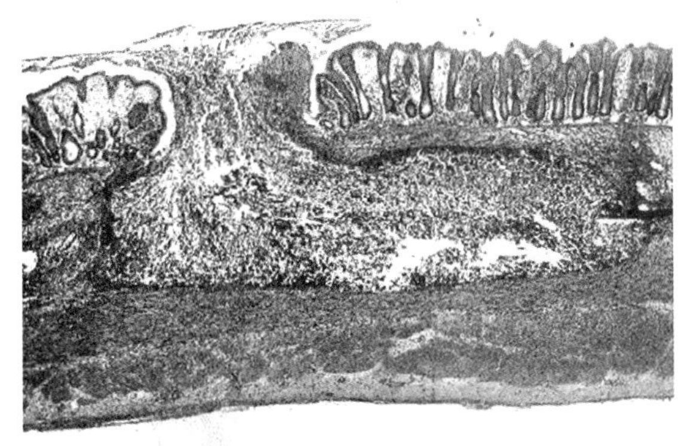

图11-3 人结肠阿米巴溃疡组织切片
Section of human colon amoebic ulcer

3. 临床表现 阿米巴病的潜伏期一般约2周。起病突然或隐匿，呈暴发性或迁延性，根据病变部位和特点可分为肠阿米巴病和肠外阿米巴病。

(1) 肠阿米巴病(intestinal amoebiasis)：多数感染者为无症状病原携带状态。轻度感染者可表现为腹部不适、慢性或间歇性水样泻。重度感染者，可导致急性直肠结肠炎，表现为腹痛、腹泻、黏液血便等症状，排泄物呈果酱状，腥臭明显，并伴有里急后重，称阿米巴痢疾(amebic dysentery)。如治疗不彻底可转为慢性，症状持续存在或间歇发作，反复加剧。

(2) 肠外阿米巴病(extraintestinal amoebiasis)：以阿米巴性肝脓肿(amoebic liver abscess)最为多见。约10%的肠阿米巴病患者并发肝脓肿，多累及肝右叶(约占80%)。急性期起病急剧，右上腹或肝区疼痛明显，有时向右肩放射，并有畏寒、发热等症状。慢性期起病多隐匿，可有低热、腹泻、食欲缺乏、体重下降、营养不良性水肿、贫血及肝区钝痛等。阿米巴性肺脓肿常与普通化脓性肺脓肿的临床表现相似，但多发于右肺下叶，常由肝脓肿直接播散而来。临床表现为畏寒、发热、胸痛、咳嗽，咳咖啡色脓痰或血性脓痰。阿米巴性脑脓肿常为大脑皮质单一脓肿，部分患者可发展为脑膜脑炎。临床表现有头痛、头昏、恶心、呕吐、精神异常等。皮肤阿米巴病比较少见，常由直肠病灶的滋养体播散到会阴，引起阴茎、阴道、甚至子宫的病变。

【诊　断】

1. 病原学检查 根据溶组织内阿米巴的致病特点，结合临床表现，应从不同病变部位取材，查到滋养体或包囊即可确诊。

(1) 滋养体检查：常用生理盐水直接涂片法检查粪便中活动的滋养体。取材容器必须洁净、无化学药品及尿液污染，因滋养体在外界极易死亡，标本必须新鲜，取材后应立即送检。①急性阿米巴痢疾患者检查：典型的阿米巴痢疾患者粪便为酱红色黏液样，有特殊的腥臭味。挑取少许黏液脓血便，生理盐水涂片，镜检可见活动的含有红细胞的滋养体、黏聚成团的红细胞和少量白细胞，有时可见到棱形夏科-雷登结晶(Charcot-leyden crystal)，这些特点可与细菌性痢疾区别。②肠黏膜活检滋养体：对于粪检阴性的慢性患者，可在内镜下观察结肠黏膜溃疡，从病变处刮取或吸取分泌物，生理盐水涂片检查，检出率可达85%；也可从溃疡边缘取组织标本做病理切片检查。③肠外阿米巴病检查：肝脓肿穿刺时应取材于脓肿壁部，脓液常呈酱褐色，在脓肿壁坏死组织中可查见滋养体，这些均有助于阿米巴肝脓肿的诊断。约50%的阿米巴肝脓肿患者可在粪便中查获虫体，或通过结肠镜直接观察到黏膜溃疡。

(2) 包囊检查：适用于慢性患者和带虫者的成形粪便检查，常用碘液涂片法。该法简便易行，但由于包囊的排出具有间歇性特点，常规直接涂片1次检出率不超过30%，故每份标本应作3张涂片，可提高检出率；也可采用33%硫酸锌浮聚法或汞碘醛离心沉淀法以提高包囊检出率。

2. 免疫学检查 最常用的是ELISA法检测溶组织内阿米巴特异性抗体，但由于患者病愈后抗体可持续相当长的时间，故此法常用于流行病学调查。目前已用ELISA法以单克隆抗体检测溶组织内阿米巴半乳糖/乙酰氨基半乳糖凝集素靶抗原，具有病原学诊断的意义。

3. 核酸检查 核酸检测是十分敏感和特异的诊断方法。可检测脓液、穿刺液、粪便培养物、活检组织、皮肤溃疡分泌物、脓血便或成形粪便中阿米巴原虫的DNA，以特异性引物进行PCR。通过对扩增产物的电泳分析，以区别溶组织内阿米巴和其他阿米巴原虫。

4. 影像学检查 对肠外阿米巴病，例如肝脓肿可应用B超、CT、MRI检查；肺部病变则以X线检查为主。影像学检查应结合血清学试验、DNA扩增分析和临床症状等资料综合分析，以期准确诊断。

【流　行】

1. 分布 本病呈世界性分布，全球高发地区在墨西哥、南美洲东部、东南亚、非洲西部等，地处北纬10°至南纬10°之间的热带和亚热带地区。各地感染率差别很大，如加拿大的感染率仅为1%，而阿拉斯加感染率可高达40%。蒋则孝等在1988~1991年对我国30个省(区、市)溶组织内阿米巴的感染情况进行了调查，其中包括726个县2848个点，1 477 742人。全国平均感染率为0.95%，最低为0.01%，最高为8.12%。女性感染率(0.94%)高于男性(0.84%)。感染率1%以上的有12个省(区、市)，超过2%的有西藏、云南、新疆、贵州、甘肃，其中西藏的感染率为8.124%，个别地区高达28.28%。感染率有随年龄增加而上升的趋势，至15岁以后感染率虽有波动，但变化不大。

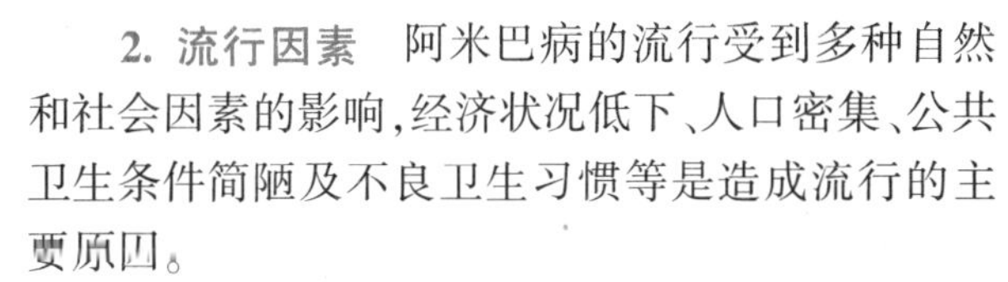

2. 流行因素 阿米巴病的流行受到多种自然和社会因素的影响，经济状况低下、人口密集、公共卫生条件简陋及不良卫生习惯等是造成流行的主要原因。

传染源主要为粪便中持续排出包囊的带虫者。包囊在外界抵抗力较强，在低温潮湿环境中可存活12天以上，水中可活9~30天，在酱油、食醋和白酒中也可存活一定时间。但对高温干燥较敏感。

传播方式有很多种，摄入被包囊污染的食物或饮水为主要感染方式。如带虫者从事饮食业制作和传递食品等，蝇及蜚蠊等昆虫可携带包囊起传播作用。此外，对126名同性恋患者的调查显示，阿米巴的感染率高达39.7%，欧、美一些国家及日本已将其列为性传播疾病(sexually transmitted disease, STD)。

人对阿米巴病普遍易感，本病的流行可能与该人群的健康状况、免疫力和卫生习惯等密切相关。墨西哥的调查显示，HIV阳性人群的溶组织内阿米巴感染率高达25.3%。阿米巴感染也是糖尿病患者发生严重并发症的高危因素。国内调查显示，糖尿病患者溶组织内阿米巴的感染率为9.0%，恶性肿瘤患者溶组织内阿米巴的感染率为10.0%，明显高于正常人群。

【防 治】

溶组织内阿米巴病的防治原则应侧重以下几个方面。

1. 普查普治患者和带虫者 通过查治患者和带虫者可以控制传染源，尤其是饮食行业的从业人员。肠阿米巴病首选甲硝唑(metronidazole)，也可用替硝唑(tinidazole)、奥硝唑(ornidazole)等。肠外阿米巴病亦首选甲硝唑，次选氯喹啉和依米丁。包囊携带者，应选用巴龙霉素(paromomycin)、二氯尼特(diloxanide furoate)和喹碘方(chiniofon)等。

2. 加强粪便管理和水源保护 因地制宜进行粪便无害化处理杀灭包囊，严格防止粪便污染水源。

3. 防止感染 加强健康教育，养成良好卫生习惯。饭前便后洗手，不喝生水、不生吃未洗净的蔬菜，瓜果生吃前应洗干净。清洁环境卫生，消灭蝇、蜚蠊等传播媒介。

第2节 棘阿米巴

棘阿米巴属于阿米巴纲(Amoebaea)、棘足目(Acanthopodida)、棘阿米巴科(Acanthamoebidae)，多自生生活于土壤和水体中。可侵犯人体的棘阿米巴有数种，主要有卡氏棘阿米巴(*Acanthamoeba castellanii*)、多噬棘阿米巴(*A. polyphaga*)、柯氏棘阿米巴(*A. culbertsoni*)、巴勒斯坦棘阿米巴(*A. palestinensis*)、星刺棘阿米巴(*A. astronyxis*)、哈氏棘阿米巴(*A. hatchetti*)、皱棘阿米巴(*A. rhysodes*)。

【形态与生活史】

生活史中有滋养体和包囊期。滋养体为多变的长椭圆形，直径20~40μm，活体形态不规则，虫体不仅有叶状伪足，体表尚有许多不断形成和消失的棘刺状伪足(acanthopodia)，可作无定向的缓慢运动，二分裂生殖。胞质内含小颗粒及食物泡；核的直径约6μm，核中央含一大而致密的核仁，核仁与核膜之间有明显的晕圈。包囊圆球形，直径9~27μm，不同虫种的包囊大小形态各异；两层囊壁，外壁有特殊皱纹，内壁光滑形状多变，如球形、星状形、六角形、多角形等多面体；胞质内布满细小颗粒；单核，常位于包囊中央。

棘阿米巴为自生生活原虫，多见于被粪便污染的土壤和水体中，在不利条件下形成包囊。当人接触污染的土壤和水体时，滋养体可经损伤的皮肤、黏膜、眼角膜、呼吸道或生殖道侵入，引起皮肤溃疡、角膜炎和脑损伤等(图11-4)。

【致 病】

已知的棘阿米巴有17种，其中7种与人类感染有关，有5种可引起棘阿米巴角膜炎。主要致病虫种为卡氏棘阿米巴(*Acanthamoeba castellanii*)，抵抗力低下的人群，例如虚弱、营养不良、应用免疫抑制剂或获得性免疫缺陷综合征(AIDS)的人群易感，引起肉芽肿性阿米巴脑炎(granulomatous amoebic encephalitis, GAE)、阿米巴性角膜炎(amoebic keratitis, AK)和阿米巴皮肤损害。

GAE呈亚急性或慢性病程，潜伏期较长。脑脊液中以淋巴细胞为主。受累器官病理表现以肉芽肿性改变多见，有时出现坏死或出血，病灶中滋养体和包囊可同时存在，病死率很高。AK几乎均由棘阿米巴属原虫引起；患者眼部有异物感、疼痛、畏光、流泪，角膜溃疡反复发作，甚至可出现角膜穿孔等。近年随着隐形眼镜使用者的增多，棘阿米巴角膜炎的发病率也逐渐增高，国内已有多例报告。阿米巴皮肤损害主要是慢性溃疡，在AIDS患者中多见，75% AIDS患者有此并发症。

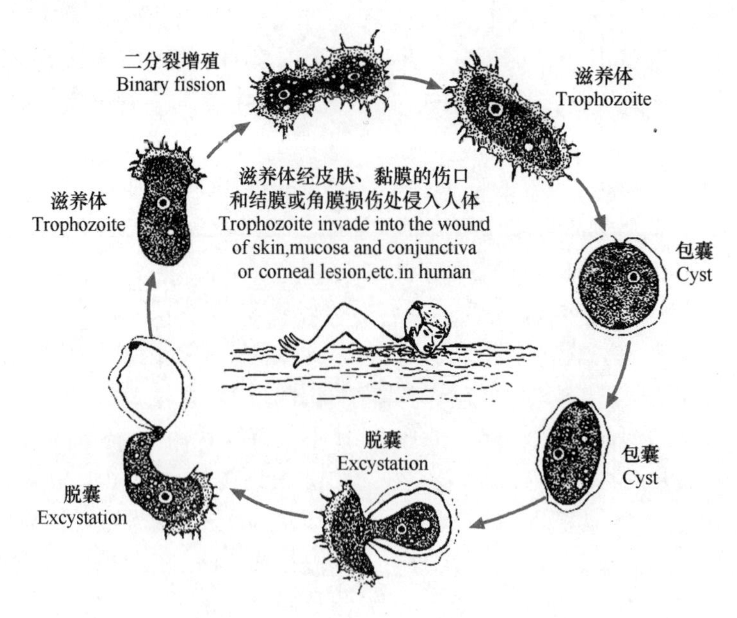

图 11-4 棘阿米巴生活史 Life cycle of *Acanthamoeba* spp

【诊 断】

询问病史结合病原学检查。采脑脊液、病变组织涂片可见中性粒细胞增多，湿片中可见活动的滋养体；也可将脑脊液、眼分泌物、角膜刮取物或活检组织接种到琼脂培养基中培养。也可利用化学荧光染料（如 calcofluor white），或免疫荧光染色在荧光显微镜观察。利用 PCR 和限制性内切酶法不仅有利于临床诊断，也可对阿米巴虫种株分型。

【防 治】

对肉芽肿性阿米巴脑炎（GAE）的治疗主要使用两性霉素 B 静脉给药，可缓解症状。阿米巴性角膜炎的治疗主要是局部应用抗真菌和抗阿米巴药物，药物治疗失败者，则可行角膜成形术或角膜移植等。皮肤阿米巴病患者则应保持皮肤清洁，同时用喷他脒（pentamidine）治疗。

及时治疗皮肤、眼的棘阿米巴感染是防止 GAE 的有效办法。佩戴隐形眼镜期间，应严格清洗、消毒镜片。另外，对免疫功能低下或 AIDS 患者尤应防止发病并及时治疗。

第 3 节 其他消化道阿米巴

寄生于人体消化道的阿米巴除溶组织内阿米巴具有侵袭性外，其他阿米巴一般不侵入组织，但在重度感染或宿主防御功能低下伴有细菌感染时，可导致局部浅表性炎症，引起肠功能紊乱和腹泻。此外，有些阿米巴在形态上与溶组织内阿米巴相似，故在临床检验中应与溶组织内阿米巴鉴别。本节简要介绍 8 种其他消化道阿米巴。

一、结肠内阿米巴

结肠内阿米巴（*Entamoeba coli* Grassi，1879）的分类地位同溶组织内阿米巴，是人体肠道最常见的共栖原虫，常与溶组织内阿米巴共存。结肠内阿米巴滋养体略大于溶组织内阿米巴，直径 20～50μm，运动迟缓。经铁苏木精染色后，内、外质分界不明显，内质中含有细菌及淀粉颗粒，不含红细胞；有泡状核一个，核仁大常偏位，核周染色粒大小不均，排列不整齐。结肠内阿米巴包囊明显大于溶组织内阿米巴，直径 10～35μm；未成熟包囊有 1～4 个核，内含有糖原泡和束状拟染色体，成熟包囊有 8 个核，糖原泡和拟染色体均已消失；核的结构与滋养体相似（图 11-5，图 11-6）。

结肠内阿米巴生活史与溶组织内阿米巴相似。成熟包囊经口感染宿主，除感染人以外，鼠、猪、犬及灵长类等多种动物也可感染。粪检时，应与其他阿米巴鉴别。本虫呈世界性分布，感染率比溶组织内阿米巴高，我国人群平均感染率为 3.193%。

二、迪斯帕内阿米巴

迪斯帕内阿米巴（*Entamoeba dispar* Brumpt，

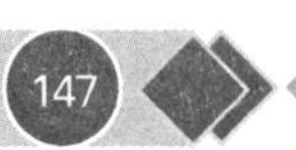

1925）的分类地位同溶组织内阿米巴。虽然，Brumpt在1925年就提出存在一种无致病性的*Entamoeba dispar*，但因其形态与溶组织内阿米巴相似，多年来一直被误认为溶组织内阿米巴。后来，通过分子分类学的研究才将其与溶组织内阿米巴区分开来，并于1993年将迪斯帕内阿米巴定为1个独立的虫种。溶组织内阿米巴感染无论是否出现临床症状，都可诱导人体产生特异性抗体，而迪斯帕内阿米巴则无。在无症状的溶组织内阿米巴带虫者中，约90%是迪斯帕内阿米巴携带者。目前已用ELISA法以单克隆抗体检测溶组织内阿米巴表面半乳糖/乙酰氨基半乳糖凝集素靶抗原与迪斯帕内阿米巴相鉴别，此法具有敏感性和特异性。此外，应用PCR法检测编码29/30kDa半胱氨酸抗原的基因可直接从DNA水平鉴定两种阿米巴。

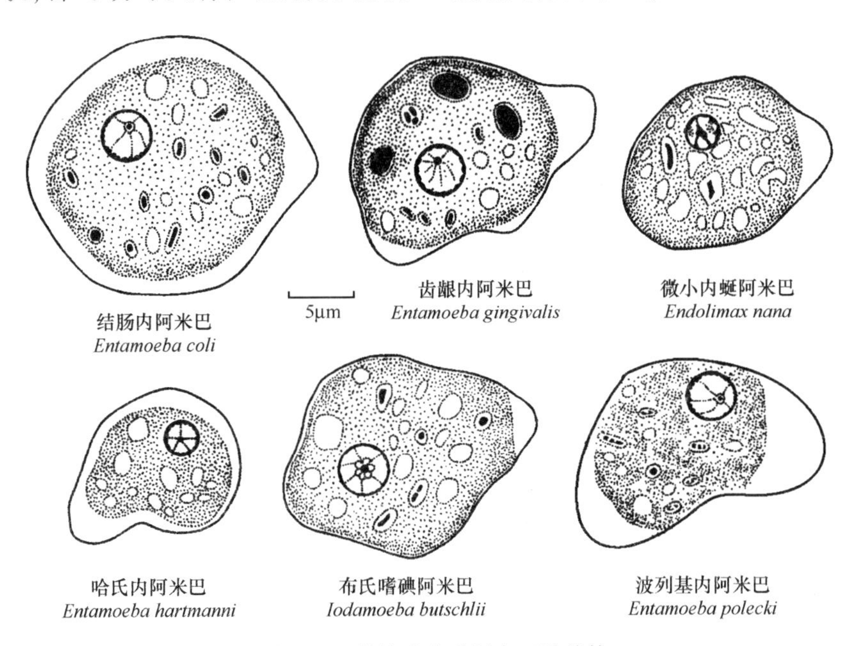

图11-5 其他消化道阿米巴滋养体

Trophozoites of other digestive tract amoeba

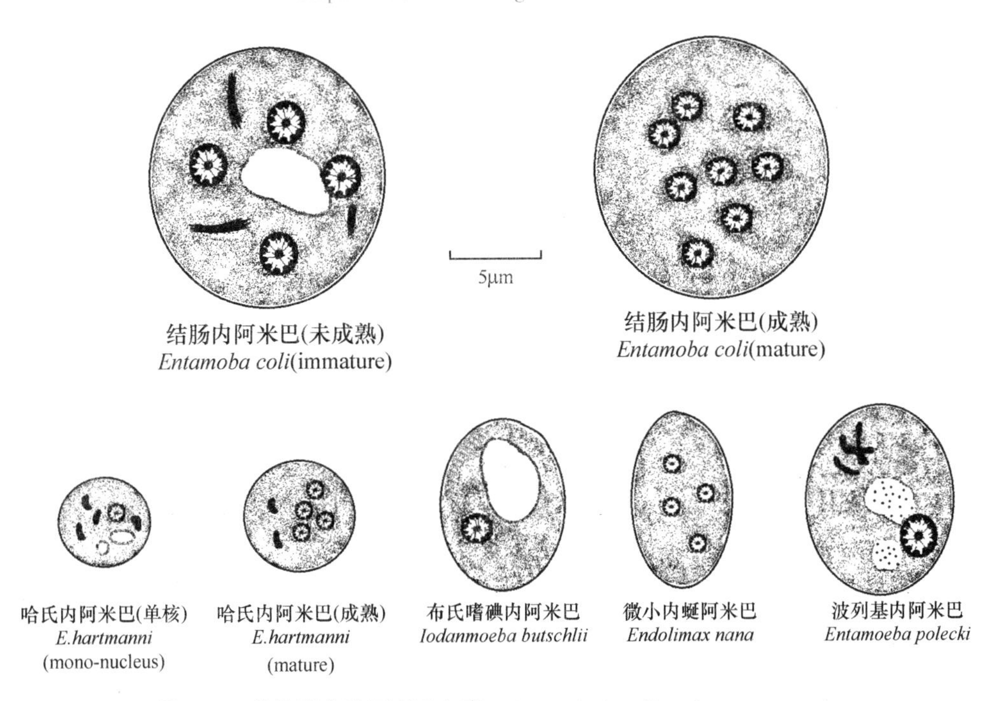

图11-6 其他消化道阿米巴包囊 Cysts of other digestive tract amoeba

三、哈氏内阿米巴

哈氏内阿米巴(*Entamoeba hartmanni* Von Prowazek,1912)的分类地位同溶组织内阿米巴。由于其形态特征类似溶组织内阿米巴,体积较小,曾被称为小型溶组织内阿米巴。现在根据形态上的区别及抗原和致病的差别,被命名为一个独立的种。

哈氏内阿米巴的生活史和形态与溶组织内阿米巴相似。滋养体较小,直径为3~12μm,但不吞噬红细胞。包囊直径5~10μm,糖原泡不明显,拟染色体细小;4核包囊为成熟包囊。包囊常以小于10μm为界,与溶组织内阿米巴区别(图11-5,11-6)。该虫对人体不致病,仅在猫、犬体内引起阿米巴性结肠炎。哈氏内阿米巴呈世界性分布,1992年我国人群平均感染率为1.48%。

四、齿龈内阿米巴

齿龈内阿米巴(*Entamoeba gingivalis* Gros,1849)是第一个被描述的人体阿米巴原虫,分类地位同溶组织内阿米巴。1849年Gros从患者牙垢中首先发现,1904年Von Prowazek对此进行了详细的描述。齿龈内阿米巴呈世界性分布,是寄生于人或许多哺乳动物口腔中的一种厌氧寄生虫。据报告,我国人群的平均感染率为47.24%,其中健康人群的感染率为38.88%。除人外,在犬、猫等多种哺乳动物口腔也有此虫感染。滋养体通过直接接触或飞沫传播。因此,保持口腔清洁,避免与犬、猫等宠物亲昵,是防止感染的有效措施。该虫生活史中仅有滋养体期,滋养体直径5~15μm,内外质分明,伪足明显,活动活泼;食物泡内含有细菌、白细胞,偶有红细胞;细胞核1个,核仁明显,位于中心或稍偏(图11-5,图11-6)。一般认为齿龈内阿米巴无致病性,但口腔疾病患者的感染率较高,常与齿龈化脓性感染并存。在HIV感染者中齿龈内阿米巴感染率也较高,但与免疫缺陷程度无关。用齿龈刮拭物生理盐水涂片镜检可查出虫体,亦可作染色检查。

五、莫西科夫斯基内阿米巴

莫西科夫斯基内阿米巴(*Entamoeba moshkovskii* Chalava,1941)又称溶组织内阿米巴样阿米巴(*Entamoeba histolytica*-like amoeba),分类地位同溶组织内阿米巴。最初是从莫斯科的活水中分离出来,随后在巴西、英国等多个国家相继被发现。莫西科夫斯基内阿米巴在形态上与溶组织内阿米巴很相似,二者很难区别。但莫西科夫斯基内阿米巴与溶组织内阿米巴之间并无血清交叉反应,DNA碱基数和同工酶谱亦不相同;而且小亚基单位核糖核蛋白体RNA分析,显示莫西科夫斯基内阿米巴与溶组织内阿米巴并无亲缘关系。

六、波列基(夏氏)内阿米巴

波列基内阿米巴(*Entamoeba polecki* Von Prowazek,1912)又称夏氏内阿米巴(*Entamoeba chattoni* Swellengrebel,1914),分类地位同溶组织内阿米巴。多寄生于猪、猴、牛、山羊、绵羊及犬的结肠内,人偶然因食入包囊而感染,一般不致病,分布较广。国内曾有零星报道,国外报道人体感染10余例。

波列基内阿米巴的滋养体与结肠内阿米巴相似,直径10~30μm,活动迟缓,细胞核的特征介乎结肠内阿米巴和溶组织内阿米巴二者之间。染色后,见细小且居中偏位的核仁及多数排列整齐的核周染粒;细胞质颗粒较粗,空泡多,食物泡内含细菌、酵母菌等。包囊直径为10~15μm,一般为一核,核仁较大;拟染色体数目常较多,形状类似溶组织内阿米巴;约半数包囊可含1~2个圆形或卵圆形不很清晰的非糖原性包涵块(图11-5,图11-6)。

波列基内阿米巴一般对人体无致病性,偶可引起人体腹泻,但临床症状较轻,多不需要特殊治疗或可根据病情对症治疗。

七、微小内蜒阿米巴

微小内蜒阿米巴(*Endolimax nana* Wenyon & O'Connor, 1917)的分类地位同溶组织内阿米巴。该虫种有一个相对较大的、不规则的核仁,核膜纤细。

微小内蜒阿米巴是寄生于人、猿、猴和猪结肠内的小型阿米巴。滋养体直径为5~14μm;核仁较大,无核周染色质粒;胞质量少,食物泡内含有细菌。滋养体伪足短小,运动迟缓(图11-5)。包囊多为卵圆形或圆形,大小为5~10μm;无拟染色体,内含1~4个核,核仁清晰可见;四核包囊为成熟包囊(图11-6)。本虫呈世界性分布,我国人群的感

染率为1.60%。

八、布氏嗜碘阿米巴

布氏嗜碘阿米巴(*Iodamoeba butschlii* Von Prowazek,1919)的分类地位同溶组织内阿米巴。该虫体的细胞核内有1个大的核仁,周围环绕一层染色质颗粒,并通过放射状无色的纤丝附着于核仁和核膜。包囊形状不规则;有核1个,常被挤于一侧;无拟染色体;糖原块较大,在碘液涂片中呈深棕色,此特点是鉴定本虫的重要依据(图11-5,图11-6)。

布氏嗜碘阿米巴对人体一般无致病性。成熟包囊经口感染,虫体寄生于宿主结肠,以肠道内细菌为食,包囊随宿主粪便排出体外。该虫流行范围广,呈世界性分布,我国平均感染率为0.559%。布氏嗜碘阿米巴除感染人体外,还可寄生于猴和猪。

(郭 娜 姜凤良)

第12章 鞭毛虫

鞭毛虫是一类以鞭毛为运动细胞器的原虫，隶属于原生动物界(Protozoa)的眼虫门(Euglenozoa)、后滴门(Metamonada)和副基体门(Parabasalia)。其中眼虫门为有动基体的鞭毛虫(kinetoplastid flagellates)，主要有利什曼原虫及锥虫等；后滴门的鞭毛虫可寄生人体肠道，又称肠鞭毛虫(intestinal flagellates)，主要有蓝氏贾第鞭毛虫(*Giardia lamblia*)、人肠滴虫(*Enteromonas hominis*)等；副基体门中毛滴纲(Trichomonadea)的阴道毛滴虫(*Trichomonas vaginalis*)、人五毛滴虫(*Pentatrichomonas hominis*)、口腔毛滴虫(*Trichomonas tenax*)、脆弱双核阿米巴(*Dientamoeba fragilis*)等和动鞭毛纲(Zoomastigophorea)的蠊缨滴虫(*Lophomomas blattarum*)均可寄生人体。

第1节 利什曼原虫

学习与思考

(1) 利什曼原虫生活史需要哪些宿主?

(2) 人是如何感染利什曼原虫的? 如何防止感染?

(3) 利什曼病有几种? 各种利什曼病的病原学诊断有哪些方法?

(4) 阐述杜氏利什曼原虫无鞭毛体的致病机制。

利什曼原虫(*Leishmania* sp.)属于动基体纲(Kinetoplastea)、锥体目(Trypanosomatida)、锥体科(Trypanosomatidae)。利什曼原虫可引起感染者出现发热、皮肤常有暗黑色素沉着等临床表现，印度人将其称为黑热病(kala-azar)。1900年英国学者Leishman、1903年Donovan先后在黑热病患者体内查获利什曼原虫无鞭毛体，其后Ross将黑热病病原体归于利什曼属，命名为杜氏利什曼原虫[*Leishmania donovani* (Laveran & Mesnil, 1903), Ross, 1903]。

利什曼原虫种类很多，宿主包括人、哺乳动物(犬、沙鼠等)和爬行动物(蜥蜴)。白蛉为传播本病的媒介昆虫。利什曼病(leishmaniasis)分布广泛，危害严重，是WHO列为重点防治的寄生虫病。根据临床表现，利什曼病可分为内脏利什曼病(visceral leishmaniasis)、皮肤利什曼病(cutaneous leishmaniasis)、黏膜皮肤利什曼病(mucocutaneous leishmaniasis)。

一、杜氏利什曼原虫

杜氏利什曼原虫(*Leishmania donovani*)是内脏利什曼病的病原体，除寄生人体外，还可寄生犬等保虫宿主。在印度，由于内脏利什曼病患者皮肤常有暗的色素沉着，并有发热，称为黑热病(kala-azar)。1904年，在我国确诊首例黑热病。

【形　态】

杜氏利什曼原虫生活史过程中包括无鞭毛体(amastigote)和前鞭毛体(promastigote)两种形态，在人或保虫宿主(犬)的巨噬细胞内为无鞭毛体，在白蛉体内为前鞭毛体。无鞭毛体和前鞭毛体的共同形态特征是有动基体(kinetoplast)。

1. 无鞭毛体　又称利杜体(Leishman-Donovan body, LD body)，卵圆形，大小为(2.9~5.7)μm×(1.8~4.0)μm(图12-1)。经姬姆萨或瑞氏染色，胞质呈淡蓝色，细胞核圆形、呈红色或淡紫色，胞核旁的动基体呈红色细杆状。虫体前端的颗粒状基体(basal body)发出毛基(base of flagellum)，但两者在普通光学显微镜下难以分辨。

透射电镜可见无鞭毛体有内外两层表膜包被，内层表膜下有排列整齐的膜下微管。不同种、株利什曼原虫无鞭毛体的膜下微管数目、直径、间距存在差异，在种、株鉴定上有一定意义。虫体前端表膜内陷，形成鞭毛袋，内有1根短的鞭毛(即光学显微镜下的基体与毛基)。基体为圆形。动基体呈腊肠状，其内有一束DNA细丝，动基体实质上是一个线粒体。核呈卵圆形，核仁1~2个；核膜两层，可见核孔。内质网不发达，呈管状或泡状(图12-1)。

利什曼原虫的DNA包括核内DNA及核外DNA，后者占虫体DNA总量的10%~25%，且主要集中在动基体内，称kDNA。动基体纲原虫特有的线粒体DNA是由少数大环(maxicircle)和许多微环(minicircle)所组成的网状结构。可用Southern杂交试验分析kDNA、微环DNA的同源性，区分利什曼原虫的种、株。

2. 前鞭毛体 前鞭毛体呈梭形或长梭形(图12-1),大小为(14.3~20)μm×(1.5~1.8)μm,前端有1根伸出体外的鞭毛。经姬姆萨或瑞氏染色,胞质呈淡蓝色,胞核和动基体呈红色。核位于虫体中部,动基体在核与基体之间,由基体发出鞭毛。活的虫体运动活泼,鞭毛不停地摆动。前鞭毛体的形态与发育程度有关。在培养基内常以虫体前端聚集,排列成菊花状,也可见到粗短形、梭形前鞭毛体。

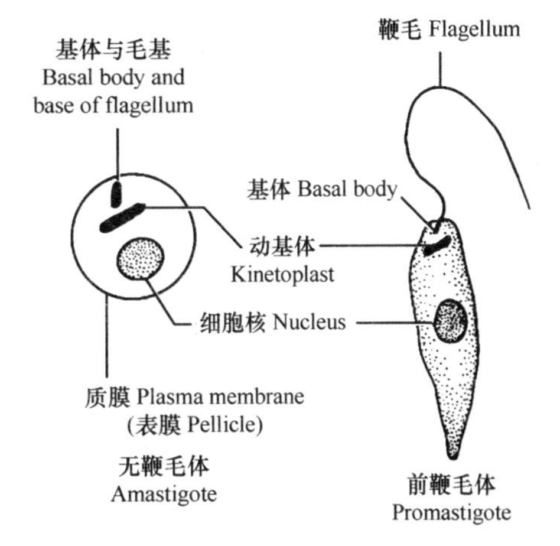

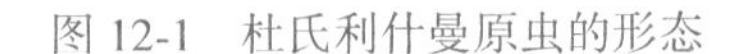

图 12-1 杜氏利什曼原虫的形态 Morphology of *Leishmania donovani*

【生 活 史】

当雌性白蛉(sandfly)叮刺感染该虫的人或动物宿主时,无鞭毛体随血液或皮肤的巨噬细胞被吸入白蛉胃内,经24小时,伸出鞭毛,发育为粗短或梭形前鞭毛体。第3~4天,前鞭毛体成熟,活动明显加强,并以纵二分裂方式增殖。成熟前鞭毛体逐渐向白蛉前胃、食道和咽部移动,1周后聚集于口腔及喙。含前鞭毛体的雌性白蛉叮刺人体或动物宿主时,前鞭毛体随白蛉唾液进入宿主皮下组织,部分被宿主的多形核白细胞吞噬消灭,其余则进入巨噬细胞。进入巨噬细胞的前鞭毛体逐渐变圆、鞭毛的体外部分消失,转化为无鞭毛体,在巨噬细胞内形成纳虫泡。无鞭毛体在巨噬细胞内不仅能存活,还可分裂增殖,最终导致巨噬细胞破裂、释放出无鞭毛体,无鞭毛体又可进入新的巨噬细胞,重复上述增殖过程(图12-2)。

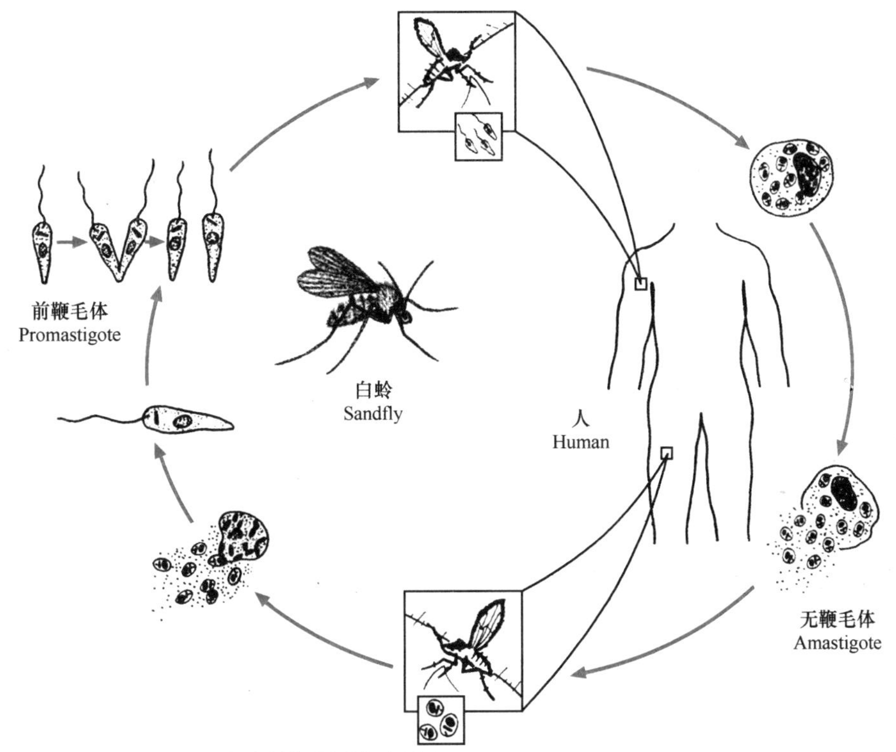

图 12-2 杜氏利什曼原虫生活史 Life cycle of *Leishmania donovani*

Two forms of mastigotes are found in life cycles of *Leishmania* parasites. Amastigotes inhabit only macrophages of human or other vertebrate animal hosts, where they multiply by binary fission. The parasite is transmitted by the bite of female *Phlebotomus* sandflies. The sandflies ingest macrophages infected with amastigotes when they take blood meals from infected hosts of *Leishmania* parasites. In the vectors, the amastigotes differentiate into promastigotes, and multiply by longitudinal binary fission, then migrate to the insects' proboscis. The promastigotes are inoculated into a health vertebrate host when the infected sandflies take blood meals. Some promastigotes are destroyed by polymorphonuclear leukocytes, but the others are phagocytized by macrophages, and transform into amastigotes. Amastigotes multiply in infected cells and affect different tissues, depending in part on the *Leishmania* species. Multiplication of amastigotes can cause the disruption of macrophages. The released amastigotes may enter macrophages again and multiply in infected cells again. The parasite's multiplication in macrophages of human is the basis of clinical manifestations of leishmaniasis.

【致　病】

1. 致病机制

（1）前鞭毛体进入巨噬细胞的机制：前鞭毛体的能动性只增加接触机会，并非主动入侵巨噬细胞。体外实验证明，前鞭毛体首先黏附于巨噬细胞，再随巨噬细胞的吞噬活动而进入。黏附方式有：①配体-受体结合途径；②前鞭毛体吸附的抗体和补体与巨噬细胞表面的Fc或C3b受体结合途径。前鞭毛体质膜中分子量为63kDa糖蛋白（GP63）多肽链上的Arg-Gly-Asp与巨噬细胞上C3b结合，介导前鞭毛体侵入巨噬细胞。前鞭毛体体表还有一种多糖类排泄因子（excretory factor，EF）参与结合巨噬细胞。

（2）无鞭毛体的致病机制：无鞭毛体在巨噬细胞内增殖，致巨噬细胞大量破坏和增生，其中以肝、脾、骨髓、淋巴结等富含单核巨噬细胞的器官组织受累较重。细胞增生是肝、脾、淋巴结大的根本原因。脾大后，其内血液流动受阻，脾充血显著。病程后期，网状纤维结缔组织增生，脾硬化。进一步发展为脾功能亢进，血细胞在脾内破坏加快，导致患者血液中红细胞、白细胞和血小板显著减少。肝、肾功能受损，肝合成的清蛋白减少，经尿排出清蛋白增加，造成血浆的清蛋白降低。浆细胞的大量增生使血中球蛋白升高，最终导致血清清蛋白与球蛋白比例倒置。

患者可出现以免疫性溶血为主的免疫病理反应。实验证明，患者红细胞表面附有与人红细胞抗原相同的虫源性抗原。机体产生的抗体可直接与红细胞结合，在补体参与下，导致红细胞破坏。肾小球发生淀粉样变性和免疫复合物沉积可引起蛋白尿和血尿。

2. 临床表现　本病的潜伏期一般4~7个月，最长可达10~11个月。根据临床症状可分为内脏型、淋巴结型和皮肤型。

（1）内脏利什曼病（visceral leishmaniasis）/黑热病（kala-azar）：主要临床症状和体征是长期不规则发热，常为双峰热型（每天上、下午各有1次高热），伴脾、肝、淋巴结大，晚期患者面颊可出现色素沉着，黑热病因此得名。95%患者会出现脾大，消瘦、贫血，白细胞和血小板减少，血清丙种球蛋白明显增高，清蛋白/球蛋白比例倒置，蛋白尿和血尿，常见患者鼻出血和齿龈出血。由于患者全血细胞减少、免疫功能受损，不仅特异性细胞免疫受到抑制，而且对其他病原体产生细胞免疫和体液免疫反应的能力亦降低；因免疫功能低下，患者易并发感染性疾病（如肺炎），常导致幼年患者死亡。急性粒细胞缺乏症也是常见的并发症，若治疗不及时，患者多在1~2年内并发其他疾病而死亡。

黑热病多见于少年儿童。黑热病患者治愈后，可获得终身免疫，能够抵抗同种利什曼原虫的再感染。

（2）淋巴结型黑热病（lymph gland visceral leishmaniasis）：患者无黑热病病史，病变局限于淋巴结的内脏利什曼病称为淋巴结型黑热病。主要临床表现是全身多处淋巴结肿大，常见腹股沟和股部淋巴结肿大，其次是颈部、腋下、上滑车、耳后等处。肿大淋巴结在皮下较浅表处，其肿大程度不一，一般如花生米和蚕豆大小，局部无压痛或红肿。淋巴结切片常可见利什曼原虫。多数患者的一般情况较好，少数可有低热和乏力，常见嗜酸粒细胞增多，肝、脾很少大。多数淋巴结型黑热病患者可以自愈。本病在北京、新疆曾有报告，在内蒙古的黑热病疫区较常见。

（3）皮肤型黑热病（post-kala-azar dermal leish-

maniasis):部分黑热病患者在治疗过程中,或在治愈后数年,甚至十余年后,可发生皮肤病变。患者面部、颈部、四肢或躯干等部位出现许多大小不等的皮肤结节,或呈暗色丘疹状,结节内含有利什曼原虫。据统计,在黑热病患者中有55%的皮肤型黑热病与内脏黑热病同时发生,35%的皮肤黑热病发生在内脏病变消失多年之后,10%的皮肤型黑热病未见内脏感染。此型黑热病多见于印度和苏丹等国,我国首个病例在江苏北部发现,至今已报道100余例。

【诊　　断】

1. 病原学检查　对有长期发热、肝脾大、血细胞减少等症状的患者,检出利什曼原虫即可确诊。但要注意与骨髓中的播散型组织胞浆菌病鉴别,组织胞浆菌与利什曼原虫相似,其子孢子呈卵圆形,无动基体,直径2~4μm。

(1) 穿刺涂片法:以病灶穿刺物直接涂片,经瑞氏或姬姆萨染色后镜检。骨髓穿刺是最常用的方法,以髂骨穿刺简便、安全,检出率为80%~90%,其次是淋巴结穿刺,检出率为46%~87%。淋巴结穿刺多选肿大的淋巴结,如腹股沟、肱骨上滑车、颈淋巴结等。淋巴结内的原虫消失最慢,也是复发的早期病灶,淋巴结穿刺常用于考核疗效。虽然脾穿刺检出率可达90.6%~99.3%,但不安全,很少使用。

(2) 穿刺物培养法:将病灶穿刺物接种于NNN培养基,于22~25℃培养1周,从培养物内查见前鞭毛体即可确诊,该法敏感性高于涂片法,但需较长时间。使用Schneider培养基,3天即可见到前鞭毛体。

(3) 穿刺物动物接种法:将病灶穿刺物接种于金黄地鼠或BALB/c小鼠等易感动物,1~2个月后取接种动物肝、脾作印片或涂片,染色后镜检。

(4) 皮肤活组织检查:用消毒针刺破患者的皮肤结节,吸取少许组织液,或用手术刀刮取组织作涂片,染色后镜检。

2. 免疫学检查

(1) 检测血清循环抗原:用单克隆抗体-抗原斑点试验(McAb-AST)诊断黑热病的阳性率达97.03%,假阳性0.20%。该法的敏感性、特异性、重复性好,简易可行,仅需微量标本,可用于诊断和考核疗效。

(2) 检测血清抗体:目前国内外主要用于诊断的是rk39免疫层析试纸法,即快速诊断试纸法(kalazar Detect Rapid Test),该法具有快速、特异、灵敏和低损伤性,可用于低发病率流行区的内脏利什曼病的诊断和筛查。

(3) 利什曼素皮内试验(leishmanin intradermal test):将0.1ml抗原液(含10^7个前鞭毛体/ml)注入前臂屈侧皮内,用等量抗原稀释液作对照,48小时后观察结果。若注射部位略隆起,其直径等于或大于0.5cm者,或大于对照者为阳性。在黑热病整个病程皮肤利什曼素试验均呈阴性,直到治愈1个月后转为阳性,因此不能用于诊断。此反应一旦出现阳性可保持数十年甚至终生,可用于黑热病流行病学调查、确定疫区、判断流行程度和趋势,考核疗效和黑热病基本消灭后的监测。

3. 分子生物学检查　研究显示,以聚合酶链反应(PCR)扩增杜氏利什曼原虫种特异性kDNA片段诊断黑热病的阳性率为95.5%,与骨髓涂片符合率为91%,全部对照均为阴性。此外,以kDNA探针杂交法、Dip-stick法等分子生物学检测方法进行的利什曼病流行病学调查显示,其敏感性与特异性均高。

【流　　行】

黑热病分布很广,主要流行于印度和地中海沿岸国家。黑热病曾在我国长江以北广泛流行,据1951年调查估计全国有53万患者。经过大规模防治,黑热病流行得到有效控制,近年来主要散发在新疆、甘肃、四川、内蒙古、陕西、山西等省(区)的局部地区,2005~2009年的黑热病病例报告主要集中在新疆、甘肃、川北的局部地域,新疆和内蒙古等地区还有自然疫源地存在。

根据传染源不同,黑热病在流行病学上可分为人源型、犬源型和自然疫源型。我国黑热病的流行范围曾包括平原、山丘和荒漠等3类地区,目前在我国西北部山丘地区流行的主要类型是犬源型黑热病,主要传染源是病犬,患者多是婴儿、10岁以下儿童,传播媒介是近野栖型、野栖型中华白蛉。

【防　　治】

通过在流行区采取查治患者、杀灭病犬和消灭传播媒介白蛉的综合措施,1958年在我国大部分流行地区基本消灭了黑热病。近年来,每年新发病100例左右,但在有些地区还可见皮肤型黑热病患者和未完全治愈的遗留患者,在西部地区流行仍较严重。黑热病发生大规模流行所需的自然因素和社会因素仍然存在。

1. 治疗患者 常用药物为葡萄糖酸锑钠(sodium stibogluconate),疗效可达97.4%。对于少数用葡萄糖酸锑钠反复治疗无效的患者,可用喷他脒(pentamidine)或二脒替(stilbamidine)等芳香双脒剂治疗。芳香双脒剂和葡萄糖酸锑钠合并使用的疗效更佳。在治疗1年后,骨髓穿刺物培养阴性者才可认为治愈。本病常见复发。对于脾大并伴有脾功能亢进,且化疗无效患者可行脾切除。目前尚无疫苗可用于该病预防,相关疫苗正在研究。

2. 杀灭病犬 在山丘疫区犬为主要传染源,应定期查犬,对病犬应及时捕杀。

3. 防蛉灭蛉 根据白蛉的生态习性,采用适当方法消灭白蛉。以杀虫剂滞留喷洒,对家栖或近家栖的长管白蛉杀灭效果较好。注意加强个人防护,避免白蛉叮刺。

二、热带利什曼原虫和墨西哥利什曼原虫

热带利什曼原虫[*Leishmania tropica*(Wright, 1903) Lühe, 1906]和墨西哥利什曼原虫[*Leishmania mexicana*(Biagi, 1953) Garnham, 1962]主要寄生在皮肤的巨噬细胞中,可引起皮肤利什曼病。

根据WHO的分类,原来的热带利什曼原虫的大型及小型两个亚种作为独立的硕大利什曼原虫(*Leishmania major*)与热带利什曼原虫(*Leishmania tropica*)。

硕大利什曼原虫引起的皮肤利什曼病潜伏期短(数天至数月),白蛉叮咬部位的皮肤丘疹5~10mm,呈疖肿样急性炎症,1~3个月破溃,有脓液流出,边缘隆起、发硬,溃疡面有薄痂,常伴有淋巴管炎。溃疡多见于下肢,愈合较快,整个病程3~6个月。

热带利什曼原虫所致皮肤利什曼病潜伏期长,发展慢,皮肤丘疹小(1~3mm),呈疖肿样急性炎症,3~6个月才破溃,脓液少,边缘隆起、发硬,溃疡面有薄痂,常无淋巴管炎。溃疡多见于面部,整个病程多在1年以上。

墨西哥利什曼原虫致病情况类似热带利什曼原虫,但近一半的患者发生耳轮溃疡。

皮肤利什曼病的病原学诊断是从溃疡边缘或基部取材,涂片或用皮肤切片查找无鞭毛体,或人工培养前鞭毛体。

皮肤利什曼病多流行于北非、东非、欧洲南部、中亚细亚、中东、印度西部等地。硕大利什曼原虫传播媒介主要是巴氏白蛉(*Phlebotomus papatasii*);热带利什曼原虫的传播媒介有*P. perfiliwi*、巴氏白蛉、银足白蛉(*P. argentipes*)。

治疗药物可选用葡萄糖酸锑钠,并保持溃疡清洁,防治继发感染。预防主要是防白蛉叮咬。

三、巴西利什曼原虫

巴西利什曼原虫(*Leishmania baraziliensis* Vianna, 1911)寄生人体可引起黏膜皮肤利什曼病。虫体寄生所致的皮肤溃疡多发生于面部、臂部和腿部,部分患者可发生鼻中隔、口腔黏膜病变,严重者出现鼻中隔、喉和气管的软骨破坏。诊断与防治方法类似热带利什曼原虫。巴西利什曼原虫主要流行于巴西、秘鲁等拉丁美洲国家。保虫宿主多为森林中的啮齿动物。传播媒介主要是罗蛉属(*Lutzomyia*)白蛉。

第2节 锥 虫

学习与思考

(1) 锥虫寄生在人体的什么部位?其传播媒介是什么?

(2) 布氏冈比亚锥虫、布氏罗得西亚锥虫和克氏锥虫是如何致病的?

(3) 如何诊断睡眠病和恰加斯病?

锥虫(trypanosome)属于动基体纲(Kinetoplastea)、锥体目(Trypanosomatida)、锥体科(Trypanosomatidae),是寄生于鱼类、两栖类、爬虫类、鸟类和哺乳类以及人体的血液或组织细胞内的鞭毛虫。寄生于人体的有布氏冈比亚锥虫(*T. brucei gamabiense*)、布氏罗得西亚锥虫(*T. brucei rhodesiense*)、克氏锥虫(*Trypanosoma cruzi*),蓝氏锥虫(*T. rangeli*)。布氏冈比亚锥虫和布氏罗得西亚锥虫引起的非洲锥虫病(African trypanosomiasis)又称睡眠病(sleeping sickness)。克氏锥虫引起美洲锥虫病(American trypanosomiasis),又称恰加斯病(Chagas' disease)。蓝氏锥虫则无致病性。近年发现动物寄生虫伊氏锥虫(*Trypanosome evansi*)也可寄生于人体。

一、布氏冈比亚锥虫与布氏罗得西亚锥虫

布氏冈比亚锥虫(*Trypanosoma brucei gambiense* Dutton,1902)简称冈比亚锥虫,布氏罗得西亚锥虫(*Trypanosoma brucei rhodesiense* Stephens & Fantham,1910)简称罗得西亚锥虫。二者的形态、生活史、致病及临床特征有共同之处,均可寄生人体、家畜或野生动物导致锥虫病,是严重的人畜共患病,主要流行于非洲。

【形态与生活史】

两种锥虫在人体内的寄生阶段为锥鞭毛体(trypomastigote),锥鞭毛体可分为细长型、中间型和粗短型。细长型大小为(20~40)μm×(1.5~3.5)μm,游离鞭毛长6μm;粗短型大小为(15~25)μm×3.5μm,游离鞭毛不超过1μm,或无游离鞭毛;中间型形态则介于细长型和粗短型之间。锥鞭毛体细胞核位于虫体中央;动基体位于虫体近后端;基体位于动基体之前,鞭毛起自基体,伸出虫体后与表膜形成波动膜(undulating membrane)(图12-3)。

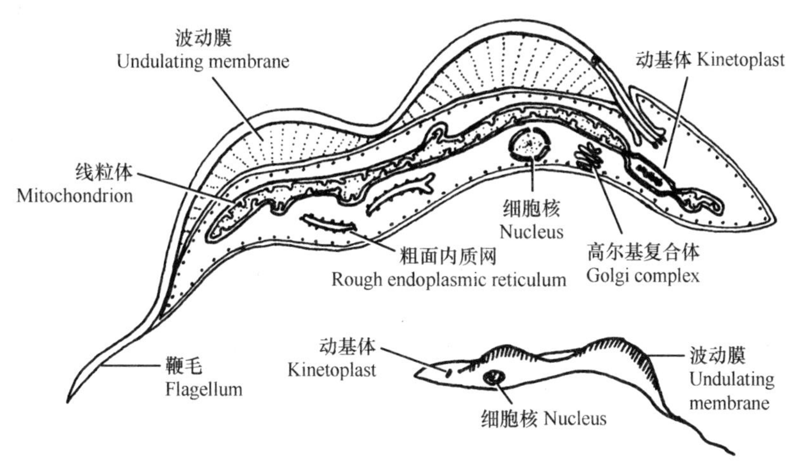

图12-3 锥虫的锥鞭毛体 Trypomastigote of trypanosome

在发病早期锥鞭毛体存在于血液、淋巴液内,晚期则可入侵脑脊液。舌蝇(tsetse fly)为其传播媒介,只有粗短型锥鞭毛体对舌蝇有感染性。粗短型锥鞭毛体随血液被舌蝇吸入体内,在舌蝇中肠内,变为细长型锥鞭毛体,并以二分裂方式增殖。约10天后,锥鞭毛体从舌蝇中肠经前胃到达下咽,然后进入唾液腺,转变为上鞭毛体(epimastigote)。上鞭毛体经过增殖,最后转变为循环后期锥鞭毛体(metacyclic trypomastigote),其外形短粗,无游离鞭毛,大小为15μm×2.5μm,对人具有感染性。当受锥虫感染的舌蝇刺吸人血时,循环后期锥鞭毛体随唾液进入皮下组织,并变为细长型锥鞭毛体,经繁殖后进入血液(图12-4)。

【致 病】

锥虫先在侵入部位引起局部病变,然后在血液、淋巴液内散播,最后在中枢神经系统引起脑膜炎等。两种锥虫所致疾病基本相同,但病程存在差异。冈比亚锥虫病为慢性过程,病程可持续数月至数年,症状较轻,其间有多次发热,有的无急性症状,但可见中枢神经系统异常。罗得西亚锥虫病呈急性过程,病程为3~9个月,常见显著消瘦、高热和衰竭,有些患者在中枢神经系统未受侵犯前就已死亡。

1. 初发反应期　被舌蝇叮刺约1周后,在叮刺部位形成锥虫下疳(trypanosomal chancre),局部皮肤肿胀,中心出现一红点;皮下组织可见淋巴细胞、组织细胞及少量嗜酸粒细胞和巨噬细胞浸润;有时可见锥虫。约持续3周后,局部皮肤病变即可消退。

2. 血淋巴期　锥虫进入血液和组织间淋巴液后引起广泛淋巴结肿大,尤以颈后、颌下、腹股沟等处的淋巴结肿大明显。颈后三角部淋巴结肿大(Winterbottom征)为冈比亚锥虫病的特征。肿大淋巴结内的淋巴细胞、浆细胞和巨噬细胞增生。在感染5~12天出现锥虫血症,其高峰可持续2~3天。此时,患者有发热、头痛、关节痛、肢体痛等症状;有的患者还可发生心肌炎,心外膜炎及心包积液等。由于虫体表面抗原每隔一段时间会发生变异,宿主产生的特异性抗体失去作用,导致血内锥

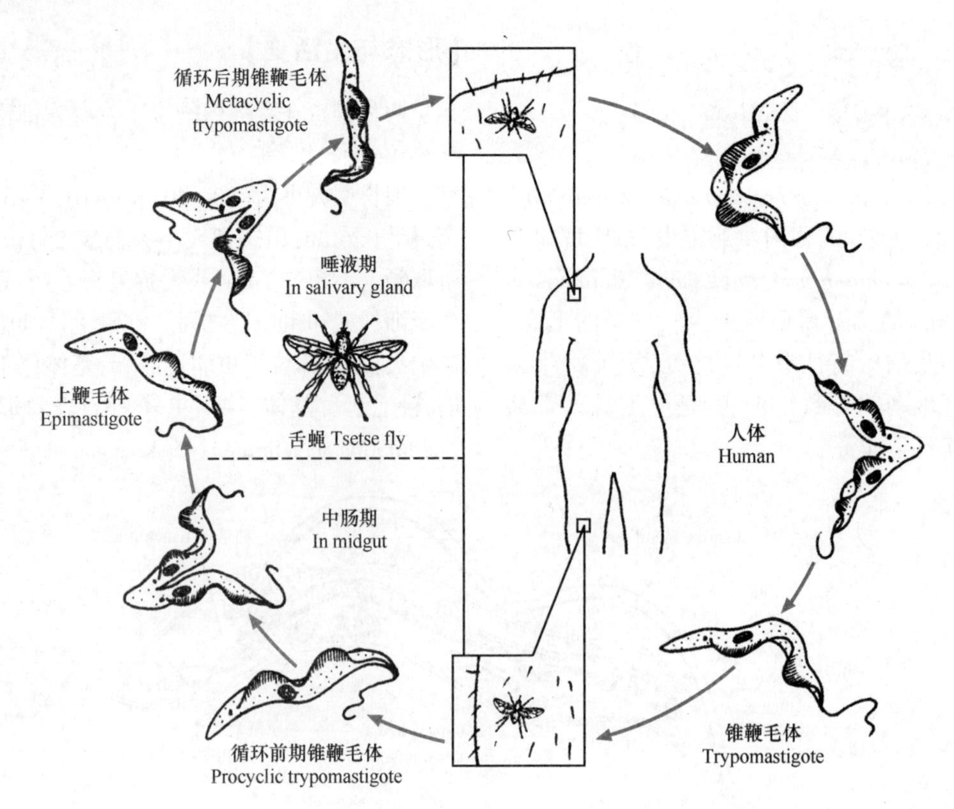

图12-4 布氏锥虫生活史 Life cycle of *Trypanosoma brucei*

虫数量呈增加与减少的交替现象，其间隔为2~10天。因此，患者发热持续数日，便自行消退，过几天后体温可再次升高。

3. 脑膜脑炎期 发病数月或数年后，锥虫可侵入中枢神经系统引起弥漫性软脑膜炎，脑皮质充血和水肿、神经元变性、胶质细胞增生。患者的主要临床症状为个性改变，呈懒散、冷漠状态；后期则出现深部感觉过敏、共济失调、肌肉震颤、痉挛、嗜睡、昏睡等。

【诊　断】

1. 病原学检查 取患者血液或淋巴液、脑脊液、骨髓、淋巴结穿刺物等涂片，染色后镜检锥鞭毛体，也可用动物接种方法检查。

2. 免疫学与分子生物学检测 血清IgM检测具有诊断价值，常用的免疫学方法为ELISA、IFAT和IHA等。应用PCR及DNA探针技术诊断锥虫病的特异性、敏感性较高。

【流行与防治】

两种非洲锥虫病的流行病学特征相似。冈比亚锥虫主要由分布于西非和中非河流沿岸或森林地带的须舌蝇(*Glossina palpalis*)等传播，而罗得西亚锥虫则主要由分布于东非热带草原和湖岸灌木丛地带的刺舌蝇(*G. morsitans*)、淡足舌蝇(*G. pallidipes*)等传播。前者的保虫宿主不明确，大鼠、小鼠及仓鼠的实验室感染偶见；后者以非洲羚羊、牛、狮、鬣狗等为保虫宿主。

要早发现、早治疗，苏拉明(suramin)、喷他脒、硫胂密胺(melarsoprol)对本病疗效良好。对已累及中枢神经系统的患者，须采用有机砷剂治疗。采取清除灌木林，喷洒杀虫剂等综合措施改变舌蝇孳生环境，控制媒介昆虫。目前尚无预防疫苗。

二、克氏锥虫

克氏锥虫(*Trypanosoma cruzi* Chagas，1909)寄生人体引起克氏锥虫病，首先由巴西学者Carlos Chagas发现，故又称恰加斯病(Chagas' disease)，主要流行于南美洲和中美洲。

【形　态】

在不同的寄生环境，克氏锥虫有无鞭毛体、上鞭毛体和锥鞭毛体3种形态。

1. 无鞭毛体 呈圆形或卵圆形，大小为2.4~6.5μm；有细胞核和动基体，无鞭毛或鞭毛很短。存在于宿主细胞、媒介昆虫锥蝽(triatomine)的前肠内，以二分裂增殖。

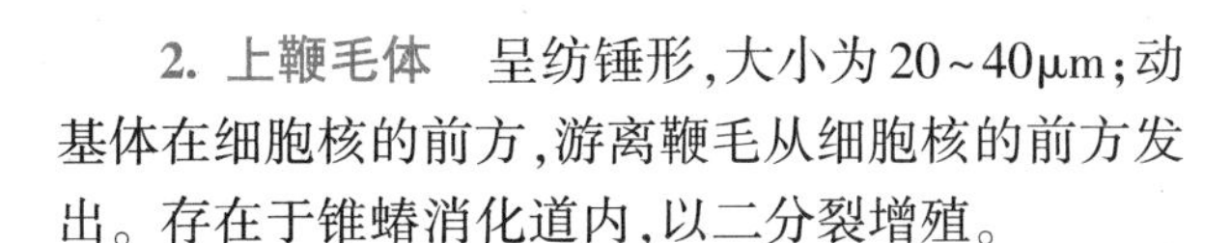

2. 上鞭毛体　呈纺锤形，大小为20~40μm；动基体在细胞核的前方，游离鞭毛从细胞核的前方发出。存在于锥蝽消化道内，以二分裂增殖。

3. 锥鞭毛体　在血液内，外形弯曲如新月状，大小为11.7~30.4μm；游离鞭毛自细胞核的后方发出。存在于宿主血液或锥蝽的后肠内，本期虫体不增殖。

【生　活　史】

当锥蝽吸入含有锥鞭毛体的人或哺乳动物血液后，锥鞭毛体在锥蝽前肠失去游离鞭毛，经14~20小时，转变为无鞭毛体。无鞭毛体以二分裂增殖，转变为球鞭毛体（sphaeromastigote）。球鞭毛体进入中肠，发育为上鞭毛体。上鞭毛体以二分裂增殖，并发育为大型上鞭毛体。第5天后，上鞭毛体发育为循环后期锥鞭毛体。当受感染的锥蝽再次吸血时，循环后期锥鞭毛体随锥蝽粪便排出，经叮刺的皮肤伤口或黏膜进入人体（图12-5）。此外，宿主还可通过食入被锥蝽粪便（含有循环后期锥鞭毛体）污染的食物感染，也可经输血、器官移植、母乳、胎盘传播。

人体血液中的锥鞭毛体侵入组织细胞内转变为无鞭毛体，增殖后形成假包囊。假包囊破裂后，锥鞭毛体进入血液，再侵入新的组织细胞。易侵入单核吞噬细胞系统和心肌、骨骼肌、平滑肌细胞、神经细胞。

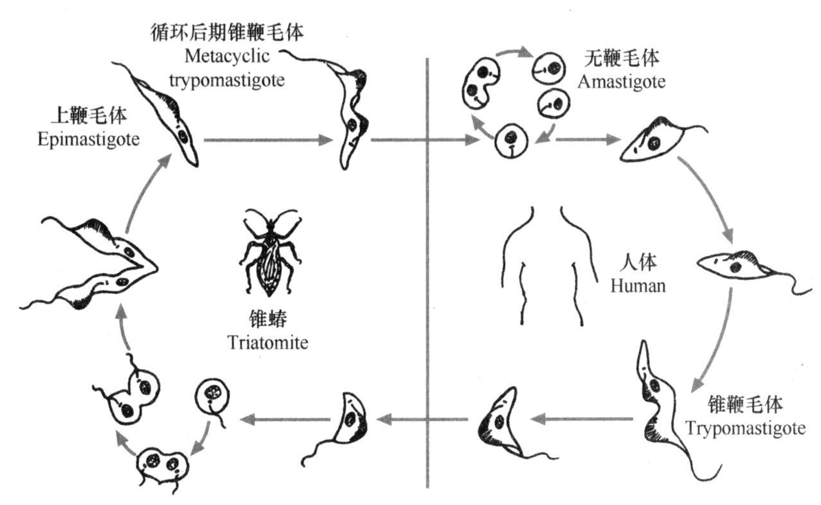

图12-5　克氏锥虫生活史　Life cycle of *Trypanosoma cruzi*

【致　　病】

1. 急性期　侵入部位的皮下结缔组织出现炎症反应，呈一过性荨麻疹，1~2周后，叮咬局部出现结节，称为恰加肿（Chagoma）。若侵入部位是眼结膜，可出现眼眶周围水肿、结膜炎及耳前淋巴结炎。大多数患者上述临床表现不明显，只在感染后2~3周出现锥虫血症，并持续数月。在锥虫血症期间或以后，锥虫侵入组织，引起心肌炎、脑炎与肝脾大；婴幼儿脑膜脑炎与心肌炎危害严重。主要临床表现有头痛、倦怠和发热、广泛的淋巴结肿大以及肝脾大，亦可出现呕吐、腹泻或脑膜炎症状，以及心动过缓、心肌炎等心脏症状。急性期持续4~5周，大多数患者自急性期恢复后便进入隐匿期，或转为慢性期。

2. 慢性期　常在感染后10~20年出现临床症状，但血中及组织内很难找到锥虫。最常见的受累器官为心脏，主要表现为心肌炎、节律紊乱、充血性心力衰竭和血栓性栓塞症状；还可引起脑、肺、肾栓塞。食管、结肠肥大和扩张，形成巨食管（megaesophagus）和巨结肠（megacolon），患者进食、排便困难。免疫力低下的慢性期患者可出现严重的脑膜脑炎或心脏疾病。

【诊　　断】

急性期患者血中锥虫数量多，可采用血涂片检查。隐匿期或慢性期患者血中锥虫数量少，可用血液接种鼠或用NNN培养基培养。此外，锥蝽接种法也可用于诊断，即用人工饲养的锥蝽幼虫叮吸受检查者血液，10~30天后检查锥蝽肠道内有无锥虫。IFA、IHA、ELISA等免疫学方法以及PCR和DNA探针杂交等分子生物学方法也可用于实验室诊断。

【流行与防治】

克氏锥虫病流行于中美洲、南美洲居住条件

差的农村。80%患者的感染发生在幼儿时期。多种哺乳动物为该虫的保虫宿主,如狐、松鼠、食蚁兽、犰狳、犬、猫、家鼠等。主要传播媒介为骚扰锥蝽(*Triatoma infestans*)、长红锥蝽(*Rhodnius prolixus*)、大锥蝽(*Panstrongylus megistus*)、泥色锥蝽(*T. sordida*)等。克氏锥虫在野生动物之间传播,再从野生动物传到家养动物,经家养动物传播至人群。

本病尚无有效的治疗药物。硝呋莫司(nifurtimox)能降低血中克氏锥虫数量,减轻临床症状,对急性期患者有一定疗效,可减少死亡率。别嘌醇(allopurinol)也有一定疗效。

改善居住条件和房屋结构,以防锥蝽在室内孳生与栖息,喷洒杀虫剂杀灭锥蝽。加强对孕妇与献血者的锥虫感染检查,防止通过血液母婴传播、人际传播。目前尚无预防疫苗可用。

第3节 蓝氏贾第鞭毛虫

学习与思考

(1) 蓝氏贾第鞭毛虫的生活史有哪几个阶段?形态特征是什么?

(2) 人感染蓝氏贾第鞭毛虫的方式有哪些?如何防止感染?

(3) 蓝氏贾第鞭毛虫的致病机制是什么?主要的病原学诊断方法有哪些?

蓝氏贾第鞭毛虫属于后滴门(Metamonada),该门的双滴纲(Trepomonadea)和曲滴纲(Retortamonadea)的鞭毛虫可寄生人体肠道,又称肠鞭毛虫(intestinal flagellates)。肠鞭毛虫主要有蓝氏贾第鞭毛虫(*Giardia lamblia*)、人肠滴虫(*Enteromonas hominis*)、迈氏唇鞭毛虫(*Chilomastix mesnili*)、中华内滴虫(*Chilomastix sinensis*)等。

蓝氏贾第鞭毛虫(*Giardia lamblia* Stile,1915)亦称小肠贾第鞭毛虫(*G. intestinalis*)或十二指肠贾第鞭毛虫(*G. duodenalis*),简称贾第虫,属于双滴纲(Trepomonadea)、双滴目(Diplomonadida)、六鞭毛科(Hexamitidae)。该虫寄生于人的小肠,引起以腹泻及营养不良等症状为主的贾第虫病(giardiasis),是人体常见的肠道寄生虫病,常见于旅游者,也称为"旅游者腹泻"(traveler's diarrhea, backpackers' disease);滋养体偶尔也可侵犯胆道系统造成炎性病变。贾第虫病呈全球性分布,其流行与饮水卫生状况、感染者的免疫功能状况有密切关系,是一种水源性疾病(waterborne disease),也是一种机会性寄生虫病。一些家畜和野生动物也可作为该虫的宿主,成为一种重要的人兽共患病。

【形 态】

蓝氏贾第鞭毛虫的生活史包括滋养体(trophozoite)和包囊(cyst)两个阶段。

1. 滋养体 滋养体呈倒梨形(图12-6,图12-7),两侧对称,前端宽钝,后端尖细,背部隆起,腹面略内凹或扁平。滋养体长9~21μm,宽5~15μm,厚2~4μm。腹面前半部有1个盘状吸器(adhesive disk)。吸器中线两侧胞质内各有1个泡状细胞核,有核仁,无核周染色质粒。有前侧鞭毛、腹鞭毛、后侧鞭毛和尾鞭毛各1对;4对鞭毛均发自两核间的基体,穿过胞质伸出体表。前侧鞭毛分别从对侧的基体发出,从虫体侧面伸出;腹鞭毛和后侧鞭毛从吸器后缘伸出;尾鞭毛直而长,穿过虫体中轴线,从虫体后端伸出。一对深染的弧形中体(median body)位于吸器之后,为贾第虫属所特有,是鉴别贾第虫的重要结构;中体的功能尚不清楚,可能具有支持虫体的作用,或参与能量代谢。滋养体没有真正的轴柱,也无线粒体、滑面内质网、高尔基复合体和溶酶体。贾第虫属厌氧寄生虫,但却没有氢化酶体。鞭毛的摆动使虫体运动如落叶飘动,并有助于形成黏附肠上皮细胞的吸力。

2. 包囊 椭圆形,长8~14μm,宽7~10μm;囊壁较厚、光滑、无色;囊内有两套细胞器。在永久染色标本中胞质收缩导致囊壁与胞质之间常有空隙,胞质内可见2~4个细胞核(成熟包囊4个核)以及鞭毛、中体和轴丝结构(图12-7)。

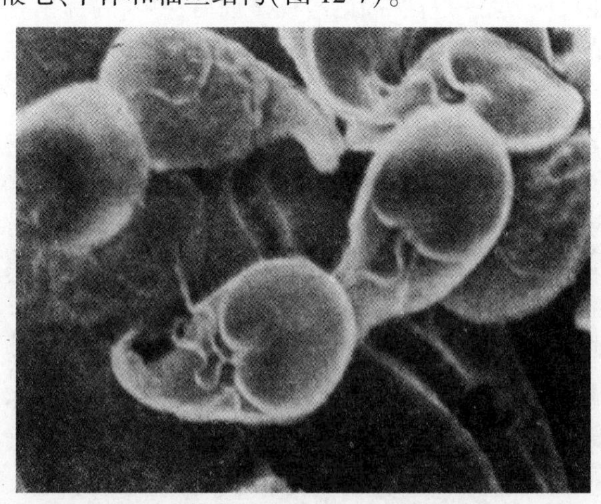

图12-6 蓝氏贾第鞭毛虫扫描电镜照片
Photograph of scanning electron microscope of *Giardia lamblia*

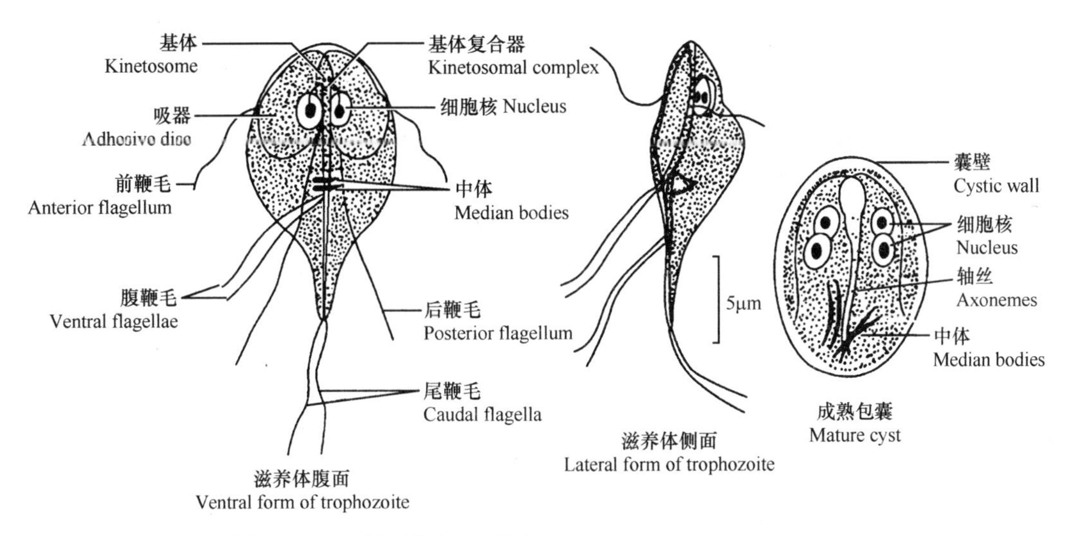

图 12-7 蓝氏贾第鞭毛虫形态 Morphology of *Giardia lamblia*

【生 活 史】

生活史包括滋养体和包囊两个阶段。滋养体为营养、繁殖阶段，主要在十二指肠或小肠上段寄生，吸附于小肠绒毛表面，以纵二分裂方式增殖。若滋养体从附着的肠壁落入肠腔，随肠内容物到达回肠、结肠，在结肠下段滋养体团缩、形成包囊，并随成形或半成形的粪便排出体外。包囊为传播阶段，成熟的 4 核包囊为感染阶段。成熟包囊随饮水或食物被人或动物摄入后，在十二指肠脱囊，形成 2 个滋养体，滋养体为致病阶段。包囊的抵抗力强，在水中和凉爽环境中可存活数天至 1 个月，但随粪便排出的滋养体在外界不能形成包囊而很快死亡。

Giardia lamblia, an intestinal flagellate in human, is also known as *Giardia intestinalis*, or *Giardia duodenalis*. Trophozoites and cysts are found in the life cycle of *G. lamblia*. Cysts are resistant forms and are responsible for transmission of giardiasis. The quadrinucleate cysts are infective stage. Infection occurs by the ingestion of mature cysts in contaminated water, food, or by the fecal-oral route (hands or fomites). In the small intestine, excystation releases trophozoites. Each cyst produces two trophozoites. Trophozoites multiply by longitudinal binary division remaining in the lumen of the proximal small bowel where they can be free or attached to the mucosa by a ventral adhesive disk. Trophozoites may be fallen into the lumen of intestine, encystation occurs as they transit toward the large intestine. Both cysts and trophozoites can be found in the feces of human. However, the cyst is the stage found most commonly in non-diarrheal feces. Because the cysts are infectious when passed in the stool or shortly afterward, person-to-person transmission is possible. The infection of *G. lamblia* can cause intestine disorders, most commonly diarrhea and related symptoms due to malabsorption.

【致 病】

1. 致病机制 大量虫体覆盖于小肠黏膜，对其表面造成机械性损伤。虫体分泌物和代谢产物，如外源凝集素（lectin），对肠细胞造成化学性损伤。虫体代谢过程中消耗结合胆盐，影响脂肪酶活性，妨碍脂肪消化。上述多种原因导致营养吸收障碍，高渗透性分子堆积肠腔，造成肠腔渗透压增高，从而引起脂性腹泻。虫体还与宿主竞争营养，使胡萝卜素、叶酸、维生素 B_{12} 等脂溶性营养物质的吸收减少。

小肠黏膜的病理变化 滋养体吸附、嵌入肠黏膜上皮细胞表面。大量虫体寄生时还可侵入肠黏膜。小肠黏膜呈现典型的卡他性炎症，黏膜固有层可见急性炎性细胞（多形核粒细胞和嗜酸粒细胞）和慢性炎性细胞浸润，上皮细胞有丝分裂增加，绒毛变粗，上皮细胞坏死、脱落等。上述病理改变是可逆的，治疗后即可恢复正常。

2. 致病因素 临床表现和病理变化与虫株毒力、宿主营养状况、全身以及局部肠黏膜的免疫力有关。

（1）虫株致病力：不同的虫株具有不同的致病

力，如GS株比ISR株的感染性强。

（2）宿主免疫力：免疫缺陷者、丙种球蛋白缺乏者、分泌型IgA缺乏者、胃酸缺乏者不仅容易感染贾第虫，而且感染后可出现慢性腹泻和吸收不良等严重临床症状。胃肠道分泌的IgA有清除肠道原虫的作用，但贾第虫滋养体能够分泌降解IgA的蛋白酶，使得该虫可以在小肠内寄生、增殖，从而致病。肠道的沙门菌、痢疾志贺菌感染可加重贾第虫病，使病程延长。

（3）二糖酶缺乏：二糖酶减少可加重小肠黏膜病变、造成腹泻。动物实验表明，在二糖酶水平降低时，贾第虫滋养体可直接损伤小鼠的肠黏膜细胞，使小肠微绒毛变短，甚至扁平。有研究证明贾第虫病患者就存在二糖酶减少的现象。

3. 临床表现 正常人感染贾第虫后多呈无症状带虫状态，少数感染者可出现临床症状。潜伏期一般为12~22天，最长可达45天。临床表现可分为急性期和慢性期。

（1）急性期：患者有恶心、厌食、上腹及全身不适，或伴低热、寒战、突发性恶臭水泻等临床症状。此后，胃肠胀气，呃逆和上中腹痉挛性疼痛。粪便内少见黏液、血或脱落细胞。急性期持续数天后，可自行消退，转为无症状带虫者。幼儿患者的病程可持续数月，表现为营养吸收不良、脂性腹泻、身体虚弱、体重减轻。

（2）慢性期：未经治疗的部分急性期患者可转为亚急性或慢性期。亚急性期表现为间隙性排恶臭软便（或呈粥样）、伴腹胀、痉挛性腹痛，或有恶心、厌食、嗳气、烧心、便秘和体重减轻等。慢性期表现为周期性稀便，病程可达数年而不愈。严重感染且未经治疗的患儿可持续很长时间，并导致营养吸收不良，身体发育障碍。

寄生于胆管系统的滋养体可以引起胆囊炎或胆管炎，少数人出现胆绞痛和黄疸。

【诊　断】

1. 病原学检查

（1）粪便检查：对急性期患者，取新鲜粪便做生理盐水涂片检查滋养体。对于亚急性期或慢性期患者，最好是取成形粪便制成永久染色涂片检查包囊，也可用2%碘液涂片、硫酸锌浮聚法或醛-醚浓集法等检查包囊。慢性期患者的包囊排出具有间断性，应隔日查1次，连续查3次，提高检出率。

（2）小肠液检查：用十二指肠引流（duodenal aspiration）或肠检胶囊法（enteric-test capsule method）检查小肠液中的滋养体。可用十二指肠引流液直接涂片检查，或引流液离心浓集检查。肠检胶囊法是在让患者吞下1个装有尼龙线的胶囊，系胶囊的游离端留在口外，胶囊在胃中溶解，尼龙线伸展到达十二指肠和空肠3~4小时后，缓缓拉出尼龙线，取尼龙线上的黏附物镜检活滋养体，还可以将黏附物制成涂片、染色、检查。

（3）小肠黏膜活检：借助内窥镜摘取小肠黏膜组织，先做压片检查，固定后用姬姆萨染色镜检，可见虫体呈紫色，肠上皮细胞则呈粉红色。

2. 免疫学与分子生物学检查 免疫学与分子生物学检查方法可作为辅助诊断。免疫学检查有较高的敏感性和特异性，通常是检测粪便内的包囊或滋养体抗原，ELISA阳性率为75%~81%，IFA阳性率为81%~97%，对流免疫电泳（CIE）可达90%左右。

【流　行】

贾第虫病呈世界性分布，在欧美发达国家也有流行。全世界的贾第虫感染率为2%~15%，我国的贾第虫感染者分布较广，据1988~1991年的调查，全国30个省（区、直）的贾第虫总感染率为2.52%，一般为2%~10%。乡村人群的感染率高于城市人群，儿童的感染率高于成人。旅游者感染多见，尤其夏秋季节发病率较高。

1. 传染源 从粪便排出包囊的人和动物是本虫的传染源。动物宿主有家畜（牛、羊、猪等）、宠物（猫、犬）以及河狸等野生动物。

2. 传播途径 贾第虫病是一种水源性疾病，其流行与饮水有密切关系，水源传播是重要途径。水源污染主要来自感染的人和动物的粪便。贾第虫包囊的抵抗力强，在水中可存活4天；自来水中的氯含量不能杀死包囊，在一般氯化消毒水（0.5%）可存活2~3天。粪-口传播方式在贫穷、人口拥挤、用水不足及卫生条件差的地区是主要方式。同性恋者的肛交与口交也可造成粪-口传播。蝇和蜚蠊等媒介昆虫也可传播该病。

3. 易感人群 一般人群都能感染该虫，幼儿、身体虚弱者和免疫功能缺陷者尤其易感。贾第虫病是艾滋病患者的主要机会性寄生虫病。人吞食感染性包囊超过100个即可获得感染。

【防　治】

积极治疗患者和无症状带虫者。常用治疗药

物有甲硝唑(metronidazole)、呋喃唑酮、替硝唑(tinidazole)、巴龙霉素(paromomycin)。甲硝唑不宜孕妇使用,呋喃唑酮可能致突变和致癌,因此孕妇应使用巴龙霉素治疗贾第虫病。

控制贾第虫病的流行主要在于加强公共卫生和个人卫生。加强人畜粪便管理,防止水源污染。注意饮水卫生、饮食卫生和个人卫生。儿童的共用玩具应定期消毒。注意预防艾滋病患者和其他免疫功能缺陷者的贾第虫感染。

(叶 彬)

第4节 阴道毛滴虫

学习与思考

(1) 阴道毛滴虫滋养体的形态特征是什么?

(2) 阴道毛滴虫的感染途径有哪些? 如何防止感染?

(3) 毛滴性阴道的发病机制是什么?

阴道毛滴虫(*Trichomonas vaginalis* Donné, 1837)属于毛滴纲(Trichomonadea)、毛滴目(Trichomonadida)、毛滴虫科(Trichomonadidae),主要寄生于女性阴道、男性尿道、附睾和前列腺,引起滴虫病(trichomoniasis)。阴道毛滴虫病主要经接触传播,为性传播疾病(sexually transmitted disease)。

【形 态】

阴道毛滴虫的生活史中仅有滋养体1个阶段。活体无色透明,有折光性,体态多变,活动力强。染色的滋养体呈椭圆形或梨形(图12-8),虫体长30μm、宽10~15μm。细胞核椭圆形,位于虫体前1/3处。位于胞核前面的基体发出5根鞭毛,其中前鞭毛(anterior flagellum)4根,后鞭毛(recurrent flagellum)1根。后鞭毛向后延伸,呈波浪状,与波动膜外缘相连。波动膜(undulating membrane)是细胞质延展形成的极薄的膜状物,由前向后延伸至虫体中部,波动膜基部有一条肋(costa)。鞭毛和波动膜是该虫的运动细胞器。轴柱(axostyle)1根,源于虫体前端,向后延伸,纵贯虫体并从末端伸出。胞质内有深染的颗粒,多数沿轴柱和肋平行排列,为氢化酶体(hydrogenosome),是该虫的特征性结构,其超微结构和功能类似线粒体。阴道毛滴虫是厌氧生物,虫体内没有线粒体。

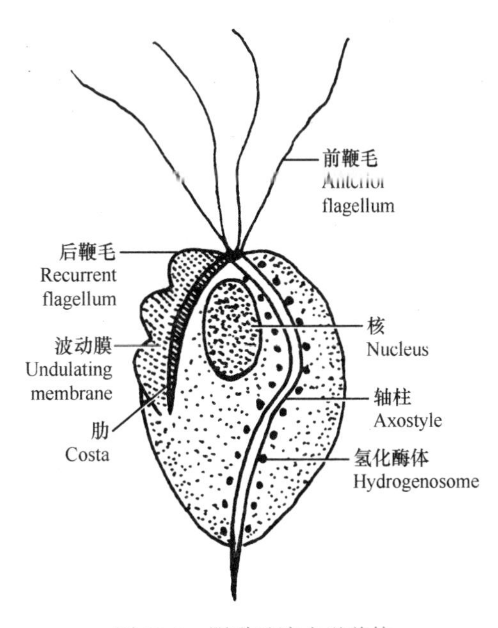

图12-8 阴道毛滴虫滋养体

Trophozoite of *Trichomonas vaginalis*

【生 活 史】

阴道毛滴虫生活史简单,滋养体以渗透、吞噬和吞饮方式摄取营养,并以二分裂方式增殖。在女性,滋养体主要寄生在阴道,多见于阴道后穹隆,偶见于尿道;在男性,滋养体寄生在尿道、前列腺,也见于睾丸、附睾或包皮下组织。滋养体具有感染性,对外界抵抗力较强,通过直接或间接接触方式在人群中传播。

Trichomonas vaginalis lives in the vagina and urethra of woman and in the prostate, seminal vesicles, and urethra of man. It is transmitted primarily by sexual intercourse, although it has been found in newborn infants. Its presence occasionally in very young children, including virginal females, suggests that the infection can be contracted from soiled washcloths, towels, and clothing. Viable cultures of *T. vaginalis* have been obtained from damp cloth as long as 24 hours after inoculation.

Acidity of the normal vagina (pH 4.0 to 4.5) ordinarily discourages the infection of *T. vaginalis*, but, once established, the organisms may cause a pH shift of vagina toward alkalinity (pH 5 to 6), which further encourages their growths.

【致 病】

1. 致病机制 致病作用与虫体毒力以及宿主

的生理状态有关。健康女性的阴道内，因乳酸杆菌酵解糖原产生乳酸而呈酸性（pH 3.8～4.4），抑制细菌的生长繁殖，称为阴道自净作用。当滴虫寄生时，滴虫竞争性地消耗了阴道的糖原，妨碍乳酸杆菌酵解作用，乳酸浓度降低，使阴道内环境转为中性或碱性，有利于滴虫的大量繁殖，并会继发细菌或真菌感染，加重炎症反应。在经期、妊娠期感染后易发病。

此外，虫体的分泌物可能与病变程度有关。研究显示阴道毛滴虫对哺乳动物细胞有接触依赖性细胞病变效应（contact-dependent cytopathic effect），如虫体分泌的细胞离散因子（cell-detaching factor）能够促使体外培养的哺乳动物细胞离散，可能也会使阴道上皮细胞脱落。细胞离散因子可能是阴道毛滴虫毒力的标志，其生成量与病变的程度有关。

滴虫性阴道炎的临床症状还受阴道内雌激素浓度的影响，雌激素浓度越低，临床症状越重，其原因可能是β-雌二醇能降低细胞离散因子的活性。因此，在治疗滴虫性阴道炎时，若在阴道内置入雌激素丸剂，可提高局部雌激素浓度，减轻临床症状，达到协同治疗的效果。

2. 临床症状　阴道的病变程度与滴虫感染度以及继发感染等因素有关。患者阴道壁可见黏膜充血、水肿，上皮细胞变性脱落，白细胞浸润等病变，轻度感染者的阴道黏膜可无异常。许多女性感染者的症状不明显或无临床症状。患者最常见的临床症状为白带增多，外阴瘙痒，或有烧灼感。阴道内窥镜检查可见分泌物增多，呈灰黄色泡沫状，或呈乳白色。合并细菌感染时，白带中有脓液，或有粉红色黏液。阴道壁黏膜呈弥散性充血和出血点，或仅见片状充血。若感染累及尿道，患者出现尿频、尿急、尿痛等症状，少数病例可见膀胱炎。有学者认为阴道毛滴虫感染与宫颈肿瘤的发生有关。

在自然分娩过程中，滴虫可能经产道感染婴儿，引起呼吸道和眼结膜炎症。

男性感染者常无临床表现，有时可在尿道分泌物或精液内查见虫体。当感染累及前列腺、储精囊或输尿管高位时，可出现尿频、尿急、尿痛，前列腺肿大、触痛以及附睾炎症。男性带虫者尿道的稀薄分泌物内常含虫体，可使配偶重复感染。也有观点认为，阴道毛滴虫可吞噬精子，或滴虫感染引起的分泌物增多可影响精子活力，导致男性不育症。

【诊　断】

取阴道后穹窿分泌物，用生理盐水涂片法或涂片染色法（瑞氏或姬姆萨染色）检查，查见滋养体可确诊。尿液沉淀物或前列腺液也可作涂片染色、镜检。还可使用肝浸液培养基或Diamond's培养基，将待检标本在37℃下培养48小时，检查滋养体。常用的免疫学方法有荧光抗体检查法、ELISA法、乳胶凝集法及免疫层析法等，但临床一般不采用免疫学方法检查。

【流　行】

阴道毛滴虫呈全球性分布，我国流行广泛，感染率为10%～25%，以16～35岁年龄组的女性感染率最高。由于男性感染者的确诊常需要检查前列腺分泌物，导致许多男性感染者被漏诊，因此在受调查的家庭中女性感染率大大高于男性。

传染源为滴虫性阴道炎患者和无症状女性或男性带虫者。传播方式包括直接接触和间接接触，前者以性传播为主，后者主要通过使用公共浴池、浴具、公用游泳衣裤、坐式马桶等传播。滋养体在外界环境中可较长时间保持活力和感染性，在湿润的毛巾、衣裤上能存活24小时，40℃（相当于浴池的水温）水中存活102小时，普通肥皂水中存活45～150分钟。妇科器械的消毒不彻底，常造成医源性传播。

【防　治】

应及时治疗患者和无症状的带虫者，减少和控制传染源。在治疗患者的同时，还应对性伴侣进行治疗，才能根治患者。常用的口服药物为甲硝唑，局部治疗可用甲硝唑栓或乙酰胂胺（滴维净），局部用药前最好用1：5000高锰酸钾溶液或0.5%乳酸液冲洗阴道。预防感染应注意个人卫生与经期卫生，提倡使用淋浴，不使用公共浴具和游泳衣裤，慎用公共马桶，严格妇科器械的消毒。

第5节　寄生人体的其他毛滴虫

一、人五毛滴虫（人毛滴虫）

人五毛滴虫[*Pentatrichomonas hominis*（Davaine，1860）Wenrich，1931]，同种异名：人毛滴虫[*Trichomonas hominis*（Davaine，1860）Leuckart，1879]，分类地位同阴道毛滴虫。寄生于人体盲肠和结肠，在腹泻患者粪便中发现。

人五毛滴虫生活史仅有滋养体阶段。滋养体

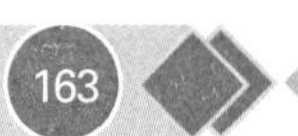

呈梨形,外形似阴道毛滴虫,长5~14μm,宽7~10μm,具有3~5根(通常4根)游离的前鞭毛和1根后鞭毛,后鞭毛与波动膜外缘相连,游离于尾端。波动膜的内侧借助一弯曲、薄杆状的肋与虫体相连。肋与波动膜等长,是重要的鉴定依据。细胞核1个位于虫体前端,靠近前鞭毛的起始处。轴柱纤细,贯穿整个虫体。胞质内含食物泡和细菌(图12-9)。活的虫体可作急速而无方向的运动。人毛滴虫以纵二分裂方式繁殖。

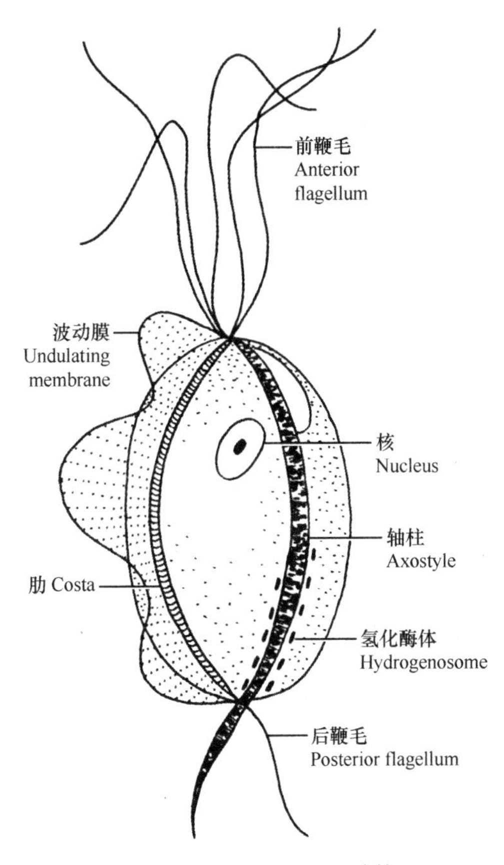

图12-9 人五毛滴虫滋养体

Trophozoite of *Pentatrichomonas hominis*

滋养体在外界有较强的抵抗力,在牛奶中可以存活24小时,并且能够耐受胃酸的作用。滋养体为感染阶段,以粪-口途径传播,误摄被滋养体污染的饮水和食物均可感染。

关于人五毛滴虫对人体的致病作用尚存争议。有的认为该虫是条件致病原虫,宿主免疫功能降低是主要的致病条件,当寄生数量较大,并伴有其他致病菌时,可导致腹泻;但有的认为腹泻只是与该虫感染相伴,并非由其所致。

生理盐水涂片法或涂片染色法从粪便中检出滋养体可确诊。人五毛滴虫呈世界性分布,各地感染率不等,我国的平均感染率为0.033%,估计全国感染人数为25万~49万。常用抗虫药物为甲硝唑。

二、口腔毛滴虫

口腔毛滴虫[*Trichomonas tenax*(Muller,1773)Dobell,1939],同物异名:口腔毛滴虫[*Trichomonas buccalis*(Goodey,1917) Kofoid,1920],分类地位同阴道毛滴虫。寄生于人体口腔,定居于齿龈脓溢袋和扁桃体隐窝内,常与齿槽化脓同时存在。下呼吸道中寄生比较少见。

口腔毛滴虫生活史只有滋养体期。滋养体呈梨形,体长5~16μm,宽2~15μm;有4根前鞭毛和1根无游离端的后鞭毛,波动膜长约为虫体大半;细胞核1个,位于体前中部,核内染色质粒丰富;1根纤细的轴柱向后伸出体外(图12-10)。以口腔内的食物残渣、上皮细胞和细菌为食,以二分裂方式增殖。

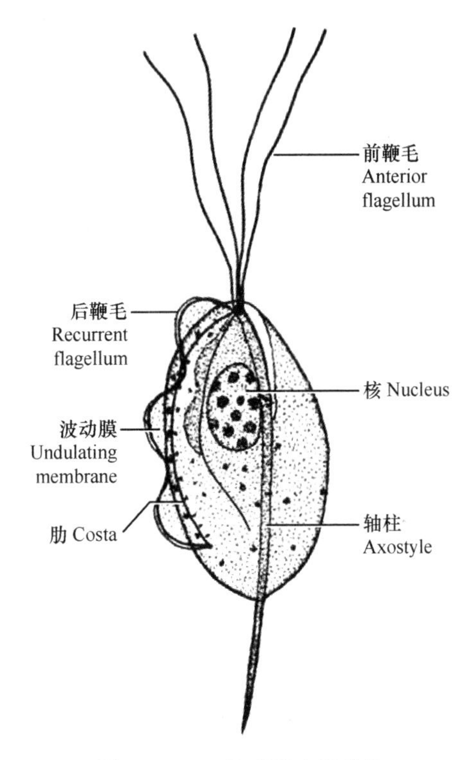

图12-10 口腔毛滴虫滋养体

Trophozoite of *Trichomonas tenax*

滋养体在外界有较强抵抗力,室温下可活3~6天。接吻是口腔毛滴虫的主要传播方式,也可以通过餐具、饮水、飞沫等间接传播。

关于口腔毛滴虫致病问题尚无定论。有的认为口腔毛滴虫为口腔共栖性原虫,但有的认为与牙周炎、牙龈炎、龋齿等口腔疾病有关。口腔毛滴虫的存在至少可以反映感染者的口腔卫生状况不良。

龋齿刮拭物生理盐水直接涂片检查有无该虫感染,或培养后镜检,可见活跃的滋养体。

世界各地人体口腔毛滴虫感染普遍。国外报道口腔毛滴虫感染率为10%~53.4%，我国人群感染率为17.7%，其中口腔门诊患者的平均感染率为26.33%。感染难以自行消除。保持口腔卫生是最有效的预防方法。

三、脆弱双核阿米巴

脆弱双核阿米巴（*Dientamoeba fragilis* Jepps & Dobeel，1918）1909年被发现，但直到1918年才被描述。最初认为是阿米巴原虫，20年后经银染色、电子显微镜观察和蛋白的血清学分析研究证实，此虫和阿米巴原虫不同，其特点与滴虫关系密切，很可能是失去鞭毛的滴虫，因此确定为毛滴虫，但按动物命名法规定则需要保留其原名。分类地位同阴道毛滴虫。

滋养体直径7~12μm，叶状伪足宽而透明，伪足边缘呈锯齿状，胞质空泡内可见被吞噬的细菌，虫体常有核2个，核中央常有颗粒状染色质4个，核周无染色质颗粒，很薄的核膜经染色后才明显（图12-11）。

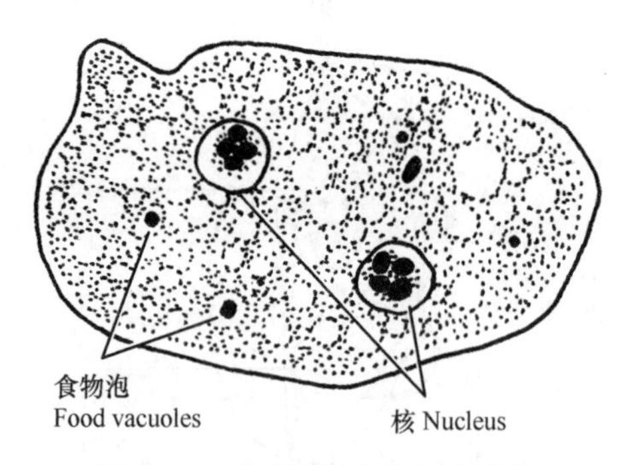

图12-11 脆弱双核阿米巴滋养体
Trophozoite of *Dientamoeba fragilis*

该虫寄居于人体结肠内，因滋养体不能抵抗上消化道的消化液，故不能直接经口感染。流行病学和细胞学证据表明，此虫常与蛲虫合并感染，认为可能经蛲虫卵或幼虫携带经口传播。

脆弱双核阿米巴的致病机制尚不完全清楚。病理切片显示感染该虫的阑尾表现肠壁纤维化。部分感染者有临床症状，主要为腹痛、腹泻、粪便带血或黏液、恶心、呕吐等。

粪便直接涂片或经铁苏木精染色查到脆弱双核阿米巴可确诊，由于其滋养体在外界存活时间有限，粪便标本必须及时检查。PCR方法诊断的敏感性较高，特异性可达100%。

脆弱双核阿米巴呈世界分布，主要宿主是人，感染率为1.4%~19%。本病可用双碘喹啉、巴龙霉素治疗。

四、蠊缨滴虫

蠊缨滴虫（*Lophomomas blattarum* Stein，1860）属于动鞭毛纲（Zoomastigophorea）、超鞭毛目（Hypermastigida）、缨滴虫科（Lophomonadae）。该虫可寄生于肺部及上呼吸道，引起肺部及上呼吸道感染。蠊缨滴虫病是一种新现的寄生虫病，1992~2013年国内共报告约100例。

蠊缨滴虫滋养体呈梨形或椭圆形，体长20~60μm，宽12~20μm。胞质中可见许多大小不等的含有吞噬的食物颗粒（food particles）。胞核位于虫体的前部。胞核前方有一个环状的生毛体（blepharoplast），又称旁基体，由此发出一簇不规则的鞭毛（30~40条）。虫体借助鞭毛的无定向不规则摆动而运动。虫体中部有一束纵行的轴丝（axoneme），可伸出体外（图12-12）。滋养体主要由二分裂增殖。

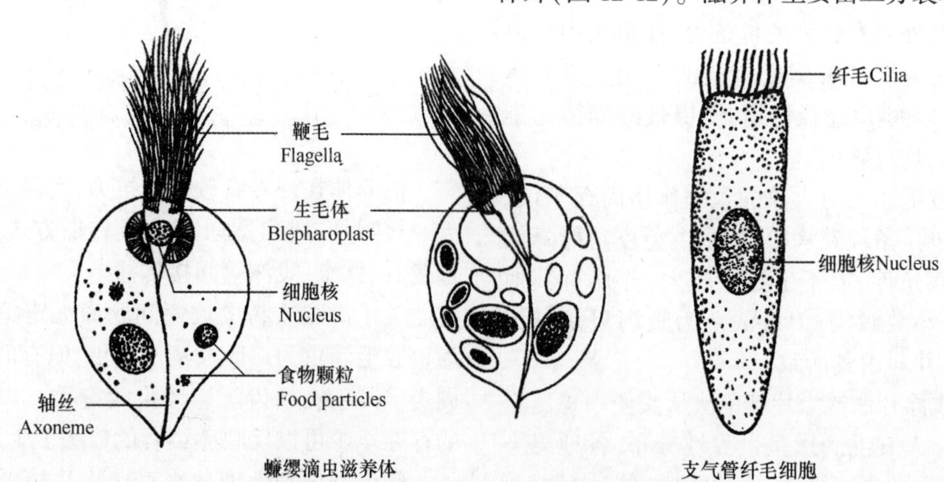

图12-12 蠊缨滴虫滋养体和支气管纤毛细胞
Trophozoite of *Lophomomas blattarum* and ciliated bronchial cell

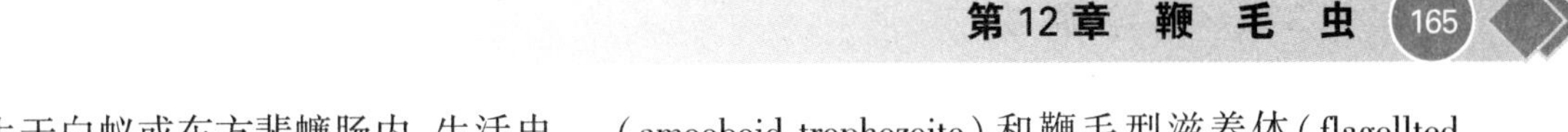

该虫通常寄生于白蚁或东方蜚蠊肠内，生活史尚不清楚。该虫感染人体的方式及致病机制尚不清楚。患者表现为发热、胸闷、气短、咳嗽、有白色黏液丝样痰。

实验室检查，痰涂片及支气管肺泡灌洗液镜检可见活体蠊缨滴虫。目前国内还未建立抗原、抗体检测或分子生物学鉴定方法。

检查时应注意与支气管纤毛细胞鉴别。蠊缨滴虫滋养体的鞭毛长短不一，尤其是在运动时其鞭毛摆动的方向不定，非常零乱。支气管纤毛细胞（ciliated bronchial cells）呈柱状，又称纤毛柱状上皮细胞，一端具有整齐而有定向的纤毛，即使在活动时纤毛摆动的方向也一致。

对于有类似症状、使用抗生素效果不佳的肺部感染患者，应考虑蠊缨滴虫感染的可能性，早期发现并给予甲硝唑或替硝唑治疗有效。

（张 军）

第6节 致病性自生生活鞭毛虫

学习与思考

（1）福氏耐格里阿米巴的形态和生活史有何特点？

（2）不与水接触会感染耐格里阿米巴吗？

（3）耐格里阿米巴的致病特点是什么？

原生动物界（Protozoa）、新生动物亚界（Neozoa）、盘脊下界（Discicristata）、透色动物门（Percolozoa）的动物为虫体较透明的原虫，包括能够在阿米巴样体、鞭毛体和成囊期之间转变的许多虫种，绝大多数虫种为自生生活鞭毛虫。该门动物中的异叶足纲（Heterolobosea）、裂核目（Schizopyrenida）、瓦氏科（Vahlkamphidae）中的福氏耐格里阿米巴（*Naegleria fowleri*）是惟一致病虫种，通常称之为致病性自生生活鞭毛虫，可引起人体感染，感染者病死率高。

福氏耐格里阿米巴

【形态与生活史】

福氏耐格里阿米巴（*Naegleria fowleri* Gater, 1970）在自然界中普遍存在于水体、淤泥、尘土和腐败植物中，多孳生于淡水中。生活史较简单，有滋养体和包囊2个阶段，滋养体有阿米巴型滋养体（amoeboid trophozoite）和鞭毛型滋养体（flagellted trophozoite）2个类型。阿米巴型滋养体细长，大小约7μm×22μm，常向一端伸出伪足，运动活泼，胞质中含有伸缩泡和食物泡，侵入组织的滋养体可见吞噬的红细胞；滋养体二分裂增殖。阿米巴型滋养体在不适宜环境或放入蒸馏水中，虫体转变为鞭毛型滋养体，滋养体呈长圆形或梨形，前端伸出2～9根鞭毛，核位于前端狭窄部。染色后滋养体可见泡状核，核仁大而居中，核仁与核膜间有明显间隙。鞭毛型与阿米巴型滋养体可以互变（双态营养型，trophic dimorphism），但只有阿米巴型滋养体可直接形成包囊。包囊圆形，直径7～10μm；单核，囊壁光滑、双层，上有微孔；包囊多在外环境形成，在组织内不成囊（图12-13）。

【致 病】

当人们接触水时（在河、塘、渠水中游泳，洗鼻孔等），水中滋养体或包囊可侵入人体鼻黏膜，在鼻内增殖后沿嗅神经上行，穿过筛状板进入颅内增殖，引起脑组织损伤，导致原发性阿米巴性脑膜脑炎。感染者多为儿童和青年，潜伏期5～8天，病程1～6天，发病急，迅速恶化。早期突发高热，持续性单颞或双颞疼痛，伴有恶心、呕吐等。1～2天后出现脑水肿症状，迅速转入瘫痪、谵妄、昏迷。患者常在2周内死亡。病理组织学检查显示：病变以急性脑膜炎和浅表层坏死性出血性脑炎为特点。滋养体周围常有大量炎性细胞浸润，以中性粒细胞为主，少数为嗜酸粒细胞、单核细胞或淋巴细胞，甚至有小脓肿形成。病变组织内仅见到滋养体而无包囊。

【诊 断】

1. 病原学检查 取脑脊液或病变组织直接涂片镜检；或接种到琼脂培养基中，45℃培养，3～5天后检查阿米巴型滋养体。当阿米巴型滋养体增多时，加数滴蒸馏水，若见鞭毛，即可确诊。也可取脑脊液接种于小鼠鼻腔，待小鼠发病后取脑组织检查。

2. 辅助诊断 可采用IHA、IFAT，亦可用PCR诊断。询问病史对诊断有重要意义。

【防 治】

原发性阿米巴性脑膜脑炎发病急，不易诊断，常预后不良。本病重在预防，加强健康教育，避免接触不洁的水体(如在污染水中游泳或洗浴)是预防本病的关键。目前无理想治疗药物,两性霉素B静脉和鞘内给药,可缓解临床症状,但病死率仍达95%。一般建议同时使用磺胺嘧啶。也可口服利福平治疗。

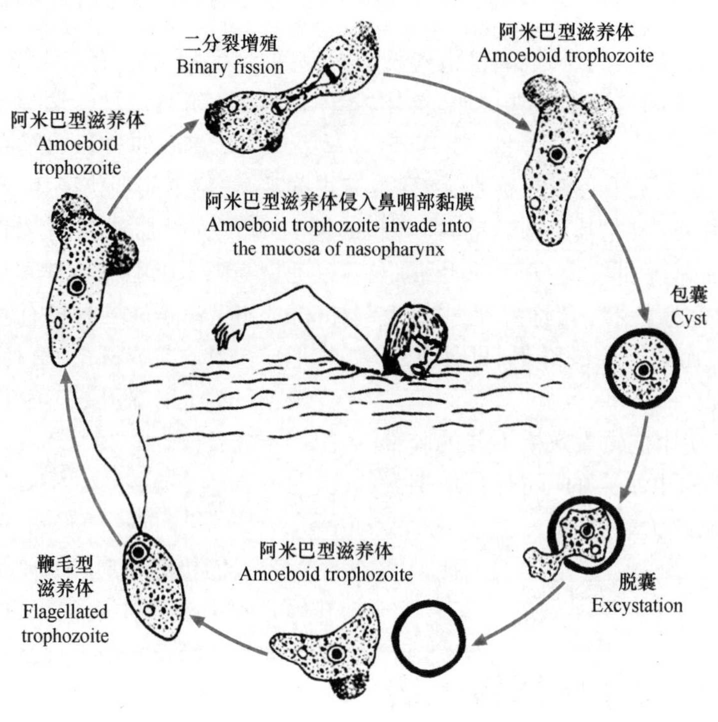

图 12-13 福氏耐格里阿米巴生活史
Life cycle of *Naegleria fowleri*

(殷国荣)

第13章 孢子虫

孢子虫(sporozoan)隶属于原生动物界(Protozoa)、新生动物亚界(Neozoa)、囊泡下界(Alveolata)、孢子虫门(Sporozoa)、球虫纲(Coccidea),全部营寄生生活,生活史复杂,多数有世代交替现象,通常以裂体生殖、配子生殖和孢子生殖等方式进行增殖。球虫纲中多种孢子虫可寄生人体,重要的有疟原虫、弓形虫和隐孢子虫等。

第1节 疟原虫

学习与思考

(1) 疟原虫完成生活史需要哪些宿主？人是如何感染疟原虫的？

(2) 疟原虫在人体的发育依次经历哪些阶段？其中对人致病的是哪个阶段？

(3) 疟疾发作最典型的临床表现是什么？为什么？

(4) 疟疾实验室诊断的"金标准"是什么？

(5) 如何做好疟疾防治工作？

疟原虫(*Plasmodium*)属球虫纲(Coccidea)、血孢目(Haemosporida)、疟原虫科(Plasmodidae),是脊椎动物的细胞内寄生虫。已报告疟原虫至少有156种,多数虫种寄生于人和多种哺乳动物,少数寄生于鸟类和爬行类动物。疟原虫有明显的宿主特异性,极少数种类可以同时寄生于近缘宿主。寄生于人体的疟原虫主要有4种:间日疟原虫[*Plasmodium vivax*(Grassi and Feletti, 1890) Labbé, 1899]、恶性疟原虫[*P. falciparum*(Welch, 1897) Schaudinn, 1902]、三日疟原虫[*P. malariae*(Laveran, 1881) Grassi and Feletti, 1890]和卵形疟原虫[*P. ovale*(Graig, 1900) Stephens, 1922]。我国主要流行间日疟原虫和恶性疟原虫,三日疟原虫少见,卵形疟原虫罕见。

疟疾是一种古老的疾病。早在我国殷墟甲骨文中就有"疟"的字样。我国古医典《黄帝内经》中也有关于疟疾的描述,较古希腊希波克拉底的记载早3个世纪。古代中外的医家都曾认为疟疾与恶浊的空气有关。Malaria 出自意大利语,即不良的空气,中医则称之为"瘴气"。直到1880年,法国学者 Laveran 才在疟疾患者的血液中发现了疟原虫,这一发现是医学史上重要的里程碑之一,并获得了1907年诺贝尔生理学或医学奖。疟疾的传播途径究竟是什么？困惑了人们许多年。直到1897年,英国军医 Ross 才发现疟原虫是通过媒介按蚊叮咬吸血在人群中传播的,他也因此获得了1902年诺贝尔生理学或医学奖。

目前,疟疾仍然是全球危害最严重的传染病,彻底根治疟疾仍然是相当长一段时期内全世界科学家共同面临的严峻挑战。

【形　态】

疟原虫生活史中有多个发育阶段,其中红细胞内寄生阶段是确诊疟疾和鉴别虫种的依据,因此了解红细胞内寄生疟原虫的形态特征非常重要。红细胞内寄生的疟原虫的发育阶段主要包括:环状体、滋养体、裂殖体和配子体。

经姬姆萨或瑞氏染色,红细胞内疟原虫一般具有以下3个特征:①核呈红色;②胞质呈蓝色;③多个虫期的胞质中有棕褐色的疟色素。此外,被寄生的红细胞也可发生一定的形态改变(图13-1、彩图Ⅲ)。

(1) 环状体(ring form):又称早期滋养体,胞质呈纤细的环状,中间为一空泡,胞核较小,位于环的一侧,形似戒指,故而得名。

(2) 滋养体(trophozoite):又称晚期滋养体,为疟原虫的摄食和生长阶段。虫体明显增大,有时伸出伪足;细胞核增大但尚未分裂;细胞质中开始出现疟原虫分解血红蛋白的代谢产物,即疟色素(malarial pigments),呈点状散在分布。被间日疟原虫感染的红细胞常可见细小、红色薛氏点(Schüffner's dots)。

(3) 裂殖体(schizont):滋养体继续发育,外形变圆,空泡消失,核开始分裂,称未成熟裂殖体(immature schizont)。核继续分裂,每一个分裂的核被部分细胞质包裹,形成许多小的个体,称为裂殖子(merozoite);同时细胞质内散在分布的疟色素也渐趋集中,呈不规则块状;疟原虫发育为成熟裂殖体(mature schizont)。

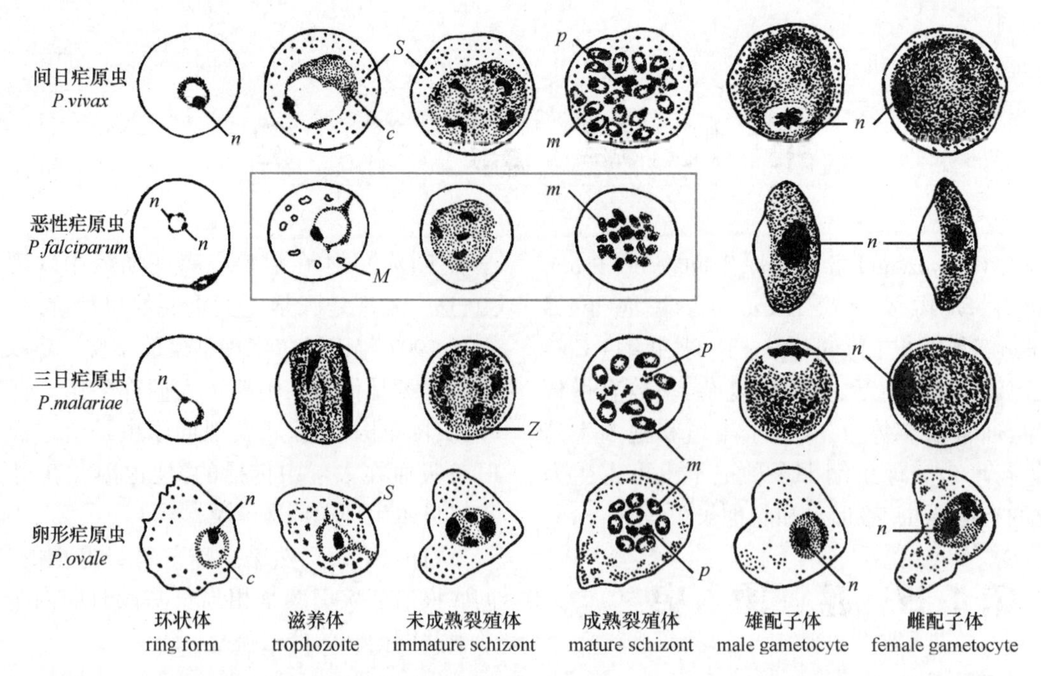

图 13-1 4 种疟原虫的红细胞内期形态模式图 The pattern of erythrocytic stage of *Plasmodium*

c. 胞质 cytolasm;*m*. 裂殖子 merozoites;*n*. 胞核 nucleus;*p*. 疟色素 pigment;*M*. 茂氏点 Maures's dots;

S. 薛氏点 Schüffner's dots;*Z*. 齐氏点 Ziemann's dots

（4）配子体(gametocyte):疟原虫经过数代红细胞内裂体生殖后,部分裂殖子侵入红细胞后不再进行裂体生殖,核虽增大但不再分裂,细胞质也明显增多,几乎占满整个红细胞,分别发育为雌配子体(female gametocyte)或雄配子体(male gametocyte),启动了疟原虫的有性生殖阶段。

一般情况下,恶性疟原虫感染者外周血中仅可检出环状体和配子体,其他虫期均隐匿于肝、肺、脑等脏器的微血管中。寄生人体的四种疟原虫红内期形态特征详见表 13-1。

表 13-1 四种疟原虫的形态鉴别

Morphological differences among the four species of *Plasmodium*

形态	间日疟原虫 *P. vivax*	恶性疟原虫 *P. falciparum*	三日疟原虫 *P. malariae*	卵形疟原虫 *P. ovale*
环状体	环较大;核也较大,偶有 2 个核;红细胞内通常只有一个虫体	环小而纤细;有 1 或 2 个核;环常位于红细胞边缘;红细胞常有两个或以上虫体(多重感染)	环致密;偶有 2 个核;红细胞多重感染少见	环致密;核明显;红细胞多重感染少见
滋养体	大,明显呈阿米巴样,充满红细胞的大部分,空泡大;核块状;疟色素显著,棒状	通常在外周血不可见;大小中等,很少见阿米巴样	胞质致密,非阿米巴样,空泡不显著,常呈带状;疟色素粗糙	小,致密,非阿米巴样;疟色素粗糙,深褐色
未成熟裂殖体	大,阿米巴样;核 2 个或多个;疟色素细棒状	通常在外周血不可见;小,致密;多个核;疟色素趋向集中	小,致密;核 2 个或多个	致密;核分裂成多个;疟色素数量较少
成熟裂殖体	通常含 12~24 个裂殖子;疟色素集中,1~2 小团	通常在外周血不可见;含 12~28 个裂殖子;疟色素集中成团	裂殖子通常 8 个,排列成环状;疟色素粗糙,集中,往往居中分布	裂殖子通常 8 个,较间日疟原虫小
雌配子体	圆形或卵圆形;细胞质深蓝色;核红色,较致密,常偏于虫体一侧;大量疟色素散在分布	新月形;核居中,与雄配子体相比,小而致密、染色深;细胞质着色也较雄配子体深;疟色素在核周围较多	与间日疟原虫相似,但较小,数量较少;常与同种的滋养体混淆	与间日疟原虫相似,但较小,数量较少

续表

形态	间日疟原虫 *P. vivax*	恶性疟原虫 *P. falciparum*	三日疟原虫 *P. malariae*	卵形疟原虫 *P. ovale*
雄配子体	圆形或卵圆形;胞质淡蓝色;核粉红色,大而疏松;大量疟色素散在分布	腊肠形;核大而疏松、染色淡;细胞质着色较浅;疟色素显著,散在分布于核周围	与间日疟原虫相似,但较小,数量较少	与间日疟原虫相似,但较小,数量较少
被感染红细胞的变化	除环状体期外,其余各期红细胞均胀大,并可见细小、红色薛氏点(Schüffner's dots)	红细胞一般不胀大;可见粗大、紫褐色茂氏点(Maurer's dots)	红细胞一般不胀大;可见细尘样、浅红色齐氏点(Ziemann's dots)	红细胞胀大,卵圆形,边缘呈锯齿状;在环状体期即可出现薛氏点

【生 活 史】

寄生人体的四种疟原虫生活史基本相同,均需要人和雌性按蚊两种宿主(图13-2)。在人体内先后经历肝细胞和红细胞内裂体生殖,最终发育为配子体,完成无性生殖和有性生殖的初期发育。在按蚊体内,依次完成有性的配子生殖和无性的孢子生殖两个发育阶段。

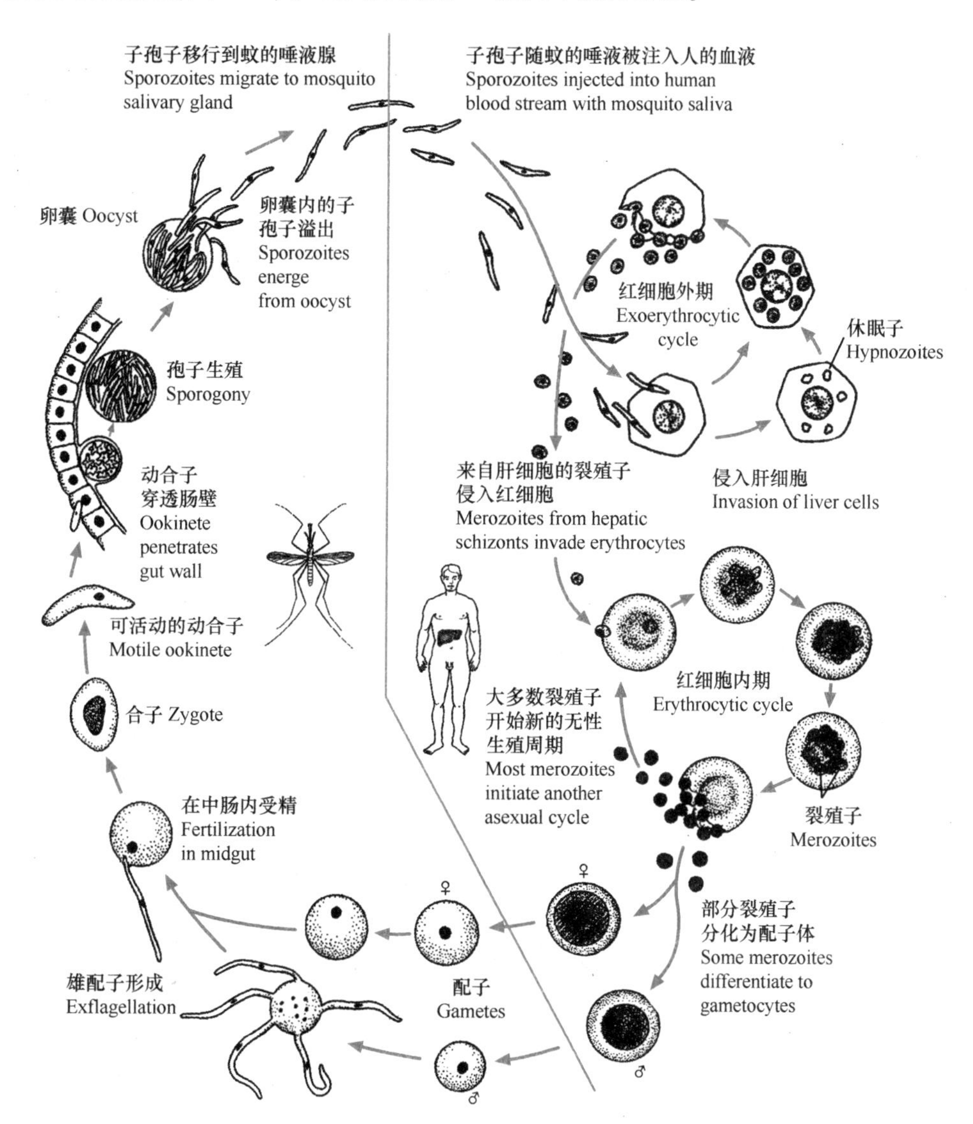

图13-2 疟原虫生活史 Life cycle of *Plasmodium*

1. 在人体内的发育 疟原虫在人体的发育可分为两个时期,即红细胞外期和红细胞内期。

(1) 红细胞外期(exo-erythrocytic stage,红外期):疟原虫感染人体的阶段为子孢子(sporozoite),

子孢子存在于感染雌性按蚊的唾液腺中。当按蚊叮咬人时，子孢子随其唾液注入人体，并进入血循环。约半小时后，子孢子从血循环中消失，其中部分被巨噬细胞吞噬清除，部分侵入肝实质细胞，开始红外期裂体生殖阶段。在肝细胞内，疟原虫核开始不断分裂，细胞质也随之分裂，并包绕每个核形成成千上万个裂殖子，此时的疟原虫称为裂殖体。成熟裂殖体胀破肝细胞，裂殖子释出，部分裂殖子被巨噬细胞吞噬清除，部分裂殖子侵入红细胞内继续红细胞内期发育。不同疟原虫完成红外期发育所需的时间因虫种而异(表13-2)。

间日疟原虫和卵形疟原虫的子孢子，在遗传性状上有两种类型：①速发型子孢子(tachysporozoite，TS)，侵入肝细胞后很快发育为成熟裂殖体；②迟发型子孢子(bradysporozoite，BS)，侵入肝细胞后暂时处于休眠状态，经过一定时间(数月至一年)的休眠期后，在某些因素的作用下激活，开始裂体生殖阶段，裂殖体胀破肝细胞释出的裂殖子进入血循环，引起疟疾复发。

Exo-erythrocytic cycle (hepatic cycle): Asexual reproduction within hepatocytes producing schizonts, which break out of the hepatocytes and invade RBCs.

(2) 红细胞内期(erythrocytic stage，红内期)：红外期裂殖体胀破肝细胞释出的裂殖子很快侵入红细胞，开始红内期裂体生殖阶段(表13-2)。

1) 滋养体发育：红外期裂殖子侵入红细胞后首先完成环状体(早期滋养体)和滋养体发育。在滋养体期，疟原虫细胞质不断增多，并开始出现因消化血红蛋白而形成的代谢产物——疟色素。在滋养体期，感染疟原虫的红细胞也随之增大。

2) 裂体生殖：经过滋养体发育阶段后，疟原虫的核开始分裂，首先形成未成熟裂殖体；再经过数次核分裂和充分的细胞质分裂，进一步发育为成熟裂殖体；不同种疟原虫成熟裂殖体含有裂殖子的数目有所不同。成熟裂殖体胀破红细胞，裂殖子释放入血，并侵入新的红细胞，重新开始上述裂体生殖过程。从裂殖子侵入红细胞到成熟裂殖体破裂释出裂殖子的全过程称为裂体生殖周期(schizogonic cycle)。不同种疟原虫完成一代红内期裂体生殖所需的时间不同：间日疟原虫和卵形疟原虫均为48小时，恶性疟原虫为36~48小时，三日疟原虫为72小时。

3) 配子体形成：经过数代裂体生殖，侵入红细胞的部分裂殖子逐渐向配子体阶段发育。特别是在疟原虫感知到外界不利生存信息时，如抗疟药物、营养缺乏等，它们会加快进入配子体发育阶段。雌、雄配子体的形成是疟原虫有性生殖的开始。配子体若不能及时进入按蚊体内，经过一定时间后即衰老变性，被宿主吞噬细胞清除。

Erythrocytic cycle: Asexual reproduction within RBCs. It involves developments from trophozoite to schizont, rupture of schizont, release of merozoites and invasion of new RBC. The whole process is called schizogonic cycle.

表13-2 四种疟原虫人体内发育过程比较

Comparison on developing process of the four malaria parasites in human

	间日疟原虫	恶性疟原虫	三日疟原虫	卵形疟原虫
红外期发育时间	7天(速发型) 数月~1年(迟发型)	6天	12.5天	与间日疟原虫类似
红外期裂殖体大小(μm)	42~60	60	48	70~80
红外期裂殖子数目(个)	12 000	40 000	15 000	15 400
红内期发育周期(小时)	48	36~48	72	48
红内期发育场所	外周血液	环状体及配子体在外周血液，其余各期均在内脏毛细血管中	外周血液	外周血液
无性体与配子体出现于外周血液中的相隔时间(天)	2~5	7~11	10~14	5~6
寄生红细胞种类	网织红细胞	各时期的红细胞	较衰老的红细胞	网织红细胞

2. 在蚊体内的发育 雌性按蚊吸食疟疾患者或携带配子体带虫者的血液后，疟原虫开始蚊体内的发育，包括有性的配子生殖和无性的孢子生殖两个阶段。

(1) 配子生殖(gametogony)：雌性按蚊叮刺吸血时，配子体及红内期其他虫体随血液吸入蚊胃中，但只有配子体能进一步发育，其余各期均被消化。雄配子体的核分裂成8个核，每个核进入由细胞质外伸形成的细丝内，这种细丝长度为20～25μm，细丝脱离配子体，形成游动的雄配子(male gamete)。雌配子体通过减数分裂形成圆形雌配子(female gamete)。雌、雄配子受精，形成合子(zygote)。合子在数小时内变成香蕉状能动的动合子(ookinete)。动合子穿过蚊胃壁上皮细胞间隙，停留在蚊胃的弹性纤维膜下，发育成球形卵囊(oocyst)(图13-3)。

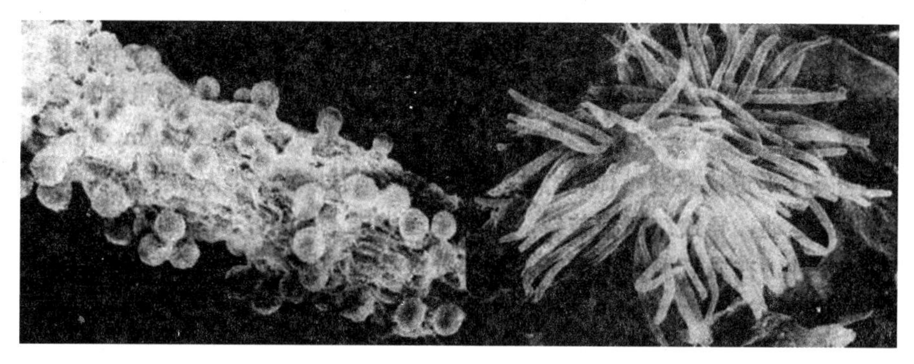

图13-3 恶性疟原虫卵囊与成孢子细胞

Oocyst and sporoblast of *P.falciparum*

Gametogony (sexual phase in the mosquito): When a mosquito takes a blood meal from a malaria-infected individual, it may ingest different stages of malaria parasites. Only mature male and female gametocytes are able to further develop in the mosquito however. In the mosquito midgut, the gametocytes emerge from their host cells, after which both cell types develop into gametes. For the male gametocyte, this maturation process involves three rounds of replication of its nuclear DNA within ten minutes. During this eight-fold replication, eight thread-like male gametes are formed in a process called exflagellation.

(2)孢子生殖(sporogony)：卵囊逐渐发育长大，呈半透明圆球形，并向胃壁外突出。在卵囊内，核和细胞质不断分裂，发育为成孢子细胞，子孢子从成孢子细胞表面长出，并游离于卵囊内。卵囊破裂，子孢子进入蚊血腔，随血淋巴进入蚊唾液腺内。当受染雌性按蚊再次叮吸人血时即可注入人体。

蚊胃壁上有数个、数十个或上百个卵囊。一个卵囊内可有成千上万个子孢子。一只受染雌性按蚊唾液腺中的子孢子数可达20万个。

Sporogony: The oocyst divides asexually into numerous sporozoites which reach the salivary gland of the mosquito. On biting a man, these sporozoites are inoculated into human blood stream. The sporogony in the mosquito takes about 10-20 days and thereafter the mosquito remains infective for 1-2 months.

【致　　病】

红内期疟原虫是主要的致病阶段，疟疾的症状和体征主要由红内期疟原虫引起。

1. 潜伏期　疟疾的潜伏期是指从疟原虫感染人体到疟疾症状发作的时间。人体感染疟原虫有两种途径，即媒介按蚊吸血和输入含有红内期疟原虫的血液。感染途径不同则潜伏期长短也不相同。此外，影响潜伏期长短的因素还包括：疟原虫的种类、虫株、感染数量，机体免疫力，以及是否服过抗疟药等。

不论有无症状，血中出现疟原虫均称为原虫血症。引起疟疾发作的每立方毫米血液中最低疟原虫数称为发热阈值(threshold)。

2. 疟疾发作(malaria paroxysm)　一次典型的疟疾发作表现为寒战、高热和出汗退热三个连续阶段。发作之后体温恢复正常，转为间歇期。整个发作过程持续8～10小时，发作初期患者畏寒，寒战，面色苍白，口唇与指甲发绀，即使盖数层棉被也不能御寒，此期为寒战期。经1～2小时，体温升至39～40℃，进入发热期，患者外周血管扩张，颜面潮红，皮肤灼热。发热期患者可伴有剧烈头痛，全身酸痛；小儿或病重成人有时可发生惊厥、谵妄或昏迷。经4～6小时或更长时间后，进入出汗退热期。患者体温急剧下降，大汗淋漓，感觉全身乏力，最后体温恢复正常。

疟疾发作的主要原因是红内期疟原虫裂殖体胀破红细胞，大量裂殖子、疟原虫代谢产物、残余和变性的血红蛋白,以及红细胞碎片等一并进入血流;其中相当一部分被中性粒细胞或单核-巨噬细胞吞噬,刺激这些细胞产生内源性致热原,与疟原虫代谢产物共同作用于宿主下丘脑体温调节中枢引起发热。

疟疾发作具有周期性,这与红内期疟原虫裂体生殖的周期性密切相关。每当成熟裂殖体胀破红细胞完成一次裂体生殖,疟疾就发作一次。典型的间日疟和卵形疟隔日发作一次;三日疟隔两天发作一次;恶性疟发作往往不规则,发热期长,间歇期短。此外,在流行区,儿童感染和首次进入疟区的初患病例,以及可能因反复感染、不同虫种混合感染、宿主有一定免疫力、不正规使用抗疟药等原因,发作多不典型。

疟疾发作的次数主要取决于治疗是否恰当以及人体对疟原虫的免疫力。未经治疗的无免疫力的初发患者,可连续发作数次或十余次。若无重复感染,随发作次数增多,人体对疟原虫产生了免疫力,大部分疟原虫被消灭,发作可自行停止。

3. 疟疾再燃与复发(recrudescence and relapse) 疟疾经过治疗或多次发作后,临床症状消失,但经过一定时间间隔,又出现疟疾发作。这种情况主要由两种原因所致:

(1) 疟疾再燃:因为机体产生免疫力,或经不正规抗疟治疗,大部分红内期疟原虫被消灭,血内原虫密度低于发热阈值,发作停止。但在一定条件下,血液中残存的红内期疟原虫经过裂体增殖数量增加,再次达到发热阈值时又出现疟疾发作。

A recrudescence, no exoerythrocytic form remains in liver, is a recurrence of the clinical attack. It results from the continued existence of the original erythrocytic cycle in the blood. After a period of low density the erythrocytic parasites become numerous enough to cause renewed clinical symptoms and signs.

(2) 疟疾复发:血液中的红内期疟原虫已被药物彻底消灭,但肝细胞内迟发型子孢子休眠结束,开始裂体生殖,胀破肝细胞,释出的裂殖子进入血流,开始红内期裂体生殖,当血中原虫密度达到发热阈值时,再次引起疟疾发作。间日疟原虫和卵形疟原虫有复发现象。

A relapse is a recurrence of the clinical signs and symptoms of malaria. True relapse arise in *P. vivax* or *P. ovale* infection as the result of fresh infection of erythrocytes by merozoites derived from hypnozoites of liver forms of the parasite.

4. 贫血(anemia) 疟疾发作数次后即可出现贫血。发作次数越多,病程越长,贫血越重。疟原虫直接破坏红细胞是疟疾贫血的主要原因之一。此外,贫血还与以下因素有关:

(1) 脾功能亢进:健康人的脾仅吞噬衰老变性的红细胞。患疟疾时,脾的单核-巨噬细胞大量增生,进而吞噬更多的疟原虫,但巨噬细胞大量增生也同时导致脾淤血、脾大和脾功能亢进,大量正常的红细胞也遭到破坏。由于红细胞被吞噬后,含铁血红素沉积于单核-巨噬细胞中,铁不能被重复利用合成血红蛋白,更加重了贫血的程度。

(2) 骨髓造血功能受抑制,红细胞生成减少。

(3) 免疫性溶血:宿主产生的特异性抗体可与疟原虫抗原形成抗原抗体复合物,并附着在正常的红细胞上,抗原抗体复合物激活补体,引起红细胞破坏或被巨噬细胞吞噬。此外,由于红细胞被疟原虫寄生后,使某些隐蔽的红细胞抗原暴露,刺激机体产生自身抗体,也可导致红细胞的破坏。

5. 脾大(splenomegaly) 脾大是疟疾患者最常见的体征。疟疾发作3~4天后,脾即开始肿大。主要原因是单核-巨噬细胞增生导致的脾淤血,后期还可出现纤维组织增生,导致脾包膜增厚,质地变硬。疟疾发作早期经积极抗疟治疗,肿大的脾可恢复正常。长期不愈或反复感染者,脾大明显,严重的可达脐平线以下。因脾细胞吞噬了大量红细胞和疟色素,脾的切面颜色变深。如在非洲和亚洲热带地区的某些疟疾流行区,有一种热带巨脾综合征(tropical splenomegaly syndrome),多见于由非疟区迁入的居民。疟疾反复发作后,除脾大外,还常伴有与脾大程度成正比的血小板减少。

6. 重症疟疾(severe malaria, SM) 亦称凶险型疟疾(pernicious malaria),一般发生在恶性疟暴发流行期,或在无免疫力的人群中,如流行区的低龄儿童。临床表现错综复杂,甚至症状很不典型,如脑型(昏迷)、超高热型、胃肠型等。其中又以脑型疟最常见,病情发展快,死亡率高。部分脑型疟患者即便给予有效的抗疟治疗,病后也会遗留不同程度的神经系统后遗症,危害相当严重。脑型疟发生的机制目前尚不清楚,存在多种解释,但目前的大多数研究认为脑型疟是感染恶性疟原虫的红细胞与脑部微血管内皮细胞黏附所引发,由免疫细胞、细胞因子和血小板等多种因素共同作用的结果。

7. 并发症

(1) 黑尿热(blackwater fever):是疟疾患者的

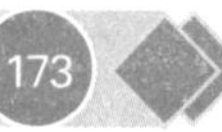

一种急性血管内溶血。主要表现为急起寒战、高热、腰痛、酱油样尿(血红蛋白尿)、急性贫血与黄疸,严重者可发生急性肾功能衰竭。其发生原因可能与先天性红细胞葡萄糖-6-磷酸脱氢酶(G6PD)缺乏有关,而服用伯氨喹等抗疟药常为其诱因。

(2) 疟性肾病(malaria nephritis):多见于三日疟患者长期未愈者。主要表现为全身性水肿、腹水、蛋白尿和高血压,最后可导致肾功能衰竭。其发病机制属于Ⅲ型超敏反应,多见于血中有高水平疟原虫抗体者。

【免 疫】

1. 固有免疫(innate immunity) 疟原虫具有明显的宿主特异性,人的疟原虫一般只能感染人,动物的疟原虫通常只感染同种或亲缘相近的动物,这种现象说明人和动物对异种疟原虫具有固有免疫力。固有免疫与遗传、种族等关系较为密切。某些遗传病,如镰状红细胞贫血患者对恶性疟原虫具有固有免疫力。从进化的角度思考,这些遗传病虽然给患者造成了一定的损害,但也正因为罹患了这些遗传病,患者才没有在幼年时就被疟疾这种更为严重的疾病夺去生命。

2. 适应性免疫(adaptive immunity) 人感染某种疟原虫后,即便不予治疗,随着疟疾发作次数增多,患者的临床症状也会明显减轻甚至消失,这说明宿主已经产生了一定的免疫力,但如果血中原虫被药物等彻底清除,机体的免疫力也就随之丧失,这种免疫现象称为带虫免疫(premunition),属于寄生虫免疫中最常见的非消除性免疫(non-sterilizing immunity)类型。伴随流行区人群疟原虫感染的机会不断增加,大龄儿童和成人虽然不能建立对疟原虫的消除性免疫(sterilizing immunity),但通常可以避免因罹患重症疟疾而死亡。

疟原虫感染免疫相当复杂,不但有种、株特异性,而且还有生活史不同发育时期的特异性。与一般微生物感染类似,疟原虫感染免疫也是通过体液免疫和细胞免疫协同发挥效应。

3. 疟疾疫苗 人感染疟原虫后,虽可获得一定的免疫力,但疟原虫在有免疫力的宿主体内仍能继续生存和繁殖,宿主产生的免疫保护作用往往是不稳固的,这种免疫现象称之为免疫逃避(immune evasion)。疟原虫的免疫逃避机制目前仍不清楚,可能与疟原虫的抗原变异、诱发宿主免疫抑制以及寄生红细胞的屏蔽作用等因素有关,给疟疾疫苗研发造成了很大困难。

疟疾疫苗的分类按疟原虫的生活史可分为三种:①红外期疫苗,又称抗感染疫苗,研究的主要靶点是疟原虫子孢子。早在20世纪60年代,人们就发现放射线致弱的子孢子经按蚊叮咬途径可以在人体诱导很好的免疫保护效果,科研人员仿照上述原理进行的疫苗研发已经取得了一定的突破;②红内期疫苗,又称抗病疫苗,研究的主要靶点是红内期裂殖子;③配子体疫苗,又称传播阻断疫苗。即通过阻断疟原虫在蚊体内的生殖过程,从而达到阻断疟疾传播的目的。

鉴于疟原虫本身的复杂性及其免疫逃避现象,疟疾疫苗研究面临极大的困难和挑战。截至目前,还没有一种安全、高效的疫苗实际应用于疟疾预防。从全球范围来看,疫苗研发在疟疾防治中的重要性是肯定的,多期、复合型疫苗可能是未来疟疾疫苗研发的重点方向之一。

【诊 断】

通过询问病史,对来自疟疾流行区或在流行季节到过流行区的不明原因发热、脾大患者,应首先考虑或排除疟疾的可能,确诊必须根据病原学检查结果。

1. 病原学检查 血涂片显微镜检查疟原虫是目前疟疾诊断和虫种鉴别的主要方法。取患者耳垂或手指末端等部位外周血涂片,瑞氏或姬姆萨染色后镜检,在红细胞内查找疟原虫。血涂片有厚、薄两种:薄血片中疟原虫形态清晰,容易识别和鉴定虫种,但原虫密度低时易漏检。厚血片中疟原虫较集中,检出率较高,适用于流行病学调查,但染色过程中红细胞溶血破坏,看不到红细胞的变化,对不熟悉厚血膜中疟原虫形态的检验者来说,容易漏检。

2. 免疫学检测 目前,我国流行区多采用商品化的快速诊断试剂盒检测疟原虫循环抗原。检测方法一般是基于斑点免疫结合试验(dot-immunobinding assay,DIA)技术的试纸条(Dip-stick)法,检测抗原有富组蛋白Ⅱ(恶性疟原虫)、乳酸脱氢酶、谷氨酸脱氢酶、醛缩酶等。

3. 其他检测方法 PCR法检测疟原虫特异性DNA片段等分子生物学方法虽然敏感性和特异性均较好,但对实验条件要求较高,多在虫种形态鉴别有困难时采用。

【流行】

1. 流行概况 疟疾流行于热带和亚热带的

100多个国家和地区,全球近40%的人口居住在疟疾流行区。由于全球变暖,疟原虫耐药株和蚊虫抗药性的不断扩散,疟疾流行有上升趋势,根据WHO统计,2010年全球疟疾发病人数2.19亿,死亡66万,大部分死亡病例为非洲儿童。

根据疟疾流行状况,将我国疟区划分为三类:

(1)高传播地区:包括云南的边境地区、海南的中南部山区。此类地区恶性疟和间日疟混合流行,主要传播媒介为大劣按蚊和微小按蚊。

(2)疫情不稳定地区:包括安徽、湖北、河南、江苏等省的部分地区。此类地区仅有间日疟流行,主要传播媒介为中华按蚊和嗜人按蚊。

(3)疫情基本控制地区:除上述两类地区外的其他地区。此类地区经过多年的防治,疟疾流行已得到控制。

近年来,我国疟疾流行状况也出现了一些新的特点。一方面,除云南、海南两省的疟疾疫情仍较严重外,安徽、河南等中部五省交界地区的疟疾疫情也呈点多、面广的态势。2006~2010年的统计数据显示,安徽、海南和云南省年均疟疾发病率位于全国前三位,上述三省的疟疾发病人数占全国的77.48%;另一方面,随着国际交往日益频繁,外出旅游、务工、经商的流动人口不断增长,输入性疟疾成为我国疟疾防治面临的严峻挑战。2012年全国报告疟疾病例中境外输入性病例占91.1%,云南省周边的泰国、缅甸、柬埔寨、老挝等国家疟疾疫情仍较严重,随时存在因输入性传染源造成本地传播的潜在威胁。

2. 流行环节

(1)传染源:外周血中存在成熟配子体的患者和带虫者为传染源。间日疟原虫配子体在原虫血症2~3天后出现,恶性疟原虫配子体则在原虫血症的7~11天才出现。因此间日疟患者在发病早期即可使蚊媒感染,而恶性疟则在临床发作停止后的一段较长时间里才可使蚊虫感染。红内期疟原虫感染者也可通过输血传播。

(2)传播媒介:疟疾的传播媒介是雌性按蚊。我国的中华按蚊广泛分布于平原地区,嗜人按蚊分布于丘陵地区,微小按蚊分布于南方的丘陵、山区;大劣按蚊、日月潭按蚊、米赛按蚊和萨氏按蚊有局限的地域分布,是某些地区的主要媒介。

(3)易感人群:西非黑人对间日疟原虫具有抵抗力,高疟区婴儿可从母体获得一定的抵抗力。其他人群对疟原虫普遍易感。在流行区,成人由于反复感染,呈带虫免疫状态,而儿童是主要易感群体。孕妇生理功能特殊,免疫力低,对疟疾易感。非疟区的无免疫力人群首次进入疟区,可引起疟疾暴发流行。

【防 治】

我国疟疾防治遵循因地制宜、分类指导、综合治理的原则。在不同类型疟区,采取不同防治策略和针对性的防治措施,严格执行流动人口疟疾管理制度和疟疾监测制度。具体措施主要是:

1. 控制传染源　早期发现,及时治疗。根据流行地区的疟原虫种及其对抗疟药物的敏感性和患者的临床表现,合理选择药物,严格掌握剂量、疗程和给药途径,以保证治疗效果和延缓抗药性的产生。杀红内期疟原虫的药物主要有氯喹、青蒿素及其衍生物等,用于控制疟疾症状发作。目前,WHO推荐的是以青蒿素类药物为基础的联合疗法(ACT, artemisinin-based combination therapy)。乙胺嘧啶可杀灭子孢子等红外期疟原虫,适用于初次进入疟区人员的病因性预防。伯氨喹可杀灭间日疟原虫肝细胞内休眠体,用作防止疟疾复发,又称根治药物;伯氨喹还有杀配子体作用,可阻止疟疾传播。但需注意,孕妇、1岁以下婴儿、有溶血史者或其家属中有溶血史者应禁用伯氨喹;葡萄糖-6-磷酸脱氢酶(G6PD)缺乏地区的人群,应在医务人员的监护下服用伯氨喹。

2. 切断传播途径　主要是防蚊、灭蚊。流行区提倡使用杀虫剂浸泡蚊帐,辅以每年传播季节前杀虫剂室内滞留喷洒,能明显减少传播。结合爱国卫生运动和新农村建设,开展清理洼地积水、疏通沟渠等有针对性的环境治理措施,减少幼虫孳生。

3. 保护易感者　在高传播地区野外作业或露宿的人员,应使用驱避剂和/或蚊帐,避免蚊虫叮咬。无免疫力的人群进入疟区时,应于传播季节定期服用抗疟药物,并加强个人防护。

(赵 亚)

第2节 刚地弓形虫

学习与思考

(1)刚地弓形虫的终宿主和中间宿主各有哪些?人是什么宿主?

(2)刚地弓形虫感染对人体的主要危害是什么?

(3)为什么刚地弓形虫感染多为隐性感染?转为急性

弓形虫病的条件有哪些？

(4) 刚地弓形虫的感染阶段和感染途径有哪些？如何预防感染？

刚地弓形虫（*Toxoplasma gondii* Nicolle & Manceaux, 1908）属球虫纲（Coccidea）、艾美目（Eimeriida）、艾美科（Eimeriidae）。1908年由法国学者Nicolle及Manceaux在啮齿动物刚地梳趾鼠（*Ctenodactylus gondii*）的肝、脾单核细胞内发现，因虫体呈弓形而得名，简称弓形虫。其终宿主为猫科动物，人和哺乳类、鸟类等温血动物为中间宿主。寄生于所有有核细胞内，人和动物感染率极高，引起人兽共患弓形虫病（toxoplasmosis）。

1923年，捷克眼科医生Janku报告首例人体弓形虫病，即在1名先天性脑积水、右眼盲、左眼畸形的11月龄婴儿视网膜中发现弓形虫。1964年，谢天华在江西报告我国首例眼弓形虫病。宿主免疫功能低下或缺陷时，可造成严重后果，是重要的机会致病原虫（opportunistic protozoan）。

【形　　态】

弓形虫主要有6个发育阶段：滋养体、包囊、假包囊、裂殖体、配子体和卵囊（图13-4）。其中滋养体、假包囊、包囊和卵囊与传播和/或致病有关。

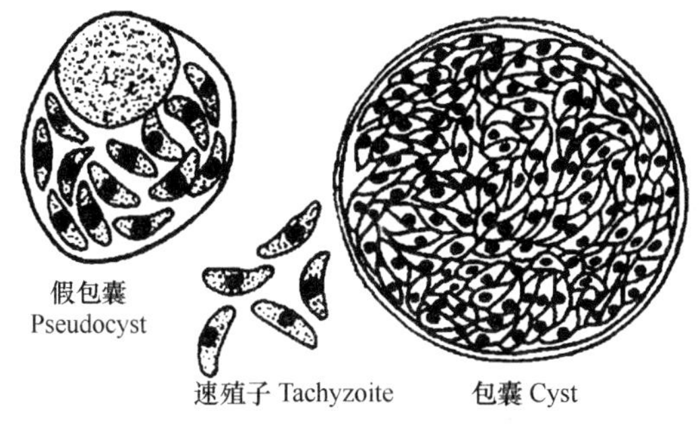

图13-4　刚地弓形虫在人体内寄生的形态

Morphology of *Toxoplasma gondii* in human

1. 滋养体（trophozoite）　滋养体为在中间宿主有核细胞内的分裂增殖阶段，分为速殖子（tachyzoite）和缓殖子（bradyzoite）。速殖子呈香蕉形或新月形，一端较尖，一端钝圆（图13-5）；长4~7μm，最宽处2~4μm。游离的活虫体色浅、较透明，螺旋样运动。经姬姆萨或瑞氏染色，胞浆呈蓝色，胞核呈紫红色，位于虫体中央。细胞内寄生的速殖子以内二芽殖、二分裂及裂体生殖3种方式繁殖，一般含数个至十多个虫体。这个被宿主细胞膜包绕的虫体集合体称假包囊（pseudocyst），其内速殖子增殖至一定数目时，细胞膜破裂，速殖子释出，随血流侵入其他有核细胞。缓殖子（bradyzoite）形态与速殖子相似，但虫体较小，核稍偏后。缓殖子存在于包囊（cyst）内。包囊圆形或椭圆形，大小不等，直径5~100μm，囊壁坚韧而富有弹性，囊内含数个至数百上千个缓殖子。包囊可长期在组织内生存，在一定条件下可破裂，缓殖子侵入新的细胞再形成包囊。

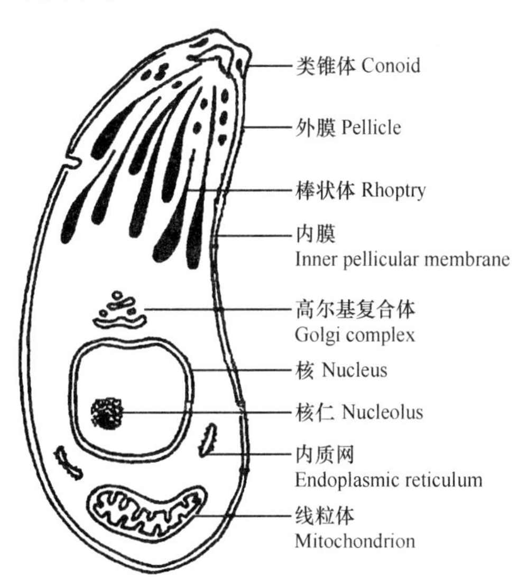

图13-5　刚地弓形虫速殖子模式图

Pattern of tachyzoite of *Toxoplasma gondii*

2. 裂殖体（schizont）　在终宿主猫科动物小肠绒毛上皮细胞内发育增殖。成熟的裂殖体为长椭圆形，内含4~29个裂殖子，以10~15个居多，呈扇状排列；裂殖子形如新月状，前尖后钝，较滋养体小。

3. 配子体（gametocyte）　由游离的裂殖子侵入另一个肠上皮细胞发育形成配子母细胞，进而发育为配子体，有雌雄之分。雌配子体呈圆形，成熟后发育为雌配子，其体积可不断增大达10~20μm；核染成深红色，较大，胞质深蓝色。雄配子体较小，成熟后形成12~32个雄配子，其两端尖细，长约3μm；电镜下可见前端有2根鞭毛。雌雄配子受精结合发育为合子（zygote），而后发育成卵囊。

4. 卵囊（oocyst）　猫粪中刚排出的卵囊为圆形或椭圆形，大小为10~12μm；囊壁两层，光滑、透明，囊内充满均匀小颗粒。成熟卵囊含2个孢子囊（sporocyst），每个孢子囊内含4个新月形子孢子（sporozoite），相互交错。

【生　活　史】

弓形虫生活史包括有性生殖和无性生殖两个阶段，完成生活史全过程需两种宿主。猫科动物是弓形虫的终宿主兼中间宿主，有性生殖只在终宿主小肠上皮细胞内进行，称肠内期发育。无性生殖阶段可在肠外其他组织、细胞内进行，称肠外期发育。在其他动物或人体内只能进行无性生殖，这些动物和人为中间宿主。弓形虫对中间宿主的选择极不严格，除哺乳动物和人外，在鸟类也可寄生。对寄生组织的选择也不严格，除红细胞外的所有有核细胞均可寄生，最常见的寄生部位有肌肉、肝、脾、淋巴结、脑、眼等处(图 13-6)。

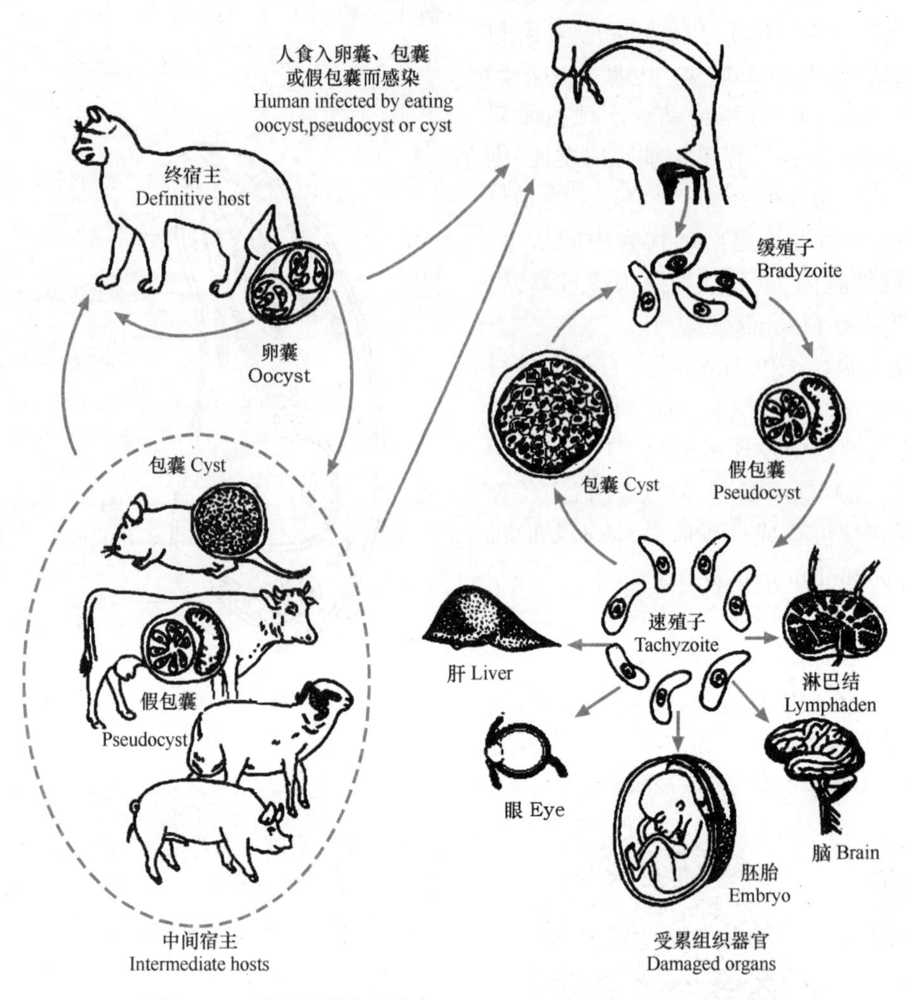

图 13-6 刚地弓形虫生活史 Life cycle of *Toxoplasma gondii*

1. 在终宿主体内的发育 猫科动物摄入含弓形虫包囊或假包囊的动物肉类，或被成熟卵囊污染的食物或水而感染。包囊内缓殖子、假包囊内速殖子、卵囊内子孢子在小肠内逸出，主要在回肠侵入肠上皮细胞发育繁殖。经 3~7 天，形成裂殖体，成熟后释出裂殖子，侵入新的肠上皮细胞，又开始裂体生殖。如此反复，经数代增殖，部分裂殖子侵入细胞后不再进行裂体生殖，发育为雌、雄配子体，继续发育为雌、雄配子，雌、雄配子受精成为合子，最后形成卵囊，穿破肠上皮细胞进入肠腔，随粪便排出。在适宜温、湿度环境中经 2~4 天，发育为感染性成熟卵囊。猫吞食不同发育期虫体感染后，从粪便排出卵囊的时间不同。通常吞食包囊后 3~10 天就能排出卵囊，而吞食假包囊或卵囊后约需 20 天以上。受染的猫每天可排出 1000 万个卵囊，排卵囊可持续 10~20 天，其间排卵囊量的高峰时间为 5~8 天，是传播的重要阶段。同时，弓形虫也可在终宿主猫的肠外组织中进行无性生殖。

2. 在中间宿主体内的发育 当猫粪内的卵囊或动物肉类中的包囊或假包囊被中间宿主(如人、羊、猪、牛、鼠等)吞食后，在肠内分别逸出子孢子、缓殖子或速殖子，随即侵入肠壁，经血液或淋巴进入单核巨噬细胞系统寄生。并扩散至全身各器官组织，如脑、心、肝、肺、淋巴结和肌肉等细胞内寄生并进行无性生殖，形成含 10 多个或更多速殖子的假包囊(无囊壁)。速殖子增殖至一定数量，细胞破裂，速殖子逸出又侵入新的组织细胞，如此反复增殖。在免疫功能正常的机体，部分速殖子侵入宿主细胞后，特别是侵入脑、眼、骨骼肌等组织细胞

时，虫体增殖速度减慢，并分泌成囊物质，形成含缓殖子的包囊。包囊在宿主体内可存活数月、数年，甚至终身。当机体免疫功能低下、缺陷时，可诱发组织细胞内的包囊发育、破裂，释出缓殖子，进入血流和其他新的组织细胞继续发育繁殖。假包囊和包囊是在中间宿主之间或中间宿主与终宿主之间互相传播的重要阶段。

The natural life cycle of *T. gondii* is in cats, the definitive hosts of *T. gondii* and small rodents, although the parasite can grow in the organs (brain, eye, skeletal muscle, etc.) of any mammal or birds. Its life cycle includes two phases called the intestinal (or intraepithelial) and extraintestinal phases. The intestinal phase occurs in cats only (wild as well as domestic cats) and produces oocysts. The oocysts are infectious to most mammals and birds. Cats may also get infected by ingestion of cysts in flesh. Encystation occurs in the small intestine, and the organisms penetrate the submucosal epithelial cells where they undergo several generations of mitosis, finally resulting in the development of male and female gametocytes. Fertilized macro-gametes develop into oocysts that are discharged into the gut lumen and excreted. Oocysts sporulate in the warm environment and are infectious to a variety of animals including rodents and man. Sporozoites released from the oocyst in the small intestine penetrate the intestinal mucosa and find their ways into macrophages where they divide very rapidly (hence the name tachyzoites) and form a pseudocyst which may occupy the whole cell. The infected cells ultimately burst and release the tachyzoites to enter other cells, including muscle and nerve cells, where they are protected from the host immune system and multiply slowly (bradyzoites). These cysts are infectious to carnivores (including man).

The extraintestinal phase occurs in all infected animals (including cats and human) and produces tachyzoites and, eventually, bradyzoites. Human infection may be acquired in several ways: ①Ingestion of undercooked infected meat containing *Toxoplasma* cysts; ②Ingestion of the oocyst from fecally contaminated hands or food; ③Organ transplantation or blood transfusion; ④Transplacental transmission; ⑤Accidental inoculation of tachyzoites.

【致 病】

1. 致病机制 弓形虫的致病作用与虫体毒力和宿主免疫状态有关。根据虫株的侵袭力、增殖速度、包囊形成与否以及对宿主的致死率等，可分为强毒和弱毒株。强毒株侵入机体后繁殖迅速，可引起宿主急性感染和死亡；弱毒株侵入机体后增殖缓慢，在组织中主要形成包囊，宿主可带虫生活，很少引起死亡。

弓形虫所致的病理改变分3期：①弓形虫进入局部淋巴结并释放到淋巴液及血液中，发生弓形虫血症，播散到全身许多器官及组织。②弓形虫在机体的不同器官组织中发育、繁殖，引起组织增生、肉芽肿、炎症与坏死等病理改变，炎症主要是渗出性而非化脓性。③弓形虫在组织内形成包囊，炎症反应消失，形成坏死灶或钙化灶等。

速殖子是弓形虫的主要致病阶段，虫体在细胞内寄生并迅速增殖，导致大量细胞破坏。速殖子逸出后又重新侵入新的细胞，如此反复破坏，引起组织急性炎症反应、水肿、单核细胞及少数多核细胞浸润。

包囊内缓殖子是慢性感染致病的主要形式，包囊因缓殖子增殖而体积不断增大，挤压器官，致器官功能障碍。包囊增大到一定程度，因多种因素破裂，释出的缓殖子多数被宿主免疫系统破坏，一部分缓殖子可侵入新的细胞形成包囊。缓殖子可刺激机体产生迟发性超敏反应，形成肉芽肿病变，多见于脑、眼部，导致宿主出现慢性脑炎症状或视网膜炎，甚至失明。

宿主感染弓形虫后，正常情况下，可产生有效的保护性免疫，多数无明显症状。当宿主免疫缺陷或免疫功能低下时才可能引起弓形虫病。如无症状隐性感染者患恶性肿瘤或器官移植，长期使用免疫抑制剂或患 AIDS，隐性感染可转化为急性或亚急性临床发作，从而出现严重的全身性弓形虫病，其中多并发弓形虫脑炎而死亡。

2. 临床表现 大多数为隐性感染，无明显的症状和体征。少数引起弓形虫病，分为先天性和获得性两类。

(1) 先天性弓形虫病：是指妊娠期感染的弓形虫，经胎盘血流传播给胎儿引起的弓形虫病。在孕期前3个月内感染，症状较严重，可造成胎儿流产、早产、死产，或脑积水、小脑畸形、畸胎、死胎等，还会增加妊娠合并症。孕后期受染胎儿或婴儿多数表现为隐性感染,有的出生后数月甚至数年才出现症状。以脑积水、大脑钙化灶、视网膜脉络膜炎和精神、运动障碍为先天性弓形虫病的典型症状。此外,可伴有发热、皮疹、呕吐、腹泻、黄疸、肝脾大、贫血、心肌炎、癫痫等全身性表现。

国外研究证实,30%先天性弓形虫病发生早产,99%有视网膜脉络膜炎、63%有大脑钙化、60%有意识或运动障碍。因脑积水引起的大头症和脑萎缩引起的小头症各占50%。美国学者Sabin将脉络膜视网膜炎、脑积水、脑钙化和精神运动障碍作为先天性弓形虫病四大征象,其中以脑钙化为独特表现。先天性弓形虫病死亡率一般在3%~12%,幸存者常有严重的神经系统后遗症,4年随访智力低下者占85%,癫痫为80%,严重视力缺陷占42%~68%,脑积水和小头畸形者占44%,只有8%~16%为完全正常儿童。由此可见,先天性弓形虫病为一常见严重疾患,积极预防势在必行。

(2)获得性弓形虫病:是指出生后从外界获得的感染。因虫体侵袭部位和机体反应性不同,常无特异性症状和体征,需与有关疾病鉴别。淋巴结肿大是获得性弓形虫病最常见的临床类型,多见于颌下和颈后淋巴结。其次,弓形虫常损害脑、眼部。在免疫功能低下者,常表现为脑炎、脑膜脑炎、癫痫和精神异常。视网膜脉络膜炎是弓形虫眼病的主要特征,成人表现为视力突然下降;婴幼儿可见手抓眼症,对外界事物反应迟钝,也有出现斜视、虹膜睫状体炎、色素膜炎等,多见双侧性病变。除以上表现外,还常伴全身反应或多器官损害。当感染者免疫力降低或缺陷时(如患AIDS、恶性肿瘤、白血病等),可引起弓形虫急性增殖播散,导致脑膜脑炎、肝炎、肺炎、心肌心包炎、广泛性肌炎、关节炎、肾炎和腹膜炎等多脏器病变或功能衰竭而死亡。据美国疾病控制中心报告,在14 510例艾滋病患者中并发弓形虫脑炎者有508例,大多在2~8个月内死亡。国内报告的267例获得性弓形虫病中,脑型72例,占26.97%;淋巴结肿大型39例,占14.61%;眼弓形虫病22例,占8.24%,其中包括视网膜脉络膜炎8例,黄斑部病变6例。

【免　疫】

弓形虫是一种机会致病性原虫,机体的免疫状态,尤其是细胞免疫状态与感染的发展和转归密切相关。在免疫功能健全的宿主,细胞免疫起主要保护性作用,其中T细胞、巨噬细胞、NK细胞及其他细胞介导的免疫应答起主导作用。

人类感染弓形虫后能诱导宿主产生特异性抗体。感染早期IgM和IgA升高,前者在4个月后逐渐消失,后者消失较快,感染1个月后即被高滴度的IgG所替代,并维持较长时间。IgG能通过胎盘传至胎儿,因此新生儿血清检查常可出现阳性结果,这种抗体通常在出生后5~10个月消失,抗感染的免疫保护作用不明显。

【诊　断】

1. 病原学检查

(1)涂片染色法:取急性患者体液(脑脊液、血液、骨髓、羊水、胸腔积液、腹水等)经离心,取沉淀涂片,或用活组织(骨髓、淋巴结、肝等)穿刺物涂片,经姬姆萨染色,镜检弓形虫滋养体。此法简便,但阳性率不高,易漏检。此外,切片用免疫酶或荧光染色法观察特异性反应,可提高虫体的检出率。

(2)动物接种分离法或细胞培养法:将样本接种于小鼠腹腔内,1周后剖杀,取腹腔液镜检速殖子,阴性者需盲传至少3代;样本亦可接种于离体培养的单层有核细胞。动物接种和细胞培养是目前常用的病原学检查方法,具有确诊意义。

2. 血清学试验 由于弓形虫病原学检查存在检出率不高、培养时间长等不足,所以血清学试验是目前广泛应用的重要辅助诊断手段。常用方法有:

(1)染色试验(dye test,DT):为经典的特异血清学方法。用活滋养体在有致活因子的参与下与样本内特异性抗体作用,使虫体表膜破坏而不被染色剂亚甲蓝所染。镜检时60%虫体不被蓝染者为阳性,虫体多数被蓝染者为阴性。

(2)间接血凝试验(IHA):此法有较好的特异性、灵敏性,操作简单,适用于流行病学调查或临床抗体筛查性检测,应用广泛。

(3)间接免疫荧光抗体试验(IFA):以整虫为抗原,用荧光标记的二抗检测特异抗体。此法可检测同型及亚型抗体,其中检测IgM适用于临床早期诊断。

(4)酶联免疫吸附试验(ELISA):是目前最常用的方法之一,用于检测宿主的特异循环抗体或虫体抗原,已有多种改良法广泛用于早期急性感染和先天性弓形虫病的诊断。

(5)免疫酶染色试验(IEST):效果与IFA相似,用一般光学显微镜观察,便于基层推广应用。

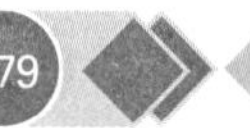

3. 分子生物学检测　近年来，将PCR及DNA探针技术应用于检测弓形虫感染，这些方法灵敏、特异，具有早期诊断的价值。

另外，对孕妇进行B超、羊水或胎血检查，可以了解胎儿弓形虫感染的动态变化，以便采取相应措施，预防不良后果的发生。

【流　　行】

1. 流行概况　弓形虫病呈世界性分布，许多哺乳类、鸟类和爬行类都有自然感染。家畜的阳性率高达10%~80%，可食用的肉类感染相当普遍，常形成局部暴发流行，严重影响畜牧业发展，威胁人类健康。人群感染也相当普遍，估计全世界有20亿人受弓形虫感染。据血清学调查，欧美地区人群抗体阳性率为25%~50%，其中某些国家的部分地区高达90%以上；我国（2004）人群平均感染率为7.88%；苗族、布依族、蒙古族和壮族人群的血清阳性率较高，分别为25.44%、25.27%、17.14%和16.73%。该虫感染与地理、自然气候条件关系不大，常与饮食习惯、生活条件、接触猫科动物、职业等因素有关。

造成广泛流行的原因有：①感染阶段多，虫体多个生活史阶段都具感染性；②中间宿主广，家畜、家禽等多种动物均易感；③可在终宿主之间与中间宿主之间、终宿主与中间宿主之间互相传播；④包囊可长期生存在中间宿主组织内；⑤终宿主排放卵囊量大，且对外界环境抵御力强；⑥滋养体、包囊和卵囊均具有较强的抵抗力。滋养体在低温冷冻下可保持较长时间而不丧失活力；卵囊在室温下可存活3个月，在潮湿的泥土中可存活117天，粪便中的卵囊在自然界常温、常湿条件下可存活1~1.5年；猪肉中的包囊在冰冻状态下可存活35天。

2. 流行环节

（1）传染源：受染动物是本病的主要传染源，猫及猫科动物则更为重要。人类只有经胎盘的垂直传播才具有传染源意义。

（2）传播途径：有先天性和获得性两种。前者指母体内胎儿经胎盘血感染；后者为出生后由外界获得感染，主要经口食入未煮熟的含弓形虫的肉制品而感染。经损伤的皮肤和黏膜也是一种传染途径，因此弓形虫实验室人员、肉类加工人员需加注意。此外，接触被卵囊污染的土壤、水源也为重要的感染途径。经输血或器官移植也可感染。

（3）易感人群：人体对弓形虫普遍易感，尤其是胎儿、婴幼儿，以及肿瘤和艾滋病患者等免疫功能低下或缺陷者更易感。人的易感性随接触机会增多而上升，但无性别差异。

【防　　治】

对急性期患者应及时药物治疗，但至今尚无理想药物。乙胺嘧啶、磺胺类药物对增殖期弓形虫有抑制生长的作用，两药联合应用可提高疗效。磺胺类药物有明显致畸作用，孕妇感染应首选螺旋霉素，适当伍用免疫增强剂，有一定疗效，可降低胎儿感染率，但并不能直接阻断垂直传播。此外，阿奇霉素、克林霉素、米诺环素等也有一定疗效。

弓形虫病重在预防。严格执行肉类食品卫生检疫制度，加强饮食卫生管理，应教育群众不吃生或半生的肉、蛋和奶制品。包囊对热敏感，在50℃ 30分钟，56℃ 10~15分钟即丧失活力。卵囊的抵抗力较强，在外界可存活较长时间，甚至越冬（这部分内容应放在流行部分）。孕妇应避免与猫、猫粪接触，以防卵囊感染。妊娠早期妇女做弓形虫常规检查，以减少先天性弓形虫病的发生。预防弓形虫病，特别是先天性弓形虫病，在澳洲和欧洲某些国家已有法律规定必须执行。在我国应认真执行和落实母婴保健法，并将其不断完善，以控制先天性弓形虫病。

疫苗免疫是以低廉的代价预防弓形虫病的有效策略。近年来，弓形虫相关种的基因组测序已基本完成，在疫苗免疫预防弓形虫感染方面的研究已取得了许多新的进展，如亚单位疫苗、复合基因疫苗等的联合使用等，可提高机体的抗感染力。但目前仅有一种用于绵羊的商品疫苗，尚无此类疫苗应用于人体的报道。

（何深一）

第3节　隐孢子虫

学习与思考

（1）隐孢子虫生活史要点是什么？

（2）隐孢子虫病患者主要临床表现是什么？

隐孢子虫（*Cryptosporidium* Tyzzer，1907）是广泛寄生于爬行类、鱼类、鸟类和哺乳类等动物，以及人体胃肠道和呼吸道上皮细胞内的一类重要机会致病性原虫，引起隐孢子虫病（cryptosporidiosis）。1907年，Tyzzer于实验小鼠体内首次发现隐孢子虫,1976 年 Nime 和 Meisel 首次证明本虫对人体有致病性。韩范于 1987 年在南京最早发现我国人体隐孢子虫病,随后在安徽和福建等 19 个省(区、市)也发现相关病例,近年来本病感染率在国内呈上升的趋势。迄今,已知隐孢子虫有 20 余种,对人体致病的虫种主要是人隐孢子虫(*Cryptosporidium hominis*)和微小隐孢子虫(*C. parvum*),亦有文献报告可以感染人体的还有小鼠隐孢子虫(*C. muris*)、猫隐孢子虫(*C. felis*)、犬隐孢子虫(*C. canis*)、火鸡隐孢子虫(*C. meleagridis*)、猪隐孢子虫(*C. suis*)和安氏隐孢子虫(*C. andersoni*)等。

【形 态】

隐孢子虫生活史发育过程有滋养体(trophozoite)、裂殖体(schizont)、配子体(gametocyte)、合子(zygote)和卵囊(oocyst)5 个阶段,各阶段寄居于同一宿主胃和小肠的黏膜中。成熟卵囊是本虫的感染期,随宿主粪便排出体外,在临床上具有病原学诊断的意义。

卵囊呈圆形或椭圆形,因虫种不同而大小不一,平均直径为 3.3~8.4μm。成熟卵囊内含 4 个子孢子和 1 个残留体(residual body)。子孢子呈月牙形,排列不规则,形态多样。残留体由颗粒状物和一空泡构成(图 13-7)。卵囊经染色后方容易辨认。改良抗酸染色的阳性粪便标本中,卵囊被染成玫瑰红色,残留体则呈暗黑(棕)色颗粒状,粪膜背景为蓝绿色。卵囊分为厚壁和薄壁两种类型。厚壁卵囊约占 80%,具有感染性;薄壁卵囊约占 20%,仅有 1 层单位膜,可造成宿主自体内重复感染。

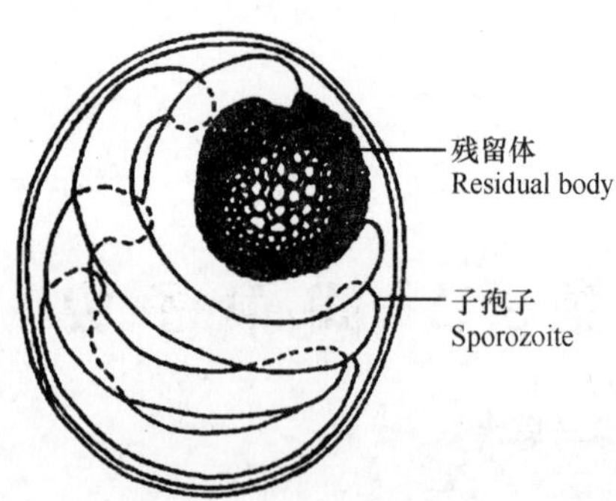

图 13-7 隐孢子虫卵囊

Oocyst of *Cryp tosporidium*

【生 活 史】

隐孢子虫生活史简单,发育过程包括无性裂体生殖、孢子生殖和有性配子生殖 3 个阶段,均在同一宿主小肠上皮细胞内完成。

人因摄入卵囊污染的水、食物或经呼吸道而感染。在小肠内消化液作用下,卵囊脱囊、释放出子孢子。子孢子侵入回肠和结肠上皮细胞内,形成纳虫空泡。在泡内进行无性的裂体生殖,先发育为滋养体,经 3 次核分裂后发育为Ⅰ型裂殖体。成熟的Ⅰ型裂殖体内含有 8 个裂殖子。裂殖子被释出后侵入其他的肠上皮细胞,发育为第二代滋养体。第二代滋养体经 2 次核分裂发育为Ⅱ型裂殖体,成熟后内含 4 个裂殖子。当这些裂殖子被释放后,侵入新的肠上皮细胞,发育为雌、雄配子体。继而发育为雌、雄配子,经配子生殖,形成合子。合子进行无性的孢子生殖,发育为含有 4 个子孢子的卵囊。

卵囊分为厚壁和薄壁两种类型。薄壁卵囊内的子孢子侵入新的宿主肠上皮细胞,继续其无性生殖,形成宿主自体内重复感染。厚壁卵囊(抗性卵囊)在宿主肠上皮细胞内或肠腔内,经孢子生殖,内含 4 个子孢子,随宿主粪便排出体外。厚壁卵囊对外界的抵抗力较强,在常温或低温下可存活数月,并保持着其感染性。

隐孢子虫完成整个生活史所需时间为 5~11 天(图 13-8)。

【致 病】

1. 致病机制 隐孢子虫已被世界卫生组织列入 6 种最常见致人类腹泻的重要病原之一,其致病机制尚不完全清楚,可能是由诸多因素共同作用的结果。实验发现隐孢子虫主要寄居于宿主肠上皮细胞的刷状缘层,在肠细胞形成的纳虫空泡内。隐孢子虫在肠上皮细胞寄居的过程中,会导致肠上皮细胞出现广泛的病理损害,如肠绒毛萎缩、变短变粗、融合、移位和脱落等,由于肠黏膜炎症损害,上皮细胞老化和脱落加快,破坏了肠绒毛的结构,使肠黏膜表面出现凹陷,或出现火山口状溃疡,引发肠黏膜吸收面积减小,影响肠道的吸收功能,特别是对脂肪和糖类吸收的障碍,结果导致腹泻。患者因大量水及电解质丢失而出现严重的损害。同时,部分患者也因自体内重复感染,以及由于肠黏膜表面积减小,导致乳糖酶等多种黏膜酶分泌的明显减少等因素影响,使得此类患者腹泻加重。

2. 临床表现 临床表现与患者自身的免疫力与营养状况密切相关。免疫功能正常者表现为急性水样腹泻,一般无脓血,每日排便 2~20 余次。严重感染的幼儿可出现喷射性水样泻,排便量多,

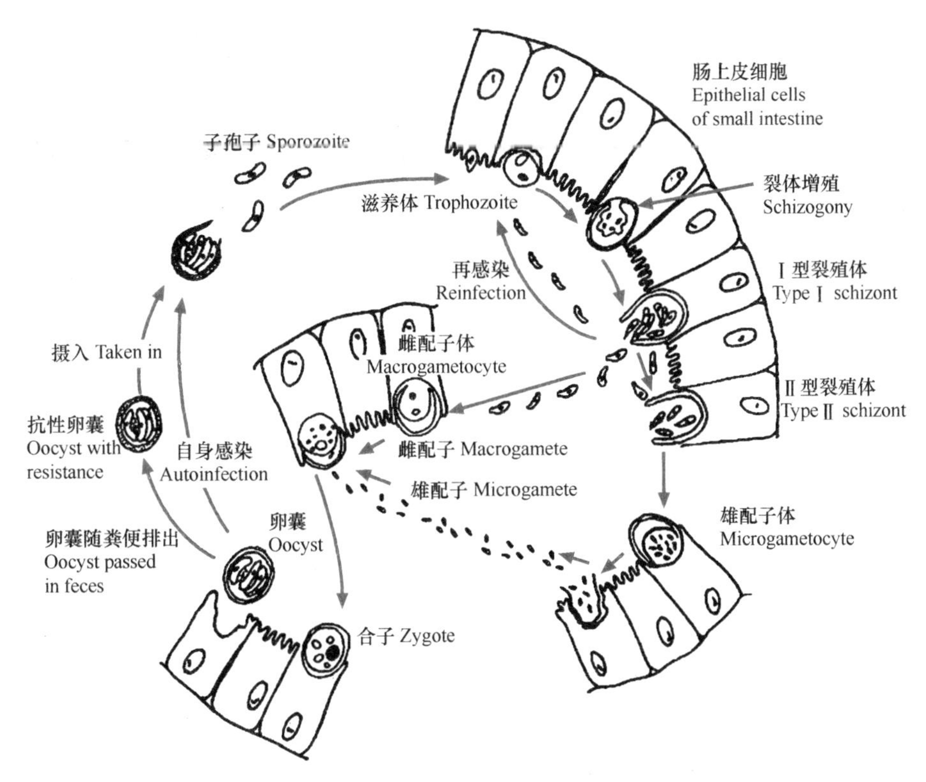

图 13-8 隐孢子虫生活史 Life cycle of *Cryptosporidium*

伴有腹痛、腹胀、恶心、呕吐、食欲缺乏或厌食、口渴和发热等症状。病程一般持续 1～2 周，随后，患者会症状逐渐减轻或消退。免疫功能缺陷或受损、营养不良，或伴有恶性肿瘤和 AIDS 的患者，由于体内原虫的迅速繁殖和播散，其临床表现为严重腹泻。而严重的隐孢子虫病患者可出现重度脱水、电解质紊乱和营养不良，甚至引发全身功能衰竭而死亡。

隐孢子虫主要寄生于宿主回肠和结肠内，严重时可播散到整个消化道。播散型隐孢子虫病常见于免疫功能缺陷或受损者，虫体可播散到胆道、胰腺、肝和呼吸道等肠外器官，并引起相应的组织和器官病变，使病情变得更加复杂、严重。播散型隐孢子虫病不易早期诊断，多在尸解时被发现。

本病亦是晚期 AIDS 患者的常见并发症，为其重要的致死原因之一。

对于年幼、年老体弱和免疫功能受损的水样性腹泻患者，抗菌药物治疗无效、并排除蓝氏贾第鞭毛虫感染者，应考虑隐孢子虫感染的可能。

【诊　断】

1. 病原学检查

（1）粪便或组织液检查：对于一般隐孢虫病患者，收集其腹泻粪便、呕吐物；对于播散型隐孢子虫病患者，应用十二指肠引流法或肠检胶囊法，采集胆汁和十二指肠液，涂片染色，发现卵囊作为确诊依据。也可对粪便或组织液用硫酸锌浮聚法或醛醚沉淀法，浓缩卵囊，以提高其检出率。

（2）活检：通过内窥镜采集肠黏膜病变组织，检查病原体和相关病理变化；肝活检时，应注意检查胆管上皮细胞，是否有病原体；以及支气管肺泡灌洗液检查肺上皮细胞内有无病原体，以便确诊。

常用染色方法有改良抗酸染色法、金胺-酚染色法和金胺酚-改良抗酸染色法，具体方法与卵囊形态和颜色详见第 19 章第 1 节。

2. 免疫学检测　采用 ELISA 法检测患者血清中的特异性抗体，此法敏感度很高。血清 IgG 抗体测定虽对临床诊断意义不大，但对流行病学研究很有价值。

3. 分子生物学检测　PCR 技术为检测隐孢子虫感染（病）提供了快速、敏感、精确的方法，该技术已用于虫种的鉴定。采用嵌套式 PCR 检测粪便中微小隐孢子虫，可检测出低于 1pg 的特异性 DNA，无交叉反应。基因芯片技术可用于隐孢子虫病诊断和基因型鉴别。

【流行与防治】

隐孢子虫病呈全球性分布，90 多个国家，300 多个地区有病例报告，各地区感染率高低不一。在欧洲和美洲北部地区腹泻患者中，隐孢子虫的人群感染率为1%~4%，而在非洲、澳洲和美洲的中南部地区人群的感染率3%~20%。2005年国内调查发现，腹泻患者中隐孢子虫感染率为1.4%~13.3%。

隐孢子虫感染多发生于5岁以下婴幼儿。同性恋、艾滋病或接受免疫抑制剂治疗造成免疫功能低下或损害的人群更为易感。通常以春季和夏季感染率最高。

本病是当今世界最常见的6种腹泻病之一，一些国家将其列为艾滋病患者的常规检测项目之一。美国疾病预防控制中心将其作为一种新的高传染性疾病。我国将隐孢子虫和蓝氏贾第鞭毛虫列为影响水质的两大重要病原体。

隐孢子虫病患者和带虫者是本病重要的传染源。牛、羊、猫、犬和兔等动物的隐孢子虫卵囊亦可感染人，是牧区和农村人群重要的动物源性传染源。卵囊污染水源常引起本病的局部暴发性流行，防止水源污染是阻断本病传播的重要措施。

尚无治疗本病的特效药物。对免疫功能正常的人群，采用对症和支持疗法即可治愈。对于免疫功能缺陷或受损者、慢性腹泻患者，应选用抗生素、抗原虫药物以及生物制剂等治疗。常用螺旋霉素、阿奇霉素、巴龙霉素、高效价免疫牛乳(HBC)和大蒜素等，对本病有一定疗效。

鉴于隐孢子虫病发病机制与宿主免疫功能有一定关系，有必要对患者进行一定的免疫干预治疗，即停止免疫抑制剂的使用，使机体免疫功能得以恢复。

第4节 人体寄生的其他孢子虫

一、贝氏等孢球虫

等孢球虫(*Isospora*)是一类寄生于鸟类、爬行类和哺乳类等动物肠道内的原虫，其分类地位同刚地弓形虫。寄生于人体的有贝氏等孢球虫(*Isospora belii* Wenyon, 1923)和纳塔尔等孢球虫(*Isospora natalensis* Elson-Dew, 1953)，前者是引起人类等孢球虫病(isosporiasis)最主要的病原体，尚未发现动物感染。后者目前全球仅有2例人体感染的报道，其生活史发育过程不清楚。

【形态与生活史】

贝氏等孢球虫卵囊呈长椭圆形。在人体粪便中未成熟卵囊内含有1个大而圆的细胞，大小为(23~36)μm×(12~17)μm；囊壁较薄、光滑、无色。成熟卵囊内含2个椭圆形孢子囊，孢子囊大小(12~14)μm×(7~9)μm，每个孢子囊内含4个半月形子孢子(sporozoite)和1个残留体(residual body)(图13-9)。在人体发现的纳塔尔等孢球虫卵囊大小为(24~30)μm×(21~25)μm，其形态特征与贝氏等孢球虫卵囊相似，孢子囊大小17μm×12μm。

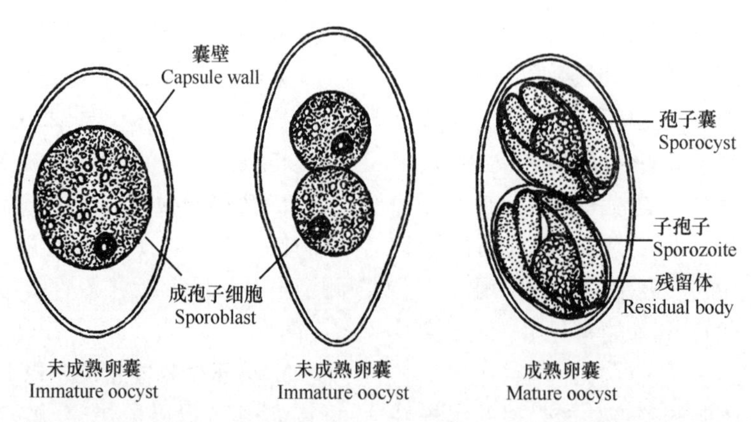

图13-9 贝氏等孢球虫卵囊形态 Morphology of oocyst for *Isospora belii*

贝氏等孢球虫生活史属于直接发育型，不需要中间宿主。发育过程包括无性裂体生殖、孢子生殖和有性配子生殖3个阶段。成熟卵囊为感染阶段，人摄入成熟卵囊污染的食物和饮水而感染。卵囊在小肠逸出8个子孢子，并侵入肠上皮细胞发育为滋养体，经裂体生殖发育为裂殖体。裂殖体成熟后，肠上皮细胞破裂散出的裂殖子侵入邻近的肠上皮细胞继续裂体生殖或形成雌、雄配子体。雌、雄配子结合形成合子，发育为卵囊，卵囊脱入肠腔，经粪便排出体外。卵囊内孢子囊可在宿主体内或外

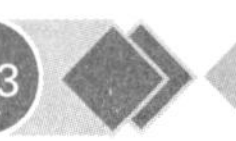

界形成,发育为成熟卵囊。

【致病与诊断】

贝氏等孢球虫感染者常无明显症状,有时可出现慢性腹泻、腹痛、厌食等症状。感染严重者可表现发热、迁延性脂肪泻,体重减轻等症状。免疫受累的患者或艾滋病患者可出现持续性腹泻,易并发肠外感染。

粪便检出卵囊可确诊。通常应用抗酸染色法或改良抗酸染色法检查卵囊;亦可采用十二指肠组织活检或内窥镜法检查病变以提高检出率。

【流行与防治】

本病呈全球性分布,以南美洲、非洲、中东和东南亚等国家多见,人群的发病率为 0.1%~1.8%。在国外从艾滋病患者调查中发现,贝氏等孢球虫的感染率为 3%~20%,它与隐孢子虫已成为艾滋病患者晚期出现腹泻最常见的病因。国内共报道人体感染 39 例。

由于该虫在粪便中难以检出,因而报道病例数较少,实际发病率并不低。在免疫功能受累的人群中,本病的发病率可高达 15%。

本病应采取综合防治措施,包括查治患者和带虫者,加强粪便、水源的管理和预防感染等。可用呋喃唑酮、复方磺胺甲噁唑、乙胺嘧啶/磺胺类药物、磷酸伯氨喹/呋喃妥因和磷酸伯氨喹/磷酸氯喹等治疗。

二、环孢子虫

环孢子虫(*Cyclospora* spp.)又称圆孢子虫,是一类新的肠道寄生原虫,属于球虫纲、艾美目、艾美科。早在 1870 年就有学者从鼹鼠的肠道中分离出该虫,1979 年 Ashford 首先报道人体环孢子虫感染病例。目前已报道的环孢子虫种共 19 种,其寄生的动物宿主范围十分广泛,包括爬行类、食虫类、啮齿类、灵长类,寄生于人体肠道内,可引起环孢子虫病(cyclosporiasis)。Ortegat 等于 1994 年从该属中发现第一个致人体疾病的虫种,即称卡耶塔环孢子虫(*Cyclospora cayetanensis* Ortega, Gilman & Sterling),该虫被认定是目前惟一能造成人类感染的环孢子虫,但本虫也能感染一些哺乳动物。目前全球的环孢子虫感染病例已有数千例,我国也报道数十例。

【形态与生活史】

成熟卵囊呈球形,直径 8~10μm。具双层囊壁,外壁厚,内壁薄。每个卵囊含有 2 个孢子囊,孢子囊为卵圆形,大小 4μm×6μm,每个孢子囊含有 2 个子孢子(图 13-10)。

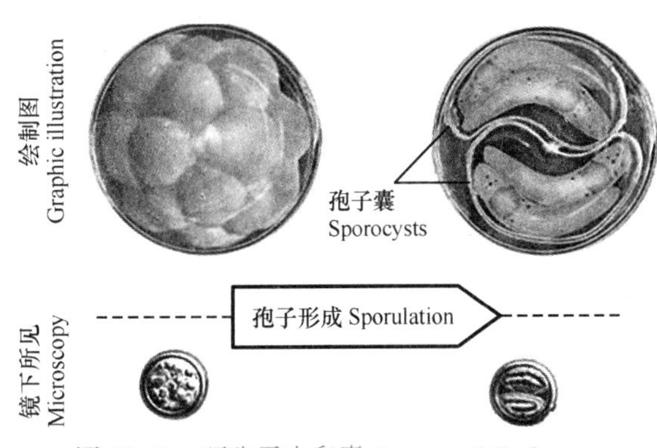

图 13-10 环孢子虫卵囊 Oocysts of *Cyclospora*

成熟卵囊经口感染人体,在空肠内经消化液作用下,孵出子孢子,并钻入肠上皮细胞,进行裂体生殖,最后发育形成含有 8~12 个裂殖子的成熟裂殖体。裂殖体破裂,逸出的裂殖子侵入新的肠上皮细胞,重复上述生殖过程。经数次裂体生殖后,侵入小肠上皮细胞的部分裂殖子分化成配子体。雌、雄配子体结合形成合子,发育成含有折光性颗粒的未成熟卵囊,随粪便排到体外。在 26~30℃ 环境下,未成熟的卵囊经数天到数周发育为具感染性的成熟卵囊。

【致病与诊断】

主要病变在小肠上段,呈轻度或中度急性炎症。部分绒毛不同程度萎缩,隐窝肥大;空肠肠上皮细胞绒毛变粗短、融合,肠细胞由柱状变为立方状,细胞间有炎症细胞浸润等。因在很多患者粪便中检查不到白细胞和红细胞,有人认为环孢子虫致病作用可能是非侵袭性。

本病潜伏期约 1 周。多数感染者为无症状带虫者,约 20% 感染者可出现不典型症状。感染严重者表现消瘦、乏力、体重减轻、持续性水样便或稀便,每天排便 3~8 次或更多次,并伴有厌食、腹痛、恶心、呕吐、肠胀气等症状。多数患者腹泻和便秘交替出现,部分患者可伴有发热。患者无脓血便,无里急后重。免疫功能缺陷或受损者,并发环孢子虫感染时,腹泻常很难控制,严重者可致死亡。病程 7 周左右,艾滋病患者可持续 4 个月,并可复发。

首选改良抗酸染色法检查粪便中卵囊,检获卵囊为确诊本病的主要依据。也可从小肠引流液、十二指肠或空肠活检标本检获卵囊确诊。

【流行与防治】

本病呈世界性分布,已有27个国家和地区报道数千病例,感染人群主要集中在卫生条件较差的南美洲。我国已报道的病例主要分布于广东、南京、西安和温州等省、市。儿童感染率高于成人,免疫功能缺陷或受损者最易感。本病感染有明显的季节性,多暴发于温暖、湿润的雨季。

成熟卵囊为感染期。人体主要经污染的饮水和食物感染。注意饮食卫生和养成良好的卫生习惯是预防感染的关键。

复方磺胺甲噁唑是治疗本病的首选药物。免疫功能正常者每日2片,分2次口服,7天一疗程;免疫功能缺陷或受损者药量加倍,10天一疗程,可清除肠道内环孢子虫。喹诺酮类作为备用治疗药物。

三、肉孢子虫

肉孢子虫(*Sarcocystis* spp)属于球虫纲、艾美目、艾美科,是一类广泛寄生于鸟类、爬行类和哺乳类等动物体内的原虫。人因误食生的或未熟的感染肉类而感染,引起肉孢子虫病(sarcocystosis)。目前已知的肉孢子虫种类有122种,以人体为终宿主的肉孢子虫仅有2种:人肉孢子虫(*Sarcocystis hominis* Railleita et Lucet,1891),又称牛人肉孢子虫,中间宿主为牛;猪人肉孢子虫(*Sarcocystis suihominis* Taelros et Laarman,1976),中间宿主为猪。由于这两种原虫都寄生于人体的小肠中,又称之为人肠肉孢子虫。此外,还有一种以人体为中间宿主的人肌肉孢子虫(*S. Lindemanni*),亦称林氏肉孢子虫,但人体感染少见。

【形态与生活史】

肉孢子虫生活史中有卵囊、孢子囊和肉孢子囊3种主要形态。

成熟卵囊椭圆形,大小(15~19)μm×(15~20)μm,囊壁较薄,内含2个孢子囊(sporocyts)。

孢子囊呈卵圆形或椭圆形,大小与卵囊相似,囊壁双层且透明,每个孢子囊内含4个子孢子(图13-11)。

肉孢子囊(sarcocyst)呈圆柱形或纺锤形,大小(1~5)cm×(0.1~1)cm。囊内有许多间隔,将囊内

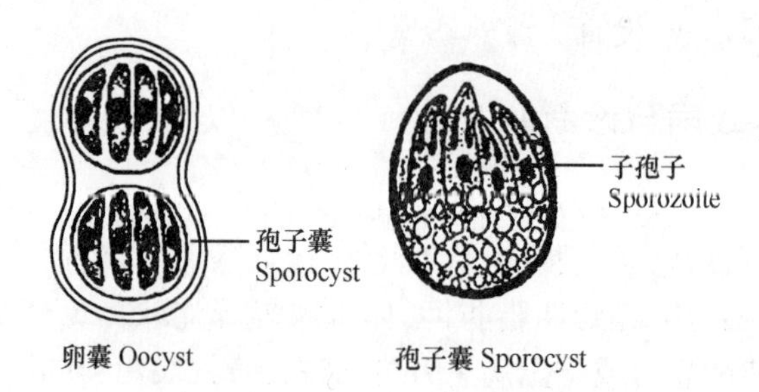

图13-11 人肉孢子虫 *Sarcocystis hominis*

缓殖子分隔成簇。

人、猕猴和黑猩猩等终宿主粪便中排出的孢子囊或卵囊被牛、猪等中间宿主食入后,在小肠内子孢子逸出,穿过肠壁进入血流,在许多脏器的血管壁内皮细胞中发育为裂殖体,经过数代的裂体生殖,产生大量的裂殖子,后者再侵入肌肉组织中发育为肉孢子囊。肉孢子囊多寄居于中间宿主的横纹肌及心肌中,囊内滋养母细胞(trophoblast)增殖生成缓殖子。

终宿主吞食含肉孢子囊的肉类,囊内缓殖子释出并侵入小肠固有层,直接发育形成雌、雄配子。雌、雄配子经配子生殖形成卵囊,卵囊在小肠固有层逐渐发育成熟。

【致病与诊断】

本病感染多呈自限性。严重感染者,可出现间歇性腹痛、腹胀、食欲缺乏、恶心和腹泻等症状,少数有贫血、坏死性肠炎等。肌肉组织中的肉孢子囊可破坏肌细胞,压迫邻近细胞与组织产生病理损害。肉孢子囊亦可释放出一种毒性很强的肉孢子毒素(sarcocystin),作用于神经系统、心、肾上腺、肝和小肠等器官组织,引起免疫病理损害,严重时可致死亡。

目前主要采用硫酸锌浮聚法,从粪便中发现孢子囊或卵囊,或采用肌肉组织活检出肉孢子囊,作为本病感染的确诊依据。

【流行与防治】

肉孢子虫病是一种动物源性寄生虫病,自然感染多见于动物,对畜牧业危害严重。人体感染较少,全球主要感染病例集中于东南亚,以我国为主,泰国次之。我国目前已报道的猪人肉孢子虫感染139例,人肉孢子虫感染236例,这些病例报道主要来自云南、广西和西藏等地区。

肉孢子虫病的流行与人们饮食习惯有着密切关系。应以预防为主,加强猪、牛等家畜饲养管理,

加强肉类卫生检疫，不吃未煮熟的肉类。

目前尚无特效药物，磺胺嘧啶、复方磺胺甲噁唑和吡喹酮等治疗本病有一定疗效。

四、巴　贝　虫

巴贝虫（*Babesia*）属于球虫纲（Coccidea）、梨形目（Piroplasmida）、巴贝科（Babesiidae），是一类广泛寄生于哺乳动物和人体的重要致病原虫。该虫是由蜱媒传播，主要在宿主的红细胞内繁殖、播散并产生毒素，引起巴贝虫病（babesiosis），又称得克萨斯红水热（Texas red-water fever），严重危害人畜健康。1888年Babes最早在罗马尼亚一条患有血红蛋白尿病牛的红细胞中发现本虫。1893年Starcovici将其正式定名为*Babesia*。1957年在欧洲报道首例人体病例。全球已发现的巴贝虫种约100多种，已明确田鼠（微小）巴贝虫（*B. microti*）、分歧巴贝虫（*B. divergens*）和邓肯巴贝虫（*B. duncani*）对人体致病。也有文献报道牛巴贝西虫（*B. bovis*）和犬巴贝虫（*B. canis*）也可以感染人。

我国最早于1982年在云南省发现巴贝虫病，迄今感染病例不超过10例。

【形态与生活史】

在红细胞内，典型的寄生虫体呈梨形，也可是圆形、环形，偶尔为不规则形。虫体大小为4.0μm×1.5μm。虫体胞质经姬姆萨染色后，呈蓝色，其边缘着色较深；细胞核染成紫红色，呈圆形或块状。在常规血涂片中，常见红细胞内多个巴贝虫呈环形排列或形成梨形小体（图13-12）。

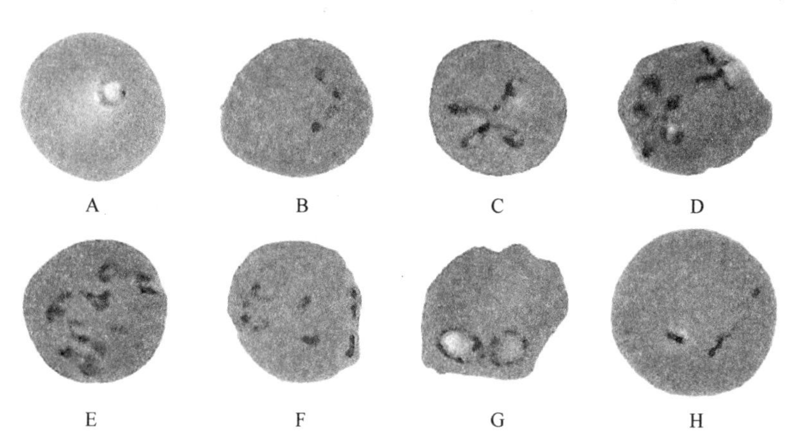

图13-12　人红细胞内巴贝虫的形态

Forms of *Babesia* Parasites in erythrocytes from a patient

生活史需经历在节肢动物宿主（硬蜱）和哺乳动物宿主或人体内发育。无性生殖阶段寄生于牛、田鼠等哺乳动物或人的红细胞内；有性生殖阶段寄生于传播媒介硬蜱体内。

感染期是子孢子。硬蜱在吸血时，将子孢子注入哺乳动物或人体内，并进入红细胞，形成纳虫空泡。在红细胞内，发育并形成滋养体。经二分裂或裂体生殖，生成裂殖子。红细胞破裂后，释放出的裂殖子再侵入其他红细胞继续繁殖。一些红细胞内原虫发育为刺样配子体（或称放射小体，ray bodies）。当硬蜱叮吸病畜或患者血液时，刺样配子体进入蜱肠上皮细胞内，进行有性的配子生殖，形成合子和初级动合子。初级动合子通过血淋巴循环，进入血细胞、肌细胞、马氏管细胞、卵细胞和卵母细胞等宿主组织细胞内，随后经发育和多分裂生殖，形成次级动合子。最后，这些次级动合子移入硬蜱唾液腺中，并在唾液腺细胞内快速多分裂生殖，形成子孢子。当硬蜱叮吸动物和人血时，这些子孢子通过唾液进行传播。此外，巴贝虫亦可经卵传播。

【致病与诊断】

本病潜伏期为1~3周。虫体侵入人体后，一方面在红细胞内寄居、大量增殖和播散，致使红细胞破坏和溶血；另一方面，通过分泌毒素，激活血管活性酶，破坏宿主的凝血机制，导致微循环紊乱及衰竭。同时，原虫及其代谢产物亦可引发宿主免疫病理反应，致肾损伤。值得注意的是，本病临床表现与疟疾极为相似。轻度感染者一般无明显症状或表现轻微，呈自限性；严重感染患者表现有寒战、发热、出汗和肌肉关节疼痛等症状。同时，伴有肝脾大、黄疸、血红蛋白尿、溶血性贫血和肾衰竭等体征。发热无周期性，以区别于疟疾。

病原学诊断以血液涂片镜检发现虫体作为确诊依据。值得注意的是，多个巴贝虫在红细胞内寄居，形似恶性疟原虫，易误诊。鉴别诊断可通过红细胞内有无疟色素以及虫体排列特征加以区别。有时，因血液中原虫太少以致光镜下难以检出虫体。动物接种是诊断巴贝虫病的敏感方法，其敏感性视感染虫种而定。

补体结合试验（CFT）、间接血凝试验（IHA）、胶乳凝集试验（LAT）、间接荧光抗体试验（IFAT）和ELISA等免疫学方法用于诊断本病具有一定的价值。

目前PCR分子生物学检测技术已用于诊断，显示其特异性和敏感性。采用18SrRNA基因、β微管蛋白基因和核糖体内部转录间隔区2的特异性引物进行扩增和序列分析，并作种间的同源性比较，可以鉴定虫种。

【流行与防治】

本病通过硬蜱在哺乳动物和人之间相互传播。已报道的重要传病媒介有全沟硬蜱、肩突硬蜱和尾突牛蜱等。常见保虫宿主是牛、马、鼠、鹿、狒狒和猴等。

全球已报道的近百个人体病例多来自美洲和欧洲。我国人体感染病例数较少。大多数人体感染出现于夏末和秋初。

预防本病的主要措施是在流行区灭蜱及防止硬蜱叮咬。除对症治疗外，可用克林霉素、奎宁和阿奇霉素等治疗。

（崔　昱　任一鑫）

第14章 纤毛虫

学习与思考

(1) 结肠小袋纤毛虫的形态特征和生活史特点是什么?

(2) 结肠小袋纤毛虫的致病特点和诊断依据是什么?

纤毛虫(ciliate)属于纤毛门(Ciliophora),是原生动物中较大的一个门类,约1万余种。大多数纤毛虫营自生生活,广泛存在于淡水、海水以及泥土中,少数可寄生于无脊椎动物和脊椎动物的消化道内。其中直口纲(Litostomatea)的结肠小袋纤毛虫(*Balantidium coli*)、微小小袋纤毛虫(*B. minutum*),层咽纲(Phyllopharyngea)的斜管纤毛虫(*Chilodonella* sp.),旋毛纲(Spirotrichea)的非洲肠肾虫(非洲夜饺虫)(*Nyctotherus africanus*)、豆形肠肾虫(豆夜饺虫)(*N. faba*)等可寄生人体。

大多数纤毛虫在生活史的各个阶段都有纤毛,有些虫种的某阶段纤毛可缺如。纤毛短而密,遍布虫体周身表面或位于虫体的部分表面,并以此作为其运动和协助摄食的细胞器。虫体表面的纤毛有节律地顺序摆动,形成波状运动,又因纤毛在排列上稍有倾斜,故而推动虫体以螺旋形旋转的方式向前运动。虫体也可依靠纤毛逆向摆动而改变运动方向。

在虫体的近前端有一明显的胞口(cytostome),下接胞咽(cytopharynx),后端有一个较小的胞肛(cytoproct)。纤毛虫具有两个大小不一的核,偶见几个小核,以横二分裂进行无性生殖,以接合生殖方式进行有性生殖。

结肠小袋纤毛虫

结肠小袋纤毛虫(*Balantidium coli* Malmsten, 1857)属于直口纲(Litostomatea)、胞口目(Vestibulifera)、肠袋科(Balantidiidae),为人体最大的寄生原虫,Malmsten(1857)在急性痢疾患者的粪便中发现,命名为结肠草履虫(*Paramecium coli*)。Stein于1862年将该虫归于肠袋科,更名为结肠小袋纤毛虫。该虫通常寄生在人体结肠内,也可寄生在回肠,偶尔侵入肠黏膜及黏膜下组织,形成溃疡或脓肿,引起结肠小袋纤毛虫痢疾(balantidial dysentery)。该虫引起的肠外播散病变较为罕见。

【形 态】

生活史有滋养体和包囊两个发育阶段(图14-1)。

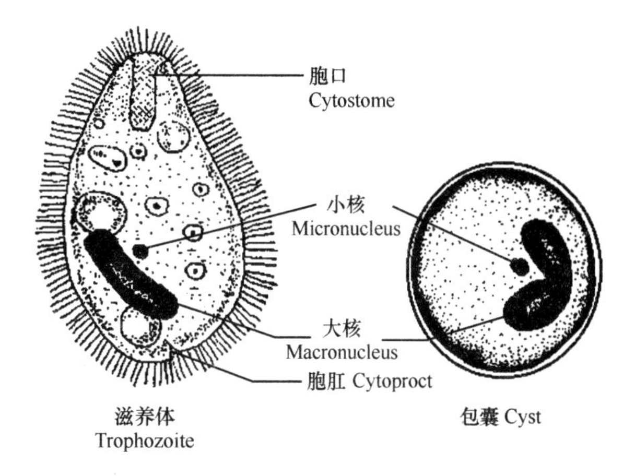

图14-1 结肠小袋纤毛虫 *Balantidium coli*

滋养体呈椭圆形,腹面略扁平,背面稍突起;淡灰略带绿色、较透明;大小(30~200)μm×(25~120)μm。体表有紧密而稍呈斜行排列的纤毛,可规律性摆动。虫体前端腹面有一凹陷的胞口,下接漏斗形胞咽,借助胞口纤毛的摆动,将颗粒状食物(淀粉粒、细胞、细菌、油滴状物)送入胞咽,在虫体内形成食物泡(food vacuole),消化后的残留物经虫体后端的胞肛排出体外。细胞质内有两个伸缩泡(contractile vacuole),分别位于虫体中部和后部,其大小可变化,以调节渗透压。苏木精染色后虫体中部可见一个充满染色质粒的肾形大核(macronucleus)和一个圆形小核(micronucleus),后者位于前者的凹陷处。

包囊圆球形或卵圆形,直径40~60μm;淡黄或淡绿色;囊壁厚而透明;染色后可见胞核。新形成的包囊在活体时可见到囊内的滋养体,有明显的纤毛,并在囊内活动,经过一定时间后,纤毛可消失。

【生 活 史】

包囊是其感染阶段,包囊污染的食物或饮水经口进入宿主体内,在肠道被消化液作用后脱囊形成滋养体。滋养体在人体最常见的寄生部位为结肠，滋养体以淀粉、细菌及肠壁细胞等为食，迅速生长，主要以横二分裂方式生殖（有时也可进行接合生殖）。滋养体随着肠内容物向肠管下端移动，由于肠内理化环境的变化，水分减少，部分滋养体变圆，同时分泌囊壁将虫体包围形成包囊，随粪便排出体外。包囊在外界不再进行分裂生殖。在适宜条件下，滋养体也可随宿主粪便排到外界后形成包囊。在人体内的滋养体很少形成包囊，而在猪肠内的滋养体则可形成大量包囊（图 14-2）。

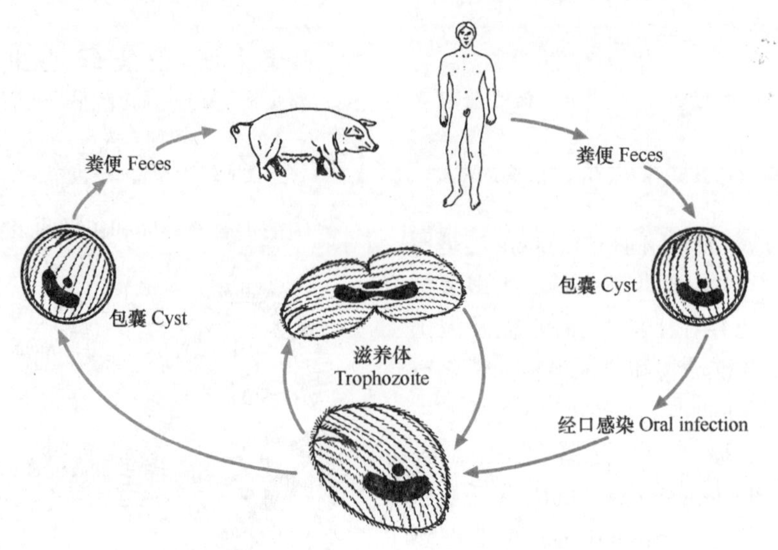

图 14-2 结肠小袋纤毛虫生活史 Life cycle of *Balantidium coli*

Balantidium coli is the largest protozoan parasite in humans. It lives in the cecum and colon of humans, pigs, guinea pigs, rats, and many other mammals. It is not readily transmissible from one host species to another, since it requires a period of time to adjust to the symbiotic flora of a new host. However, when adapted to a host species, the protozoan flourishes and can become a serious pathogen, particularly in humans. Trophozoites multiply by transverse fission. Conjugation has been observed in culture but may occur only rarely, if at all, in nature. Encystment is instigated by dehydration of feces as it passes to the rectum. These protozoa can also encyst after being passed in feces, this is an important factor in the epidemiology of the disease. Human infection occurs when cysts are ingested, usually in contaminated food or water. Infection is most likely to occur in malnourished persons with low stomach acidity.

【致 病】

滋养体主要寄生在结肠，偶可侵犯回肠末端。虫体的机械性刺激、继发感染及分泌透明质酸酶等物质，对宿主肠黏膜及黏膜下组织造成损伤，形成烧瓶状溃疡（与阿米巴溃疡相似）而导致痢疾。溃疡处有淋巴细胞和多核白细胞浸润，如伴有出血和继发细菌感染，将发生结肠或阑尾穿孔、腹膜炎等。滋养体偶可经淋巴通道或直接蔓延侵袭肠外组织，如肝、肺、盆腔或泌尿生殖器官等，曾报道从1例慢性鼻炎患者的鼻分泌物中查到滋养体。

临床表现可分为三型：多数感染者为无症状型，但粪便中可有虫体排出，这在流行病学上有重要意义；急性痢疾型，常突然发病，可有腹痛、腹泻和黏液便，并伴有里急后重，有的出现脱水，营养不良及消瘦；急性期治疗不当或不及时可转为慢性，慢性型患者可有上腹部不适，回盲部及乙状结肠部压痛，周期性腹泻，粪便呈粥样或水样，常伴有黏液，但无脓血。

【诊断】

粪便直接涂片查到滋养体或包囊可确诊。由于虫体较大，一般不易漏检。新鲜粪便反复送检可提高检出率。必要时，采用乙状结肠镜活检或用阿米巴培养基培养。

【流行与防治】

结肠小袋纤毛虫呈世界性分布，多见于热带和亚热带地区，其中以菲律宾、新几内亚、中美洲等地区最为常见。我国分布广泛，广西、广东、辽宁、福

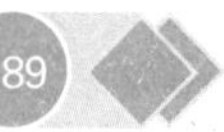

建、宁夏、甘肃、新疆等22个省(区)均有病例报道。已知30多种动物可感染此虫，以猪的感染较为普遍，感染率20%~100%。通常认为人的感染来源于猪，少数病例有与猪接触史，故认为猪是主要保虫宿主和重要传染源。

人体感染主要是通过摄入被包囊污染的食物或饮水。滋养体对外界环境有一定的抵抗力，在厌氧的环境和室温条件下能存活10天，但在胃酸中很快被杀死。因此，滋养体不是主要的传播阶段。包囊的抵抗力较强，在室温中至少存活2周，在潮湿环境里能存活2个月，在干燥而阴暗的环境里能存活1~2周，在阳光直射下经3小时才能杀死，对化学药物也有较强的抵抗力，在10%甲醛中可存活4小时，苯酚中可活3小时。

该病的防治原则与肠组织内阿米巴病相同。本病的发病率不高，重在预防。应加强卫生宣传教育，注意个人卫生、饮食卫生，保护易感人群。管好人粪、猪粪，避免包囊污染食物和水源，切断传播途径。治疗患者和带虫者，控制传染源，治疗药物可选用甲硝唑、四环素和黄连素等。

(孟晓丽)

第15章 芽囊原虫

学习与思考

（1）人芽囊原虫的形态特征和生活史特点是什么？

（2）人芽囊原虫的致病特点和诊断依据是什么？

芽囊原虫（*Blastocystis* pp.）属于色混界（Chromista）、色物亚界（Chromobiota）、双环门（Bigyra）、芽囊纲（Blastocystea），该类原虫寄生于人和其他哺乳动物、鸟类和两栖类动物的消化道。寄生于人体的惟一虫种为人芽囊原虫（*Blastocystis hominis*）。

人芽囊原虫

人芽囊原虫（*Blastocystis hominis* Brumpt，1912）可寄生于人和其他灵长类动物的肠道，曾长期被误认为是对人体无害的肠道酵母菌。1967年Zierdt根据超微结构特点，确定为原虫，1993年江静波等将其归入人芽囊原虫新亚门（Blastocysta）。目前认为，人芽囊原虫是导致人类腹泻的重要机会致病原虫。

【形　　态】

人芽囊原虫形态结构复杂、多变。体外培养的人芽囊原虫分为空泡型、颗粒型、阿米巴型和包囊型4种类型，在宿主粪便中常见空泡型。在碘液涂片中，空泡型虫体呈圆形或卵圆形，直径4.99～60μm，多数为6～15μm；中央见一透亮的大空泡，有时空泡较小，或呈网状结构；外围一环形或月牙形细胞质；核为2～4个。颗粒型虫体呈圆形或卵圆形，大小与空泡型相当，虫体内充满颗粒状物质，主要为代谢颗粒、脂肪颗粒和生殖颗粒。阿米巴型虫体形似溶组织内阿米巴滋养体，形状多变，有时可见伪足伸缩运动，体内有许多明显的小颗粒状物质。包囊型形态较单一，为圆形或卵圆形，直径3～8μm，囊壁较厚，内无中央空泡，含1～4个细胞核。此外，偶见复分裂型，虫体具增殖现象，一个虫体可分裂成3个、4个或更多虫体（彩图Ⅱ，图15-1）。

【生　活　史】

人芽囊原虫滋养体主要寄生于人和其他灵长类动物的回盲部，以肠腔内容物为营养来源，包囊不断随粪便排出。其生活史尚不完全清楚。一般认为，阿米巴型为致病阶段，包囊为感染阶段。基本过程可能是包囊→空泡型→阿米巴型→包囊。

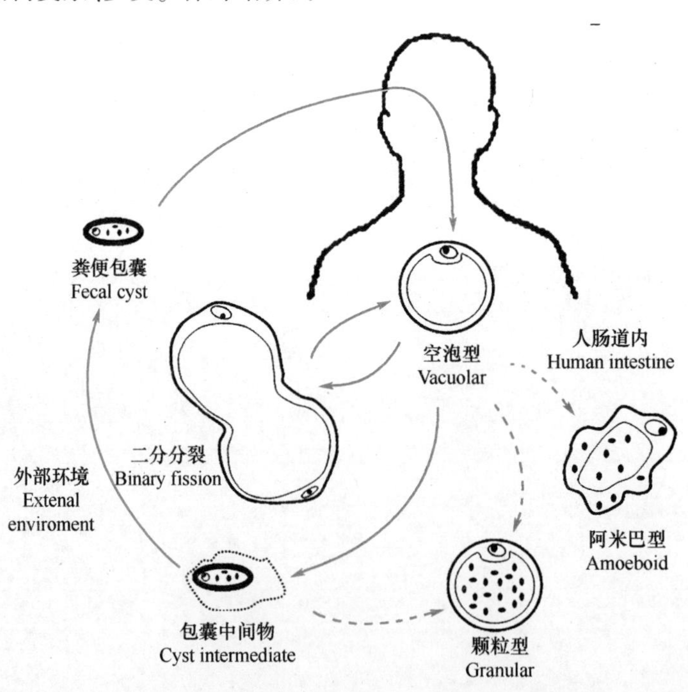

图15-1　人芽囊原虫的形态与生活史　Morphology and life cycle of *Blastocystis hominis*

空泡型虫体中心出现颗粒而转变为颗粒型虫体，虫体中的生殖颗粒发育成子细胞；空泡型也可转变为复分裂型。生殖方式有二分裂、内二芽生殖和裂体生殖及由生殖颗粒直接发育成了细胞(图 15-1)。

【致病与诊断】

人芽囊原虫的致病机制尚不清楚，一般认为其致病力较弱。实验发现，人芽囊原虫侵入小鼠肠壁后，局部组织会出现炎症细胞浸润、绒毛水肿等病变。约有 44.12% 的人群为带虫者，无明显临床症状。腹泻为最主要的症状，粪便多呈稀汁样，可检出白细胞和黏液。轻症者表现为间歇性腹泻，腹泻数天即可自愈，其他症状轻。重症者出现经常性腹泻，粪便多为糊便、水样便，也可黏液血便，并伴有腹痛、腹胀、恶心、甚至发热和寒战及厌食、乏力等症状，症状持续或反复出现，常呈慢性迁延性。此外，其致病性与人体免疫功能降低有关，已发现 56% 的感染者伴有免疫功能低下，HIV 患者易感染人芽囊原虫，而且症状严重，治疗困难。

病原学检查主要是从粪便中检获虫体，常用方法有粪便直接涂片法、浓集法、碘液染色法、姬姆萨或瑞氏染色法及培养法。在碘液涂片中可见虫体具较大的中央空泡和环状细胞质，表膜较薄。应注意与溶组织内阿米巴、哈氏内阿米巴、微小内蜒阿米巴的包囊和隐孢子虫卵囊以及一些真菌相鉴别。

【流行与防治】

人芽囊原虫呈全球性分布，为人体消化道内常见寄生原虫，发展中国家人群感染率较高。1988～1992 年我国首次人体寄生虫调查显示，全国 22 省(区、市)检出人芽囊原虫感染者，平均感染率 1.284%，估计全国感染人数为 1666 万。近几年来，我国报道一些新的感染病例，由人芽囊原虫所致腹泻的发病率呈现上升趋势。

本病的传染源为粪便中排出人芽囊原虫者。犬、猫、猪、鼠等多种动物亦有芽囊原虫寄生，其虫体的形态结构与人芽囊原虫相似，因此这些家畜有可能也是本病的重要保虫宿主和传染源。接触污染的水源和食物是主要感染途径；蝇和蜚蠊有可能是重要的传播媒介。

预防应加强卫生宣传教育，注意个人卫生、饮食卫生，粪便无害化处理，保护水源，消灭蝇和蜚蠊，对从事饮食行业人员定期体检并及时治疗等。免疫功能正常和有轻微症状者无需治疗；对虫体寄生量较多或出现严重症状者，可选甲硝唑、甲氟喹或双碘喹啉等药物治疗，对甲硝唑有抗性的虫株也可改用复方磺胺甲噁唑治疗。

(孟晓丽)

第4篇 医学节肢动物

第16章 医学节肢动物概论

学习与思考

(1) 节肢动物的主要特征是什么？医学节肢动物主要有哪些类群？

(2) 医学节肢动物对人的危害有哪些？

(3) 媒介节肢动物传播病原体的方式有哪些？

(4) 如何防制媒介节肢动物？

节肢动物门(Arthropoda)是动物界中最大的门,种类繁多、分布广泛,占动物种类的2/3以上。可侵害人类或传播疾病,具有医学重要性的节肢动物称为医学节肢动物(medical arthropod)。研究医学节肢动物的形态、分类、生态、与人类疾病的关系及其防制的科学称为医学节肢动物学(medical arthropodology)。由于与医学有关的节肢动物绝大多数属于昆虫纲,医学节肢动物学通常又称医学昆虫学(medical entomology)。它既是医学寄生虫学、流行病学和公共卫生学的重要组成部分,又是一门独立的学科。

Members of the Phylum Arthropoda constitute the largest assemblage of species in the Animal Kingdom and the most important source of human disease. Thus, this is an important component of medical parasitology. Some arthropods may serve as the causal agents themselves, or as intermediate host (or vector), then pass the pathogens to healthy persons. These arthropods are named medical arthropods (medical pests, medical insects). Medical arthropodology is the science that deals with the relationship of insects, arachnids that have medical importance, the morphology, taxonomy, bionomics (or ecology), and the control of the pests. Because the most pests are belong to Insecta, the term medical entomology is customarily used in a broad sense that involves arachnids, such as ticks and mites, which are not insects but nevertheless may be considerable medical important.

第1节 医学节肢动物的特征与分类

一、节肢动物的主要特征

节肢动物的共同特征是:体躯分节、左右对称,具有分节的附肢(如足,触角、触须等)和由几丁质组成的外骨骼(exoskeleton)。

神经系统的主干在腹面;循环系统在背面,整个循环系统为开放式。体内具有简单的体腔,血淋巴(haemolymph)在其中流动,又称为血腔(haemocoele),血腔及血淋巴延伸到所有的附肢。节肢动物发育过程大多经历蜕皮(ecdysis)和变态(metamorphosis)。

二、医学节肢动物的主要类群

节肢动物门通常分为13纲,与医学有关的节肢动物主要分布在5个纲,以昆虫纲和蛛形纲最为重要。

1. 昆虫纲(Insecta) 成虫分头、胸、腹3部分。头部有触角1对,胸部有足3对。与人类疾病有关的常见种类有:蚊、蝇、白蛉、蠓、蚋、虻、蚤、虱、臭虫、蜚蠊、锥蝽、桑毛虫、松毛虫、毒隐翅虫等。

2. 蛛形纲(Arachnida) 成虫分头胸和腹2部分,或头胸腹愈合成躯体(idiosoma),成虫足4对,无触角。以书肺、气管或表皮呼吸。常见种类有蜱、螨、蜘蛛、蝎等。

3. 甲壳纲(Crustacea) 虫体分头胸部和腹部,有触角2对,步足5对。多数水栖,以鳃呼吸。常见的种类有石蟹、淡水虾、蝲蛄、水蚤等,是某些蠕虫的中间宿主。

4. 唇足纲(Chilopoda) 虫体窄长,由头及若干形状相似的体节组成。头部有触角1对;体节除

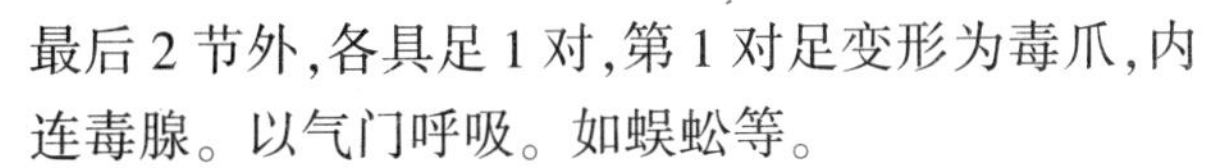

最后 2 节外，各具足 1 对，第 1 对足变形为毒爪，内连毒腺。以气门呼吸。如蜈蚣等。

5. 倍足纲（Diplopoda）　成虫呈长管形，多节，由头及若干形状相似的体节组成。头节有 1 对触角；除第一体节外，每节均具足 2 对。以气门呼吸。其分泌物可引起皮肤过敏。常见种类有马陆、千足虫等。

第 2 节　医学节肢动物对人类的危害

节肢动物危害人体的方式多种多样，大致可分为直接危害和间接危害两大类。

一、直接危害

1. 骚扰和吸血　吸血节肢动物在其孳生地及活动场所常成群袭击人群，使人不堪忍受，甚至无法工作。如蚊、虱、蚤、臭虫等叮咬人体吸血；蝇在厨房、居室内活动骚扰，影响人的正常工作、生活或睡眠；在野外，蠓、蚋、蜱、螨、蜂类等侵袭人体，不仅造成机械损伤，甚至使人发生"恐虫症（herpetophobia）"。

2. 毒害　节肢动物分泌毒物或叮刺时将毒液注入人体为常见现象，其分泌的有毒物质通常经下列 3 个途径注入或接触人体。①含毒的唾液或毒腺液由口器叮刺而注入皮下，如毒蜘蛛、蜱类、蜈蚣等刺咬人体后，不仅局部产生红、肿、痛，有时还可引起全身症状；硬蜱叮刺后唾液可使宿主出现蜱瘫痪（tick paralysis）。②由螯器（常是特化了的产卵管构造）刺螯人体，注入毒液，引起被刺人体中毒，如黄蜂等。③分泌毒质，如松毛虫、刺蛾科、毒蛾科幼虫等的毒毛及毒液可通过接触引起皮肤和结膜发炎，严重者可致骨关节病变，毒隐翅虫的毒素（毒隐翅虫素）接触皮肤可引起隐翅虫皮炎等。

3. 超敏反应　节肢动物的唾液、分泌物、排泄物、蜕皮及残体颗粒等蛋白质作为致敏源，接触有过敏体质的人群，可引起人体超敏反应。接触某种虫体或虫体成分，如毒毛的残余颗粒等引起速发型超敏反应，出现剧痒、湿疹、哮喘或干草热症状等。有时亦可呈慢性变态反应，如鼻炎、荨麻疹等。环境中许多昆虫和螨类通过与人体接触或经呼吸道而致病，如尘螨引起的哮喘、鼻炎，革螨、恙螨引致的螨性皮炎。昆虫叮咬、刺螯人体或分泌毒液也可引起人体超敏反应。

4. 侵害组织和寄生　有些医学节肢动物可以寄生于人和动物体内或体表引起病变，如某些蝇类幼虫侵害宿主组织引起蝇蛆病（myiasis），蝇卵或蝇蛆可随食物经口或直接经皮肤伤口进入人体消化、泌尿、生殖系统以及皮肤、鼻腔、眼窝等器官；穿皮潜蚤的雌虫寄生于人体足趾等部位皮肤内引起潜蚤病（tungiasis）；疥螨寄生于皮肤内引起疥疮（scabies）等。

二、间接危害

医学节肢动物可以在人和/或动物之间传播病原体，由节肢动物传播的疾病称为虫媒病（insect-borne disease）。传播疾病的节肢动物称为媒介节肢动物或媒介昆虫。按传播过程中病原体与媒介节肢动物的关系，传播方式可分为：

1. 机械性传播（mechanical transmission）　媒介节肢动物机械性传播病原体不涉及病原体在媒介体内的发育或/和繁殖的生物学过程，是一种非特异性传播。病原体在媒介节肢动物体内或体表没有发生明显的形态或生物学变化，主要有蝇和蜚蠊等杂食性昆虫传播阿米巴原虫包囊、蠕虫卵、志贺菌、伤寒沙门菌等。

2. 生物性传播（biological transmission）　生物性传播是媒介节肢动物传播疾病的最重要方式。病原体必须在媒介节肢动物体内经历发育或/和增殖之后才具有感染力，是病原体完成生活史不可缺少的环节。从病原体侵入节肢动物体内，到具有感染力的过程所需要的时间称为外潜伏期（extrinsic incubation period）。根据病原体在节肢动物体内发育或/和增殖的情况，分为 4 种传播方式：

（1）发育式传播（developmental transmission）：病原体在节肢动物体内只有发育阶段的形态结构及生理、生化特性等的变化，没有增殖过程。如丝虫幼虫在雌蚊胃内，经过脱鞘进入胸肌发育成为感染期幼虫，只发育不增殖。

Indevelopmental transmission, the disease-producing organism undergoes vital cyclical changes in the arthropod vector but does not multiply there.

（2）增殖式传播（propagative transmission）：病原体在节肢动物体内，只有数量增多，没有发生形态上的明显变化。例如黄热病毒和登革病毒在蚊虫体内、恙虫病东方体在恙螨体内、鼠疫耶尔森菌在蚤体内、回归热疏螺旋体在虱体内的增殖等。

In propagative transmission, the disease-producing organism reproduces in the arthropod but undergoes no further development; examples are the encephalitis A & B viruses in tick-vectors, mosquito-vectors respectively, bacillus of the plague in the flea host, etc.

(3) 发育增殖式传播(developmental-propagative transmission):病原体在节肢动物体内,不仅有发育阶段的形态变化,而且数量也增加。病原体必须完成发育和增殖并到达特定部位之后,才能传染给人。例如,疟原虫雌、雄配子体在雌性按蚊体内经受精作用形成合子,发育为动合子、卵囊。卵囊进行孢子生殖,形成数千个子孢子,子孢子在进入蚊唾液腺后,通过雌性按蚊的吸血活动,分泌唾液使子孢子感染人体。

In developmental-propagative transmission, the disease-producing organism not only reproduces but undergoes cyclical changes in the arthropod as well.

(4) 经卵传递式传播(transovarian transmission):某些病原体,特别是病毒、立克次体、螺旋体等可以在节肢动物体内增殖,也能侵入其卵巢,进入卵内,使卵具有感染性,并经卵将病原体传递到下一代。在流行病学上,这类传递方式称作垂直传递(vertical transmission),多见于恙螨类、蜱类以及蚊和白蛉等。例如,恙螨幼虫传播恙虫病东方体,蜱类传播森林脑炎、新疆出血热、Q热等,蚊体内的乙型脑炎病毒和登革病毒也可经卵传递。

Transovarian transmission, some arthropods notably the mites and ticks, may transmit disease agent to their offspring by invasion of the pathogens to the ovary or the developing eggs, e.g. chiggers.

病原体经节肢动物传播的过程有两个关键环节:一是节肢动物从宿主中获得病原体,一般都通过吸血来完成;二是节肢动物把病原体传播给脊椎动物宿主或人,通过吸血传播,或其含病原体的粪便、压碎的虫体或基节腺分泌物污染了皮肤伤口或黏膜使宿主感染。

我国主要虫媒病及其主要媒介节肢动物见表16-1。

表16-1 我国主要的虫媒病及其主要病媒节肢动物

Major arthropod borne diseases and their vectors in China

虫媒病	病原体	主要传播媒介	生物性传播	媒介传病方式
流行性乙型脑炎	乙型脑炎病毒	三带喙库蚊	pt、tot	叮咬吸血
登革热	登革病毒	埃及伊蚊、白纹伊蚊	pt、tot	叮咬吸血
森林脑炎	森林脑炎病毒	全沟硬蜱	pt、tot	叮咬吸血
新疆出血热	克里米亚出血热病毒	亚东璃眼蜱	pt、tot	叮咬吸血
肾综合征出血热	汉坦病毒	革螨	pt、tot	叮咬吸血等
流行性斑疹伤寒	普氏立克次体	人虱	pt	虱碎体、粪污染伤口
鼠型斑疹伤寒	莫氏立克次体	印鼠客蚤	pt	蚤粪污染伤口
恙虫病	恙虫病东方体	地里纤恙螨,红纤恙螨	tot	叮咬吸组织液
Q热	伯纳特柯克斯体	硬蜱和软蜱	pt、tot	叮咬、粪污染
腺型鼠疫	鼠疫耶尔森菌	印鼠客蚤、方形黄鼠蚤、长须山蚤	pt	叮咬、粪污染
野兔热	土拉弗菌	蜱、革螨	pt、tot	叮咬
虱媒回归热	回归热疏螺旋体	人虱	pt	虱碎体污染人皮肤伤口
蜱媒回归热	波斯疏螺旋体 拉氏疏螺旋体	钝缘蜱	pt、tot	叮咬,基节液污染
莱姆病	伯氏疏螺旋体	全沟硬蜱等	pt、tot	叮咬吸血
疟疾	疟原虫	中华按蚊、嗜人按蚊、微小按蚊、大劣按蚊	dpt	叮咬吸血
黑热病	杜氏利什曼原虫	中华白蛉、长管白蛉、吴氏白蛉	dpt	叮咬吸血
马来丝虫病	马来布鲁线虫	中华按蚊、嗜人按蚊	dt	叮咬
班氏丝虫病	班氏吴策线虫	致倦库蚊、淡色库蚊	dt	叮咬

注:dt=发育式传播;pt=增殖式传播;dpt=发育增殖式传播;tot=经卵传递式传播。

三、节肢动物与生物武器

节肢动物可携带多种病原体，又具有很强的繁殖和扩散能力，常被用于制造生物武器(bioweapon)。

In nature, insects harbor many pathogens, and they have the abilities of propagation and dispersion, they had been used as ideal vectors for some deadly pathogens in wars historically.

作为生物武器，节肢动物携带的病原体不仅限于其自然传播的种类，病原体也不仅限于对人的危害，也可能对家畜、经济作物等造成危害。所以，应熟悉有关生物武器防制知识，如了解敌投昆虫的种类、数量及其生态，敌投昆虫地区的疫情，敌投昆虫的病原学检验等。

第3节 媒介节肢动物的防制

媒介节肢动物的防制是虫媒病防治工作中的重要环节。总的原则是加强领导，制定法规，健全机构，发动群众并加以指导，开展防制研究，采取综合措施。

综合防制(integrated pest management，IPM)是从害虫及其环境以及社会经济条件出发，合理运用各种标本兼治、以治本为主的防制手段，组合成一套系统的防制措施，经济、简便、安全、有效地把害虫种群控制在不足以危害的水平，并争取予以消除、以达到除害灭病和减少骚扰的目的。防制方法大致可归为以下几个方面。

1. 环境治理 环境治理主要是结合当地媒介节肢动物的生态和生物学特点，通过改变其生存的必要环境条件，使媒介节肢动物不能孳生和生存，从而达到预防和控制虫媒病的目的。环境治理包括环境改造和环境处理，例如通过基础卫生设施的改造和修建，阴沟、阳沟和臭水沟等排水沟渠的改造，以减少孳生场所，防止媒介节肢动物孳生、繁殖；改善人们的居住条件和生活习惯，搞好环境卫生，以减少病原体-媒介-人三者的接触机会，从而防止虫媒病的传播。

环境治理的优点是可以对媒介节肢动物从根本上达到防制的目的，对人类的生活环境有利无害，不破坏生态平衡；缺点是需要投入大量的劳动力和资金，不能立刻见效。

2. 化学防制 用化学药剂(杀虫剂、驱虫剂、诱虫剂等)毒杀或驱除节肢动物。化学杀虫剂具有见效快、使用方便，以及适于大规模应用等优点，是媒介种群密度高、虫媒病流行时的主要防制手段。由于存在环境污染和病媒害虫抗药性的问题，应同时采取合理的技术措施(如适当的器械、剂型、剂量等)，并结合节肢动物的生态习性，根据药剂的作用和性能，有针对性地使用，以期尽可能地减少环境污染并发挥药剂的最大效能。参见本书附录Ⅱ卫生杀虫剂简介。

3. 物理防制 利用各种机械、热、光、电、声等手段，捕杀、隔离或驱赶害虫。如装纱窗、纱门防止蚊、蝇等进入室内，挂蚊帐防止蚊虫叮咬；高温灭虱；用捕蝇笼、捕蝇纸诱捕蝇等均属物理防制。

4. 生物防制 利用自然界中害虫的“天敌”消灭害虫。害虫的天敌包括病毒、细菌(苏云金杆菌、球形芽孢杆菌、大链壶菌、白僵菌等)、原虫、线虫(罗索线虫)、捕食性或寄生性生物等，利用它们对害虫生长、繁殖的抑制作用，达到防制目的。如养殖寄生蜂和鱼类消灭害虫已被不少国家和地区采用。我国科学家利用分子克隆方法获得杀虫蛋白基因，将其转基因进入蓝藻，用于防制水体内的害虫幼虫。2009年1月*Science*刊登了华中师范大学与昆士兰大学研究成果：埃及伊蚊感染一种沃尔巴克体Popcorn后，寿命减半；若这项成果得以应用，可大大降低由埃及伊蚊传染的疾病，如登革热。

5. 遗传防制 通过放射线照射、化学药物处理、品系或近缘种杂交等方法，改变或移换害虫的遗传物质，培育出雄虫不育、细胞质不亲和性、染色体易位等生理上有缺陷的害虫种系，释放到自然中去，使之与自然种群交配和竞争，从而降低其繁殖势能，以期达到控制与消灭害虫自然种群的目的。

遗传防制是目前媒介防制研究的热点。利用现代分子生物学方法对害虫施行遗传操纵，试图改变害虫的习性或生理性状，或用基因敲除方法使害虫的代谢关键酶失活或缺失。利用转基因方法控制虫媒病传播的途径包括：①改变蚊虫固有基因，使病原体在媒介体内难以存活；②引入外源抗虫或抗病毒基因，破坏进入媒介体内的病原体；③改变害虫的行为，如让蚊虫叮咬其他动物而不叮咬人；④培育雄性不育的害虫，以大规模减少害虫种群数量。

上述媒介控制策略的实现，尚需要大量的基础研究支撑。如筛选抗病原体的基因(内源性和外源性抗虫、抗病毒候选基因)，外源基因如何引入并在昆虫群体中扩散(如应用转座子)，以及实验室培育的抗性和不育品系在自然界的适应性等问题。2002年以来，美、德、英国科学家已经成功培育出转基因蚊，为预防和控制疟疾、登革热带来了新的希望。

6. 法规防制 利用法律、法规或条例，进行检疫、卫生监督和强制防制。海关进出口检疫，防止媒介节肢动物从境外传入；对某些重要媒介害虫实行卫生监督，如对农业、能源、水利开发项目可能造成虫媒病流行，应接受卫生部门的监督；以法律、法规条文的形式，强制全体居民执行媒介防制工作，如新加坡为了消灭登革热，采取了强迫防制埃及伊蚊的措施，如发现家庭积水器、水缸中有埃及伊蚊孳生则重罚。

（刘红丽）

第17章 医学昆虫

第1节 医学昆虫概述

学习与思考

(1) 医学昆虫的主要形态特征有哪些?

(2) 医学昆虫的口器可分哪几种类型,各有哪些特点?

(3) 何谓昆虫发育的变态? 昆虫的变态可分哪两种类型?

昆虫属于昆虫纲(Insecta),昆虫纲是节肢动物门中最大的一个纲,也是动物界中种类最多、数量最大的类群,已知有约80万种,占动物界总数的80%左右。与人类健康有极密切关系的昆虫称为医学昆虫(medical insect),是医学节肢动物最重要的组成部分。

【形态特征】

昆虫的主要特征是成虫的躯体分为头(head)、胸(thorax)、腹(abdomen)3部分,具3对足(foot)(图17-1)。

1. 头部 头部是昆虫的感觉和取食中心,有触角、眼、口器等。触角(antennae)形态多样,具触觉、嗅觉和味觉功能。大多数昆虫有1对复眼(compound eye)及若干单眼(ocellus)。头部最重要的器官是口器(mouthparts),口器的类型与昆虫传播疾病有关。昆虫的口器大致可分为4种类型(图17-2)。

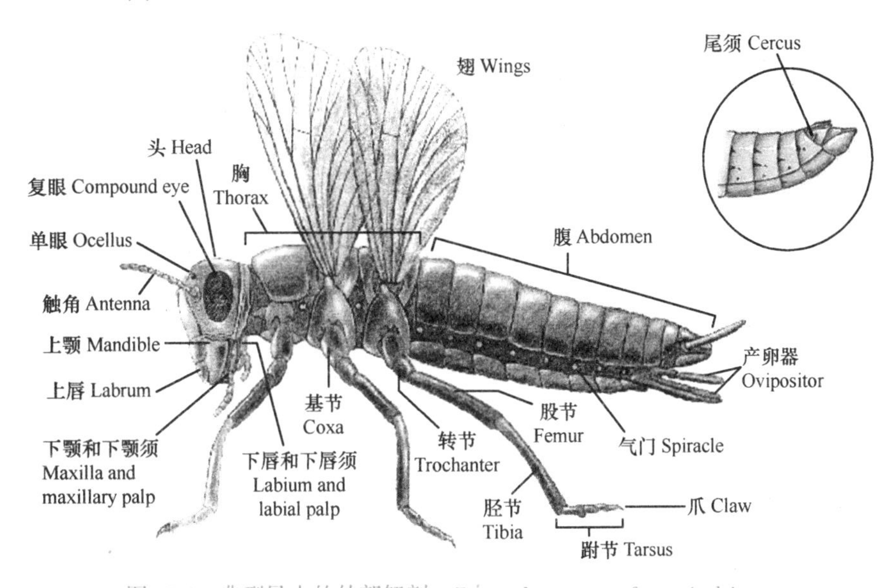

图17-1 典型昆虫的外部解剖 External anatomy of a typical insect

(1) 咀嚼式口器(chewing mouthparts):是一种原始的口器类型,由上颚(mandible)、下颚(maxilla)、上唇(labrum)、下唇(labium)和舌(hypopharynx)构成。上颚粗壮、具齿,适宜取食固体食物和咀嚼,如蜚蠊的口器。

(2) 刺吸式口器(piercing-sucking mouthparts):由咀嚼式口器的6部分特化为6根口针而来,总称喙(proboscis)。适宜取食液体食物,如蚊、白蛉成虫的口器。

(3) 舐吸式口器(sponging mouthparts):除下唇外,其余全部退化。下唇发达,末端具唇瓣,适宜刮取半流体食物,如家蝇成虫的口器。

(4) 刮舐式口器(cutting-sponging mouthparts):是虻的口器特征。上颚尖细而长,似匕首,可切断和撕裂宿主的皮肤;以下唇端部的唇瓣收集食物,由上唇与舌形成的食物道将收集的食物吸入体内。

2. 胸部 胸部是昆虫的运动中心,分前胸(prothorax)、中胸(mesothorax)和后胸(metathorax)3个胸节。各胸节具有足1对,分别称前足、中足和后足;足分为基节(coxa)、转节(trochanter)、股节(femur)、胫节(tibia)和跗节(tarsus),跗节又分1~5节,跗节末端具爪(claw)。大多数昆虫的中胸和后胸背侧各具1对翅(wings),有些昆虫只有1对前翅,后翅退化成平衡棒(halteres),如双翅目昆虫(图17-1);有些昆虫适应了寄生生活,先天性无翅,如蚤、虱。

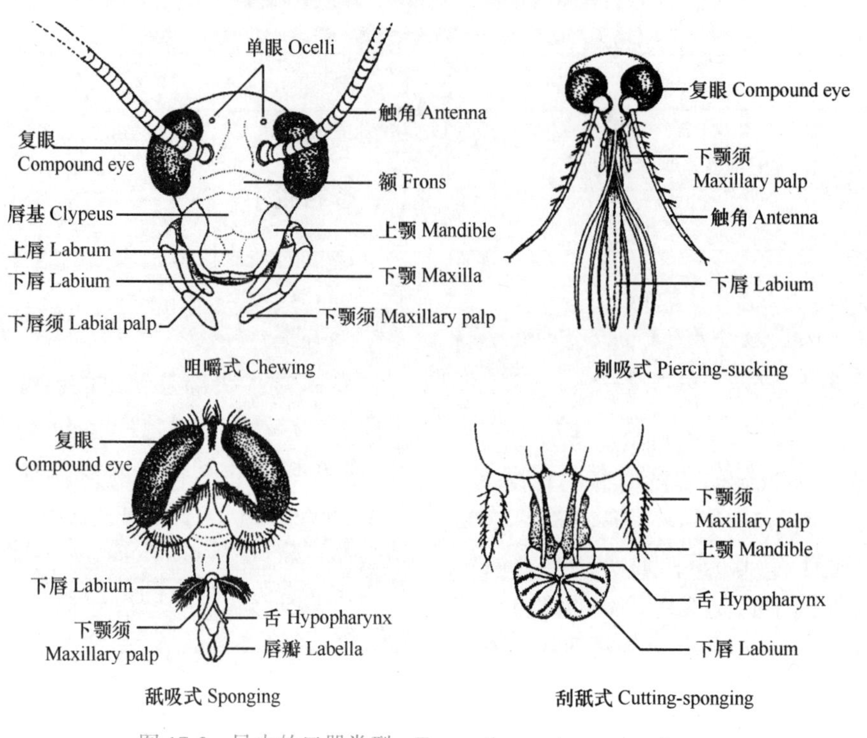

图17-2 昆虫的口器类型 Types of some insect mouthparts

3. 腹部 腹部是昆虫的营养与生殖中心。成虫腹部由11节组成(图17-1),各类昆虫的体节常有愈合变形,外表可见腹节数目差别较大。通常末端数节演化为外生殖器(external genitalia),雌虫的第8、9腹节为产卵器(ovipositor),雄虫的第9腹节为交配器(copulatory organ)。昆虫外生殖器形态结构因种而异,是昆虫种类鉴定的重要依据。

4. 内部器官 内部器官中与传播疾病有关的是消化系统和生殖系统。消化系统主要是1个从口至肛门的管状器官,分为前、中、后肠。病原体可在消化道增殖,如鼠疫耶尔森菌(*Yersinia pestis*)可在蚤的前胃刺间增殖;疟原虫可在蚊胃(中肠)壁弹力纤维膜下增殖后进入唾液腺,再经吸血传播。生殖器官很发达,雌性有1对卵巢(ovary),其发出的1对输卵管(oviduct)合并为阴道(vagina),开口于生殖腔,通常还有1对副腺(accessory genital glands)及1个受精囊(spermatheca)通入阴道。雄性生殖器官包括1对睾丸(testis),1对输精管(spermaduct)和射精管(ejaculatory duct)及其末端的阳茎,还有1对副腺和由输精管膨大形成的贮精囊(seminal vesicle)。

【发育与变态】

昆虫的发育包括胚胎发育和胚后发育。胚胎发育在卵内完成,胚后发育为变态发育,需经历从外部形态、内部结构、生理功能到生态习性、行为和本能上一系列的显著变化,才能发育至性成熟的成虫。昆虫发育过程中经历的形态变化称为变态(metamorphosis)。昆虫变态的类型很多,大致可分为完全变态和不完全变态两个类型。

1. 完全变态(complete metamorphosis) 昆虫在生长发育过程中,幼体和成体在形态、生理、生活环境以及所取食物等方面完全不同,这种发育过程称完全变态。其生活史包括卵(egg)、幼虫(larva)、蛹(pupa)和成虫(adult)4个时期。如蚊、蝇、白蛉、蚤等。

Complete metamorphosis: Larva has a very different morphology, physiology, environment and food. In metamorphosis the insect develops by four distinct stages, namely egg, larva, pupa and adult. The wings (when present) develop internally during the larval stage. Such as mosquito, fly, sandfly and flea, and so on.

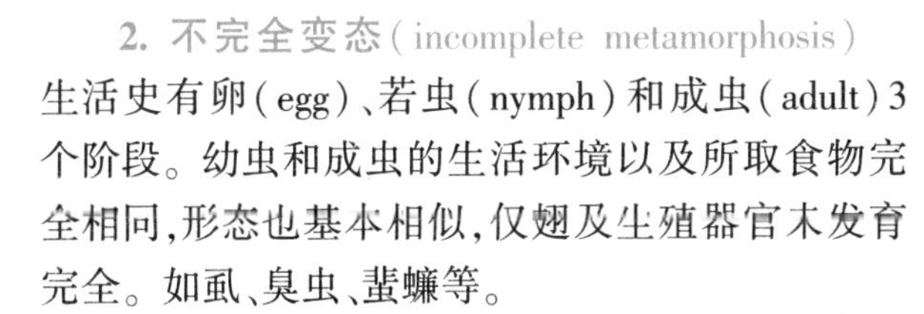

2. 不完全变态(incomplete metamorphosis) 生活史有卵(egg)、若虫(nymph)和成虫(adult)3个阶段。幼虫和成虫的生活环境以及所取食物完全相同,形态也基本相似,仅翅及生殖器官未发育完全。如虱、臭虫、蜚蠊等。

Incomplete metamorphosis: Gradual metamorphosis in insects, in which the nymphs are generally similar to the adults in body form, environment, food, only wings and reproductive system are not developed. They become more like the adults with each instar, such as louse, bed bug, cockroach, and so on.

在昆虫胚后发育过程中,幼虫或若虫均需经历数次蜕皮,将两次蜕皮之间的虫态称为龄(instar),而所对应的发育时间称为龄期(stadium),每蜕皮一次进入1个新龄期。幼虫发育为蛹的过程称为化蛹(pupation)。成虫从蛹皮中脱出的过程又称为羽化(emergence)。

【分 类】

昆虫纲有34个目,与医学有关的有9个目,其中重要的有以下6个目:

1. 双翅目(Diptera) 成虫中胸具1对翅,后胸翅退化为平衡棒。口器为刺吸式或舐吸式。幼虫呈管状,外裹1层软表皮,口器为咀嚼式。生活史为完全变态。与医学有关的种类有蚊(mosquito)、蝇(fly)、白蛉(sandfly)、蠓(midge)、蚋(black fly)、虻(tabanid fly)等。

2. 蚤目(Siphonaptera) 成虫无翅,体小而侧扁,后肢粗壮适于跳跃。口器刺吸式。幼虫蛆状,生活在宿主巢穴的泥土、缝隙中。生活史为完全变态。传播鼠疫等疾病,如致痒蚤(*Pulex irritans*)。

3. 虱目(Anoplura) 无翅,背腹扁平。口器刺吸式,胸部3节融合,足为抱握足。生活史不完全变态。传播流行性斑疹伤寒等疾病,如人虱(*Pediculus humanus*)。

4. 蜚蠊目(Blattaria) 俗称蟑螂(cockroach)。成虫中、后胸各具1对翅,前翅革质、狭长,后翅膜质、宽大,有些种的翅退化。咀嚼式口器,生活史不完全变态。通过体内外机械性携带病原体,如德国小蠊(*Blattella germanica*)。

5. 鞘翅目(Coleoptera) 完全变态,俗称甲虫。虫体坚硬,翅2对,咀嚼式口器。成虫有毒,触及皮肤可引起皮炎。如毒隐翅虫(*Paederus* sp.)。

6. 半翅目(Hemiptera) 不完全变态。刺吸式口器,体扁平,前翅基部革质,端部膜质,后翅膜质适于飞翔,或无翅。如传播美洲锥虫病(American trypanosomiasis)的骚扰锥蝽(*Triatoma infestans*);温带臭虫(*Cimex lectularius*)吸人血,并在实验条件下能传播鼠疫等疾病。

本章将对重要的种类如蚊、蝇、白蛉、蚤、虱、臭虫、蠓、蚋、虻、蜚蠊等分节叙述。

第2节 蚊

学习与思考

(1) 简述蚊的基本形态特征和生活史发育过程。

(2) 如何区别常见的三属蚊? 与蚊传播疾病有关的生活习性有哪些?

(3) 我国主要传病的蚊种有哪些? 分别传播哪些疾病?

蚊(mosquito)属双翅目(Diptera)、蚊科(Culicidae),是最重要的一类医学昆虫。全世界已知38属3350多种,我国报告18属370余种。半数以上的蚊分属于按蚊属(*Anopheles*)、伊蚊属(*Aedes*)和库蚊属(*Culex*)。这3属也是传播人类疾病的主要蚊种。

【形 态】

1. 成虫 蚊为小型昆虫,成蚊细长,长1.6~12.6mm,呈灰褐色、棕褐色或黑色。喙(proboscis)细长。1对翅,狭长,翅上有鳞片(scales)。3对足,细长。体分头、胸、腹3部分(图17-3)。

(1) 头部:呈球形,两侧有发达的复眼1对,有触角(antennae)1对、触须(maxillary palpus)1对和刺吸式口器1套。触角分15节,位于复眼前方凹陷处,节与节间有轮毛;蚊类触角具有两性特征,雌蚊的轮毛短而稀,雄蚊的长而密;触角上还有对化学物质变化产生反应的另一类短毛,尤其对二氧化碳和温度敏感,在雌蚊吸血时起重要作用。口器又称喙(proboscis),共由6根口针构成,1对上颚(mandible)、1对下颚(maxilla)、1个上唇(labrum)及1个舌(hypopharynx)。这6根口针包裹在下唇形成的口槽中,上颚和下颚末端尖细,是主要的切割器官,舌中空、内有唾液道(salivary canal),而上唇与舌间形成的食物道(food channel),使吸吮的血液流入胃内。雄蚊的上、下颚均退化,不能刺吸血液,只能以植物汁液为食。触须位于喙两侧,由5节组成(图17-4);库蚊属和伊蚊属雄蚊的触须比

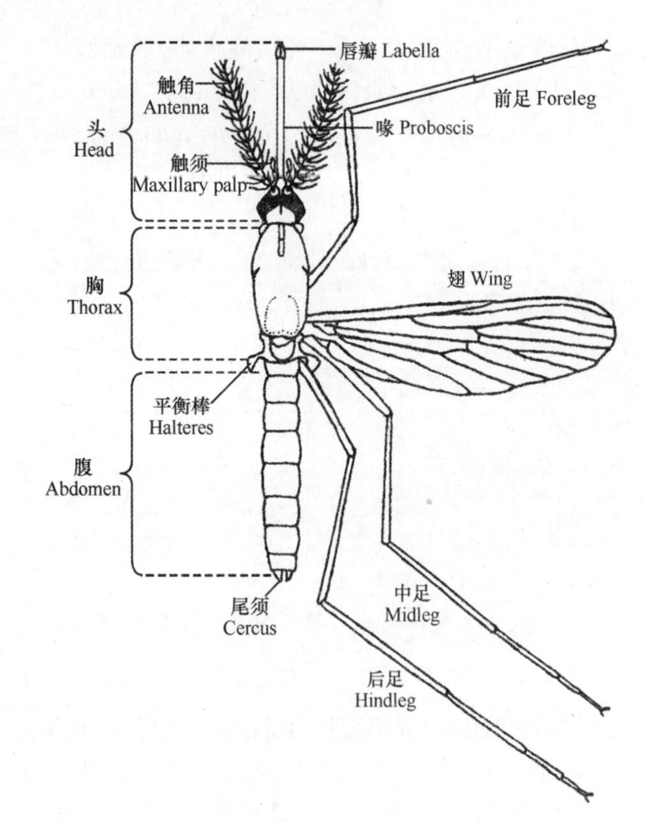

图 17-3 雌性库蚊外部解剖 External anatomy of female *Culex*

喙长或与喙等长，雌蚊的触须很短；按蚊属雌、雄蚊的触须均与喙等长，但雄蚊触须末两节膨大且向外弯曲；蚊触须的形态常用作分类的依据（图 17-5）。

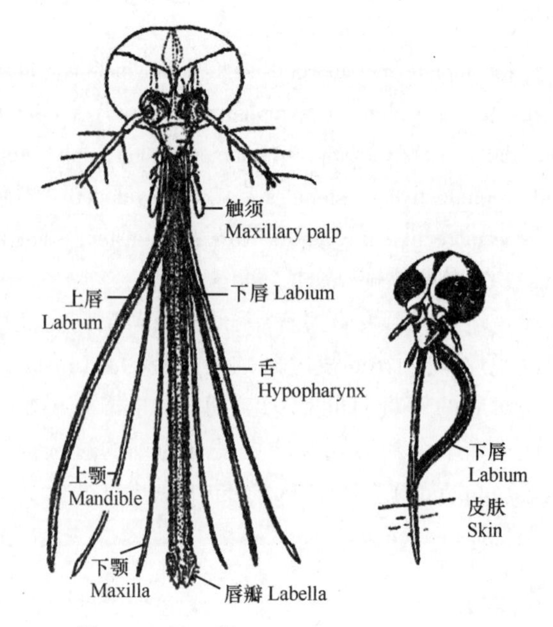

图 17-4 蚊口器 Mouthparts of Mosquito

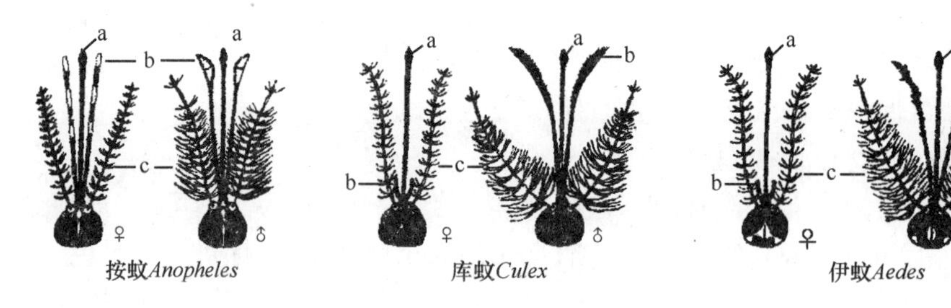

图 17-5 蚊的喙、触须和触角

a. 喙 Proboscis；b. 触须 Maxillary palp；c.触角 Antenna

（2）胸部：分前、中、后胸 3 节，中胸发达。各胸节有足 1 对，细长，覆有鳞片，鳞片为棕、黑或白色，常形成环纹。通常跗节末端着生一对爪，爪间有肉质爪垫。中胸有翅 1 对，翅狭长、膜质，被有鳞片（scales）。翅及足上常有鳞片组成的特殊斑纹，可作为分类依据。后胸有平衡棒（halter）1 对。

（3）腹部：11 节，第 1 节不显，2～8 节明显可见，末 3 节特化为外生殖器（external genitalia）。腹部背面有淡色鳞片组成的斑纹或条带。雌虫腹末有尾须（cerci）1 对，雄虫特化为钳状抱握器（clasper），构造复杂，是分类的主要依据。

（4）内部器官：蚊具有消化、排泄、呼吸、循环及生殖等系统。其中消化系统的唾液腺（salivary gland）可分泌抗血凝素，能阻止吸入的红细胞凝集，与传播疾病有重要关系。

2. 卵（egg） 椭圆形，长约 1mm，形状因种而异。按蚊卵呈舟形，两侧有浮囊（egg sac）；库蚊卵呈圆锥形无浮囊，产出后粘在一起形成卵筏（egg rafts），浮于水面；伊蚊卵呈橄榄形，沉于水底，散在分布（图 17-6）。

3. 幼虫（larva） 虫体分头、胸、腹 3 部分。咀嚼式口器。头部有触角、复眼和单眼各 1 对，口器两侧为口刷，借摆动使水流旋转取食。胸部方形，不分节。腹部细长，9 节，前 7 节相似，按蚊第 8 节背面有 1 对气门（spiracle），而库蚊和伊蚊腹部第 8 节背面有呼吸管（breathing tube）；库蚊呼吸管细长，伊蚊呼吸管粗短。按蚊腹部各节具有掌状毛，有漂浮作用。这些特征常作为幼虫分类的依据（图 17-6）。

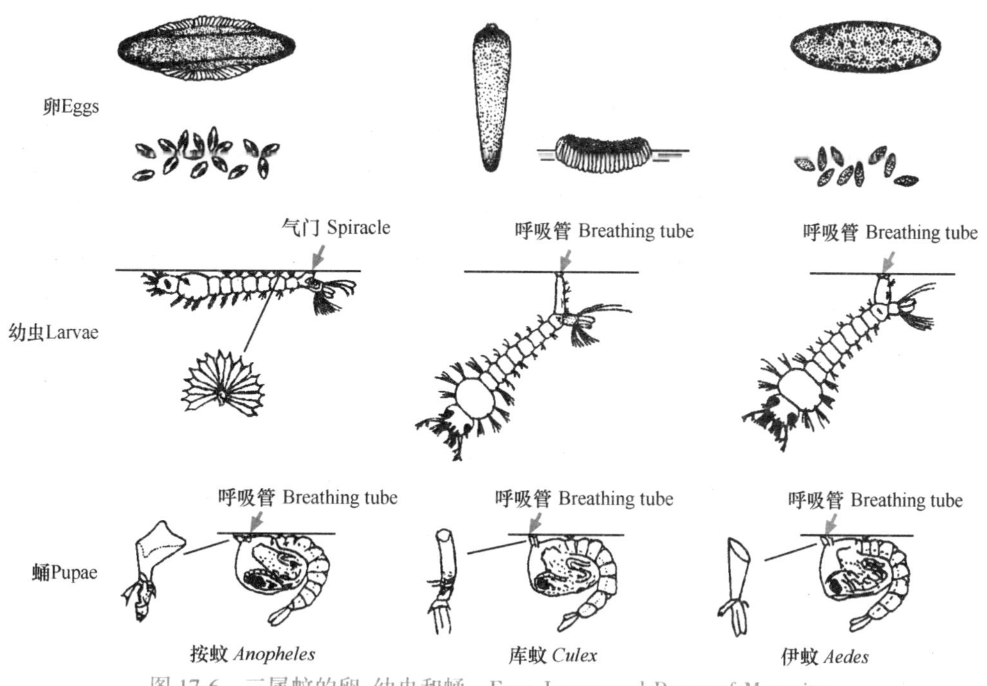

图 17-6　三属蚊的卵、幼虫和蛹　Eggs, Larvae and Pupae of Mosquitos

4. 蛹(pupa)　逗点状,胸背两侧有 1 对呼吸管,不食、能动,遇惊扰会沉入水底。第 1 腹节背面有 1 对树状毛,第 8 腹节末有 1 对尾鳍(paddle)(图 17-6)。

【生　活　史】

蚊的生活史包括卵、幼虫、蛹和成虫 4 个时期,为完全变态发育。成蚊自蛹羽化后,经 1~2 天发育即行交配,交配后雌蚊吸血,卵巢开始发育。雌蚊产卵于水中,库蚊卵相互黏附形成卵筏(egg rafts)浮在水面,按蚊卵两侧有浮囊(float),也可浮在水面,伊蚊卵则为单粒沉在水底。大部分卵在 48 小时内孵化,但也有一些可在 0℃以下越冬。蚊幼虫生活在水中,在水面呼吸。大部分幼虫以倒挂在水面的呼吸管呼吸。按蚊无呼吸管,但有平行于水面的气门。还有一些种类的幼虫附着于水生植物来获取它们所需要的空气。幼虫有 4 个龄期,以水中微生物和有机质为食。经过 4 次蜕皮,幼虫化蛹。蚊蛹是不食能动的发育期,蛹期 5~7 天,这一时期是幼虫向成虫转变的时期。当蚊的发育完成时,蛹皮裂开,成蚊羽化。全部生活史需 10~15 天,全年可繁殖 7~8 代(图 17-7)。

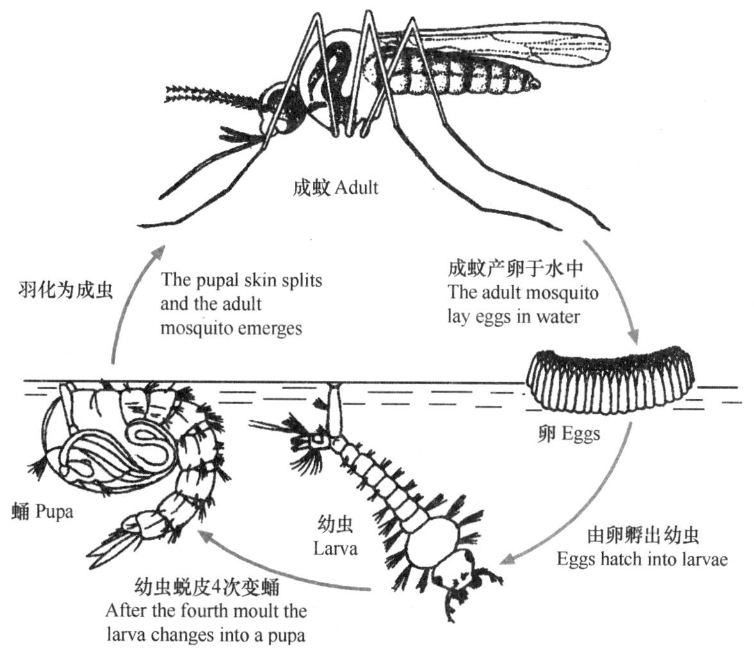

图 17-7　蚊生活史　Life cycle of Mosquito

The mosquito goes through four separate and distinct stages of its life cycle: egg, larva, pupa, and adult. After two days emerging from pupa, adults mate and females have their blood meal. After that, they lay their eggs in water. Most eggs float on the surface of the water. In the case of *Culex*, the eggs are stuck together in rafts of up to 200. Anopheles also laid their eggs on the water surface while *Aedes* lay their eggs at bottom of water. Eggs hatch into larva within 48h, others might withstand subzero winters before hatching. Most larvae have siphon tubes for breathing and hang upside down from the water surface. Anopheles larvae do not have a siphon and lie parallel to the water surface to get a supply of oxygen through a breathing opening. Some other larvae attach to plants to obtain their air supply. The larvae feed on microorganisms and organic matter in the water. After the third moult the larva changes into a pupa.

The pupal stage is a resting, non-feeding stage of development, this is the time the mosquito changes into an adult. When development is completed, the pupal skin splits and the adult mosquito (imago) emerges. The development lasts about 10-15 days; there are 7-8 generations in the whole year.

【生态与习性】

1. 孳生习性 成蚊产卵地即为其孳生地。三属成蚊产卵对水体有一定选择性,幼虫孵出后便孳生于该水体。各种蚊对环境有一定的选择性。一般来说,按蚊多产卵于静止或缓流的清水,如稻田、各类池塘、草塘、人工湖等大型或较大积水场所,为中华按蚊的主要孳生地。库蚊多产卵于污水,包括地面凹地积水、阴沟、下水道、污水坑,是淡色库蚊和致倦库蚊的主要孳生地。伊蚊产卵于小型容器的积水中,如积水的人工容器(缸、桶、盆和碗等)和植物容器(如树洞、竹筒、叶腋等可以积水的部分),是埃及伊蚊和白纹伊蚊的主要孳生地。

2. 栖息 仅雌蚊与疾病的传播有关。雌蚊吸血后要寻找阴暗、潮湿、避风的场所栖息。蚊的栖息习性有3种类型:①家栖型:饱血后的雌蚊仍留在室内,待胃血消化,卵巢成熟才离开,寻找产卵地。如淡色库蚊、嗜人按蚊。②半家栖型:吸血后在室内稍停留,然后飞出室外栖息。如中华按蚊、日月潭按蚊。③野栖型:从吸血至产卵完全在野外,如大劣按蚊。蚊的栖息习性是制定灭蚊措施的依据,但栖息习性也不是绝对不变的,同一蚊种可因地区、季节或环境不同,栖息场所也会有所不同。

3. 交配及吸血 蚊羽化后1~2天便可交配,常在吸血之前。交配以群舞形式进行,群舞是几个乃至几百、数千个雄蚊成群地在草地上空、屋檐下或人畜上空飞舞的一种性行为。雌蚊飞入舞群即与雄蚊完成交配,然后离去。通常雌蚊一生只交配1次,但有的蚊种一生交配多次。蚊的卵巢必须在吸血后才能发育,因此雌蚊交配后即寻找吸血对象。雄蚊不吸血,只吸植物汁液及花蜜,雌蚊在血源缺乏时也可吸植物汁液以保持生存。

蚊的活动主要是指寻觅宿主吸血的行为,其活动能力与温度、湿度、光照及风力等有关。多数蚊种的雌蚊在清晨、黄昏或夜间活动,伊蚊多在白天活动。在我国偏嗜人血的按蚊,如微小按蚊、嗜人按蚊、大劣按蚊,其活动高峰多在午夜前后。兼嗜人畜血的多在上半夜,如中华按蚊。嗜人按蚊吸血活动始于日落后0.5~2小时,可持续至黎明5时,吸血高峰通常在上半夜。蚊的吸血习性是判断蚊与疾病关系的一项重要内容。

4. 季节消长和越冬 蚊的季节消长与温度、湿度及雨量密切相关,也受蚊的习性和环境因素特别是农作物及耕作的影响。在长江中、下游,每年3月出现第1代幼虫,5月成蚊密度上升,7月达高峰,9月后下降。在台湾中华按蚊每年4月和9月有两个高峰。蚊的季节消长和蚊媒病流行季节密切相关。

越冬是一种休眠或滞育状态,大多以成虫越冬,如中华按蚊等。伊蚊多以卵越冬,个别蚊种可以幼虫越冬,而在热带和亚热带则无越冬。以成虫越冬的雌蚊不食不动,卵巢停止发育,脂肪体增大,隐匿在山洞、树穴、地窖、地下室、畜圈等阴暗、潮湿、不通风的地方,新陈代谢降至最低点。

【我国主要传病蚊种】

1. 中华按蚊(*Anopheles sinensis*) 成蚊灰褐色,雌蚊触须具4个白环,顶端2个宽,另2个窄;翅前缘具2个白斑,V5.2有一缝白斑。我国大部分地区都有分布。半家栖型,疟原虫的自然感染率很低,为0.1%~0.3%,但由于该蚊种分布广,数量多,仍是我国广大平原地区的重要传疟媒介,也是马来丝虫病的主要传播媒介。

2. 嗜人按蚊(*Anopheles anthropophagus*) 成蚊

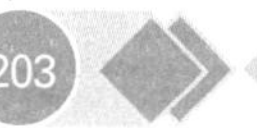

与中华按蚊相似,灰褐色,雌蚊触须较细,末端两白环宽,常相互连接;翅尖端白斑小,V5.2 无翅缝白斑或偶有不明显。该蚊是我国独有蚊种,分布在北纬34°以南地区,主要孳生于植物遮阴较好、水质清凉的静水或缓流小积水中,如稻田、茭白田、水坑、灌溉沟等。为疟疾和马来丝虫病的重要媒介,传疟作用高于中华按蚊。

3. 微小按蚊(*Anopheles minimus*) 成蚊棕褐色,小到中型蚊种。雌蚊触须具3个白环,末端两个白环等长并夹一约等长的黑环;触须后半部有一较窄白环,上述黑、白环也可有变化。翅前缘具4个白斑。各足跗节一致暗色。主要分布在我国南方山地和丘陵地带,为家栖型。是我国南方的主要传疟媒介,对疟原虫的自然感染率为1.8%~4.6%,也能自然感染班氏丝虫。

4. 大劣按蚊(*Anopheles drius*) 为灰褐色中型蚊种。雌蚊触须有4个白环,顶白环最宽。翅前缘有6个白斑,第5纵脉有6个黑斑。各股节和胫节都有白斑,后足胫节和第一跗节关节处有一明显的宽白环。大劣按蚊是热带丛林型蚊种,为我国南方特别是海南、云南西部和广西南部的山林地区最重要的传疟媒介,通常有较高的自然感染率,可实验感染班氏丝虫。

5. 淡色库蚊(*Culex pipiens pallens*)**和致倦库蚊**(*Culex pipiens quinquefasciatus*) 为尖音库蚊复组(*Cx. tritaeniorhynchus*)的两个亚种。二蚊种形态相似,主要特征为喙无白环,各足跗节无淡色环。腹部背面有基白带,淡色库蚊基白带下缘平整,而致倦库蚊基白带下缘呈弧状或半圆形。该两蚊种在我国的地理分布不同,以北纬32°~34°分界,致倦库蚊分布在南方广大地区,淡色库蚊分布于长江流域及以北地区,在分界区可有它们的中间型。为我国南方班氏丝虫病的主要媒介,感染率高达10%以上。也是流行性乙型脑炎的重要传播媒介。

6. 三带喙库蚊(*Culex tritaeniorhynchus*) 棕褐色小型蚊种。喙中段有一宽白环,触须尖端为白色;各足跗节基部有一细窄的白环;腹节背面基部均有淡黄色狭带。我国除新疆、西藏未发现外,其余各地均有分布。为绝大多数地区稻田蚊虫的优势种,但也广泛孳生在沼泽、池塘、灌溉渠、洼地积水等处。雌蚊人畜血液兼吸,而偏吸牛、马、猪、犬等血液,是我国流行性乙型脑炎的主要媒介。

7. 白纹伊蚊(*Aedes albopictus*) 黑色,体型小,有银白色斑点。在中胸盾板上有一正中白色纵纹,从前端向后伸达翅基水平的小盾片前而分叉。后跗1~4节有基白环,末节全白。腹部背面2~6节有基白带。分布较广,北达沈阳(约北纬41.8°),西北至宝鸡,西南到西藏自治区,但以北纬34°以南为常见,多孳生在居民点及其周围的容器(如缸、罐、盆、废弃轮胎等)和植物容器(如竹筒、树洞等)以及石穴等小型积水中。为登革热的主要媒介,在我国还可传播流行性乙型脑炎。

【与疾病的关系】

蚊对人的主要危害是传播疾病。主要传播以下疾病:

1. 疟疾(malaria) 由按蚊传播。全世界有按蚊350多种,有60余种传播该病,其中20余种在我国有分布。许多蚊的种群是遗传性或生态性不传播疟疾。蚊种群对疟原虫的敏感力差异与不同地区种群的基因有关;有些生态障碍,如风暴和干旱也影响蚊的取食习性、产卵、生活史以及成功地找到宿主。我国的主要传疟蚊种,在平原地区为中华按蚊,长江流域的局部山区和丘陵为嗜人按蚊,南方山区和热带丛林地区为微小按蚊和大劣按蚊。

2. 丝虫病(filariasis) 多种按蚊和库蚊是这类病原体的媒介。蚊的习性,尤其是取食习性与人作为宿主时体内微丝蚴的分布有很密切关系。例如,夜现周期性的班氏丝虫的媒介为库蚊,而其亚种周期变化后,其媒介为昼间活动的伊蚊。我国淡色库蚊和致倦库蚊是传播班氏丝虫的主要媒介,中华按蚊和嗜人按蚊是传播马来丝虫的主要媒介,东乡伊蚊也是我国东南沿海地区两种丝虫的传播媒介。

3. 病毒性疾病

(1)登革热(dengue):在亚洲和非洲流行很严重。病原体为登革热病毒(*Dengue virus*),可经卵传递。该病包括登革热和登革出血热(dengue haemorrhagic fever),传播媒介为埃及伊蚊(*Aedes aegypti*)和白纹伊蚊(*Aedes albopictus*)。登革热症状相对较轻,为两相热,肌肉与关节疼痛、皮疹、血细胞减少和淋巴结肿大。登革出血热则症状严重,临床特征为高热、出血倾向和肝大。部分患者尚伴有循环衰竭。

(2)黄热病(yellow fever):伊蚊传播。病原体为黄热病病毒(*Yellow fever virus*)。仅流行于非洲和美洲。

(3)脑炎(encephalitis):多种伊蚊和库蚊都可

作为媒介传播流行性乙型脑炎(Epidemic encephalitis B)、东方马脑炎(Eastern equine encephalitis)、西方马脑炎(Western equine encephalitis)等。

【防制原则】

防制蚊的目标是将较大区域的蚊种群密度降到不至危害的水平。防制方法包括:

1. 环境治理 一般用于某些蚊媒病,如登革热或流行性乙型脑炎流行时,在疫区进行区域性或病家室内外及其周围处理。清理各种水体以防幼虫的孳生,如清理房前屋后的积水、树洞积水以及疏通沟渠等。清理杂草等使成蚊无栖身之地。

2. 化学防制 即药物灭蚊,小范围喷洒杀虫剂以杀死蚊虫,是一种最直接有效的措施。20世纪80年代起,在我国使用溴氰菊酯或其他拟菊酯类杀虫剂浸泡蚊帐或喷洒蚊帐,经现场试验,对降低嗜人按蚊、中华按蚊及大劣按蚊密度和控制疟疾发病率效果明显,是近年抗疟工作中媒介防制的重要进展。因此,化学防制是控制蚊媒病传播的一个重要手段。然而随着杀虫剂的长期、大量使用,蚊媒的抗药性也随之发生和发展。应科学合理地使用杀虫剂。在防制工作中应重视蚊媒抗药性监测,及时发现和预测抗药性发生。可根据不同情况采取轮换用药或混合用药,以延缓或减少抗性的发生和发展。

3. 物理防制 主要是防蚊。某些物理方法使蚊虫远离人群,常用有纱门、纱窗,电子驱蚊器等。

4. 生物防制 放养鱼类灭蚊蚴,如在水沟、水池、河溪放养柳条鱼,在荷花缸、宾馆公园内的小型水池放养观赏鱼类,在稻田内放养鲤鱼、非洲鲫鱼以及在灌溉沟内放养草鱼等。某些线虫、微生物可寄生于蚊蚴,如苏云金杆菌(*Bacillus thuringiensis*)Bti-14株或球形芽孢杆菌(*B. sphaericus*,Bs)。使用这些生物杀虫剂都可减低蚊虫的密度。

5. 遗传防制 使用多种方法处理媒介蚊虫,使其遗传物质改变,从而降低其生殖能力。这些方法有:雄性不育,细胞质不亲和,杂种不育,染色体异位,基因替换等。

6. 法规防制 利用法律或条例规定防止媒介蚊的传入、监督对蚊的防制以及强制性灭蚊。特别要加强机场和港口的检疫,防止媒介携带入境,通过运输工具扩散。

(张锡林)

第3节 蝇

学习与思考

(1) 蝇的主要形态特征是什么?

(2) 简述蝇的生活史与生态习性。

(3) 成蝇的哪些身体结构和习性与传播疾病有关?

蝇(fly)属于双翅目(Diptera)、环裂亚目(Gyclorrhapha)。全世界已知34 000多种,我国记录约1500种。与人类疾病有关的种类多属蝇科(Muscidae)、丽蝇科(Calliphoridae)、麻蝇科(Sarcophagidae)和狂蝇科(Oestridae)。

【形　态】

1. 成虫 体长5~10mm,呈灰、黑、褐色,有些种类带有蓝、绿、青、紫等金属光泽,全身被有鬃毛(bristle)。

头部有大而明显的复眼(compound eye)1对。头顶部有单眼(ocellus)3个,呈三角形排列。颜面有1对触角(antenna),分为3节,第3节基部外侧有1根触角芒(antennal arista)。非吸血蝇为舐吸式口器(sponging mouthparts),由基喙(rostrum)、中喙(haustellum)及1对唇瓣(labellum)构成,口器可伸缩折叠(图17-8)。吸血蝇为刺吸式口器(piercing-sucking mouthparts),能刺入人、畜皮肤吸血。

胸部分为3节,中胸发达,前、后胸退化。前翅1对,后翅退化为平衡棒。足3对,足由基、转、股、胫、跗5节组成;跗节(tarsus)分5节,末端有爪(claw)及爪垫(pulvillus)1对,中间有1个爪间突(empodium);爪垫发达,肉质,可分泌黏液,能携带各种病原体。

腹部可见5节,其余特化为外生殖器(external genitalia)。雄性外生殖器是分类的重要依据。

2. 卵 长约1mm,乳白色,香蕉形,常几十至几百粒堆积成块状。夏季1天可孵化。

3. 幼虫 俗称蛆(maggot),幼虫分3龄。圆柱形,前尖后钝;无足、无眼;多为乳白色。头部有1对口钩;胸3节,第1节两侧有前气门1对;腹部第8节后侧有后气门1对。幼虫的口钩、前气门、后气门是幼虫分类的主要依据。

4. 蛹 蛹壳由成熟幼虫的表皮硬化形成,圆筒形,长5~8mm,蛹壳颜色随时间可由淡黄色逐渐至棕褐色或黑色。

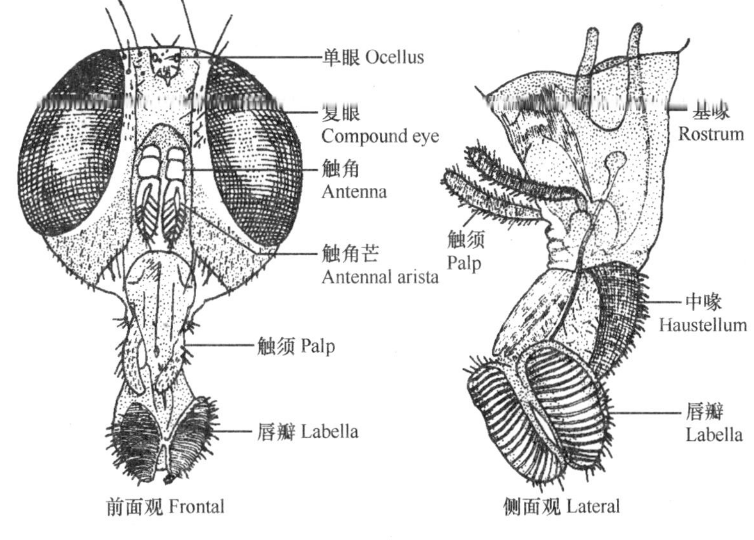

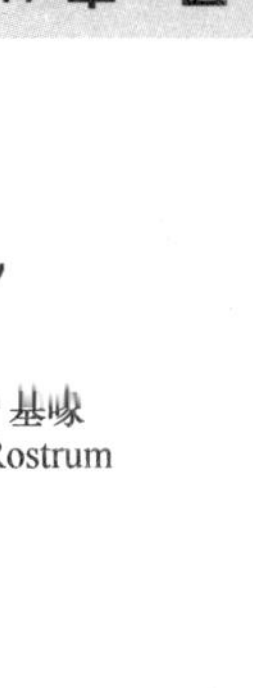

图 17-8 蝇头部结构 Structures of fly head

【生 活 史】

完全变态,包括卵、幼虫、蛹、成虫 4 期。少数蝇类为卵胎生(ovoviviparity),直接产幼虫,如麻蝇。成蝇羽化后 2~3 天即可交配,交配后 2~3 天产卵。通常在腐生动、植物等有机质上产卵,在夏季 8~12 小时即可孵化。幼虫小,白色或较透明,蠕虫状,孵出后钻入孳生物中取食;幼虫经 3~5 天发育,两次蜕皮后为三龄幼虫,成熟的三龄幼虫钻入较干燥、疏松的土壤或孳生物中化蛹。蛹一般 3~6天羽化为成蝇。完成生活史需 7~30 天,成蝇寿命一般为 1~2 个月(图 17-9)。

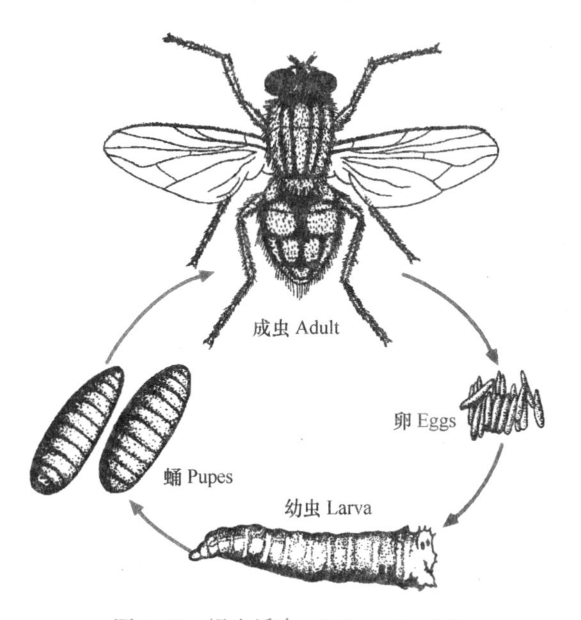

图 17-9 蝇生活史 Life cycle of fly

Complete metamorphosis. There are four stages of growth-egg, larva (or maggot), pupa, and adult. Some flies are larviparous, such as Sarcophagidae. After leaving the pupal case 2－3 days, adult flies mate and after another 2-3 days, the females begin to lay eggs. Eggs are laid on breeding material, usually dead animal or vegetable material. Most flies prefer the breeding material to be moist, but not liquid. Eggs can hatch very quickly in summer, about 12 hours after being laid. The larva is a small, white or cream colored, worm-like stage that hatched from the egg. The larva burrows into the breeding material where it feeds and grows for several days. It moults three times. Usually, the larva leaves the breeding material and moves to a dry, protected place just before becoming a pupa. The pupa is an inactive stage, like a cocoon, in which the adult fly develops. The period lasts 3-6 days. After that, adult appear. Adult flies may live for several weeks. It may take about one to four weeks for the cycle to be completed.

【生态与习性】

1. 孳生地 幼虫的生长发育以孳生地的有机物为食,根据孳生物的性质,分为 5 种类型:

(1) 粪便型:孳生于人、畜粪便,以麻蝇最多,其次为大头金蝇、巨尾阿丽蝇、家蝇等。

(2) 动物质型:在动物的尸体、毛皮等废弃物中孳生。主要有丝光绿蝇、麻蝇、丽蝇等。

（3）植物质型：如青饲料、酒糟，主要有舍蝇、厩腐蝇；烂菜中有厕蝇、黑尾黑麻蝇。

（4）垃圾型：常见丝光绿蝇、舍蝇、厩腐蝇、厕蝇、小金蝇等。

（5）寄生型：蝇幼虫生活在宿主组织中，如胃蝇幼虫寄生在马胃中；皮蝇、狂蝇幼虫寄生在人、马的皮下、鼻腔。

2. 食性 成蝇的食性分为3类：①不食蝇类的口器退化，不能取食；成虫羽化后交配、产卵，并很快死亡，如狂蝇。②吸血蝇类为刺吸式口器，以动物和人的血液为食，雌、雄均吸血，如厩螫蝇。③非吸血蝇类为舐吸式口器，杂食性，特别喜吃分泌物、排泄物，且有边吃、边吐、边排泄的习性；多数蝇种为此类，这些特点在其传播疾病方面有重要意义；非吸血蝇是我国主要传播疾病种类。

3. 栖息活动 成蝇栖息活动场所非常广泛，垃圾堆、粪坑、畜禽体表，或圈舍，食堂、宿舍、住宅附近杂草树木等。各类蝇虽对栖息场所有所选择，但不严格。一些蝇种既可以在人、畜粪，腐败动、植物质，垃圾等地栖息，又可飞到人的住室、厨房、水果摊等处活动，这一习性对传播疾病非常重要。

4. 季节消长与越冬 蝇的季节消长，因种类和地区不同而有所差异，一般分为4种类型：春秋型（如巨尾阿丽蝇）、夏秋型（如大头金蝇）、夏型（如厩螫蝇）和秋型（如舍蝇）。1年可繁殖7~8代，蝇的季节性与肠道疾病的流行有密切关系。

蝇以蛹越冬者居多，如金蝇、丽蝇、麻蝇；少数以幼虫和成虫越冬，有些蝇（如舍蝇）幼虫、蛹及成虫均可越冬。

【我国常见蝇种】

1. 舍蝇（家蝇）（*Musca domestica*） 属蝇科（Muscidae）。体长5~8mm，灰褐色；胸部背面有4条黑色纵纹，翅的第4纵脉末段向上弯曲呈折角，其梢端与第3纵脉的梢端靠近；腹部橙黄色，并有黑色纵纹。幼虫主要孳生于畜、禽粪和垃圾中。成蝇常进入人室或附近活动，与人的食物及食具接触频繁，可传播多种疾病，特别是消化道传染病，如痢疾、伤寒、霍乱等。全国都有分布。

2. 巨尾阿丽蝇（*Aldrichina grahami*） 属丽蝇科（Calliphoridae）。体长5~12mm；胸部灰黑色，中胸背板前部中央有3条黑色纵纹，中央的1条较宽；腹部背面有深蓝色金属光泽。幼虫主要孳生于人的稀便及尿中，成蝇主要在室外活动。除新疆外，全国均有分布。

3. 丝光绿蝇（*Lucilia sericata*） 属丽蝇科。体长5~10mm，呈绿色金属光泽，颊部银白色。幼虫主要孳生于动物尸体或腐败的动物质中；成蝇常在腐烂的动物质及垃圾等处活动，也进入人室或食品店。全国均有分布。

4. 大头金蝇（*Chrysomyia megacephala*） 属丽蝇科。体长8~11mm，具青绿色金属光泽，体躯肥大；复眼深红色，颊部橘黄色。幼虫孳生于人、畜粪便及尿池中，成蝇常飞入室内，徘徊飞行。大头金蝇是夏秋季主要传病蝇种。全国分布，长江以南最多。

5. 厩螫蝇（*Stomoxys calcitrans*） 属蝇科。体长5~8mm，暗灰色，形似舍蝇，但喙较长，为刺吸式口器；胸背部有不很清晰的4条黑色纵纹，第4纵脉末段呈弧形弯曲。幼虫主要孳生于畜、禽粪及腐败植物质中；成蝇在室外活动，刺吸人、畜血液。除青藏高原外，全国均有分布，以北方为多。

6. 黑尾黑麻蝇（*Helicophagella melanura*） 属麻蝇科（Sarcophagidae）。体长6~12mm；中胸背部有3条黑色纵纹；雄外生殖器呈亮黑色，暗灰色。幼虫孳生于人、畜粪便中，有的孳生于腌菜缸或酱缸中；成蝇活动于室内、外。分布遍及全国，东部为多。

【与疾病的关系】

1. 机械性传播疾病 蝇类全身有鬃毛，足的末端有分泌黏液的爪垫；活动范围广泛；有许多利于传播病原体的习性，例如，边吃、边吐、边排便，休息时洗刷全身鬃毛等。这个类群有蝇科、丽蝇科、麻蝇科等。通常不寄生人体，但其体内和体表可携带140多种病原体。机械性传播是我国蝇类的主要传病方式，传播的疾病类型有：

（1）消化道疾病：如伤寒、痢疾、霍乱、肠道蠕虫病及原虫病，病原体来自患者的粪便。

（2）呼吸道疾病：如肺结核病、肺炎等，病原体来自患者的痰和粪便。

（3）眼病：如沙眼（trachoma）、结膜炎（conjunctivitis），病原体来自患者的眼分泌物。

（4）皮肤病：如雅司病、真菌或细菌性皮炎，病原体来自患者患处分泌物。

2. 生物性传播疾病

（1）非洲锥虫病（African trypanosomiasis）：又

叫睡眠病(sleeping sickness),主要是由吸血蝇类的舌蝇属(*Glossina*)(采采蝇)传播,雌、雄均吸血,是锥虫的中间宿主。

(2) 线虫病(nematodiasis):多种蝇可作为结膜吸吮线虫(*Thelazia callipaeda*)的中间宿主。我国的厩螫蝇可作为小胃口线虫(*Habronema microstoma*)、大胃口线虫(*H. magastoma*)的中间宿主。

3. 蝇蛆病 多种蝇的幼虫可寄生于人、畜的皮下、组织、腔道等部位,引起蝇蛆病。根据寄生部位可分:口鼻蝇蛆病,耳道蝇蛆病,眼蝇蛆病,肛门、泌尿生殖道蝇蛆病,胃肠蝇蛆病,皮蝇蛆病,创伤蝇蛆病等。

【防制原则】

1. 环境防制 是最重要的防制手段。搞好环境卫生,清除垃圾、粪便、腐殖质及食品行业的下脚料和废弃物等有机物,消除蝇的食物来源和孳生地。

2. 化学防制 在蝇活动、栖息场所喷洒杀虫剂可快速、有效的杀灭蝇幼虫和成虫。但由于蝇的抗药性和环境污染问题,提倡用其他灭蝇方法。

3. 物理防制 安装纱门、纱窗,防止成蝇入室;直接拍打灭蝇;可用粘蝇纸、诱蝇笼、电子灭蝇灯等方法诱杀成蝇;通过淹杀、闷杀、蒸气烫杀、堆肥等方法杀灭幼虫及蛹;此外,也可使用市售的电蚊拍灭蝇。

4. 激素防制 保幼激素可对蝇幼虫后期的蜕皮起瓦解作用,产生具有幼虫和成虫两期特性的中间型,该中间型昆虫很快会死亡;蜕皮激素可干扰成虫表皮的发育,使蛹不能发育为成虫;信息素则是雌、雄蝇相互吸引的化学物质,是一种性激素,可利用它诱杀成蝇。

5. 生物防制 如苏云金杆菌,对蚊、蝇均有明显的毒素作用,幼虫吞食后可致蛹死亡。

第4节 白 蛉

学习与思考

(1) 白蛉的主要形态特点有哪些?

(2) 简述白蛉的生活史与生态习性。

(3) 白蛉主要传播哪些疾病?

白蛉(sandfly)为小型吸血昆虫,属双翅目、毛蛉科(Psychodidae)、白蛉亚科(Phlebotominae),全世界已知600余种,我国已报告40余种或亚种,分属白蛉属(*Phlebotomus*)、司蛉属(*Sergentomyia*)和异蛉属(*Idiophlebotomus*)。重要种类有中华白蛉指名亚种(*Phlebotomus chinensis chinensis*)、中华白蛉长管亚种(*Ph. c. longiductus*)、吴氏白蛉(*Phlebotomus wui*)等,传播黑热病、白蛉热等。

【形 态】

1. 成虫 淡黄色或棕色,长1.5~4.0mm,全身密被细毛。头球形,复眼大而黑;细长触角1对,分16节;触须1对;刺吸式口器。口腔内有口甲(buccal armature)和色板(pigmented area),咽内有咽甲(pharynx armature),是分类的重要依据。胸分3节,背部隆起;翅1对,狭长并被有长毛,末端尖;停立时两翅向背面竖立,与躯体约呈45°角。足3对,细长、多毛。腹部10节,多被毛,第1节长毛竖立,2~6节被长毛;这些毛丛有竖立毛、平卧毛和杂交毛三种,是分类的重要依据。腹末2节特化为生殖器,雄性外生殖器(external genitalia)与雌蛉受精囊(spermatheca)的形态是分类的重要依据。

2. 卵 椭圆形,初生为灰白色,渐变为深褐色或黑色,大小为0.38mm×0.12mm,卵壳具纹迹。

3. 幼虫 毛虫状,白色,分为4个龄期。4龄幼虫长约3mm,尾端有尾鬃2对。

4. 蛹 淡黄色,体外无茧,分为头胸部和腹部,尾端有4龄幼虫蜕下的外皮,不食不动。

【生 活 史】

完全变态,有卵、幼虫、蛹、成虫4期。成虫羽化后1~2天可交配(多在吸血前)。雄蛉交配后死亡,雌蛉可活2~3周。雌蛉一生交配1次,但可多次产卵。雌蛉产卵于背风、疏松、有机质丰富的地表泥土、墙缝或树洞中。在适宜条件下,卵约经10天孵化,幼虫以泥土中腐烂植物或食草动物粪便或其他有机物为食,25~30天后幼虫成熟,不再取食。在干燥疏松的土质中化蛹,经6~10天蛹期,即羽化为成虫。整个生活史需6~9周(图17-10)。少数白蛉可无吸血生殖,如我国的中华白蛉。

Complete metamorphosis. There are four stages in its life cycle: egg, larva, pupa and adult. After emerging from the pupae 1-2 days, adults will mate. Then female have the blood meal. Female mate only once, but lay eggs several times. The eggs are laid around a potential breeding site. They hatch within 1-2 weeks. Larvae feed on dead organic matter and are found in damp places containing organic matter such as cracks in walls or rock, animal burrows and shelters, caves. The period lasts about 25-30 days. After that, they will pupate. In regions with cool winter, larvae diapauses in the fourth (final) instar. Pupal development takes 5-10 days. Some sandflies lay eggs before sucking blood, such as *Phlebotomus chinensis*. Male sandfly will die after mating, while female could survive for 2-3 weeks. The entire life cycle takes 6-9 weeks except in diapausing species (stopping development when conditions become too cold).

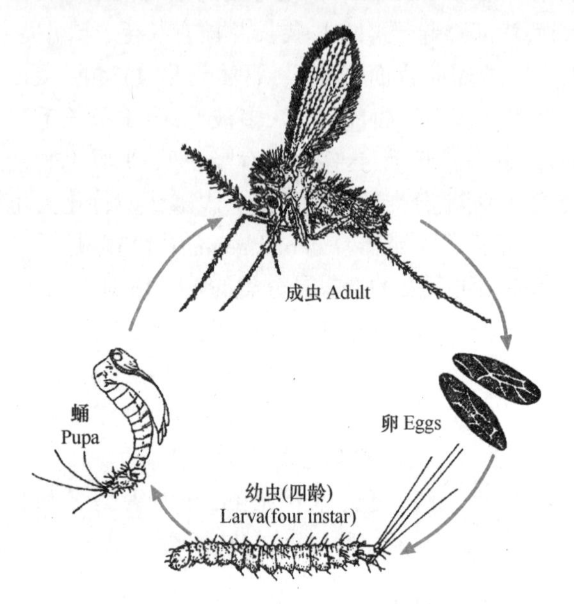

图 17-10 白蛉生活史 Life cycle of Sandfly

【生态与习性】

1. 孳生地 幼虫生活于土壤中,多见于土质疏松、温暖、潮湿、有机质丰富、不受水和旱的影响,小气候稳定的场所,如人房、畜圈、厕所、动物洞穴、墙角、墙缝等处。

2. 食性 雄蛉不吸血,仅吸食植物汁液。雌蛉羽化后24小时开始吸血,吸血多发生在黄昏后及黎明前。竖立毛类白蛉嗜吸人及哺乳动物血,平卧毛类白蛉嗜吸鸟、爬行动物和两栖类动物的血。

3. 栖息与活动 飞翔能力弱,活动范围一般在30m内。喜阴暗、无风处。有家栖、半家栖和野栖三种栖息习性。家栖蛉种主要栖于居民点的居室和畜圈内,野外罕见,如平原地区的家栖型中华白蛉。半家栖中华白蛉主要栖息于黄土高原沟壑地区。野栖蛉种主要栖息于野外或荒漠地区,多栖息于各种洞穴如鼠洞、山洞、枯井等,如吴氏白蛉。

4. 季节消长和越冬 白蛉出现的季节较短,因种和地区略有差异。在北方,中华白蛉5月下旬出现,6月中旬达到高峰,8月中旬终止;而长管白蛉出现于5月上中旬,6月和8月两个高峰,9月绝迹。白蛉的出现与温度、湿度和雨量都有关系。出现和终止时平均温度在18℃,高峰时为25℃,大多1年繁殖1代。以幼虫在地面浅表10cm处越冬。

【与疾病关系】

1. 黑热病(kala-azar) 又称内脏利什曼病(visceral leishmaniasis),病原体为杜氏利什曼原虫(*Leishmania donovani*)。我国新疆等地有黑热病的自然疫源地,保虫宿主为野生动物。传播黑热病的白蛉主要为中华白蛉(*Phlebotomus chinensis*),新疆南部平原地区为中华白蛉长管亚种(*Ph. c. longiductus*),新疆塔里木盆地及内蒙古额济纳旗为吴氏白蛉(*Phlebotomus wui*)。

2. 东方疖(oriental sore) 病原体是热带利什曼原虫(*Leishmania tropica*)。主要流行于中东、地中海、印度等地,传播媒介为巴氏白蛉(*Phlebotomus papatasis*)、司氏白蛉(*Phlebotomus sergenti*)等。

3. 皮肤黏膜利什曼病(mucocutaneous leishmaniasis) 病原体为巴西利什曼原虫(*Leishmania braziliensis*),分布于南美洲。

4. 白蛉热(sandfly fever) 病原体为病毒,流行于地中海、亚洲南部(印度、中国南部)和部分南美洲国家。传播该病的白蛉通常有2个属:分布于西半球的罗蛉属(*Lutzomyia*)和分布于东半球的白蛉属(*Phlebotomus*)。

【防制原则】

1. 清除孳生地 改善环境卫生,如清除房前屋后垃圾及用地表松土积肥,以破坏幼虫的孳生场所,消除白蛉的孳生环境,降低白蛉密度。但幼虫孳生地分散,消灭较困难。

2. 消灭成虫 白蛉飞翔力弱、活动范围小、出现季节短、对杀虫剂敏感,防制应以消灭成虫为主。以患者居室为中心喷洒杀虫剂,有机磷类、拟除虫菊酯类杀虫剂均有较好的杀蛉效果。

3. 个人防护 涂擦驱避剂、室内安装纱门、纱窗等,以防白蛉叮咬。还可在村庄周围安排牲畜圈栅,利用牲畜做屏障,保护人群免遭白蛉侵袭。

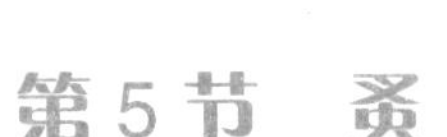

第5节 蚤

学习与思考

(1) 蚤的主要形态特点有哪些?

(2) 蚤主要传播哪些疾病?

(3) 蚤的哪些生态习性与传播疾病有关?

蚤(flea)属蚤目(Siphonaptera),是昆虫纲中1个特化的目,其形态结构高度适应寄生生活。全世界已记录229属2500多种,我国报告75属约640种。有些种类寄生在哺乳动物和鸟类体表,如印鼠客蚤(*Xenopsylla cheopis*)、致痒蚤(*Pulex irritans*)等。传播鼠疫、蠕虫病等多种疾病。

【形 态】

1. 成虫 身体两侧扁平,无翅。雌虫长1~3mm,雄虫略短。体棕黄色至深褐色,体表被满向后的鬃(bristle)、刺(spine)、毛(hair)、棘(thorn)等,有利于在宿主毛皮中活动。头呈三角形,是取食、感觉中心;触角窝(antennal fossa)将头分为前、后两部分;前头上方为额(frons),下方为颊(gena);有复眼1对;触角分3节,末端膨大,藏于触角窝;前头腹面有刺吸式口器;头部有许多鬃,据其生长部位称眼鬃、颊鬃、后头鬃等;有的种类颊部边缘有若干粗壮的棕色扁刺,成排排列,称为颊栉(genal comb)。胸部3节,有前胸栉(pronotal comb);足3对,长而粗壮,适于跳跃。腹部共10节,雄蚤第8、9节和雌蚤第7~9节为生殖节(genital segment),第10节为肛节(anus segment)(图17-11)。

2. 卵 椭圆形,长约0.4mm,暗黄色。

3. 幼虫和蛹 幼虫蛆状,白色或淡黄色。咀嚼式口器,1对触角。无眼,无足。每1体节有1~2对鬃。

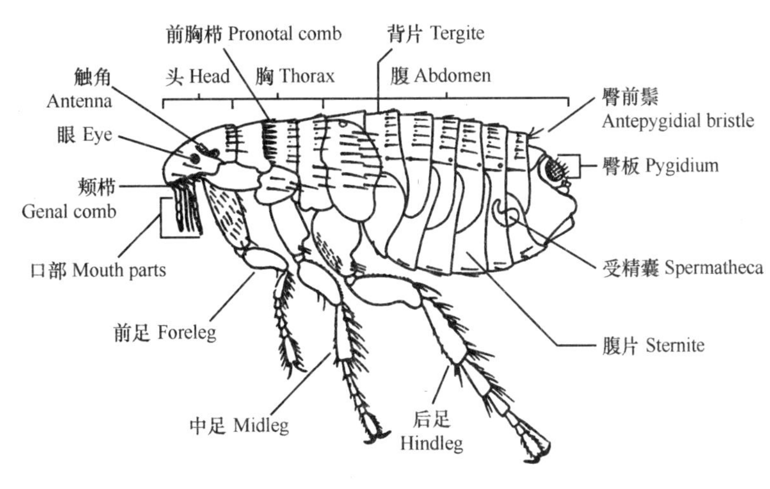

图17-11 雌蚤的形态 Morphology of female flea

蛹的体外有茧,黄白色。蛹具成虫的雏形,头、胸、腹已形成。表面常粘有灰尘或碎屑,具有伪装作用。

【生 活 史】

完全变态,生活史包括卵、幼虫、蛹和成虫4个阶段。成虫羽化后交配、吸血,并在1~2天后产卵。卵一般不黏在宿主的毛发上,而是落于宿主巢穴内阴暗、温湿的角落。在适宜条件下,卵5天可孵化。幼虫有3龄,以栖息环境中的有机物、草屑、成虫血便、宿主皮屑等为食。幼虫发育时间依环境条件(温度、湿度、氧气密度等)而异,9~200天不等。幼虫成熟后吐丝作茧,在茧内经第3次蜕皮、化蛹。蛹期1~2周,有时可达1年。羽化需外界刺激,如震动、温度升高等。蚤的寿命约1年(图17-12)。

Complete metamorphosis, fleas have four stages of development: egg, larva, pupa and adult. After eclosion, adults begin mating, and then female fleas have their blood meal. 1-2 days later they lay their eggs. Usually, eggs are hatched in 5 days. Flea larvae feed on organic debris, their own cast skins and dried blood presented in the excrement of adult fleas. Larvae shed their skins three times. They can survive for 9-200 days depending on conditions such as temperature, humidity, density of oxygen and so on. When larvae are developed, they spin silken cocoons covered with particles of dust, fibers, sand and organic debris. The time lasts about 1－2 weeks, sometimes up to 1 year. Their eclosion needs some stimulation such as vibration, increased temperature. The ages of flea are about 1 year. The life cycle varies depending on the flea species, temperature, humidity and the availability of food. The optimum development period from egg to adult is two to three weeks.

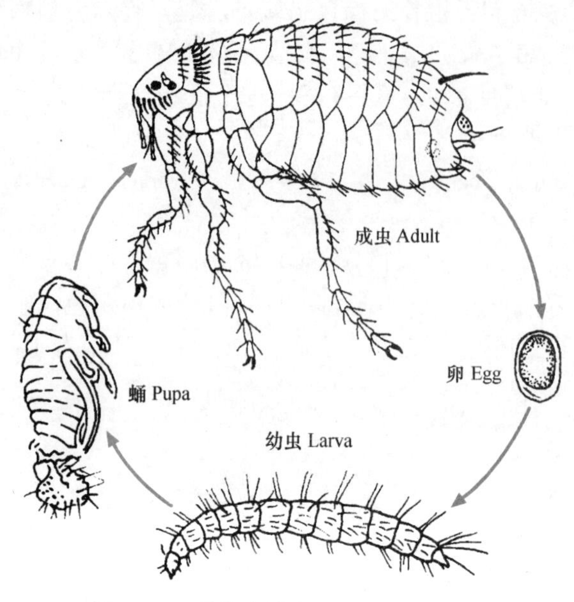

图 17-12 蚤的生活史 Life cycle of flea

【生态与习性】

1. 孳生地 喜阴暗、潮湿的环境。鼠洞、畜禽舍、屋角、墙缝、床底及土坑等均为其孳生地。

2. 吸血、产卵 雌、雄成虫均吸血，通常1天吸数次，每次吸血2~3分钟。常消化不充分，排血粪。雌蚤每产1批卵之前，需吸血1次，日产卵2~10粒，一生可产卵数百粒。

3. 羽化及温度影响 外界的刺激，如动物走近、接触及温度升高等，都可成为羽化的诱因。因此，进入久无人住的房舍会遭到蚤的袭击。蚤生活史各期对温度依赖都很大，低温会使卵的孵化、幼虫蜕皮及化蛹延迟。当宿主因体温升高或死后体温降低，成蚤就会离开，寻找新的宿主。这一习性对疾病的传播很重要。

4. 蚤与宿主的关系 据蚤依附宿主的时间长短及方式，分为3型：①游离型，自由活动并到宿主体表吸血。此型又分为毛蚤和巢蚤两类，毛蚤不离开宿主，在宿主体表随时吸血；巢蚤则留在宿主巢穴内等待宿主归来吸血，耐饥力强；大部分蚤属于毛蚤。②固着型，雌蚤可将口器长时间固定于宿主皮下吸血，雄虫游离生活，如兔蚤，绵羊蠕形蚤等。③嵌入型或寄生型，雌蚤钻入宿主皮内，但保留一孔以呼吸、产卵和排粪；雄虫游离，自生生活，可与在体表和皮内的雌虫交配。

据蚤的宿主特异性，又可分为3个类型：多宿主型，对宿主无选择性；寡宿主型，可寄生于若干宿主；单宿主型，严格寄生于1种宿主。

【与疾病的关系】

1. 直接危害 成蚤叮刺宿主，使局部皮肤瘙痒、出现丘疹等，影响休息或搔痒而继发感染。有的种类可潜入动物或人的皮下寄生，如潜蚤（*Tunga*），引起潜蚤病，如大量寄生可引起家畜贫血；该病见于中南美洲和热带非洲，我国尚无人体寄生的记录。

2. 传播疾病 蚤可感染146种病原体，传播多种人兽疾病，主要有：

（1）鼠疫（plague）：烈性传染病，病原体为鼠疫耶尔森菌（*Yersinia pestis*）。鼠疫耶尔森菌在蚤前胃内增殖，使前胃阻塞而不能进食。当蚤再次吸血时，因反复吐、吸，致病菌进入宿主体内。媒介蚤可兼吸2种宿主的血，传播人类鼠疫的蚤兼吸其他动物血。

（2）鼠型斑疹伤寒（endemic typhus）：又称地方性斑疹伤寒，由莫氏立克次体（*Rickettsia mooseri*）引起的急性传染病。该病在热带和温带的鼠类中传播，特别是家栖鼠，人群多为散发，偶可暴发流行。病原体在蚤胃及马氏管上皮细胞内繁殖，随蚤粪排出，蚤粪污染叮刺所致的伤口而感染。蚤粪中的立克次体可保持感染性长达9年。

（3）蠕虫病：蚤可作为犬复孔绦虫（*Dipylidium caninum*）、缩小膜壳绦虫（*Hymenolepis diminuta*）、微小膜壳绦虫（*H. nana*）等中间宿主，传播蠕虫病。

【防制原则】

1. 消除孳生场所 搞好居室和周围畜圈卫生，抹墙垫地、堵鼠洞，使蚤无孳生场所，难以生存。

2. 药物灭蚤 室内地面可喷洒杀虫剂，如敌百虫、溴氰菊酯等，可杀灭蚤幼虫。

3. 野外作业个人防护 涂擦驱避剂免遭蚤的叮刺。

4. 灭鼠除蚤 消灭、驱除鼠类是灭蚤的一项重要措施。

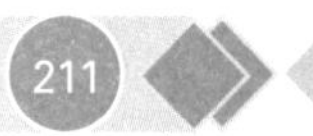

第6节 虱

学习与思考

(1) 人虱与耻阴虱的形态有哪些区别?

(2) 虱对人体有哪些危害?

(3) 虱的哪些生态习性与传播疾病有关?

虱(louse)属虱目(Anoplura),为哺乳动物和鸟类的永久性体表寄生虫。寄生人体的虱有两种:人虱(*Pediculus humanus*)和耻阴虱(*Phthirus pubis*)。人虱有2个亚种:人头虱(*Pediculus humanus capitis*)和人体虱(*Pediculus humanus corporis*)。

【形 态】

1. 人虱 人体虱呈灰白色,体狭长,雌虫体长约4.4mm,雄虫略小。头部呈菱形,触角1对,分5节,向头两侧伸出;眼1对,位于触角后方;口器刺吸式。无翅,足3对,其胫节末端伸出长距成攀登足;跗节仅1节,末有1爪,与胫距形成抱握状,借以抓握宿主毛发或衣物。腹部可见8节,雌虫末端呈W形,雄虫末端钝圆,有1交合刺(图17-13)。

人头虱与人体虱的形态区别甚微,头虱的体形略小,体色稍深,触角较粗短。

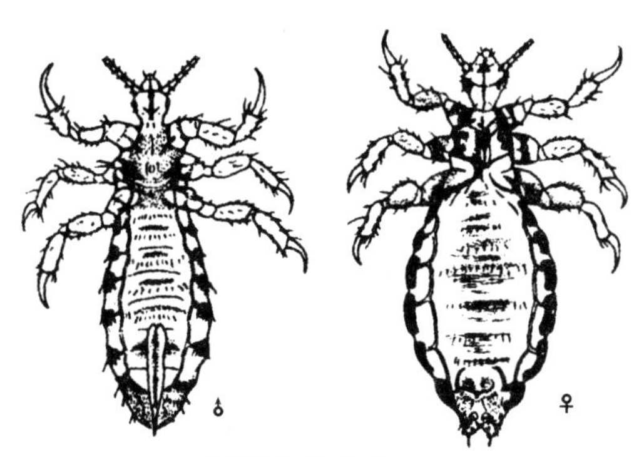

人体虱*Pediculus humanus*

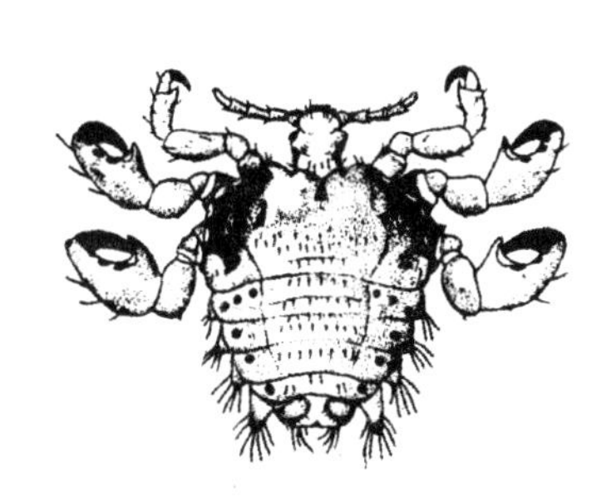

耻阴虱*Phthirus pubis*

图17-13 人体虱和耻阴虱成虫的形态

Adults of *Pediculus humanus corporis* and *Phthirus pubis*

2. 耻阴虱 体形宽短似蟹,灰白色,雌虱体长1.5~2.0mm,雄虫稍小。中后足胫节和爪明显粗大。腹部宽短,前4节融合,5~8节侧缘各具1对锥形突起,上有刚毛(图17-13)。

【生活史与习性】

生活史为不完全变态(incomplete metamorphosis),有卵(egg)、若虫(nymph)和成虫(adult)3期。人虱卵呈椭圆形,长约0.8mm,白色略透明,俗称虮子(nit),常黏附在衣物纤维上。卵经7~10天孵出若虫。若虫与成虫相似,仅生殖器官未成熟,经3次蜕皮,发育为成虫。一般有10%~30%的卵不能孵化。若虫期16~19天,成虫寿命约30天。

雌、雄虱成熟后12小时即可交配。1~2天后产卵,雌虱一生平均产卵150~250个。嗜吸人血;每日至少吸血1次,常边吸血边排粪。对温度敏感,在患者体温升高或死亡后变冷时就会迅速离开,此习性对传播疾病有重要意义。体虱或头虱是通过人与人的直接或间接接触(内衣、帽等)传播。体虱可在丢弃的衣物、剧院的座椅下存活1周以上。耻阴虱多寄生于阴毛和腋毛中,主要通过性接触传播。

Incomplete metamorphosis, lice have three stages in their life cycle: egg, nymph and adult. The yellowish, oblong egg of the head and body louse is about 0.8mm long and 0.3mm broad. The egg of the crab louse is slightly smaller. The egg commonly called a "nit" may be found glued to hair or to fibers of clothing, depending on the kind of louse. The egg is hatched within 10 days. Often there are about 10%–30% eggs could not be hatched. The nymph, similar in appearance to the adult, goes through 3 molts before reaching the adult stage and it lasts about 16–19 days. Adult stage is 30 days or so.

【与疾病关系】

1. 叮刺吸血 虱叮刺吸血处可出现丘疹、淤斑、瘙痒,有时可继发感染,形成脓疱、湿疹等。

2. 传播疾病 卫生条件差、战争或宿主疾病加重、恶化等,是引起虱传播疾病流行的重要因素。

(1) 流行性回归热(epidemic relapsing fever):又称虱媒回归热,是一种世界性流行的疾病。病原体是回归热疏螺旋体(*Borrelia recurrentis*)。体虱吸患者血时,吸入的病原体在虱体腔中生活和繁殖。由于该螺旋体在虱体上无出口,因此它必须在虱体破碎后才能污染黏膜或伤口进入人体,虱吸血不传播此病。该病为人类特有,其特征是间歇性高热和皮疹,死亡率在10%以下。

(2) 流行性斑疹伤寒(epidemic typhus):人类急性传染病。现只局限于亚洲、北非、中南美洲。病原体是普氏立克次体(*Rickettsia prowazekii*),通过虱粪传播。当虱吸入患者血中立克次体,在虱的胃上皮细胞内增殖,细胞最终破裂,释放出大量的感染性病原体入肠道,随虱粪排出。病原体在虱粪变干后几个月内仍具感染力,会被吸入人体、穿过眼黏膜,或经伤口感染人。该病特征是高热、头痛、恶心、发狂和昏迷。通常患者体表有明显的暗色斑疹。若不治疗,患者可自然恢复,也可在2周内死亡。老年人常较年轻人死亡率高。自然恢复的患者会携带病原体多年。

(3) 战壕热(trench fever):由五日热立克次体(*Rochalimaea quintana*)引起,又称五日热。症状与斑疹伤寒类似,但比斑疹伤寒较温和,皮疹在24小时内消失。此病使人衰弱,但很少死亡。曾是两次世界大战中最流行的疾病,现已很少发生。

【防制原则】

1. 防虱 作好“四勤”:勤洗澡、勤换洗衣服、勤换洗被褥、勤洗发,防虱感染。

2. 灭虱 杀灭衣物、被褥的体虱可用开水烫洗、蒸煮、冷冻。50℃水洗泡30分钟,晾干,藏于密封的塑料柜中2周,效果很好。用二氯苯酰菊酯、百部酊等喷洒衣物,或洗头发,可祛除体虱及头虱。阴虱也可用药物祛除或剃除阴毛。

第7节 臭 虫

学习与思考

(1) 如何认识温带臭虫和热带臭虫?
(2) 臭虫主要传播哪些疾病?
(3) 臭虫生活史与生态习性的特点是什么?

臭虫(bed bug)属半翅目(Hemiptera)、臭虫科(Cimicidae),目前已知6属80余种。在人居室繁殖、生活,嗜吸人血的有温带臭虫(*Cimex lectularius*)和热带臭虫(*Cimex hemipterus*)两种。

【形 态】

1. 成虫 背腹扁平,卵圆形,红褐色,翅退化(图17-14)。大小(4~5)mm×3mm,全身被有粗而短的毛。头宽扁,两侧有突出的复眼1对,无单眼;触角1对,分4节,能弯曲,末2节细长;口器刺吸式,弯向腹面。胸部分3节,前胸背板发达,前部凹入;中胸小,背板倒三角形,有1对圆弧形翅基;后胸大部被翅基遮盖。足3对,中、后足基节有新月形臭腺孔。腹部可见8节,雌虫腹末端钝圆有生殖孔,第4节腹板后有1个三角形凹,为交合口;雄虫腹末狭而尖,有角质交尾器1个。两种臭虫相似,较明显的区别是温带臭虫的前胸凹较深,而热带臭虫较浅。

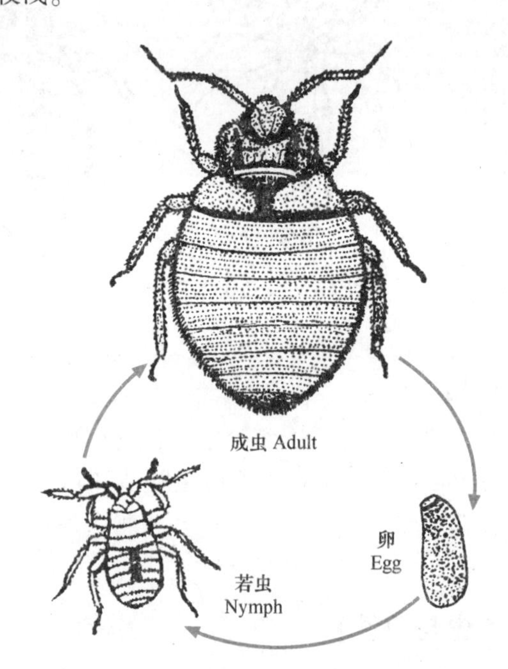

图17-14 臭虫的生活史 Life cycle of bed bug

2. 卵 长椭圆形,长约1mm,黄白色。有卵盖,盖上有通气细孔;卵壳有明显的网状纹。

3. 若虫 外形似成虫,体型较小,色浅,无翅基,生殖器官未发育成熟。

【生活史与习性】

不完全变态,生活史有卵、若虫和成虫3个阶段。雌雄交配、吸血后,雌虫在床板、蚊帐缝隙内产卵,1次产卵数枚,一生可产卵200枚左右。卵8天可孵化出若虫。若虫有5龄,每次蜕皮前要吸血。约7周可完成1代生活史,气温低时,会延长发育时间。通常冬季停止产卵。雌、雄虫及若虫均

吸血,喜群居。主要吸人血,也吸鼠、兔或家禽血。耐饥力强,成虫耐饥力达6~7个月,若虫也可达70天。成虫寿命约1年(图17-14)。

【与疾病关系】

臭虫对人的危害主要是骚扰、吸血,叮刺时将唾液注入人体,引起局部红肿、痛痒难忍。严重时造成贫血,神经过敏,失眠及虚弱。

实验条件下可传播鼠疫(plague)、钩端螺旋体病(leptospirosis)、回归热(relapsing fever)、Q热(Q fever)、乙型肝炎(type B hepatitis),但尚未证实在自然情况下能传播疾病。

【防制原则】

1. 环境防制　填塞或消除室内墙壁、地板、床板缝隙,以免孳生和匿藏臭虫;衣物、被褥、行李在搬入室内前应检查处理。室内可放卫生球等以驱避臭虫。

2. 物理防制　用沸水烫洗衣物、被褥、家具,在日光下曝晒上述物品,反复几次才能彻底清除。

3. 化学防制　喷洒杀虫剂于室内缝隙,常用敌敌畏、溴氰菊酯等消灭室内臭虫。

第8节 蜚　　蠊

学习与思考

(1) 我国常见蜚蠊是哪几种?如何识别?
(2) 蜚蠊与人类疾病的关系如何?
(3) 制定一个消灭室内蜚蠊的可行方案。

蜚蠊(cockroach)属蜚蠊目(Blattaria),俗称蟑螂,全球性卫生害虫。全世界约5000种,我国有253种,19种为家栖型。常见有德国小蠊(*Blattella germanica*)、美洲大蠊(*Periplaneta americana*)、凹缘大蠊(*Periplaneta emarginata*)等。

【形　　态】

1. 成虫　长椭圆形,背腹扁平;体长10~30mm;呈黄褐色或深褐色,有光泽。头部小,大部分隐藏于前胸腹面;触角1对,细长呈鞭形,分百余节;发达的复眼1对,单眼2个位于复眼上缘;咀嚼式口器。前胸背板很大,中、后胸小;足3对,细长;翅2对,由中、后胸发出;前翅革质,后翅膜质,有一宽大折叠的臀区,有翅不善于飞翔,以疾走为主。腹部10节,第5~8节背板有臭腺孔,第10节背板有1对尾须。雄虫最末腹板有一腹刺;雌虫末腹板无腹刺,呈分叶状,有夹持卵荚的功能(图17-15)。

2. 卵　卵排列于卵荚中。卵荚褐色,革质,钱包状;开口似拉链,内有许多小室。卵荚内有16~48个卵,成对排列。

3. 若虫　较小,色淡,翅及性器官未发育。

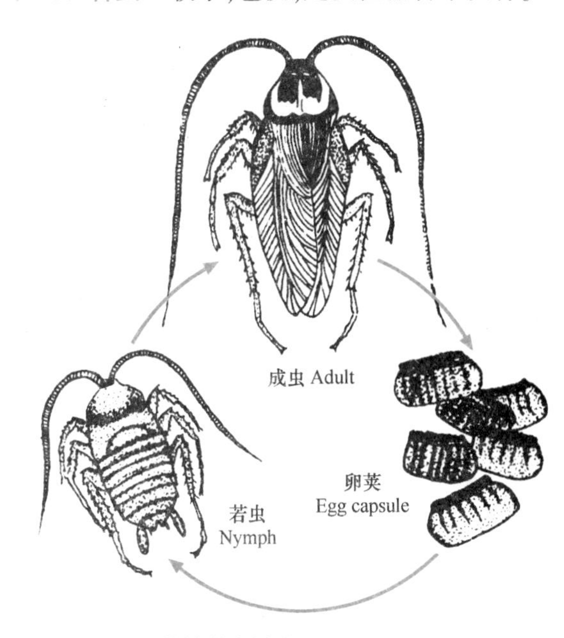

图17-15　蜚蠊的生活史　Life cycle of cockroach

【生　活　史】

不完全变态。有卵、若虫、成虫3个阶段。成虫羽化后即可交配,10天后开始产卵,雌虫一生可产卵荚(egg capsule)数个或数十个。卵需1~2个月才能孵化。若虫5~7龄,每个龄期约1个月;刚孵化的若虫蜕1次皮后才可活动;若虫期一般需数月至1年以上。雌虫寿命6~12个月,雄虫寿命较短(图17-15)。

【生态及习性】

1. 活动与栖息　喜隐匿在离食物、水分较近的温暖、无光的狭缝,如厨房、仓库、居室、商店,蜚蠊有群集习性,但大部分种类喜野外栖息,仅少数种类栖息室内。昼伏夜行,晚9~12时为活动高峰。

2. 食性　杂食性,人和动物的各种食物、排泄物、分泌物,以及垃圾均可作为食物,喜食含油、糖类的食品。耐饥性较强,完全饥饿状态下无水无食可存活1周。过度饥饿后有自相残食现象。

3. 季节消长及越冬　受温度影响较大。我国通常4月份出现,7~9月为高峰,10月后减少。当温度低于7.5℃时，蜚蠊的成虫、卵荚和若虫可在黑暗、无风的场所越冬。

【与疾病关系】

1. 直接危害 咬食食物、衣物、书籍等，造成经济损失。可分泌臭腺污染食物、环境。

2. 传播疾病 传病方式与蝇相似，通过体表和肠道机械携带病原体。如细菌性痢疾、伤寒、霍乱的病原体，也可携带阿米巴、贾第虫的包囊及多种蠕虫卵。

3. 作为中间宿主 可作为美丽筒线虫（*Gongylonema pulchrum*）、东方筒线虫（*G. orientale*）、缩小膜壳绦虫（*Hymenolepis diminuta*）等蠕虫的中间宿主。

【防制原则】

1. 环境治理 搞好卫生，清除蜚蠊的孳生和栖息场所，彻底消除环境中的卵荚、若虫和成虫，这是防治蜚蠊的根本措施。

2. 药物杀虫 调查蜚蠊的发生规律，在高峰前、高峰期及越冬期，用杀虫剂、毒饵、诱捕（利用食物）、粘捕（利用信息素）、烟熏剂等消杀。因成虫耐饥力强，卵荚不易受药物作用，应反复杀灭。烟熏剂对卵荚有较好的杀灭效果。

（李泽民）

第9节 其他医学昆虫

一、蠓

蠓（midge）属于双翅目、长角亚目、蠓科（Ceratopogonidae），俗称墨蚊、小咬，全世界已知约5360种。具有医学意义的是吸血蠓，包括库蠓属（*Culicoides*）、细蠓属（*Leptoconops*）、铗蠓属（*Forcipomyia*）等，其中以库蠓属尤为重要，我国已知吸血蠓约413种，主要为台湾铗蠓（*Forcipomyia* (*L*) *taiwana*）和同体库蠓（*Culicoides homotomus*）。

【形 态】

1. 成虫 体长1~6mm，黑色或褐色（图17-16）。头部近球形，宽略大于长，复眼1对呈肾形；触角丝状，分15节；触角基部后方有单眼1对；触须分5节，第3节中部向侧面膨大。口器刺吸式，长度与头相等。胸部背面隆起，前后胸退化，中胸发达。翅1对短宽，末端钝圆，被有细毛、微毛，并有明、暗斑，其大小、形状和位置多为分类依据。平衡棒1对。足3对，细长。腹部10节，雌蠓腹部末端有1对尾须，雄蠓第9、10节变为外生殖器。

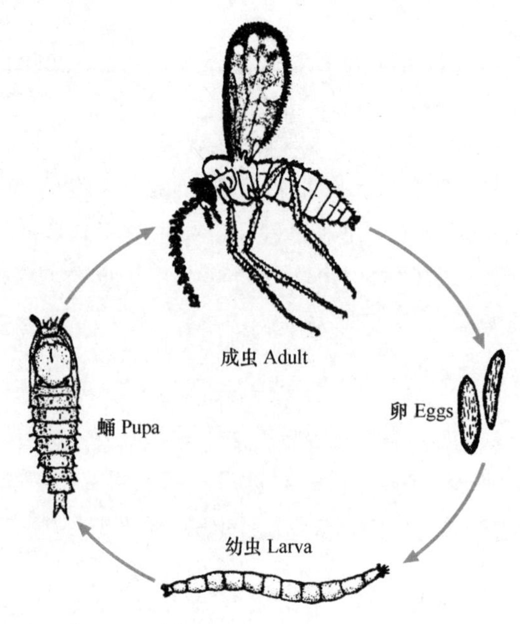

图17-16 蠓的生活史 Life cycle of midge

2. 卵 香蕉形，长约0.5mm；初产为灰白色，渐变为褐色或黑色；表面有纵裂突起的小结节；被有胶状物，可粘附在物体上。透过卵可见胚胎期眼点或头毛。

3. 幼虫 蠕虫状，大小因种不同，长度为0.3~6.4mm。分为4龄，头部深褐色，胸腹部灰白色。咀嚼式口器。水生或陆生。

4. 蛹 分头胸部和腹部。体长2~5mm，早期淡黄色，羽化前呈深褐或黑色；头胸部前端有眼1对，背侧有呼吸管1对；腹部具有刺和结节，最后1节有2个尖突。

【生 活 史】

完全变态，生活史有卵、幼虫、蛹、成虫4期。雌虫产卵于孳生地（水中或陆地），在适宜的温度下，约5天孵化。幼虫生活于水中泥土表面或陆地潮湿处富有苔藓、藻类、真菌等土壤表面，杂食性，以藻类、真菌、鞭毛虫等为食，22~38天化蛹。蛹不活动，可见于水中或稍有积水的淤泥中，5~7天羽化为成虫。在适宜条件下，整个生活史需4~7周（图17-16）。

【生态与习性】

1. 孳生 分为3种类型：水生、陆生及半水

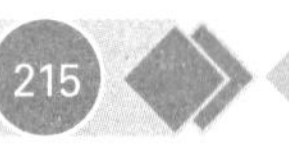

生。水生类群主要是库蠓,幼虫在各种水体底部泥层表面挖洞,穴居生活。陆生以铗蠓幼虫为代表,在阴暗、潮湿、有机质丰富的地表生活,在水中也有一定活力。某些库蠓幼虫孳生于厩舍或畜禽粪内。细蠓为半水生,孳生于潮湿的土壤,也可适应于干旱或荒漠地,幼虫孵出后钻入土壤内,成熟4龄幼虫爬至表面化蛹。

2. 交配、产卵及食性 雄蠓吸食植物汁液,雌蠓吸血。有的种类嗜吸禽类或畜类血,有的种类人畜血兼吸,吸血活动大多在白天、黎明或黄昏。吸血蠓类交配有群舞现象,交配后吸血,3~4天后卵巢发育成熟产卵。雌蠓可1次完成产卵,也可分数次产卵,通常一生产卵2~3次,一次产卵50~150粒。

3. 栖息、活动和寿命 活动范围限于孳生地周围。飞行距离为200~500米,与宿主的有无及宿主的活动密切相关。雌虫寿命约1个月,雄虫于交配1~2天后死亡。

4. 季节消长与越冬 我国蠓的季节分布一般是4~5月出现,7~8月最多,10月以后渐减少至停止繁殖。在热带和亚热带地区可终年繁殖。冻土带有些库蠓需2年才能完成1代,温、寒带1年1~2代,热带1年可有多代。多数以幼虫越冬,细蠓以卵和幼虫越冬。

【与疾病关系】

1. 丝虫病 蠓传播的丝虫有:常现唇棘线虫(*Dipetalonema perstans*)、链尾唇棘线虫(*Dipetalonema streptocerca*)、欧氏曼森线虫(*Mansonella ozzardi*),流行于非洲及拉丁美洲。媒介为奥氏库蠓(*Culicoides austeni*)和格氏库蠓(*Culicoides grahami*)。我国未发现蠓传播丝虫病。

2. 皮炎及过敏反应 蠓叮刺可引起皮炎,表现为红斑、丘疹、小结节、肿胀及水疱和渗出,甚至引起全身性过敏反应。少数有淋巴管炎、淋巴结肿大等症状。

3. 病毒病 目前已知,蠓可作为18种人畜共患病的媒介,可携带20余种与人畜有关的病毒。在我国,对蠓与人体疾病的关系了解甚少。在福建和广东,曾在自然捕获的台湾拉蠓体内分离出流行性乙型脑炎病毒,但其媒介作用尚待证实。

【防制原则】

1. 清除孳生地 在人群聚居区,应消除杂草、苔藓、藻类,填平洼地水坑,排除无用的积水等,清除蠓的孳生地。喷洒有机磷或菊酯类化学药物杀灭成虫和幼虫。

2. 个人防护 在吸血蠓大量发生的地区,可在暴露的皮肤上涂擦驱避剂防蠓叮咬,也可燃点艾草、树枝等,以烟驱蠓。

二、蚋

蚋(black fly),通称黑蝇,东北俗称"挖背",属双翅目、长角亚目、蚋科(Simuliidae)。全世界已知2000多种,我国已有200余种,重要的吸血蚋有3个属:蚋属(*Simulium*)、原蚋属(*Prosimulium*)和澳蚋属(*Austrosimulium*)。主要种类有北蚋(*Simulium subvariegatum*)、毛足原蚋(*Prosimulium hirtipes*)等。

【形态与生活史】

成虫体短小,长1.5~5mm,常呈黑色或暗褐色。头部圆球形,复眼1对,占头的大部;刺吸式口器。前、后胸较小,中胸发达,背面隆起如驼背。翅1对,宽而透明。平衡棒1对。足短,3对。腹部11节,最后2节变为外生殖器,是分类的重要依据。

生活史完全变态,有卵、幼虫、蛹和成虫4期。成虫羽化不久即交配,一般在吸血前。雌虫产卵于水中植物上,雌虫一生产卵100~500粒,卵呈圆三角形,长0.1~0.2mm,淡黄色,通常在20~25℃水中约5天孵化。刚孵出的幼虫长0.5~1mm,淡黄色,以后颜色变暗,幼虫附着于水中植物或岩石表面,挥动其头扇(cephalic fan)取食水中微小生物,幼虫有6~9龄,3~10周发育成熟,成熟幼虫长5~10mm。成熟幼虫以唾液腺分泌丝包绕虫体结茧化蛹,附着于水中植物或其他物体。蛹期1~4周或更久,依温度而定。成虫破茧而出,随气泡浮到水面。从卵发育到成虫的时间依蚋种和水温而不同,一般为2~3.5个月(图17-17)。

【生态与习性】

蚋幼虫孳生于流水中,喜清洁、氧气充足、矿物含量低的淡水,而污水、温泉水等不适合蚋生长。蛹也在水中生活。交配后,雌蚋上岸寻找宿主吸血,嗜吸畜、禽血,兼吸人血,雄蚋不吸血,以植物汁为食。成虫栖息于野草及河边灌木丛,大多在白天室外侵袭宿主,很少在室内。飞行一般可达2~10km。雄蚋交配后数日即死亡,雌蚋一般可活3~6周,个别达3~4月。蚋以卵或幼虫在水下越冬。

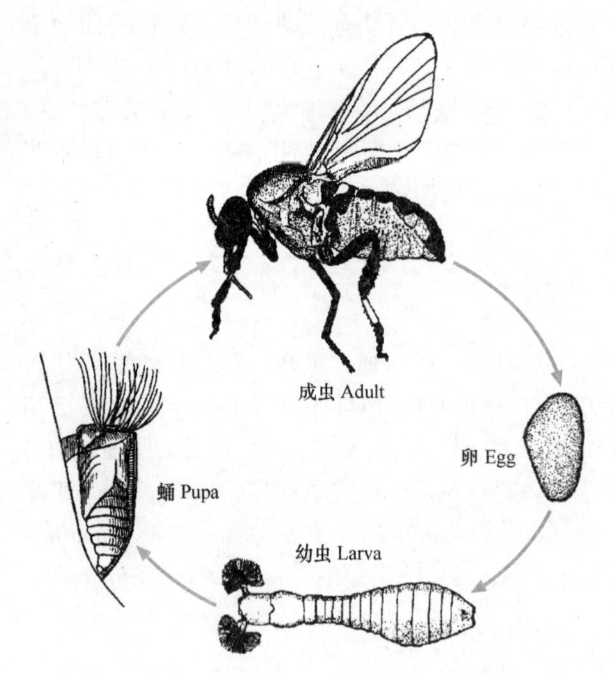

图 17-17 蚋生活史 Life cycle of black fly

高纬度地区,蚋出现于3~11月,中纬度地区全年出现(如福建),1年可繁殖6~7代,出现多个高峰期。

【与疾病的关系】

1. 盘尾丝虫病(onchocerciasis) 由旋盘尾丝虫(*Onchocerca volvulus*)感染所致,又称河盲症(river blindness)。分布于非洲、拉丁美洲。本病的媒介为恶蚋、蟹蚋。蚋也可作为牛盘尾丝虫的中间宿主。蚋的大量叮咬还可导致家畜死亡。

2. 吸血和骚扰 吸血蚋类叮刺人、畜,造成骚扰、吸血,危害人畜。叮刺部位可引起皮炎,严重者可产生强烈的超敏反应,会出现红斑、水疱、湿疹样病变、坏死性病变及继发淋巴腺炎等症状。

【防制原则】

1. 清除孳生地 清除水草、树枝,取出卵块,增加水的浑浊度。

2. 灭蚋、防叮咬 水中和地面喷洒化学杀虫剂杀灭幼虫和成虫,涂擦驱避剂进行个人防护。

三、虻

虻(tabanid fly)俗称牛虻或瞎虻,属双翅目、短角亚目、虻科(Tabanidae)。全世界已知137属约4300种,我国记录14属450多种。重要的吸血虻有5属:斑虻属(*Chrysops*)、麻虻属(*Haematopota*)、瘤虻属(*Hybomitra*)、黄虻属(*Atylotus*)和虻属(*Tabanus*),主要虫种有广斑虻(*Chrysops vanderwulpi*)、华虻(*Tabanus mandarinus*)等。

【形 态】

1. 成虫 虻为大型昆虫,体型粗壮,体长6~30mm;褐色或黑色,多数有鲜艳色斑和光泽;体表多细毛。复眼很大,雄虻两眼相接,雌虻两眼分离;单眼数因属而异。触角3节,第3节有3~7个环节。雌虻吸血,为刮舐式口器(cutting-sponging mouthparts),取食时刺破皮肤以唇瓣上的拟气管吸血;雄虻口器退化。胸部粗壮,前、中、后胸的界限不清,有翅和平衡棒各1对。足粗短、多毛、3对。腹部较宽扁,覆以软毛,背面可见7节,腹部色斑、横带及纹饰是鉴定虫种的重要特征,8~11节为外生殖器。

2. 卵 纺锤形,长1.5~2.5mm,初产时黄白色,以后变为黑色。以数十至数百个聚积成卵块,粘于植物叶片、茎秆、岩石等处。

3. 幼虫 长圆筒形,两端锥状,早期幼虫黄白色,以后接近黑色。腹部1~7节有疣状突,尾部有长呼吸管和气门。

4. 蛹 分头胸部和腹部。裸蛹,早期黄棕色,以后变暗。头部生有刺和毛,腹部1~7节相似,其上生有气孔、刺和毛。腹末生有蛹星体(*Pupal aster*),由背、侧、腹3对结节组成。

【生活史与生态】

完全变态,包括卵、幼虫、蛹、成虫4期。羽化后雌虻吸血,雄虻取食植物汁液,然后交尾。卵产于水中植物叶片或岩石上,各种虻的产卵地都有其特殊性。卵以块状产出,卵通常在1周内孵化。幼虫孵化后落入地面湿土壤或水中,以小型节肢动物或其他有机物为食物,有些种也有同类自相残杀的特性。幼虫期有5~11龄,发育时间一般需数月至1年,在不适宜的环境中可延长至数年。成熟幼虫无论在水中还是在土壤中都可移至土壤表面化蛹。蛹1~3周后羽化。大部分种类1年繁殖1代,少数2年1代,有些更长,热带地区有的种类1年完成2~3代(图17-18)。

孳生地可归为3类:水生,幼虫孳生在小河、湖泊、池塘等淡水和咸水滩及河底泥沙中;半水生,水边渗漏地带、洼地、沼泽地,稻田等;陆生,牧场的牛栏、落叶覆盖的土壤,如花园、林地、森林。成虫栖

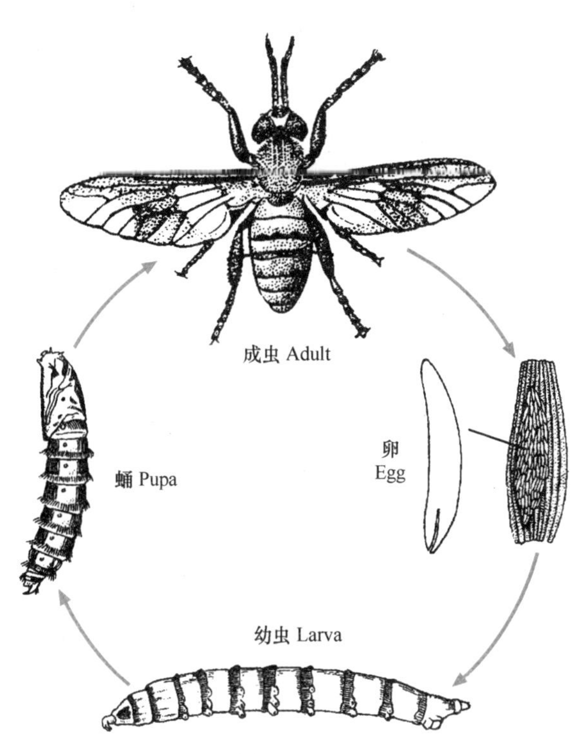

图17-18 虻生活史 Life cycle of Tabanid fly

息在草丛、树林和河边植被上，属野栖。雌虻刺吸牛、马等大型家畜血；以阳光强烈的中午吸血活动最活跃；常在多个动物体表往返吸血，这种习性对传播疾病有重要意义。虻飞翔力强，一般每小时可飞45～60km。

我国北方虻的活动季节在5月中旬至8月下旬，7月为高峰。雄虻存活仅数天，雌虻寿命为2～3个月。虻以幼虫在土壤内越冬，常见于堤岸3～25cm深的土层中。

【与疾病关系】

虻不仅叮刺、骚扰人畜，而且能传播人畜疾病，为重要的传播媒介。

1. 叮刺反应 虻叮咬人后可引起肿块、剧痛，荨麻疹样皮炎及全身症状，国内曾有虻叮咬引起休克的报道。对家畜的危害也很大，吸血骚扰往往造成肉和奶类的减产，是畜牧业的一大害虫。

2. 传播疾病 可传播罗阿丝虫病(loaiasis)，又称非洲眼虫病(eye worm disease)，流行于非洲。可机械性传播土拉菌病和炭疽等人兽共患病。

【防制原则】

虻的孳生地高度分散，孳生地类型多样，防制比较困难。以预防为主，杀灭为辅。防制主要针对成虫，在野外工作时，裸露皮肤涂擦驱避剂；在虻的栖息场所喷洒杀虫剂。

(孟晓丽)

第18章 医学蜱螨

第1节 医学蜱螨概述

学习与思考

(1) 蜱螨的形态特征是什么？如何区别蜱、螨？
(2) 哪些蜱、螨与人类的疾病有关？

蜱螨属于蛛形纲(Arachnida)，与医学有关的有螨亚纲(Acari，又称蜱螨亚纲)、蝎亚纲(Scorpiones)和蜘蛛亚纲(Araneae)，以蜱螨亚纲最为重要。

蜱螨亚纲为小型节肢动物，小者体长仅0.1mm左右，大者可达10mm以上，简称“蜱螨”。通常蜱(tick)较大，螨(mite)较小。虫体圆形、卵圆形或柱形，头胸腹愈合成一体，称为躯体(idiosoma)。躯体呈袋状，表皮有的较柔软，有的形成不同程度骨化的背板；此外，表皮上还有各种条纹、刚毛等，是鉴定种的重要特征。与躯体相连的部分称为颚体(gnathosoma)或假头(capitulum)，内含口器。颚体位于躯体前端或前部腹面，由颚基(basis gnathosoma)、螯肢(chelicera)、口下板(hypostome)和须肢(palp)组成。成虫和若虫腹面有足4对，幼虫足3对，气门位于第4对足基节的前或后外侧，有的无气门。生殖孔位于躯体前半部。肛门位于躯体后半部(图18-1)。蜱类与螨类成虫的区别见表18-1。

表18-1 蜱类和螨类成虫的形态区别
Morphologic differentiation of ticks and mites

区别点	蜱类	螨类
体型	较大，一般大于3mm，饱血后可达30mm以上，多为扁圆形或椭圆形	体长小于2mm，一般为0.1~0.4mm，呈椭圆形或柱形等
体毛	稀少，形状简单	多而密布，毛的形状变化极大
体壁	较厚	一般较薄，柔软
口下板	明显，有锯齿	不明显或无，无齿
螯肢	强几丁质化，有齿	不发达，呈片状，无齿
气门	体部两侧具有1对板状气门	气门不呈板状

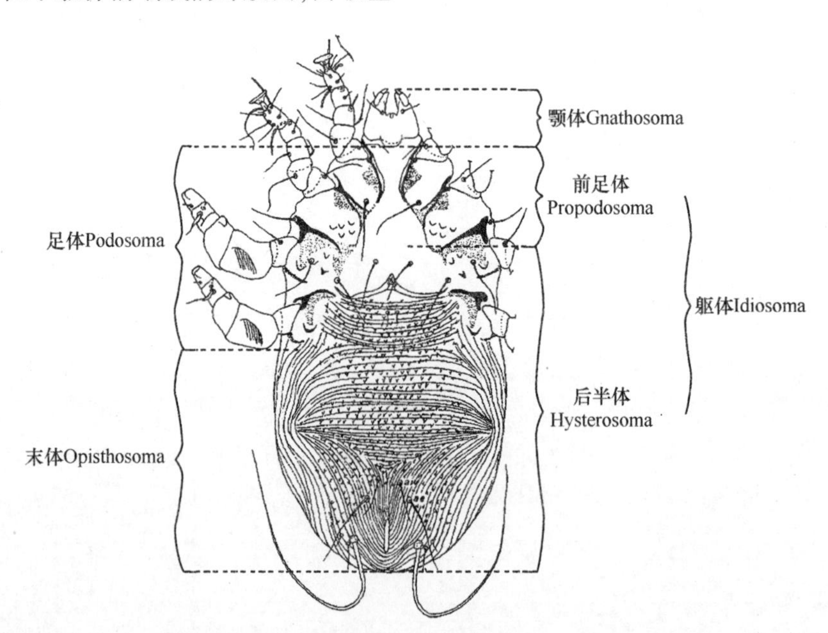

图18-1 典型螨类的形态(雌性腹面观) Ventral view a representative mite(female)

蜱螨的生活史可分为卵、幼虫、若虫和成虫等期，若虫期为1~3个或更多。若虫和成虫形态相似，但生殖器官未发育成熟。成熟雌虫可产卵或产幼虫，有的可产若虫，有些种类行孤雌生殖(parthe-

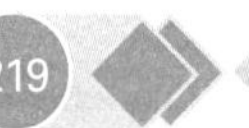

nogenesis)。

与医学有关的蜱螨类群隶属于不同的分类层次,每个类群包括许多种。本章将有重要医学意义的蜱螨按硬蜱、软蜱、恙螨、疥螨、蠕形螨和其他致病螨分节介绍。

第2节 硬 蜱

学习与思考

(1) 硬蜱的主要形态特征是什么?

(2) 硬蜱的生活史与生态习性如何?

(3) 硬蜱传播疾病的方式主要有哪些?

硬蜱(hard tick)属寄螨目(Parasitiformes)、蜱亚目(Ixodida)、蜱总科(Ixodidea)、硬蜱科(Ixodidae),为专性体表寄生虫。硬蜱是蜱螨类中体型最大的一种,躯体背面有一块角质盾板,故称硬蜱。全世界已发现800多种,我国已记录100余种。

【形 态】

虫体呈圆形或长圆形,体长2~10mm,雌蜱饱食后可达20~30mm。表皮革质,背面具壳质化盾板。虫体分颚体和躯体两部分。

1. 颚体(gnathosoma) 也称假头(capitulum),位于躯体前端,向前突出,从背面可见。颚体由颚基、螯肢、口下板及须肢组成。颚基与躯体前端相连,呈六角形、方形或矩形。雌蜱颚基背面有1对孔区(porose area),具感觉及分泌体液、帮助产卵的功能。螯肢1对,从颚基背面中央伸出,是重要的刺割器。口下板1块,位于螯肢腹面,与螯肢合拢时形成口腔,口下板腹面有倒齿,为吸血时固定于宿主皮肤上的固着器官。须肢1对,位于螯肢两侧,分4节,第4节短小,嵌生于第3节前端腹面小凹陷内。当吸血时,整个须肢主要起固定和支撑蜱体的作用(图18-2)。

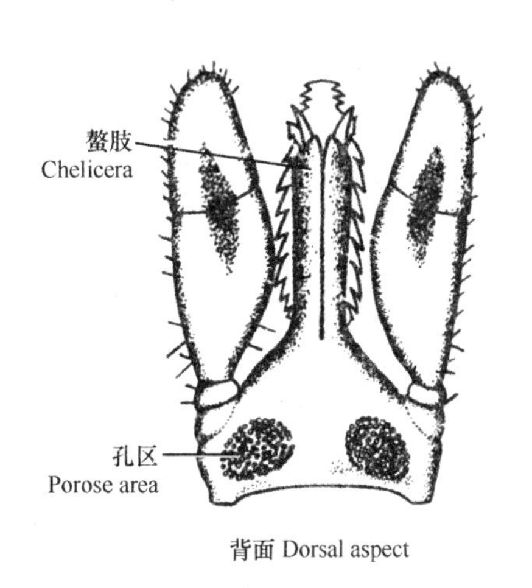

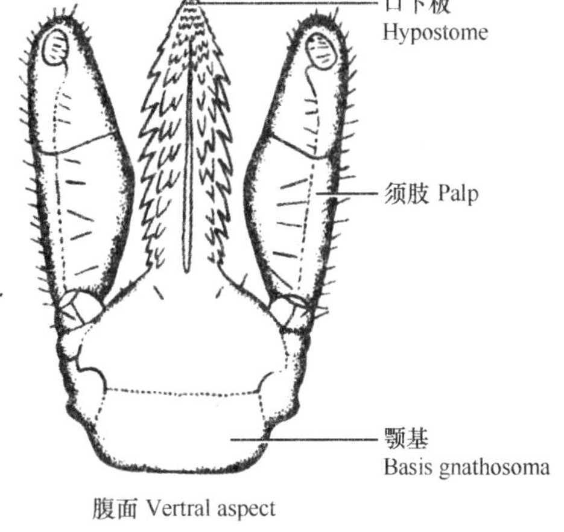

图18-2 全沟硬蜱的颚体 Gnathosoma of *Ixodes persulcatus*

2. 躯体(idiosoma) 呈袋状,两侧对称(图18-3)。雄蜱背面的盾板几乎覆盖着整个躯体,雌蜱盾板小,仅占体背前部的一部分,有的蜱在盾板后缘形成不同花饰称缘垛(festoon)。腹面具足4对,分为基节、转节、股节、膝节和跗节。基节上通常有距。跗节末端有爪1对及爪间突1个。第Ⅰ对足跗节具哈氏器(Haller's organ),有嗅觉功能。气门1对,位于第Ⅳ对足基节的后外侧,气门板宽阔。生殖孔位于腹面的前半,常在第Ⅱ、Ⅲ对足基节之间的水平线上。肛门位于躯体的后部,常有肛沟。雄蜱腹面有几丁质板。

【生 活 史】

硬蜱的生活史包括卵、幼虫、若虫和成虫4期(图18-4)。卵呈球形或椭圆形,大小0.5~1mm,色淡黄至褐色。在适于条件下,卵可在2~4周内孵化出幼虫。幼虫形似若虫,但体小,足3对,幼虫经1~4周蜕皮为若虫。硬蜱若虫只一期,若虫足4对,无生殖孔,吸食宿主血后落地,经1~4周蜕皮为成虫。硬蜱完成一代生活史需2个月至3年。成蜱寿命1个月到数十个月。

Most hard ticks are what we call three host ticks, that is, during their development which takes two years, they feed on three different hosts. All hard ticks have four stages in their life cycle: egg, larvae, nymph and adult.

Adult female hard ticks lay eggs onthe ground. Later, the eggs hatch into larvae. The larvae find an

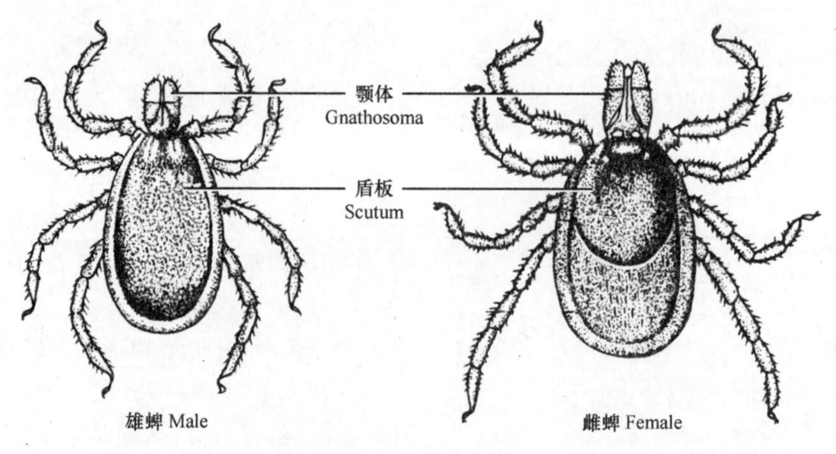

图 18-3 全沟硬蜱成虫背面 Dorsal view of *Ixodes Persulcatus* adults

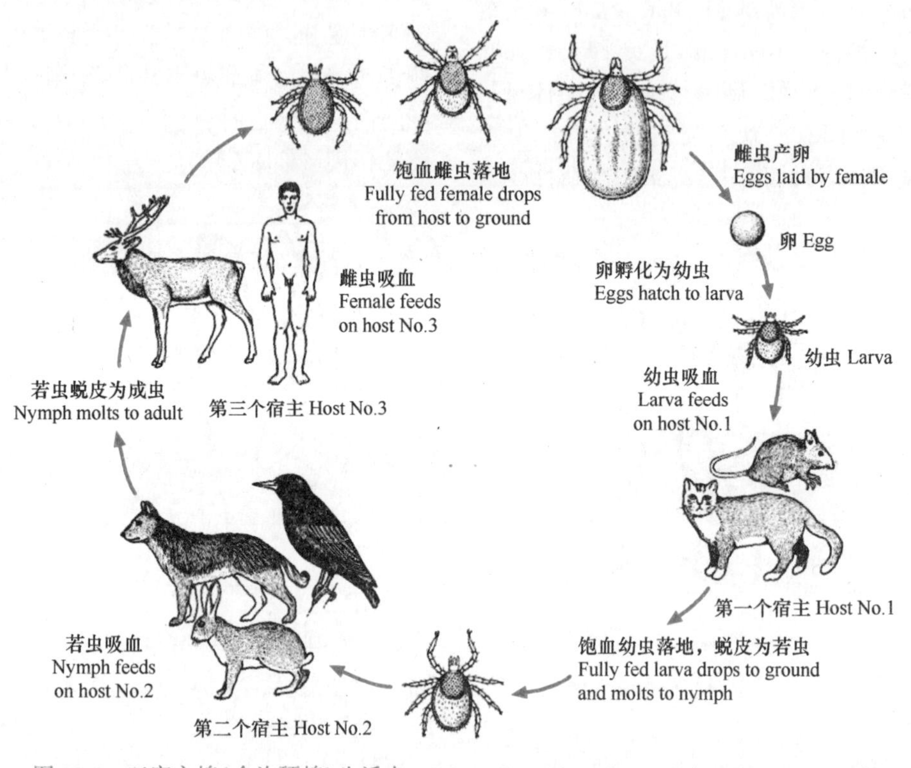

图 18-4 三宿主蜱(全沟硬蜱)生活史 Life cycle of three-host tick(*Ixodes persulcatus*)

animal (the first host, which is usually a bird or rodent), live off its blood for several days, then detach and fall back onto the ground. In the ground, the well-fed larvae now molt into the next stage and are called nymphs. The nymph finds an animal (the second host - a rodent, pet or human) and feeds again. Once well fed, the nymph detaches and falls back to the ground. Here it molts and changes into an adult. Then, both adult male and female ticks now find another animal (the third host - a rodent, deer, pet, or human) and feed on blood and mate. Once well fed, both males and females fall back to the ground. The male now dies and the female lives through the winter and lays eggs in the spring, completing the cycle.

【生态及习性】

1. 产卵及孳生 雌性成虫吸血后交配、落地产卵,产卵地常为草根、树根、畜舍等处的表层缝隙。硬蜱一生产卵1次,饱血后在4~40天内全部产出,产卵数百至数千个,因种而异。雌蜱产卵后干瘪死亡,雄蜱一生可交配数次。硬蜱多生活在森林、草原、灌木等处。

2. 宿主更换 生活史中有更换宿主的现象,根据更换宿主的次数可分为4种类型:①单宿主

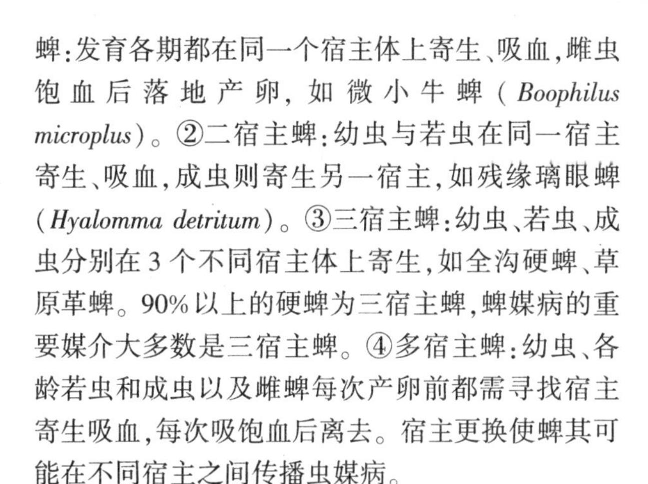

蜱:发育各期都在同一个宿主体上寄生、吸血,雌虫饱血后落地产卵,如微小牛蜱(*Boophilus microplus*)。②二宿主蜱:幼虫与若虫在同一宿主寄生、吸血,成虫则寄生另一宿主,如残缘璃眼蜱(*Hyalomma detritum*)。③三宿主蜱:幼虫、若虫、成虫分别在3个不同宿主体上寄生,如全沟硬蜱、草原革蜱。90%以上的硬蜱为三宿主蜱,蜱媒病的重要媒介大多数是三宿主蜱。④多宿主蜱:幼虫、各龄若虫和成虫以及雌蜱每次产卵前都需寻找宿主寄生吸血,每次吸饱血后离去。宿主更换使蜱其可能在不同宿主之间传播虫媒病。

3. 吸血习性及宿主范围 幼虫、若虫、雌雄成虫均吸血。蜱的嗅觉敏锐,对动物的汗臭和CO_2很敏感,当宿主靠近时,由被动等待到活动等待,一旦接触宿主即攀爬而上。蜱对宿主寄生部位有一定选择性,多寄生于皮肤较薄、不易被搔抓的部位,如动物或人的颈部、耳后、腋窝、大腿内侧、阴部和腹股沟等处。宿主范围广泛,涉及陆生哺乳类、鸟类、爬行类和两栖类,有的还侵袭人体,这在流行病学上有重要意义。硬蜱多在白天侵袭宿主,吸血时间较长,一般需数天。硬蜱的吸血量很大,饱血后身体可胀大数倍至数十倍,雌性硬蜱甚至可达100多倍。

4. 季节消长与越冬 气温、湿度、土壤、光照及宿主等因素都可影响硬蜱的季节消长和活动。温暖地区多数蜱种在春、夏、秋活动,炎热地区有些蜱种在秋、冬、春活动。硬蜱多在栖息场所越冬,如动物的洞穴、土块、落叶层中或宿主体表。越冬虫期因种类而异。

【重要蜱种】

1. 全沟硬蜱(*Ixodes persulcatus*) 身体卵圆形、体褐色。颚基宽短、近五角形。须肢细长。雌虫盾板椭圆形,无眼及缘垛,肛沟围绕在肛门之前。栖息在针阔混交林,为三宿主蜱。成虫寄生于家畜和野生动物,也侵袭人,幼虫和若虫寄生于小型哺乳动物及鸟类。分布于东北和华北、新疆等地。是我国森林脑炎和莱姆病的主要媒介,也传播Q热和北亚蜱传斑点热。

2. 草原革蜱(*Dermacentor nuttalli*) 盾板上珐琅斑明显,有眼和缘垛;须肢宽短,颚基矩形;足Ⅰ转节的背距短而圆钝。属三宿主蜱,成虫寄生于大型哺乳类,有时侵袭人;幼虫和若虫寄生于各种啮齿动物。分布于东北、华北、西北和西藏等地区。是北亚蜱传斑点热的主要媒介。

3. 亚东璃眼蜱(*Hyalomma asiaticum kozlovi*) 颚基两侧缘略突出;须肢狭长。盾板上刻点稀少。眼大而突出,呈半球形。雄虫气门板呈逗点状,有狭长的肛侧板。足各关节呈淡色环带。孳生于荒漠或半荒漠地带。成虫主要寄生于骆驼、牛、羊等家畜,也能侵袭人。幼虫和若虫常寄生于小型野生动物。分布于吉林、内蒙古以及西北等地区。为克里米亚出血热传播媒介。

【与疾病的关系】

1. 直接危害 叮刺宿主皮肤,可致局部充血、水肿等急性炎症反应,常引起继发性感染。有些硬蜱的唾液中含神经毒素,叮刺吸血时注入宿主,导致运动性神经纤维传导障碍,引起上行性肌肉麻痹,重者可致呼吸衰竭而死亡,称为蜱瘫痪(tick paralysis)。此病多见于儿童,如能及时发现,将蜱除去,症状可消除。我国东北和山西有病例报道。

2. 传播疾病 蜱的医学重要性主要在于其作为媒介传播多种疾病(蜱媒病),多数蜱媒病在人与脊椎动物之间互相传播,并具自然疫源性。

(1) 森林脑炎(forest encephalitis):病原体为森林脑炎病毒(*forest encephalitis virus*),主要分布于我国东北林区,四川、河北、新疆、云南等地也有散发病例,患者主要是伐木工人。传染源主要为野生脊椎动物(啮齿类、鸟类等)。本病是通过硬蜱叮刺吸血传播,我国的主要媒介是全沟硬蜱(病毒可经卵传递),多发生在5~8月,人群普遍易感。

(2) 克里米亚出血热,又称新疆出血热(Xinjiang haemorrhagic fever,XHF)病原体为克里米亚出血热病毒(一种蜱媒RNA病毒),主要流行于新疆,患者主要为牧民。传染源主要为绵羊和塔里木兔,其次是急性期患者及牧区其他家畜或野生动物。本病由硬蜱叮刺吸血传播,也可经接触传播,如羊血经皮肤伤口、医务人员接触急性期患者新鲜血液等。传播媒介主要是亚东璃眼蜱,病毒可经卵传递,发病高峰期为4~5月,人群普遍易感。

(3) 莱姆病(Lyme disease):该病首先在美国康涅狄格州莱姆镇发现而得名,病原体为伯氏疏螺旋体(*Borrelia burgdorferi*)。流行遍及世界五大洲,我国黑龙江、新疆、吉林及河南等地有本病流行。传染源为啮齿动物、大型哺乳动物及患者。主要通过硬蜱的叮刺吸血传播,在我国的传播媒介为全沟硬蜱等。

(4) 北亚蜱传斑点热(Noah Asia tick spotted fever):又称西伯利亚蜱媒斑疹伤寒(Siberian tick born typhus),病原体为西伯利亚立克次体,在我国主要流行于新疆、内蒙古、黑龙江一带。传染源主要是小型啮齿动物(鼠类),主要通过硬蜱的叮刺吸血传播,媒介蜱种较多,如草原革蜱等。人群普遍易感。发病季节多在3~11月。

(5) Q热(Q fever):病原体为伯纳特柯克斯体(*Coxiella burnetii*),是我国重要人兽共患病之一,许多省份都有流行,患者多见于兽医、牧民、屠宰场及皮革厂工人等。家畜(牛、羊等)是人体Q热的主要传染源,其次是野生哺乳动物。Q热的传播途径较多,主要由呼吸道吸入,其次是食入、皮肤黏膜接触、蜱的叮刺吸血以及蜱的粪便污染伤口等,多种硬蜱可作为本病的传播媒介。人群普遍易感,病后可获得持久免疫力。发病无明显季节性。

(6) 巴贝虫病(babesiasis):病原体为巴贝虫(*Babesia*),主要寄生于牛、马、羊等哺乳动物的红细胞内,硬蜱是传播媒介,人偶尔感染,我国云南有报道。

【防制原则】

1. 环境防制 草原地带可采用牧场轮换和牧场隔离措施灭蜱。垦荒、清除灌木杂草、清理禽畜圈舍、堵洞嵌缝,以防硬蜱孳生。捕杀啮齿动物。

2. 化学防制 在硬蜱栖息及越冬场所喷洒化学杀虫剂,如敌敌畏、马拉硫磷等。牲畜可定期药浴杀蜱。

3. 个人防护 进入有硬蜱地区应穿防护服、长袜长靴及戴防护帽等。皮肤外露部位可涂驱避剂。要快行走、少停留,定时检查体表,防止蜱叮咬。

第3节 软 蜱

学习与思考

(1) 如何区别软蜱与硬蜱?
(2) 软蜱和硬蜱的生活史特点有何不同?
(3) 软蜱可传播那些疾病?

软蜱(soft tick)属寄螨目、软蜱科(Argasidae)。成虫的躯体背面无盾板,体表呈皮革质。全世界已发现软蜱约150种。我国已记录10余种。重要的种类有乳突钝缘蜱(*Ornithodoros papillipes*)等。

【形 态】

颚体小,位于躯体前部腹面,从背面看不到;颚基背面无孔区;须肢长杆状,各节均可活动。躯体背面无盾板,体表多有颗粒状小疣、或具皱纹、盘状凹陷。气门板小,位于第Ⅳ对足前外侧。生殖孔位于腹面的前部,两性特征不显著。各基节均无距刺,跗节有爪,无爪垫。肛门位于身体中部或稍后,有的软蜱有肛前沟和肛后中沟及肛后横沟,分别位于肛门的前、后方。成虫及若虫第Ⅰ~Ⅱ对足间有基节腺开口,基节腺分泌液有调节虫体血淋巴水分和电解质平衡的作用;某些钝缘蜱属吸血时,病原体可经基节腺液分泌物而感染宿主(图18-5)。

【生活史与生态习性】

生活史分为卵、幼虫、若虫和成虫4期。软蜱一生可产卵多次,一次产卵50~200个,总数达上千个。卵球形或椭圆形,在适宜条件下,卵可在2~4周内孵化出幼虫,幼虫形似若虫,但体小,足3

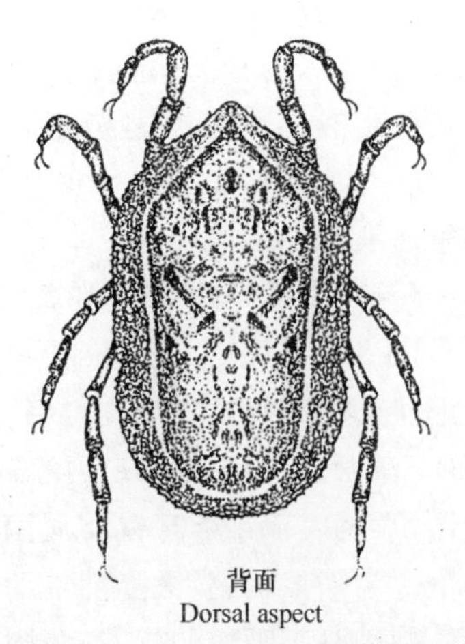

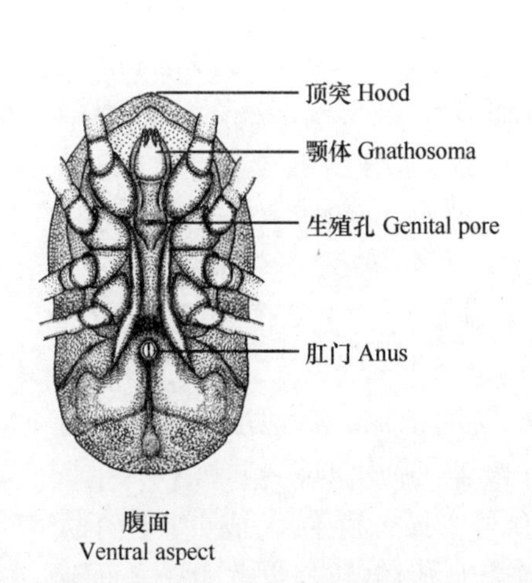

图18-5 软蜱(乳突钝缘蜱)形态 Morphology of soft tick(*Ornithodoros papillipes*)

对。幼虫经1~4周蜕皮为若虫;若虫经1~6周蜕皮为成虫。多数软蜱完成一代生活史需0.5~2年。成虫可多次吸血和多次产卵,可存活5~6年至数十年。

软蜱多为多宿主蜱,幼虫、各龄若虫和成虫,以及每次产卵前的雌蜱都需寻找宿主吸血。多在夜间侵袭宿主吸血。吸血时间较短,一般在数分钟到1小时。主要寄生鸟类和穴居哺乳动物等,有些种类侵袭人体。多栖息于家畜圈舍、动物洞穴、鸟巢及人房的缝隙中,终年都可活动。主要在宿主住处附近越冬,越冬虫期因种而异。

The first life stage to come out of the egg, a six legged larva, takes a blood meal from a host, and molts to the first nymphal stage. Unlike hard ticks, many soft ticks go through multiple nymphal stages, gradually increasing in size until the final molt to the adult stage. Some soft ticks pass through up to seven nymphal molts before they become adults. The soft tick will have several hosts between molting. Some types of soft tick will quest for a host, much like the hard tick. However, many will inhabit nests, caves, and burrows and simply wait for a host to happen by. The soft tick will feed on a sleeping host and retreat back to its hiding place when the host awakes. Unlike hard ticks, soft ticks can live for many years and can survive long periods of time without food.

【重要蜱种】

乳突钝缘蜱(*Ornithodoros papillipes*)体缘钝圆,背腹面之间无缝隙相隔。体表呈颗粒状。口下板短,其前端只达须肢第2节前缘。肛后横沟与肛后中沟交界处成直角(图18-5)。栖息于中小型兽洞或岩窟内,舍内也有发现。寄生于狐、野兔、野鼠和牛羊等家畜,也可侵袭人。分布于新疆、山西等地,为蜱媒回归热的媒介,也可传播Q热等。

【与疾病的关系】

1. 蜱媒回归热(tick-borne relapsing fever) 又称地方性回归热(endemic relapsing fever),病原体为波斯疏螺旋体(*Borrelia persica*)和拉氏疏螺旋体(*B. latyschewi*)。我国新疆及西部边缘省份有流行。野生啮齿类为主要传染源,其次是患者。病原体可以通过软蜱唾液腺或基节腺排出体外,经叮刺吸血或基节腺分泌物污染皮肤伤口传播,我国主要传播媒介是乳突钝缘蜱和特突钝缘蜱。发病多在4~8月份,人群普遍易感。

2. 其他疾病 软蜱也是Q热、北亚蜱传斑点热、土拉弗朗西斯菌病的传播媒介,故软蜱在保存这些疾病的自然疫源中起一定作用。

【防制原则】

牧区可以轮换牧场灭蜱,在软蜱栖息及越冬场所可喷洒化学杀蜱药物。加强个人防护,防止蜱叮咬。

第4节 恙 螨

学习与思考

(1) 恙螨的哪期可侵袭人体?

(2) 恙螨幼虫的形态特点是什么?

(3) 恙螨对人类的危害主要有哪些? 哪些种类可以传播疾病?

恙螨(chigger mite),又称沙螨(sand mite),属真螨目(Acariformes)、恙螨科(Tombiculidae)。恙螨幼虫必须寄生,若虫和成虫营自生生活。世界已知恙螨种类达3000多种,其中50余种侵袭人体。我国已记录400多种。重要种类有地里纤恙螨(*Leptotrombidium deliense*)和小盾纤恙螨(*L. scutellare*)等。

【形 态】

恙螨分类以幼虫形态为主。幼虫(图18-6)多呈椭圆形,红、橙、淡黄或乳白色。刚孵出时体长约0.2mm,饱食后体长可达0.5~1.0mm。身体分颚体和躯体两部分。

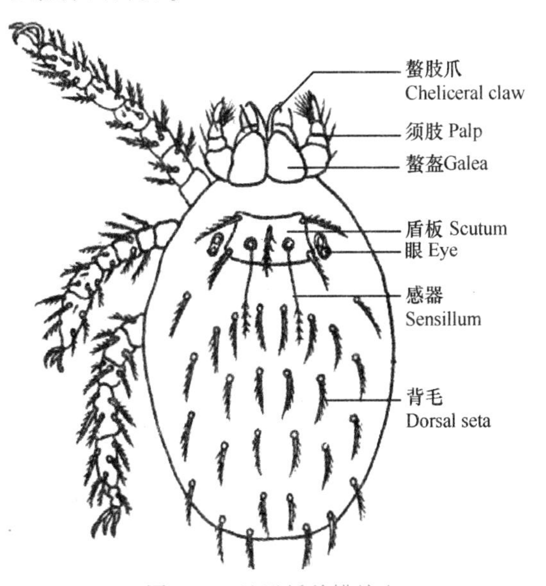

图18-6 地里纤恙螨幼虫
Larva of *Leptotrombidium deliense*

颚体位于躯体前方,有螯肢及须肢各1对。须肢圆锥形,分5节,第1节较小,第4节末端有爪,第5节着生在第4节腹面内侧缘,如拇指状。颚基在腹面向前延伸,其外侧形成一对螯盔(galea)。

躯体背面前端有盾板,形状因种而异,是重要的分类依据。盾板上通常有毛5根,中部有2个圆形感器基(sensillary base),由此生出丝状、羽状或球杆状的感器(sensillum)。多数种类在盾板两侧有眼1~2对。盾板后方有横列的背毛,其数目、排列行数因种而异。气门有或无,位于颚基与第Ⅰ对足基节之间。幼虫有足3对,分为6节或7节,足末端有爪1对和爪间突1个。

恙螨成虫红色,个体大,刚毛多,须肢爪基部有爪状或手指状刚毛3对,生殖孔旁有3个生殖吸盘。

【生 活 史】

恙螨生活史分为卵、前幼虫(prelarva)、幼虫、若蛹(nymphochrysalis)、若虫、成蛹(imagochrysalis)和成虫7期(图18-7)。

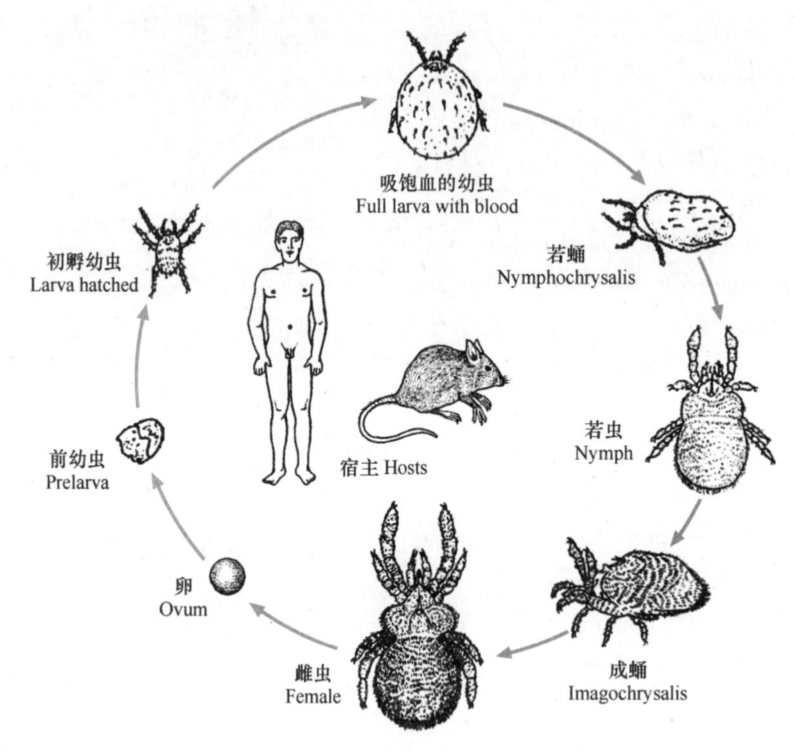

图18-7 地里纤恙螨生活史 *Life cycle of Leptotrombidium deliense*

卵呈球形,淡黄色,直径约200μm,卵期2~8天,适宜条件下孵出1个包有薄膜的前幼虫。经7~14天,幼虫破膜而出。遇宿主即攀附、寄生在宿主皮薄而湿润处叮刺,经3~5天饱食后,坠落地面缝隙中,经1~11天静止不动形成若蛹。若蛹内若虫发育成熟后,从蛹背逸出。若虫形态与成虫相似,在适当条件下又进入静止的成蛹期,成蛹经7~15天发育为成虫。雄虫性成熟后产精胞,以细丝粘于地表,雌螨通过生殖吸盘摄取精胞,并在体内受精。经2~3周开始产卵于泥土缝隙中,一生产卵100~200个。完成生活史需3个月到1年。

Adult chiggers overwinter near or slightly below the soil and in other protected places. Females become active in the spring and lay up to 15 eggs per day in vegetation. Eggs hatch into six-legged larvae, the only stage that attacks humans and animals (parasitic stage). After hatching, chigger larvae climb up onto vegetation from which they can more readily snag a passing host. After engorgement, often requiring one to several days, larvae drop off the host and transform into eight-legged nymphs which mature to the adult stage. Nymphs and adults feed on eggs of springtails, isopods, and mosquitoes. The life cycle is about 50 to 70 days, with adult females living up to one year and producing offspring during this time.

【生态及习性】

1. 宿主选择 幼虫寄生的宿主很广,包括哺乳类、鸟类、爬行类、两栖类以及无脊椎动物,以鼠类为主,有些种类可侵袭人体。多数恙螨对宿主的

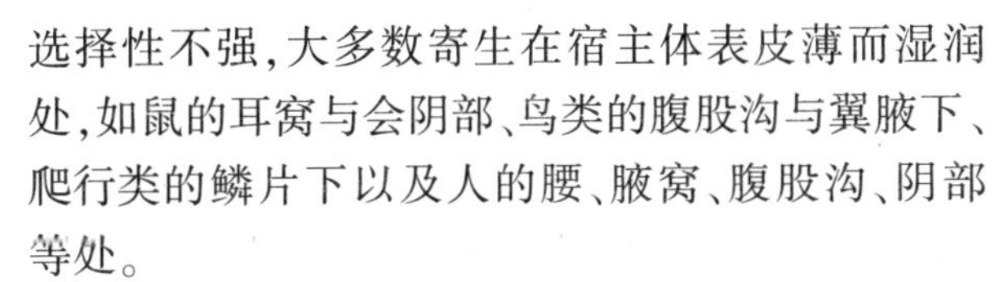

选择性不强，大多数寄生在宿主体表皮薄而湿润处，如鼠的耳窝与会阴部、鸟类的腹股沟与翼腋下、爬行类的鳞片下以及人的腰、腋窝、腹股沟、阴部等处。

2. 食性　成虫和若虫营自生生活，以土壤中的小型节肢动物和昆虫卵为食。幼虫以刺吸宿主组织和淋巴液为生。叮刺宿主皮肤时，先以螯肢爪刺入皮肤，然后注入唾液（内含溶组织酶）溶解周围组织，致宿主皮肤出现凝固性坏死，继而往纵深发展形成一条小吸管通到幼虫口中，称为茎口（stylostome），被分解的组织和淋巴液通过茎口进入幼虫消化道。刺吸过程一般不更换宿主和部位。

3. 孳生　除幼虫必须寄生外，其他时期都在地表浅层生活，孳生地多见于土壤湿润、宿主（主要是鼠类）常经过、若虫和成虫食物丰富（如小昆虫及其卵）的场所，如小溪、树林、墙角和洞穴等。恙螨活动范围很小，未进食的幼虫通常只在半径3m，高度10~20cm的范围内活动。孳生地常孤立分散，点状分布，称为螨岛（mite island）。

4. 季节消长与分布　恙螨季节消长除其本身的生物学特点外，还受温、湿度和雨量的影响。恙螨种类繁多，分布在温暖、潮湿的地区，以热带雨林为最。东南亚是世界上恙螨最集中的地区，我国东南沿海至西南边境省（区）为恙螨的主要分布区域。

【重要螨种】

我国重要的媒介有地里纤恙螨（*Leptotrombidium deliense*）、小盾纤恙螨（*L. scutellare*）、红纤恙螨（*L. akamushi*）及高湖纤恙螨（*L. kaohuense*）等种类，以地里纤恙螨和小盾纤恙螨最为重要。

1. 地里纤恙螨（*Leptotrombidium deliense*）　体型中等偏小。幼虫躯体卵圆形，体毛较少，活体橘红色；眼明显红色；盾板上刚毛5根；感器丝状。宿主为啮齿动物及其他哺乳类、鸟类，也寄生于人。地里纤恙螨在我国分布广，以广东和福建分布最广，以野生鼠类为主要宿主。

2. 小盾纤恙螨（*Leptotrombidium scutellare*）　体型中等，橘红色；眼明显红色；盾板较大，盾板毛较长，后侧毛与感器基在同一水平线上；感器丝状。动物宿主种类较多，包括鼠、羊、犬、猫、鼬、猴、鸟等。我国主要分布于以东北和华北，是秋冬型恙虫病的主要传播媒介之一。

【与疾病的关系】

幼虫叮刺取食可造成周围组织的凝固性坏死，产生炎症性损害，称为恙螨皮炎（trombidosis）。主要传播恙虫病和流行性出血热等。

1. 恙虫病（tsutsugamushi disease）　病原体为恙虫病东方体（*Orientia tsutsugamushi*）。我国主要发生于浙江、福建、台湾、广东、新疆、西藏等省（区），沿海岛屿为多发地带。鼠类是主要的传染源和保虫宿主。鼠类多呈隐性感染，但体内保存病原体时间很长，故传染期较长。地里纤恙螨与红纤恙螨的幼虫是本病的主要传播媒介，幼虫一生中仅叮刺取食1次，对恙虫病的传播属于隔代传播，即病原体经卵传递至下一代幼虫，当下一代幼虫叮刺取食时，将病原体随唾液注入新的宿主。人群对本病普遍易感，但以青壮年居多，感染后免疫力可持续数月。发病高峰季节为北方10~11月，南方6~8月。

2. 肾综合征出血热（hemorrhagic fever with renal syndrome，HFRS）　又称流行性出血热（epidemic hemorrhagic fever），病原体为汉坦病毒（*Hantavirus*，HV）。以黑线姬鼠为主要保虫宿主的疫区，小盾纤恙螨为优势螨种，该螨的季节消长与发病一致。已证实该螨有自然感染，并可叮刺传播和经卵传播。

【防制原则】

1. 环境防制　搞好环境卫生、清除杂草；灭鼠，堵塞鼠洞等。

2. 化学防制　在人经常活动的地方、鼠洞附近及孳生地喷洒化学杀虫剂，如敌敌畏等。

3. 个人防护　野外工作时要扎紧衣裤口，外露皮肤可涂驱避剂（如邻苯二甲酸二甲酯）或将衣服浸泡驱避剂。

（李朝品）

第5节　疥　螨

学习与思考

(1) 疥螨的形态特征是什么？

(2) 疥螨如何感染人？造成哪些危害？

(3) 怎样确诊疥疮？如何治疗？

疥螨（itch mite）属真螨目、疥螨科（Sarcoptidae），为永久性寄生螨。寄生在人和哺乳动物的皮肤表层内,已记载28个种和亚种。寄生于人体的为人疥螨(*Sarcoptes scabiei*),引起疥疮(scabies)。

【形 态】

成虫近圆形或椭圆形,背面隆起,黄白色,雌螨长0.3~0.5mm,雄螨长0.2~0.3mm。颚体短小,位于虫体前端;螯肢钳状,尖端有小齿,适于啮食宿主皮肤角质层组织;须肢分3节。无眼和气门。躯体背面有波状横纹和成列的鳞片状皮棘,后半部有几对杆状刚毛和长鬃。腹面光滑,仅有少数刚毛。4对足短粗,圆锥形,分5节,前两对足与后两对足之间的距离较大,足基部有角质内突;前2对足末端有吸垫;雌虫后2对足末端为长刚毛,雄虫第4对足末端为吸垫。雌螨生殖孔位于后2对足之间中央;雄螨生殖孔位于第4对足之间略后。肛门位于躯体后缘正中(图18-8)。

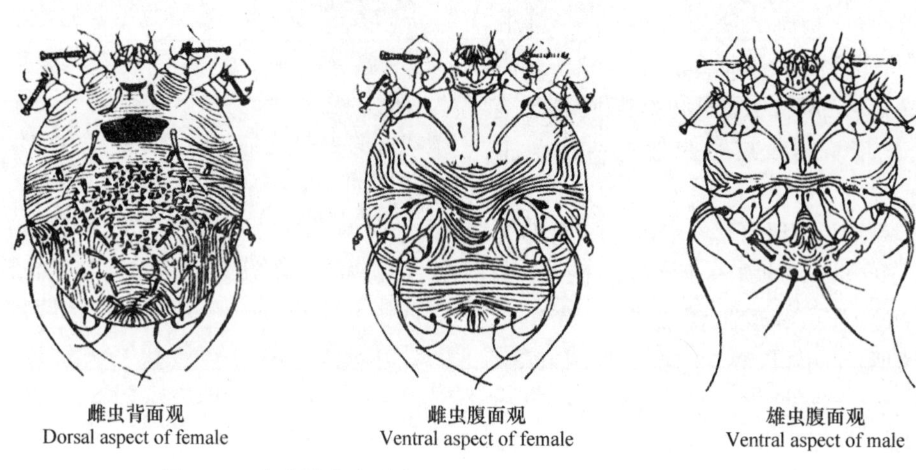

图18-8 人疥螨成虫形态 Morphology of *Sarcoptes scabiei* adults

【生 活 史】

疥螨生活史分为卵、幼虫、前若虫、后若虫和成虫5期。疥螨寄生于宿主表皮,以螯肢和前足跗节末端的爪在宿主皮下开凿、隧道的长度可达10~15mm,以角质组织为食,雌虫在隧道内产卵(图18-9)。

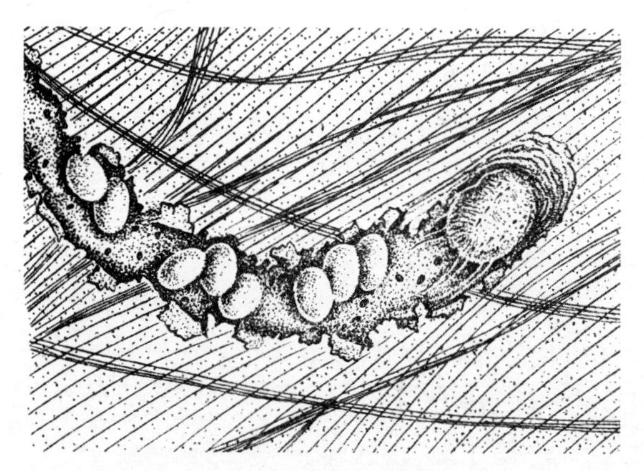

图18-9 皮内隧道中的雌螨及卵
Female and eggs in the tunnel

卵呈圆形或椭圆形,淡黄色,约80μm×180μm,经3~5天孵出幼虫。幼虫在隧道中生活。经3~4天蜕皮为前若虫,前若虫形似成虫,但生殖器官尚未成熟。约经2天蜕皮为后若虫,后若虫再经过3~4天蜕皮为成虫。雄虫和雌性后若虫多在人体皮肤表面进行交配,雄虫交配后死亡。交配后的雌螨极为活跃,最易感染新宿主。交配后雌性后若虫在20~30分钟内钻入宿主皮内,蜕皮为雌虫,2~3天后在隧道内产卵,每日产卵2~4个,一生可产卵40~50个,雌螨寿命5~6周。

The newly mated female selects a site on the skin for burrowing. Then, the female starts laying eggs in the burrow a few hours after she has began burrowing and she continues to lay eggs at a rate of 2-3 per day for up to 2 months. Larvae emerge from the eggs 3-4 days after they have been laid. After emerging from the egg, the larva moves out of the burrow onto the skin and wanders around till it finds a suitable hair follicle within which to shelter and find food. It lives here, passing through two moults before becoming adults. The adults mate on the surface of the skin. The entire life cycle can be completed in 10-14 days.

【致病与诊断】

疥螨对人体的危害是其直接寄生皮肤导致疥疮。寄生部位皮损为小丘疹、小疱及隧道,多对称分布。疥疮丘疹淡红色、针头大小,可散在分布,疹间皮肤正常;亦可密集成群,但不融合。疥疮最突出的

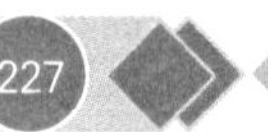

症状是剧烈瘙痒,引发瘙痒的原因是雌螨挖掘隧道时的机械性刺激,以及排泄物、分泌物和死亡虫体裂解产物引起的超敏反应。白天瘙痒较轻,夜晚加剧,睡后更甚,可能是由于疥螨在温暖的被褥内活动增强所致,患者往往难于入睡。由于剧烈瘙痒、搔抓,可引起继发性感染,发生毛囊炎、脓疮或疖肿。

根据接触史及临床症状可作出初步诊断,检出疥螨,即可确诊。可用消毒针尖挑破隧道尽端,挑出疥螨镜检;或用消毒的矿物油滴于皮损患处,用刀片轻刮局部,将刮取物镜检;亦可用实体显微镜直接观察皮损部位,查找隧道及其盲端的疥螨轮廓后,挑出疥螨。

【流行与防治】

疥螨分布广泛,遍及世界各地。其感染方式主要是通过直接接触,如与患者握手、同床睡眠等,特别是在夜间睡眠时,疥螨在宿主皮肤上爬行和交配,传播机会更多。疥螨离开宿主后还可生存3~10天,并仍可产卵和孵化,因此也可通过患者的被服、手套、鞋袜等间接传播。公共浴室的更衣间是重要的传播场所。

预防主要是注意个人卫生,避免与患者接触及使用患者的衣被。患者应及时治疗,患者的衣服需煮沸或蒸气消毒处理。常用治疗药物有10%硫磺软膏、5%二氯苯醚菊酯乳剂外涂等。用药前需用热水洗净患部,待干后涂药,每晚1次,效果较好;亦可口服伊维菌素。用药后1周,若再无新皮损出现为痊愈。

第6节 蠕 形 螨

学习与思考

(1) 怎样认识毛囊蠕形螨和皮脂蠕形螨?
(2) 蠕形螨感染人的方式有哪些?
(3) 制定一个班级普查蠕形螨的方案,争取实施。

蠕形螨(follicle mite)俗称毛囊虫,属真螨目、蠕形螨科(Demodicidae),寄生于人和哺乳动物的毛囊和皮脂腺内,为永久性寄生螨。已记录140余种,有较强的宿主特异性。寄生人体仅两种,即毛囊蠕形螨(*Demodex folliculorum*)和皮脂蠕形螨(*D. brevis*)。

【形 态】

毛囊蠕形螨和皮脂蠕形螨形态基本相似(图18-10),螨体呈蠕虫状,乳白色,半透明。成虫长0.1~0.4mm,雌虫比雄虫略大。颚体位于前端,宽短呈梯形;螯肢1对,呈针状;须肢1对,分3节。躯体分足体和末体两部分,足体腹面有4对足,粗短呈芽突状。雌螨的生殖孔在腹面第4对足之间,雄螨的阴茎位于足体背面的第2对足之间。

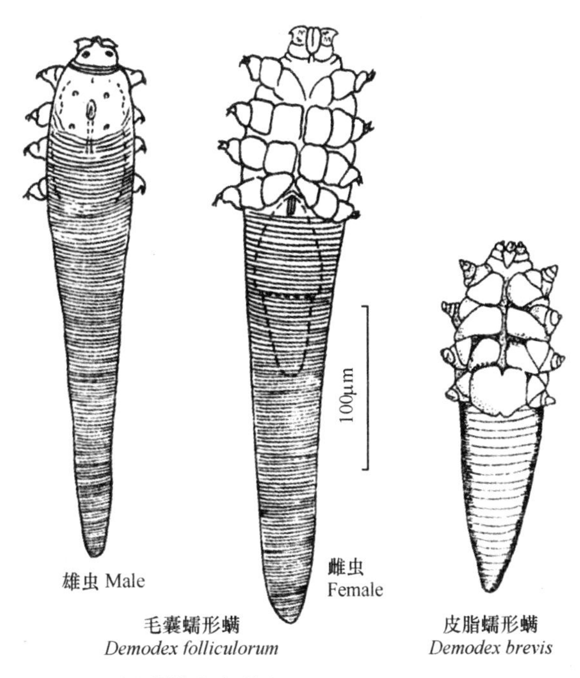

图18-10 蠕形螨成虫形态 Morphology of *Demodex* adults

1. 毛囊蠕形螨 成虫体细长,雌虫略大于雄虫。雌虫为294.0μm×52μm,雄虫为279.7μm×45μm。末体呈指状,占虫体长度的2/3以上,末端钝圆。雌虫有肛道,雄虫无。

2. 皮脂蠕形螨 成虫粗短,雌虫大于雄虫。平均大小为雄虫148.1μm×46μm,雌虫203.2μm×50μm。末体长占体长1/2,后端尖细呈锥状。雌、雄虫均无肛道。

【生活史与习性】

两种蠕形螨生活史相似,分卵、幼虫、前若虫、若虫和成虫5期。毛囊蠕形螨成虫寄生于毛囊内,也可进入皮脂腺,多个寄生。皮脂蠕形螨寄生于皮脂腺内,单个寄生。成虫在夜间爬出毛囊口或皮脂腺交配,雄螨交配后死亡,雌虫则进入毛囊或皮脂腺内产卵。卵色浅、半透明,呈蘑菇状或蝌蚪状。幼虫体细长,有足3对,经蜕皮后发育为前若虫。前若虫再次蜕皮变成若虫。若虫足4对,形似成虫,但生殖器官未发育成熟,经2~3天发育为成虫。完成一代生活史约需3周,雌螨寿命4个月以上。

蠕形螨主要寄生于人的额、鼻沟、颏部、头皮、颧部和外耳道,也可寄生于颈、肩背、胸部、乳头、阴部和肛门等处。以宿主细胞、皮脂和皮脂腺分泌物、角质蛋白等为食。皮脂蠕形螨的活动能力比毛囊蠕形螨强。蠕形螨对外界不良环境因素有一定的抵抗力,在干燥空气中可存活1~2天。

Follicle mites spend their entire life on the skin of humans, where they reside in the hair follicles and, rarely, the sebaceous glands. The developmental cycle starts with the larvae hatching from the fusiform eggs. The six-legged larvae moult to become the eight-legged first nymphal stage. This is followed by a second nymphal stage, which in turn moults to give rise to the final adult stage. The whole life cycle is completed in about 3 weeks.

【致病与诊断】

蠕形螨可吞食上皮细胞,引起毛囊扩张、上皮变性。寄生数量较多时可引起角化不全或角化过度,真皮层毛细血管增生扩张,以及皮脂腺分泌阻塞等病变。虫体蜕皮及代谢产物可引起超敏反应,虫体进出活动携带其他病原体进入毛囊或皮脂腺可致继发感染。表现为鼻尖、鼻翼两侧、颊、须眉间血管扩张,患处皮肤出现潮红、充血,有的出现针尖至粟粒大小不等的红色痤疮状丘疹、湿疹样红斑、脓疮、结痂及脱屑,皮肤有瘙痒及烧灼感。蠕形螨感染可能与"酒渣鼻"、毛囊炎、痤疮、脂溢性皮炎和睑缘炎等皮肤病有关。在绝大多数情况下,蠕形螨感染者无自觉症状,表现为无症状带虫者,故有人认为蠕形螨属于条件性致病寄生虫。

常用检查方法有:①挤压涂片法:通常采用痤疮压迫器刮取,或用手挤压,或用弯镊子、曲别针等器材刮取受检部位皮肤,将刮出的皮脂分泌物置于载玻片上,加1滴甘油涂开,加盖玻片镜检。②透明胶纸法:晚上睡前将透明胶纸粘贴于额、两侧鼻翼、颧及颏部等处,至次晨取下贴于载玻片上镜检。

【流行与防治】

人体蠕形螨呈世界性分布,感染率为27%~100%,我国人群感染率为0.80%~97.86%,平均为31.5%。蠕形螨感染者及患者为主要传染源,通过直接或间接接触而传播。蠕形螨对外界环境抵抗力较强,对酸碱度的适应范围也较大,常用的肥皂、化妆品等均不能杀死。注意个人卫生,避免与患者直接接触及合用脸盆、毛巾、衣被等生活用品,可预防感染。

口服甲硝唑及复合维生素B,同时外用苯甲酸二丁酯溶液、8%甲硝唑霜、10%硫磺软膏、苯甲酸苄酯乳剂或二氯苯醚菊酯霜剂等,疗效较好。

第7节 其他致病螨

一、革 螨

革螨(gamasid mite)属寄螨目、中气门亚目(Mesostigmata)、革螨总科(Gamasoidea)。与医学有关的种类主要有厉螨科(Laelapdae)、巨刺螨科(Macronyssidae)和皮刺螨科(Dermanyssidae)。全世界已知革螨800多种,我国已记录630余种。革螨可以储存、传播某些动物源性疾病,如流行性出血热、森林脑炎、Q热、鼠疫等。革螨还可侵袭人群,引起螨性皮炎,或在体内寄生致肺螨病(pulmonary acariasis)。

【形 态】

成虫呈卵圆形,黄色或褐色,长0.2~0.5mm,个别种可达1.5~3.0mm。虫体分颚体和躯体两部分(图18-11)。

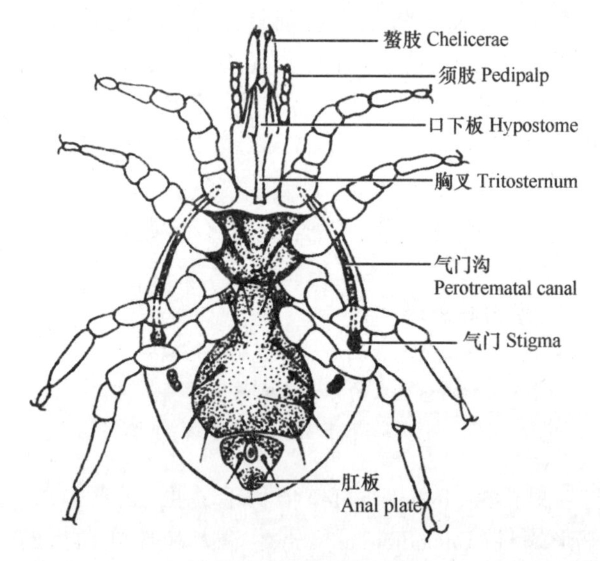

图18-11 革螨成虫腹面

Ventral view of gamasid mite adult

颚体位于躯体前端,由颚基、螯肢及须肢组成。颚基紧连躯体,颚基背壁向前延伸的部分称颚盖,其前缘形状是分类的依据。螯肢由螯杆和螯钳(chela)组成,雄虫螯肢演变为导精趾(sper-

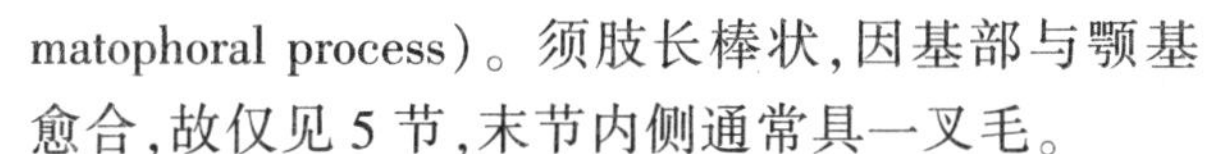

matophoral process)。须肢长棒状,因基部与颚基愈合,故仅见5节,末节内侧通常具一叉毛。

躯体一般呈卵圆形,有背板1~2块。背板上的刚毛数目和排列的毛序因种而异,具有鉴别虫种的意义。多数种类躯体腹面前缘具叉形胸叉(tritosternum)。雌螨腹面有胸板(sternal plate)、生殖板(genital plate)、腹板(ventral plate)及肛板(anal plate);雄螨腹面的骨板常愈合为一块全腹板。雌虫生殖孔位于胸板之后,雄虫生殖孔位于胸板前缘。有气门1对,位于足基节Ⅲ、Ⅳ间的外侧,与向前延伸至足基节Ⅱ的气门沟连接。足4对,分6节,第1对足跗节背面亚末端有1个跗感器,司感觉。

【生活史与生态习性】

生活史分为卵、幼虫、前若虫、后若虫和成虫5期。卵椭圆形,乳白色或淡黄色,一般在产出1~2天孵出幼虫。幼虫无气门,口器不发达,不摄食,在24小时内蜕皮为前若虫,再经2~6天发育为后若虫。后若虫与成虫相似,但无生殖孔和生殖板;经1~2天蜕皮为成虫。雌螨直接产卵的称为卵生(oviparity),直接产幼虫或若虫的称为卵胎生(ovoviviparity)。有的行孤雌生殖,1~2周完成生活史。

大多数革螨营自生生活,少数寄生,刺吸宿主的血液,传播疾病。自生生活革螨栖息于枯烂枝叶、草丛、土壤、巢穴和仓储物品中,主要捕食小型节肢动物,或以腐败的有机物为食,少数种兼性吸血。寄生革螨多数寄生宿主体表,少数寄生体内,如鼻腔、呼吸道、外耳道、肺等,以刺吸宿主血液和组织液为食。体表寄生革螨可分为巢栖型和毛栖型。革螨的宿主范围很广泛,包括哺乳类、鸟类、爬行类、两栖类以及无脊椎动物。哺乳动物宿主以鼠类为主,有些种类可侵袭人体。革螨全年都可活动,繁殖高峰、季节消长与宿主活动季节有关,10~11月为出现高峰。

【重要螨种】

1. 柏氏禽刺螨(*Ornithonyssus bacoti*) 雌虫背板狭长,在第2对足水平处最宽,以后逐渐狭窄,末端稍尖;背面表皮密生长刚毛,其长度与背板的刚毛约等长。生殖板狭长,后端尖细;肛板长椭圆形。螯肢呈剪状。该螨为巢栖型,寄生鼠类,也侵袭人。我国大多数地区均有发现。

2. 鸡皮刺螨(*Dermanyssus gallinae*) 雌虫背板前端宽、后端窄,末端平直。胸板宽度大于长度,呈拱形。生殖板末端钝圆;肛板呈圆三角形。螯肢刺针状或鞭状。属巢栖型,寄生于家鸡和其他禽类,常自禽舍爬至人体叮刺。

3. 格氏血厉螨(*Haemolaelaps glasgowi*) 椭圆形,淡黄色,具背毛38对。胸板扁宽,生殖腹板短,足后板呈肾形。螯肢较发达,钳齿毛中段膨大,尖端弯钩状。属巢栖型,国内分布广泛。主要寄生于黑线姬鼠,其次为黄胸鼠、小家鼠等,也刺吸人血。

【与疾病的关系】

1. 直接危害 革螨叮刺吸血可造成宿主局部皮肤损害及超敏性反应,引起革螨性皮炎(gamasidosis)。少数寄生革螨偶尔侵入人体内,引起各种螨病(螨源性疾病),如肺刺螨属(*Pneumonyssus*)革螨寄生人肺部可以引起肺螨病等。

2. 传播疾病

(1)肾综合征出血热:又称流行性出血热(epidemic hemorrhagic fever, EHF) 病原体为汉坦病毒。我国多数地区有流行,鼠类是该病毒的储存宿主。国内已证实多种革螨可作为本病的传播媒介,经革螨叮刺传播,并可经卵传递。人群普遍易感,多发于青壮年,潜伏期8~40天,全年均可发病。

(2)立克次体痘(rickettsial pox):又称疱疹性立克次体病(vesicular rickettsiosis),病原体为小珠立克次体(*Rickettsia akari*),主要流行于美国东北部,我国可能存在此病。鼠类是该病的主要传染源,血异刺皮螨(*Alloderrianyssus sanguineus*)为本病的主要媒介,通过叮刺吸血传播。

(3)其他疾病:革螨还被怀疑与森林脑炎、Q热、土拉弗菌病、地方性斑疹伤寒等的传播有关。

【防制原则】

1. 环境防制 灭鼠,保持室内清洁,清理禽舍、鸽巢。传病的革螨大多是寄生于鼠体或栖息鼠洞中的种类,故灭鼠是防制革螨的重要措施。

2. 化学防制 有机磷杀虫剂杀螨效果较佳,可定期用马拉硫磷、倍硫磷、杀螟松、溴氰菊酯和混灭威等地面喷洒。动物饲养房和鼠洞可用敌敌畏熏杀灭螨,效果良好。

3. 个人防护 进入疫区作业,为防接触革螨,应穿“五紧”服;在裸露部位涂抹驱避剂,如避蚊胺(DETA)、邻苯二甲酸二甲酯(DMP)等。

二、尘 螨

尘螨(dust mite)属真螨目、粉螨亚目(Acaridida)、蚍螨科(Pyroglyphidae),已记录34种。尘螨普遍存在于人类居住场所和工作环境中,与人类过敏性疾病密切相关。主要种类有屋尘螨(*Dermatophagoides pteronyssinus*)、粉尘螨(*D. farinae*)和埋内欧尘螨(*Euroglyphus maynei*)等。

【形 态】

成虫椭圆形,淡黄色,体长0.2~0.5mm。颚体位于虫体前端,螯肢钳状。体表有细密或粗皱的皮纹和少量刚毛;躯体背面前端有狭长盾板。雄虫体背后部还有后盾板。肩部有1对长鬃,后端有2对长鬃。外生殖器在腹面中央;肛门靠近后端,雄螨肛侧有肛吸盘。足4对,跗节末端具钟形吸盘(图18-12)。

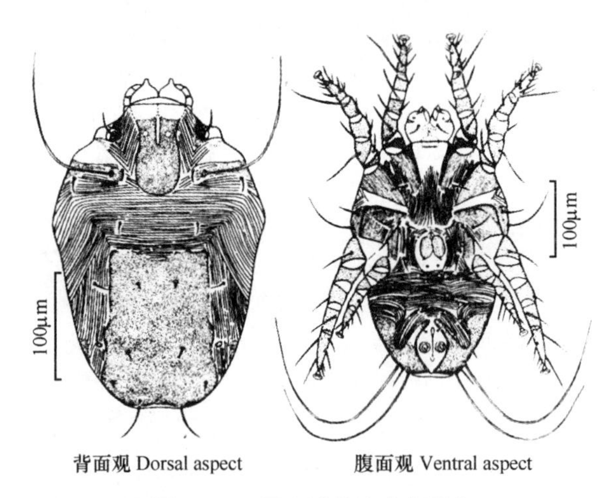

图18-12 屋尘螨雄性成虫形态

Morphology of *Dermatophagoides pteronyssinus* male adult

【生活史与生态习性】

生活史分卵、幼虫、第一若虫、第二若虫和成虫5期。幼虫足3对。第一若虫足4对,具生殖乳突1对;第二若虫具生殖乳突2对,形态和成虫相似,但生殖器官尚未发育成熟。成虫在孵化后1~3天即可进行交配,交配后3~4天开始产卵。一生产卵20~40个,产卵期约1个月。雄螨存活约60天,雌螨可达150天。

尘螨分布广泛,大多营自生生活。屋尘螨主要孳生于居室内枕头、被褥、坐垫、毛毯、毛衣、棉衣等处。面粉厂、棉纺厂、食品仓库、中药仓库等地面也有大量孳生,以动物皮屑、面粉、棉籽饼、真菌等为食。尘螨生长发育最适温度在25℃左右,相对湿度80%左右。季节消长因地区不同而异,一般在春秋季大量繁殖,秋后数量下降,主要通过携带而扩散。

【与疾病的关系】

尘螨及其代谢产物是强烈的过敏原,可引起尘螨哮喘和过敏性鼻炎等外源性超敏反应疾病,患者常有个人过敏史或家族过敏史。

1. 尘螨性哮喘 属于吸入型哮喘,患者往往在幼年时期开始发病或兼有慢性细支气管炎史。起病急,常反复发作。发作时出现胸闷、气急、不能平卧、呼气性呼吸困难,严重时因缺氧而导致口唇和指端发绀。每次发作持续时间较短,并可突然消失,多见于睡后或晨起。春秋季好发,可能与环境中的尘螨大量孳生有关。

2. 过敏性鼻炎 常在接触尘螨过敏原后突然发作,发病持续时间与接触尘螨的时间和数量有关,症状消失快。表现为鼻塞、鼻内奇痒、连续喷嚏和流大量清鼻涕。鼻涕中有较多嗜酸粒细胞。

3. 尘螨性皮炎 多见于婴儿期,表现为面部湿疹。成人多见于四肢屈面、肘窝、腋窝和腘窝等皮肤细嫩处,表现为湿疹和苔藓样病变,多迁延不愈,如病程加剧可累及全身。与家庭环境卫生条件、温湿度、季节及家族遗传史有关。

【诊 断】

尘螨过敏性疾病的诊断,应详细询问病史,并采用免疫学检测。常用免疫诊断方法有贴斑试验、皮肤挑刺试验、皮内试验、鼻黏膜诱发试验,放射过敏原固相试验(radio allegro sorbent test, RAST)及酶联免疫吸附试验(ELISA)等。

【流行与防治】

尘螨呈世界性分布,我国分布也很广泛。尘螨过敏发病因素较多,如遗传因素、接触机会、年龄、职业和地区等,儿童发病率比成人高,好发于春秋两季。

防治原则主要是预防尘螨孳生,如保持室内清洁和通风干燥、清除尘埃、勤洗衣被床单等;药物灭螨可使用7%尼帕净(Nipagin)、1%林丹、虫螨磷等。

尘螨过敏性疾病可用尘螨抗原少量多次注射进行脱敏治疗,或用抗过敏药物对症治疗。

三、粉　　螨

粉螨(flour mite)属于真螨目、粉螨亚目(Acaridida)、粉螨科(Acaridae),我国已记述粉螨59种。粉螨孳生在储藏食品和其他储藏物中,如粮食、干果、蘑菇类、中草药等。有些粉螨与人接触可引起螨性皮炎或皮疹;有些能侵入人体引起人体内螨病;有些则是强烈的过敏原,引起过敏性疾病。与医学有关的主要有粗脚粉螨(*Acarus siro*)和腐酪食螨(*Tyrophagus putrescentiae*)。

【形　　态】

粉螨成虫大小0.12~0.5mm,乳白色,半透明。体壁薄。分颚体和躯体两部分。颚体由关节膜与躯体相连,活动自如。螯肢两侧扁平,动趾(moveable digit)与定趾(fixed digit)呈剪刀状。须肢扁平。躯体常为卵圆形,可有不明显的分节或分节痕迹。体前端背面有1块盾板。雌、雄虫生殖孔均位于躯体腹面,雄虫有阳茎、肛吸盘和跗吸盘。无气门及气门沟,表皮柔软呈膜质,可进行气体交换。成虫有足4对,分别位于前、后半体(图18-13)。

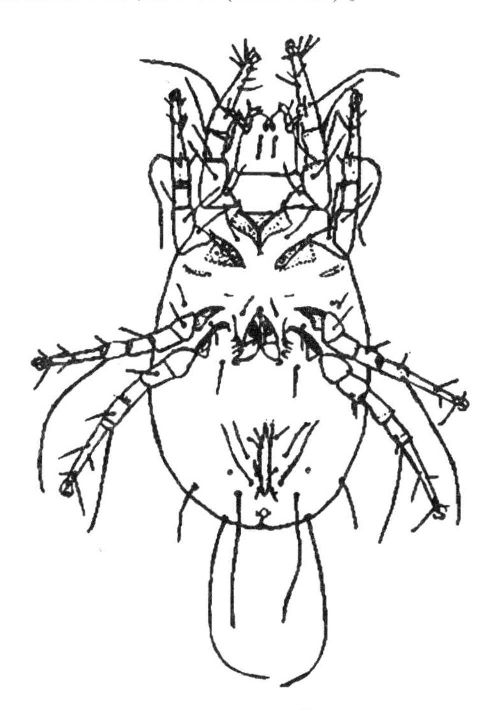

图18-13　粗脚粉螨腹面观
Ventral aspect of *Acarus siro*

【生活史与习性】

生活史分为卵、幼虫、第一若虫、第三若虫、成虫5个阶段。第一和第三若虫之间可有第二若虫,后者在某种条件下可转化为休眠体(hypopus)。幼虫3对足。幼虫经过一段活动期,便开始进入约24小时的静息期,然后蜕皮为第一若虫;再经24小时静息期,蜕皮为第三若虫,具4对足;又经约24小时静息期,蜕皮为成虫。

粉螨怕光、畏热,喜欢孳生于阴暗、温暖、潮湿的场所,最适孳生温度25℃左右,相对湿度80%左右。粉螨的孳生场所多样,储藏的粮食、农副产品、中药材、棉花以及人居舍、粉尘等均是粉螨的栖息场所。粉螨借助昆虫、鸟类、鼠类和蝙蝠等从动物巢穴进入人类活动场所。春秋季温度、湿度都较适合粉螨的孳生,多数以雌虫越冬。

【与疾病的关系】

粉螨与皮肤接触可引起螨虫性皮炎(acarodermatitis),有的螨种可侵入呼吸道、消化道、泌尿生殖道及血循环。可引起肺螨病(pulmonary acariasis)、肠螨病(intestinal acariasis)、尿螨病(urinary acariasis)和血螨病(sanguis acariasis)等。临床表现复杂多样,无特异性,临床上查到相应螨体即可确诊。此外,粉螨的分泌物、排泄物和皮屑等可作为过敏原,能引起粉螨过敏。

【防制原则】

防制粉螨主要是保持贮物场所通风,降低湿度,保证粮食或食品干燥等,以消除其孳生环境,同时应避免误食粉螨污染的食品。药物灭螨可使用杀螨剂如马拉硫磷、虫螨磷等。硅藻土可用于粉螨的防治。

人体粉螨皮炎可使用止痒剂或抗过敏药物治疗。体内粉螨症可对症治疗,一般使用卡巴胂和甲硝唑有效。

(李晋川)

第5篇　实验诊断技术

第19章　病原学检查技术

病原学检查是诊断寄生虫病常用的实验技术，为寄生虫病的诊断提供确诊依据。检查方法包括粪便检查、血液检查、排泄物与分泌物检查、活检、动物接种与体外培养等。

第1节　粪便检查

粪便检查是诊断消化道寄生虫病最常用、最基本的检查方法。可随粪便排出人体外的寄生虫有20多种肠道原虫的滋养体、包囊、卵囊，50多种蠕虫的虫卵、幼虫、成虫或脱落节片，以及某些节肢动物。

粪检注意事项：

(1) 粪便要新鲜，特别是检查阿米巴等原虫滋养体时，要求在粪便排出30分钟内检查，或暂时保存在35～37℃待查；做其他检查时，也争取在当天处理标本。来不及检查的粪便标本可在10℃左右保存，一般不宜超过24小时。

(2) 盛粪便的容器和竹签要清洁干燥，如无专用容器，可用干净的塑料袋(盒)、纸盒或玻璃容器等代替。粪便标本不可混入尿液和其他污染物或药物，以免影响检查结果。容器外要贴标签，注明受检者、编号等。

(3) 受检粪便量要足够，一般为5～10g，自然沉淀或血吸虫毛蚴孵化法检查，粪便量应≥30g；检查蠕虫成虫或绦虫节片时，则需留检24小时全部粪便。

(4) 检查时，注意粪便的性状和颜色，如有脓血或黏液，宜选择这些部分检查；否则，应在粪便的不同部位取材。

应注意虫卵、原虫包囊或滋养体与粪便中非寄生虫物体的鉴别，如植物纤维、花粉粒、动植物细胞以及脂肪滴等。为避免粪便污染环境，检查完毕后要彻底消毒用具，剩余的粪便应予无害化处理。

一、直接涂片法

直接涂片法(direct smear method)适用于检查蠕虫卵、原虫滋养体和包囊。方法简便、快速，但由于取材少，粪便中虫卵或原虫含量少时，容易漏检。为提高检出率，最好连续作3次涂片。

1. 生理盐水直接涂片法　在洁净的载玻片上滴1滴生理盐水，用牙签或竹签挑取少许粪便，在生理盐水中涂抹均匀，厚度以透过粪膜隐约可辨认书报上的字迹为宜。加盖玻片后用低倍镜或高倍镜按一定顺序推动载玻片，根据虫卵或滋养体的大小、形状、颜色和运动特点等特征鉴别。

一般先用低倍镜观察，发现疑似虫体时，转高倍镜仔细辨认。光线要适当，亮度过强不利观察。在检查原虫滋养体时，如室温较低可用保温台保持温度，温度愈接近体温，滋养体活动愈明显，可以保持滋养体在生理盐水涂片中正常的形态和活动能力，便于观察。

2. 碘液涂片法　用于检查原虫包囊。方法同直接涂片，用1滴碘液代替生理盐水，取少许粪便在其中涂匀，加盖玻片。包囊被染成黄色或浅棕黄色，糖原泡为棕红色，囊壁、核仁和拟染色体均不着色(彩图Ⅱ)。

碘液配制：碘化钾4g、碘2g、蒸馏水100ml，先将碘化钾溶于部分水中，然后加入碘，溶解后贮于棕色玻璃瓶中。

3. 金胺-酚改良抗酸染色法　目前是检查隐孢子虫卵囊的最佳方法。新鲜粪便或经10%甲醛固定保存(4℃保存1个月内)的含卵囊粪便都可用下述3种方法染色。染色过程是先用金胺-酚染色，再用改良抗酸染色法复染。

(1) 金胺-酚染色法(auramine-phenol staining method)

1) 染液配制：1g/L金胺-酚染色液(第Ⅰ液)：

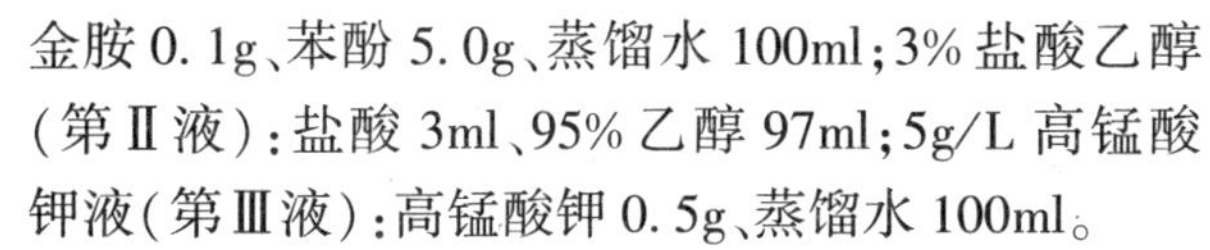

金胺 0.1g、苯酚 5.0g、蒸馏水 100ml；3% 盐酸乙醇（第Ⅱ液）：盐酸 3ml、95% 乙醇 97ml；5g/L 高锰酸钾液（第Ⅲ液）：高锰酸钾 0.5g、蒸馏水 100ml。

2）染色步骤：滴加第Ⅰ液于晾干的粪膜上，10～15 分钟后水洗；滴加第Ⅱ液，1 分钟后水洗；滴加第Ⅲ液，1 分钟后水洗，晾干、置荧光显微镜下检查。

低倍荧光镜下，卵囊为一圆形小亮点，发出乳白色荧光。高倍镜下卵囊呈乳白或略带绿色；卵囊壁为一薄层，多数卵囊周围深染，中央淡染，呈环状；核深染、偏位；有些卵囊全部深染。但有些标本可出现非特异荧光颗粒，应注意鉴别。

（2）改良抗酸染色法（modified acid-fast method）

1）染液配制：苯酚复红染色液（第Ⅰ液）：碱性复红 4g、95% 乙醇 20ml、苯酚 8ml、蒸馏水 100ml；10% 硫酸溶液（第Ⅱ液）：纯硫酸 10ml、蒸馏水 90ml（边搅拌边将硫酸徐徐倾入水中）；20g/L 孔雀绿液（第Ⅲ液）：20g/L 孔雀绿原液 1ml、蒸馏水 10ml。

2）染色步骤：滴加第Ⅰ液于晾干的粪膜上，1.5～10 分钟后水洗；滴加第Ⅱ液，1～10 分钟后水洗；滴加第Ⅲ液，1 分钟后水洗，晾干，置普通光镜下观察。

染色后，背景为绿色，卵囊呈玫瑰红色，圆形或椭圆形。如染色（1.5 分钟）和脱色（2 分钟）时间短，卵囊内子孢子边界不明显；如染色时间延长至 5～10 分钟，脱色时间也相应延长，子孢子边界明显。卵囊内子孢子均染为玫瑰红色，子孢子呈月牙形，共 4 个；其中非特异颗粒则染成蓝黑色，容易与卵囊区分。

不具备荧光显微镜的实验室，也可用本方法。先在光镜下（低、高倍）过筛检查，如发现小红点再用油镜观察，可提高检出速度和准确性。

（3）金胺-酚改良抗酸染色法（auarmine Omodified acid-fast staining）：本法可克服上述染色法的缺点。具体方法是：先用金胺酚染色，再用改良抗酸染色法复染。用光镜观察，卵囊同抗酸染色法所见，但非特异性颗粒被染成蓝黑色，两者颜色截然不同，极易鉴别，可显著提高检出率和准确性。

二、加藤厚涂片法

加藤厚涂片法（Kato's thick smear）又称定量透明法。此法检出率是直接涂片法的 20 倍以上，而且取材较少，方法简便、省时、成本低，特别适用于普查。

取 50～60mg 粪便（绿豆大）置于载玻片上，覆以甘油-孔雀绿溶液（含纯甘油 100ml、蒸馏水 100ml、3% 孔雀绿溶液 1ml）浸透的玻璃纸（长 30mm×宽 25mm×厚 40μm），轻压，使粪便铺开为约 20mm×25mm，置 30～36℃ 温箱中 30 分钟或 25℃ 1 小时，粪膜透明后，即可镜检。

操作时需注意掌握粪膜的厚度以及透明时间，若粪膜过厚或透明时间过短，虫卵易被粪渣掩盖难以发现；粪膜过薄或透明时间过长、温度过高，则虫卵变形，不易辨认。

三、改良加藤厚涂片法

改良加藤厚涂片法（modified Kato's thick smear）为世界卫生组织推荐的一种粪便虫卵检查方法，既可定性又可定量，可计算每克粪便的虫卵数，评估感染程度。此法是在加藤厚涂片法的基础上增加 2 个步骤：在待检粪便样本上盖一块（4cm×4cm）尼龙网（100 目，网孔径约 150μm），自尼龙网上刮取粪便，置于载玻片上的定量板模孔内，填满并刮平，掀取定量板后，载玻片上留下一长形粪条。此后的步骤及透明时间和温度的要求同加藤厚涂片法。

定量板规格：（40×30×1.37）mm 聚苯乙烯模板，中央模孔 8mm×4mm，容积为 38.75mm^3，可容纳粪便 41.7mg（图 19-1）。

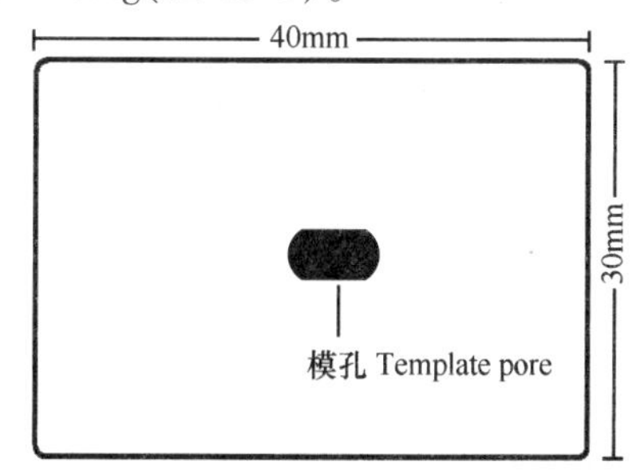

图 19-1 改良加藤厚涂片法定量板
Modified Kato's thick smear dosing plate

在大规模流行病学调查中，每片检出的总虫卵数×24，即为每克粪便虫卵数。小范围调查或药物疗效考核，每片全部虫卵数×24，再乘以粪便系数（成形便 1，半成形便 1.5，软便 2，粥样便 3，水泻便 4）即为每克粪便虫卵数（eggs per gram，EPG）。由于儿童粪便总量少于成人，儿童每单位体积粪便量中含虫卵数多于成人。故应以成人为标准，按比例减少，即儿童粪便所得的虫卵数，1～2 岁、3～4 岁、5～10 岁分别乘以 25%、50%、75%，11 岁同成人。

$$\frac{\text{EPG}\times 24\text{h 粪便总量(g)}}{\text{每条雌虫每日产卵数}}\times 2 = \text{寄生成虫（雌、雄）总数}$$

表 19-1 常见蠕虫每条雌虫每日产卵数

Oviposition numbers per day by common helminth female adult

虫名	日产卵数(平均数)	虫名	日产卵数(平均数)
华支睾吸虫	1600~4000(2400)	肥胖带绦虫	97 000~124 000/孕节
卫氏并殖吸虫	10 000~20 000	似蚓蛔线虫	234 000~245 000(240 000)
布氏姜片吸虫	15 000~48 000(25 000)	十二指肠钩口线虫	10 000~30 000(24 000)
日本血吸虫	1000~3500	美洲板口线虫	5000~10 000(9000)
链状带绦虫	30 000~50 000/孕节	毛首鞭形线虫	1000~7000(2000)

四、浓 聚 法

浓聚法(concentration method)可将较多量的粪便中蠕虫卵、原虫包囊浓集,故可提高检出率。常用的浓聚法有沉淀法和浮聚法两种。

多数原虫包囊和蠕虫卵的比重较大(表 19-2),可沉积于水底有助于提高检出率,可采用沉淀法,但比重较小的钩虫卵、微小膜壳绦虫卵及某些原虫包囊则宜采用浮聚法。

表 19-2 蠕虫卵、原虫包囊及常用浮聚液的比重

Density of helminth eggs and protozoal cysts and common drift-collecting solutions

虫卵或包囊	比重	常用浮聚液	比重
华支睾吸虫卵	1.170~1.190	饱和盐水	1.175~1.200
布氏姜片吸虫卵	1.190	33%硫酸锌液	1.180
肝片形吸虫卵	1.200	饱和硫酸锌液	1.400~1.415
日本血吸虫卵	1.200	饱和硫酸镁液	1.270~1.294
带绦虫卵	1.140	饱和硝酸钠液	1.358~1.365
微小膜壳绦虫卵	1.050	饱和硝酸铅液	1.387~1.400
钩虫卵	1.055~1.080	饱和氯化钙液	1.250~1.500
毛首鞭形线虫卵	1.150	饱和硫代硫酸钠液	1.408
蠕形住肠线虫卵	1.105~1.115	甘油	1.226
似蚓蛔线虫受精卵	1.110~1.130	45%蔗糖液	1.280
似蚓蛔线虫未受精卵	1.210~1.230		
溶组织内阿米巴包囊	1.060~1.070		
结肠内阿米巴包囊	1.070		
微小内蜒阿米巴包囊	1.065~1.070		
蓝氏贾第鞭毛虫包囊	1.040~1.060		

1. 沉淀法(sedimentation method)

(1) 自然沉淀法(nature sedimentation):亦称重力沉淀法(gravity sedimentation)。

主要用于蠕虫卵检查,蠕虫卵比重大于水,可沉于水底,使虫卵浓集。经水洗沉淀后,视野清晰,易于检查。缺点是操作较繁琐且费时。

取粪便 20~30g 加水调匀制成混悬液,用 40~60 目金属筛或 2~3 层湿纱布过滤于 500ml 量杯内,加清水冲洗残渣,过滤后的粪液在量杯中静置 20~30 分钟,缓缓倒去上清液,留沉渣重新加满清水沉淀。以后每隔 15~20 分钟换水 1 次,重复 2~3 次,最后倒去上清液,取沉渣涂片镜检。检查血吸虫卵时,沉淀时间不宜过长,尤在室温高于 15℃ 时,卵内毛蚴易孵化。检查原虫包囊,则换水间隔时间宜延长至 6 小时(图 19-2)。

(2) 离心沉淀法(centrifuge sedimentation):将上述滤去粗渣的粪液移于 10ml 离心管,1500~2000r/min 离心 2~3 分钟,倒去上液,加入清水,再次离心。如此反复离心 3~4 次,直至上液澄清,倒去上液,取沉渣镜检。此法省时、省力,常用于临床检验。

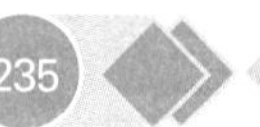

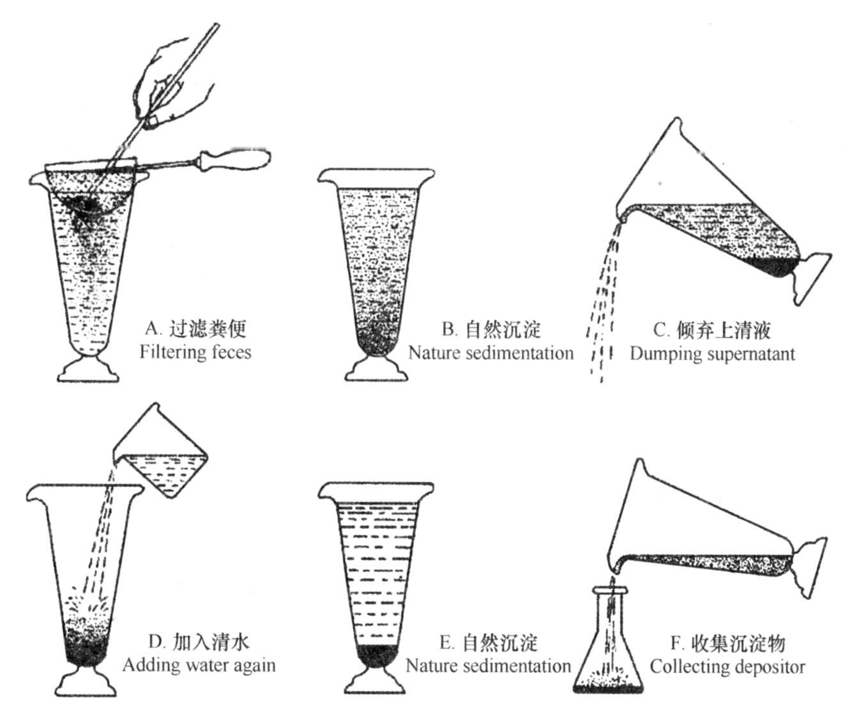

图 19-2　粪便自然沉淀法　Nature sedimentation of feces

（3）醛醚沉淀法（formalin-ether sedimentation）：用于蠕虫卵和原虫包囊的检查，浓集效果好，不损伤包囊和虫卵的形态，易于观察和鉴定。

取粪便 1～2g 置于小容器内，加水 10～20ml 调匀，将粪便混悬液经 2 层纱布（或 100 目金属筛网）过滤，200r/min 离心 2 分钟；倒去上液，加水 10～20ml 重悬沉渣，离心 2 分钟；倒去上液，加 10% 甲醛 7ml；5 分钟后加乙醚 3ml，塞紧管口并充分摇匀，取下管塞，离心 2 分钟；即可见管内自上而下分为 4 层。取沉渣涂片镜检。

2. 浮聚法（flotation method）　利用比重较大的溶液使粪便中的蠕虫卵或原虫包囊浮聚于液体表面，以提高检出率。浮聚瓶的口径过大或瓶身过高都会降低效果，粪便量过多会使浮聚液比重下降，卵壳及包囊壁薄者较易受高渗透压影响而变形，不利于形态学观察。这些均可影响浮聚的效果。常用浮聚液的比重见表 19-2。

（1）饱和盐水浮聚法（saturated salt floatation）：适用检查比重较小的虫卵：钩虫卵效果最好、也用于微小膜壳绦虫卵与带绦虫卵。用竹签取黄豆粒大小的粪便置于浮聚瓶（高 3.5cm，直径约 2cm 的圆形直筒瓶）中，加入少量饱和盐水调匀，再加饱和盐水接近瓶口，除去液面上的大块杂质，再慢慢加入饱和盐水至液面略高于瓶口，以不溢出为止。此时在瓶口覆盖一载玻片，避免产生气泡。静置 15 分钟后，将载玻片提起并迅速翻转，镜检（图 19-3）。

（2）硫酸锌离心浮聚法（zinc-sulfate centrifuge floatation）：适用于检查原虫包囊、球虫卵囊、线虫卵和微小膜壳绦虫卵等。取粪便约 1g 于离心管内，加 10ml 清水，充分搅碎，按离心沉淀法过滤，反复离心 3～4 次，至水清为止；最后倒去上液，在沉渣中加入 33% 硫酸锌溶液（比重 1.18），调匀后再加硫酸锌溶液至距管口约 1cm 处，2000r/min 离心 1 分钟。用金属环粘取表面粪液置于载玻片上，加碘液 1 滴（查包囊），镜检。取标本时，金属环轻轻接触液面即可，切勿搅动。离心后应立即取标本镜检，若放置时间超过 1 小时以上，会因包囊或虫卵变形而影响观察效果。

五、幼虫孵化法

幼虫孵化法（larva hatching method）：某些虫卵在适宜条件下能孵出幼虫，用肉眼或放大镜观察，从而确定诊断或提高检出率，并可用于鉴定虫种。

1. 钩蚴培养法（culture method for hookworm larva）　钩虫卵在适宜的温、湿度和氧气充足的条件下很快孵出幼虫。取口径为 1cm 的 10ml 清洁试管，加入蒸馏水约 2.0ml，将滤纸剪成与试管等宽、稍长于试管的 T 字形纸条，在纸条上部用铅笔标记受检者姓名或编号。用竹签挑取粪便 0.2～0.4g，均匀涂抹在纸条的中部，将纸条插入试管，下端浸入水中，但勿使粪便接触水，置 25～30℃ 温箱内孵

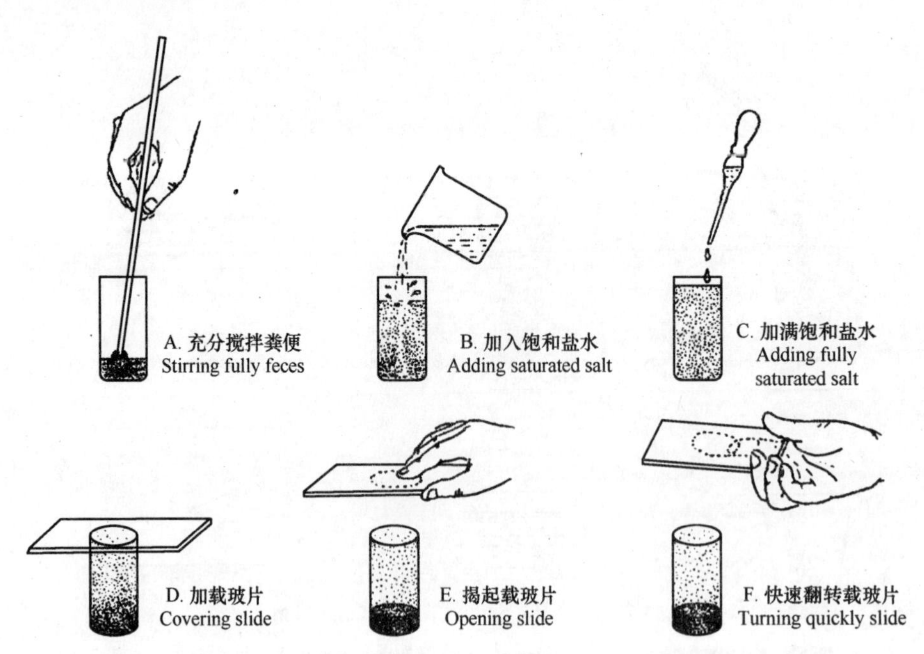

图 19-3 饱和盐水浮聚法 Saturated salt floatation

育。每天沿滤纸对侧的试管壁添加少量蒸馏水，以保持水面高度。孵育3天后肉眼或放大镜检查试管底部，可见蛇形运动的钩蚴，室温较低时可将培养管放入温水(30℃左右)中数分钟后，再行检查。如未发现钩蚴，应继续培养、观察至第5天。(图19-4A)

此法亦可用于培养肠道内各种阿米巴滋养体及人毛滴虫滋养体，且能提高检出率。每管粪便量约为1.0g，适宜温度为25～30℃，培养时间为2～4天，为了及时报告致病原虫，可于培养48小时后镜检。

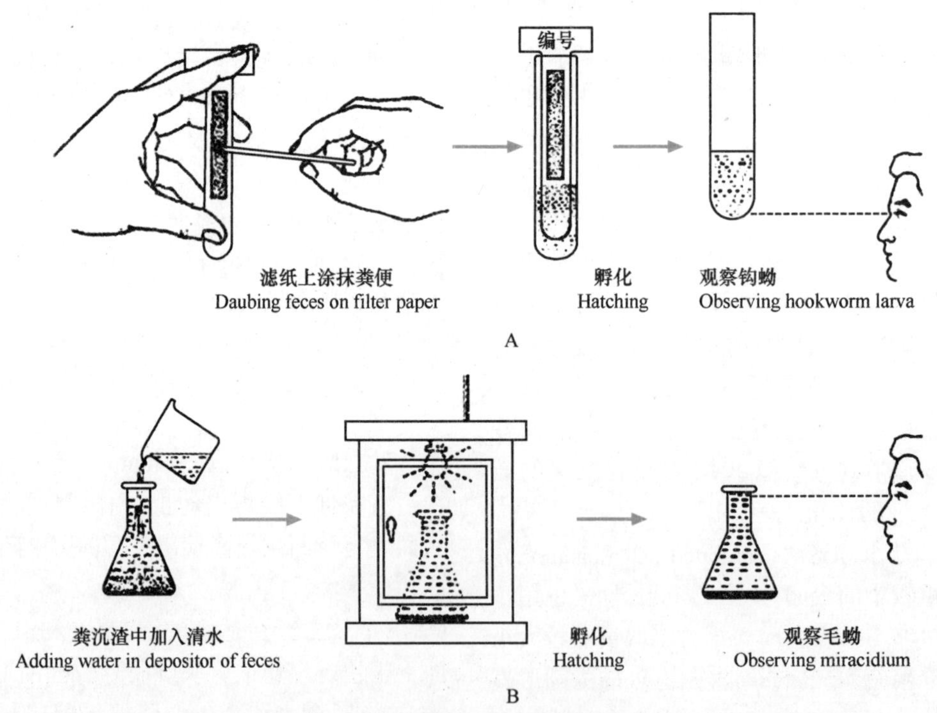

图 19-4 钩蚴培养法(A)和毛蚴孵化法(B)

Culture method for hookworm larva(A) and Miracidium hatching method(B)

2. 毛蚴孵化法(miracidium hatching method) 用于血吸虫病的病原检查，依据血吸虫卵内的毛蚴在的适宜温度清水中短时间内孵出，并在水面游动的特性而设计(图19-4B)。取粪便约30g，先经自然沉淀法浓集处理，将粪便沉渣倒入三角烧瓶内，加蒸馏水至瓶口，于 20~30℃孵化 4~6 小时，以肉眼或放大镜观察。在接近水面 1~2cm 处，有白色点状物作直线往返游动，即是毛蚴，必要时可用吸管将毛蚴吸出镜检。如无毛蚴，每隔 4~6 小时(24 小时内)观察 1 次。室温高于 25℃时，毛蚴可在短时间内孵出，因此在夏季要用 1.2%盐水或冰水冲洗粪便，最后 1 次才改用室温清水。应注意与水中其他原虫相鉴别(表 19-3)。

表 19-3　血吸虫毛蚴与水中自生生活的原生动物的鉴别

Differences between *Schistosome* miracidium and free-living protozoa in water

鉴别要点	血吸虫毛蚴	原生动物
形状	针尖大小，长椭圆形，大小一致	扁形或圆形，大小不一
颜色	半透明，灰白色，有折光	不透明，灰色或灰黄色，无折光
运动方向	游动迅速均匀，直线运动；孵化过久时，才出现摇摆或翻滚现象	运动缓慢，游速不均，无一定方向，摇摆或翻滚状
运动范围	在水面下 1~4cm 处	运动范围广，水中各层中均可见

六、肛门拭子法

用于检查蛲虫卵和牛带绦虫卵，蛲虫在患者肛门周围及会阴部皮肤上产卵，一般应于清晨排便前和洗澡前取材。牛带绦虫孕节从肛门排出或主动逸出时，虫卵黏附于肛门附近皮肤上，故可作肛门周围虫卵检查。

1. 透明胶纸拭子法(cellophane swab)　取长约 6cm，宽约 2cm 的普通透明胶纸，贴于载玻片上，胶纸的一端向胶面折叠约 0.4cm(易于揭开)。揭下胶纸，在肛门周围的皮肤上反复粘贴后，将胶面平贴在载玻片上，镜检。

2. 棉签拭子法(cotton swab)　先将棉签浸泡在试管内生理盐水中，使用时挤去盐水，在肛门周围擦拭，将擦拭肛周的棉签放回生理盐水的试管中，经充分浸泡，在试管内壁挤去棉签中水分后弃去，试管静置 10 分钟，或经离心后，取沉渣镜检。也可将棉签放入盛有饱和盐水的试管中，用力搅动，在试管内壁挤干水分后弃去，再加饱和盐水至管口处，覆盖一载玻片，务使其接触液面，5 分钟后取载玻片镜检。

七、淘虫检查及孕节检查法

1. 淘虫检查法　为考核疗效或鉴定虫种，常需淘取粪便中虫体进行计数与鉴定。取患者服药后 24~72 小时的全部粪便，加水搅拌，用 40 目筛或双层纱布滤出粪渣，经水反复冲洗后，倒入盛有清水的大型玻璃器皿中。在器皿下衬以黑纸，检查粪渣中的虫体进行鉴定。

2. 带绦虫孕节检查法　用清水洗净绦虫孕节，置于两张载玻片之间，轻轻压平，对光观察内部结构，并根据子宫分支情况鉴定虫种。也可用注射器从孕节后端正中部插入子宫内，徐徐注射碳素墨汁或卡红液，待子宫分支显色后计数。

卡红染液配制：钾明矾饱和液 100ml、卡红 3g、冰醋酸 10ml。混合液置于 37℃温箱内过夜，过滤后即可使用。

第 2 节　血液检查

血液检查是诊断疟疾、丝虫病的常规方法。应使用一次性采血针，防止交叉感染。涂制血膜的载玻片用前需经洗涤液处理，自来水、蒸馏水冲洗，在 95%乙醇中浸泡，擦干或烤干后使用。

一、疟原虫检查

1. 采血　先用手指揉捏耳垂或指尖，使充血，再用 75%乙醇棉球消毒皮肤，待干后用左手拇指和食指捏着耳垂下方，使耳垂下侧方皮肤绷紧，右手持采血针快速刺破皮肤，挤出血滴。间日疟原虫宜在发作数小时采血；恶性疟原虫在发作初期采血可见大量环状体，发作后 1 周，可查见配子体。

2. 涂片　疟原虫检查多用薄血膜和厚血膜法。薄、厚血膜可涂制在同一张载玻片上(图 19-5)，便于比较观察。薄血膜取血少，原虫形态结构清晰；厚血膜取血量较多，红细胞集中，在原虫数量少时便于发现。

(1) 薄血膜制作：取两张载玻片，一张为磨口边缘(推片)，另一张平放在桌上(制作血片用)；在载玻片 1/3 与 2/3 交界处加一小滴血液，将推片的一端置于血滴之前，稍向后拉推片，使血液沿推片边缘扩散后，两载玻片间角度保持为 30°~45°，速度均匀地自右向左推动，制成薄血膜。理想的薄血

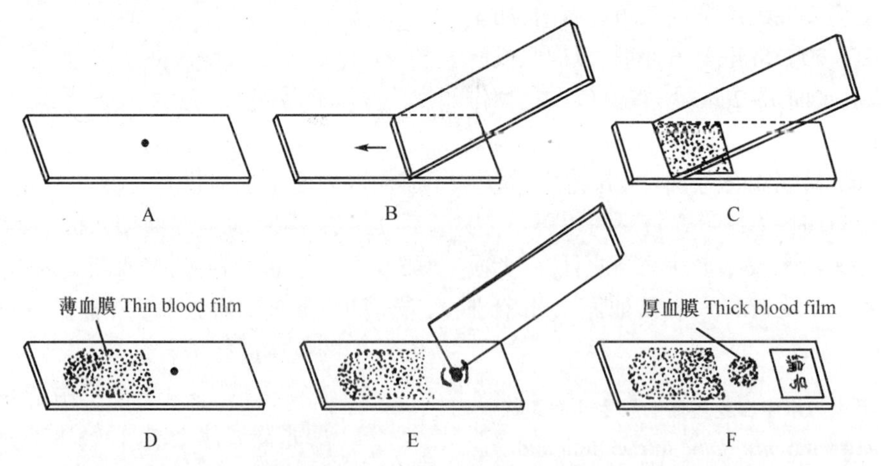

图 19-5 血液涂片的操作步骤 Operating procedure of blood smear

膜,应是一层均匀分布的血细胞,血细胞间无空隙,血膜末端呈扫帚状。

(2) 厚血膜制作:在载玻片的右 1/3 处蘸血一小滴,以推片的一角由内向外旋转,使之成为直径约 0.8~1cm,厚薄均匀的厚血膜。

涂片用载玻片应清洁、无油污,否则薄血膜上易形成无血细胞的空白区,厚血膜在脱血红蛋白或染色时易脱落。推片的边缘要平整、光滑,否则推出的血膜有裂纹。血膜要自然干燥。

3. 固定与染色 临床使用最广的是姬姆萨染剂和瑞氏染剂。选用适当的缓冲液稀释各种染液,染色后用缓冲液冲洗则染色效果更佳。

缓冲液的配制(原液):①1/15mol/L 无水磷酸氢二钠(Na_2HPO_4)9.464g 或 $Na_2HPO_4 \cdot 2H_2O$ 11.867g 或 $Na_2HPO_4 \cdot 7H_2O$ 17.872g 或 Na_2HPO_4 $12H_2O$ 23.877g、蒸馏水 1000ml;②1/15mol/L 磷酸二氢钾溶液:磷酸二氢钾(KH_2PO_4)9.073g、蒸馏水 1000ml。

使用前,将上述原液按表 19-4 的比例配成不同 pH 应用缓冲液,久存失效。

表 19-4 不同 pH 应用缓冲液的配制

Dispensing of different pHapplication buffer

pH	1/15mol/L KH_2PO_4(ml)	1/15mol/L Na_2HPO_4(ml)	蒸馏水(ml)
6.8	4.9	5.1	90
7.0	6.3	3.7	90
7.2	7.3	2.7	90
7.4	8.1	1.9	90

(1) 姬姆萨染色法(Giemsa's stain)

1) 染液配制:姬姆萨染粉 1g、甲醇 50ml、甘油 50ml。将姬姆萨染粉置于研钵中,加小量甘油充分研磨,再分次加甘油研磨,直至 50ml 甘油加完为止,倒入棕色玻璃瓶中。然后分数次用少量甲醇冲洗钵中的甘油染粉,倒入玻璃瓶,直至 50ml 甲醇用完,塞紧瓶塞,充分摇匀,置 65℃温箱内 24 小时或室温内 1 周后过滤,待用。

2) 染色方法:将 pH 7.0~7.2 缓冲液与姬姆萨液按 15:1~20:1 稀释。厚血膜需先溶血,即在干燥后的血膜上滴加 2~3 滴蒸馏水,待血膜呈灰白色时,将水倒去,晾干。用甲醇固定薄、厚血膜。用蜡笔在薄、厚血膜周围划出染色范围,以防染液溢出。将稀释的姬姆萨染液滴于已固定的薄、厚血膜上,染色 25~30 分钟(室温),再用清水或缓冲液冲洗。晾干后镜检。

姬姆萨染色法效果良好,血膜褪色较慢,保存时间较久,但染色需时较长。

快速姬姆萨染色法:姬姆萨染液 1ml,加缓冲液 5ml,如前法染色 5 分钟后用缓冲液冲洗,晾干后镜检。

(2) 瑞氏染色法(Wright's stain)

1) 染液配制:瑞氏染粉 0.1~0.5g、甲醇 97ml、甘油 3ml。将瑞氏染粉加入甘油中充分研磨,然后加入少量甲醇,研磨后倒入棕色玻璃瓶中;然后分数次用甲醇冲洗研钵中的甘油溶液,倒入瓶内,直至用完,摇匀;一般于 1~2 周后过滤待用。

2) 染色方法:瑞氏染剂含甲醇,所以薄血膜不需先固定,而厚血膜则需先溶血,待血膜晾干后才能染色。滴染液覆盖全部厚、薄血膜,约 1 分钟,再加等量蒸馏水或缓冲液,轻轻摇动载玻片,使蒸馏水或缓冲液和染液混合均匀,3~5 分钟后用水或缓冲液缓慢地从载玻片一端冲洗(切勿先倒去染液或直接对血膜冲洗),晾干后镜检。

瑞氏染色法操作简便,适用于临床诊断,但甲

醇蒸发甚快，掌握不当，染液易沉淀于血膜上，并较易褪色，保存时间不长。

二、微丝蚴检查

1. 采血时间　检查血液中微丝蚴，是确诊丝虫病的主要方法。班氏丝虫和马来丝虫微丝蚴均有夜现周期性，采血时间为晚上 9 时至次晨 2 时。

2. 检查方法

（1）新鲜血片检查：取 1 大滴新鲜血液滴于载玻片上，加盖玻片，在低倍镜下观察，发现蛇形游动的幼虫后，染色检查，以确定虫种。

（2）厚血膜法：厚血膜的制作、溶血、固定、姬姆萨染色同疟原虫。需取血 3 滴，涂成 2cm×1.5cm 的长方形厚血膜，平放，自然干燥后用蒸馏水溶血，待干燥后用甲醇固定，染色镜检。

（3）离心浓集法：适用于外周血中微丝蚴数量较少的患者，静脉采血 1～2ml，肝素抗凝，加 9 倍的蒸馏水溶血，离心沉淀，吸取沉淀镜检。

（4）活微丝蚴浓集法：在离心管内加蒸馏水半管，加血液 10～12 滴，再加生理盐水混匀，3000r/min 离心 3 分钟，取沉淀检查。或取静脉血 1ml，置于盛有 0.1ml 3.8% 枸橼酸钠的试管中，摇匀；加水 9ml，待溶血后，离心 2 分钟，倒去上清液，加水再离心，取沉淀镜检。

第 3 节　排泄物、分泌物及组织液检查

一、痰液检查

痰液中可能查见卫氏并殖吸虫卵、溶组织内阿米巴滋养体、棘球蚴的原头蚴、粪类圆线虫幼虫、蛔虫幼虫、钩虫幼虫、尘螨等。

1. 直接涂片法　卫氏并殖吸虫卵检查：在洁净载玻片上加 1～2 滴生理盐水，挑取痰液少许，最好选带铁锈色的痰，涂成痰膜，加盖玻片镜检。如未发现肺吸虫卵，但见有夏科-雷登晶体，提示可能是肺吸虫感染；多次涂片检查均为阴性者，可改用浓集法。溶组织内阿米巴滋养体检查：最好取新鲜痰液作涂片，室温较低时应注意镜台上载玻片的保温。高倍镜观察，如为阿米巴滋养体，可见其伸出伪足并作定向运动。

2. 浓集法（消化沉淀法）　适用于蠕虫幼虫及螨类等的检查。收集患者 24 小时痰液，置于玻璃杯中，加入等量 10% NaOH 溶液，用玻棒搅匀后，置 37℃温箱内，经 2～3 小时痰液消化成稀液状。分装于数个离心管内，1500r/min 离心 10 分钟，弃去上清液，取沉渣涂片镜检。

二、十二指肠液及胆汁检查

用十二指肠引流管抽取十二指肠液及胆汁，以直接涂片法镜检，或经离心浓集后，取沉渣镜检。可检查蓝氏贾第鞭毛虫滋养体、华支睾吸虫卵、肝片形吸虫卵和布氏姜片吸虫卵等；在急性阿米巴肝脓肿患者胆汁中偶可发现滋养体。

1. 引流液检查方法　可将十二指肠引流液滴于载玻片上，加盖玻片后镜检。为提高检出率，常将引流液加生理盐水稀释搅拌后，分装于离心管内，2000r/min 离心 5～10 分钟，取沉渣涂片镜检。如引流液过于黏稠，应先加 10% NaOH 消化后再离心，但不适用于原虫滋养体的检查。引流液中的蓝氏贾第鞭毛虫滋养体常附着在黏液小块上，或虫体聚集成絮片状物。肝片形吸虫卵与姜片吸虫卵不易鉴别，但前者可出现于胆汁，而后者只见于十二指肠液中。

2. 肠检胶囊法（enteric-test capsule method）　禁食后，嘱患者吞下装有尼龙线的胶囊（图 19-6）。线的游离端经胶囊一端的小孔引出并固定在受试者口外。吞下的胶囊在胃内溶解后，尼龙线便自行松开、伸展，可达十二指肠和空肠，经 4 小时后缓缓拉出尼龙线，刮取其线上的黏附物作生理盐水涂片镜检。主要适用于蓝氏贾第鞭毛虫滋养体检查。

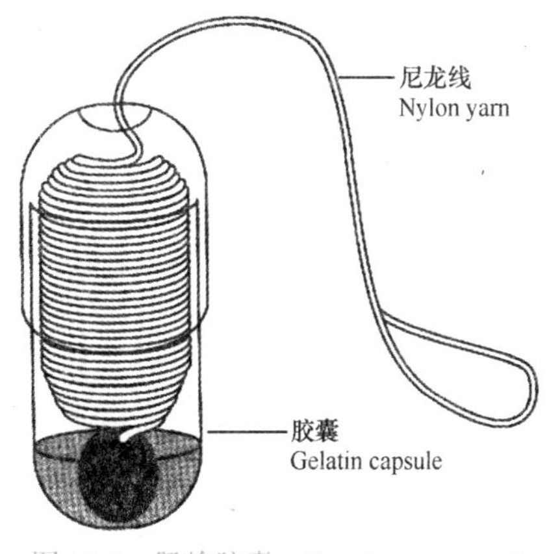

图 19-6　肠检胶囊　Enteric-test capsule

三、尿液和鞘膜积液检查

1. 尿液　可查见阴道毛滴虫、丝虫微丝蚴、埃及血吸虫卵等。常用离心沉淀法。取尿液 3～5ml，2000r/min 离心 3～5 分钟，取沉渣镜检。乳糜尿则

应加等量乙醚，用力振荡，使脂肪溶于乙醚；然后吸去脂肪层，离心，镜检沉渣。

2. 鞘膜积液 主要检查班氏微丝蚴。碘酊消毒阴囊皮肤后，用注射器抽取鞘膜积液，直接涂片检查，也可加适量生理盐水稀释离心，取沉渣镜检。

四、阴道分泌物及前列腺液检查

1. 阴道分泌物 可查见阴道毛滴虫，偶尔可查见蛲虫卵、蛲虫成虫、溶组织内阿米巴滋养体。

（1）生理盐水直接涂片法：用消毒棉签在受检者阴道后穹窿、子宫颈及阴道壁上取分泌物，然后在滴有生理盐水的载玻片上涂片镜检，可发现活动的虫体。室温较低时，应注意保温。

（2）悬滴法：准备凹玻片和盖玻片各1张，在盖玻片的周边涂抹一薄层凡士林，在凡士林圈内滴加生理盐水，取阴道分泌物加于生理盐水中，翻转盖片，并小心覆盖在凹玻片上，稍加压使两玻片粘合，镜检。

2. 前列腺液检查 用于检查男性泌尿生殖道的阴道毛滴虫。用前列腺按摩法取前列腺液少许，滴加于载玻片上，加1滴生理盐水，加盖玻片，镜检。

五、脑脊液检查

可用于检查弓形虫滋养体、溶组织内阿米巴滋养体、耐格里阿米巴滋养体和棘阿米巴滋养体和包囊、肺吸虫卵、异位寄生的日本血吸虫卵、棘球蚴的原头蚴或游离小钩，粪类圆线虫、棘颚口线虫、广州管圆线虫及旋毛虫幼虫等。然而，由于在脑脊液中寄生虫的数量甚少，故病原学检查阴性者也不能完全排除该种寄生虫的感染。

取脑脊液2ml，2000r/min离心5分钟，取沉渣涂片镜检。检查阿米巴滋养体时，因离心会影响其伪足活力，可自然沉淀后吸沉渣镜检。检查弓形虫和致病性自生生活阿米巴时，均需涂片，用甲醇固定后，瑞氏或姬姆萨染色，油镜观察。

第4节 活 检

一、皮肤、皮下组织及肌肉检查

1. 皮肤及皮下组织检查

（1）蠕虫：猪囊尾蚴、曼氏裂头蚴、卫氏并殖吸虫与斯氏并殖吸虫童虫、棘颚口线虫和刚刺颚口线虫幼虫均可在人体皮下形成结节或包块，手术切开肿块，检获虫体，直接观察或制片后鉴定虫种。

（2）原虫：疑似皮肤型黑热病患者，皮损处（丘疹和结节）局部消毒后，用注射器刺破皮损处，抽取组织液作涂片；或用消毒手术刀或锋利小剪，刮取皮肤组织作涂片。用瑞氏或姬姆萨染液染色。如涂片未见原虫，可摘取小丘疹或结节，作组织切片染色镜检。

（3）疥螨和蠕形螨

1）疥螨：用消毒针尖挑破隧道尽端，取出疥螨镜检；或用消毒的矿物油滴于丘疹表面，用消毒的手术刀片轻刮局部，将刮取物移至载玻片上，加盖玻片镜检。

2）蠕形螨

刮拭法：用痤疮压迫器、弯镊等器具，从受检部位皮肤直接刮取皮脂腺和毛囊分泌物，置于载玻片上，滴加1滴甘油，均匀涂开，覆盖玻片镜检。

透明胶纸法：取5cm长的透明胶纸于睡前贴在额、鼻、鼻沟等处。次晨揭下胶纸贴在载玻片上镜检。检出率夜间比白天高，方法简单、易行，可用于普查。

2. 肌肉组织检查

（1）猪囊尾蚴、曼氏裂头蚴、卫氏并殖吸虫与斯氏并殖吸虫童虫：手术摘取肌肉肿块内的虫体，直接在解剖镜下或显微镜下观察。必要时做压片、固定、染色并脱水、透明后封片，作形态学鉴定。

（2）旋毛虫幼虫：从患者的腓肠肌、肱二头肌或股二头肌取一块米粒大小的肌肉，置载玻片上，加50%甘油乙醇1滴，盖上另一载玻片，均匀压紧，低倍镜下观察。取下的肌肉须立即检查，否则幼虫会变得模糊，不易观察。

二、淋巴结及骨髓检查

1. 淋巴结检查 从淋巴结可检到班氏和马来丝虫成虫、利什曼原虫、弓形虫等。

（1）丝虫成虫：用注射器抽取可疑淋巴结中淋巴液，或摘取病变淋巴结检查成虫，也可作病理组织切片检查。

（2）利什曼原虫：一般选腹股沟淋巴结，先将局部皮肤消毒，用左手拇指和食指捏住淋巴结，右手取干燥无菌的6号针头刺入淋巴结。稍待片刻，拔出针头，将针头内少量的淋巴结组织液滴于载玻

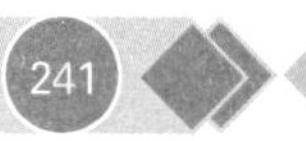

片上,涂片染色检查。

2. 骨髓检查　主要检查杜氏利什曼原虫无鞭毛体。检出率高于淋巴结穿刺。

一般作髂骨穿刺,患者侧卧,露出髂骨部位。视年龄大小,选用 17~20 号带有针芯的干燥无菌穿刺针,从髂前上棘后约 1cm 处刺入皮下,当针尖触及骨面时,再慢慢地钻入骨内 0.5~1.0cm,即可拔出针芯,接 2ml 干燥注射器,抽取骨髓液。取少许骨髓液涂片,甲醇固定,同薄血膜染色法染色,油镜检查。

三、肝组织检查

肝病变中可能查见溶组织内阿米巴滋养体、日本血吸虫卵、肝毛细线虫卵或成虫、犬弓首线虫幼虫、斯氏并殖吸虫童虫等。当疑似细粒棘球蚴与多房棘球蚴感染时,应在超声波引导下准确定位进行穿刺,严防棘球蚴液外溢。在各种寄生虫中,最有临床检查意义的是从肝脓肿内的近壁处检查溶组织内阿米巴滋养体。具体方法为:穿刺阿米巴肝脓肿,取近壁处活组织一小块,作生理盐水涂片或病理组织切片。肝组织活检查到肝毛细线虫卵是诊断肝毛细线虫病最可靠的检查方法。

四、结肠、直肠黏膜检查

结肠,尤其是直肠和乙状结肠黏膜中可查见日本血吸虫卵及溶组织内阿米巴滋养体。

1. 日本血吸虫卵　用直肠镜自可疑病变部位钳取米粒大小的黏膜,作切片或经生理盐水冲洗后,放在两张载玻片之间,轻轻压平,镜检。

2. 溶组织内阿米巴滋养体　用乙状结肠镜观察溃疡形状,自溃疡边缘或深层取溃疡组织,置于载玻片上,加少量生理盐水,加盖玻片,轻轻压平,立即镜检,或取一小块病变黏膜,固定、切片,染色检查。

第 5 节　动物接种与体外培养

因寄生虫感染度低或取材部位的差别等原因,常规检查可能漏检,通过接种实验动物或体外培养方法,使虫体生长、繁殖,有助于获得阳性结果,明确诊断;也可用于科研和教学,以获得较多病原体及制备教学标本。

一、刚地弓形虫动物接种

取受检者脑脊液、淋巴结组织液或死亡不久的畸形胎儿脑组织液 0.5~1.0ml,注入体重为 18~25g 的健康小鼠腹腔内。若事先给小鼠注射地塞米松以降低其免疫功能,可提高接种成功率。3 周后抽取小鼠腹腔液,涂片检查滋养体,并取肝、脾、脑组织作涂片检查。如仍为阴性,可盲传数次,再报告结果。阳性者可接种传代,每 2 周 1 次,用于保种。用注射器吸取 1ml 生理盐水,迅速注入小鼠腹腔,轻揉腹壁,使生理盐水和腹腔液混匀,然后抽出腹腔液检查。

二、杜氏利什曼原虫动物接种

取受检者骨髓或淋巴结穿刺物,或皮肤型黑热病患者的皮肤刮取物,加适量生理盐水稀释后注入 BALB/c 鼠、仓鼠、金黄地鼠等易感小鼠的腹腔内,每鼠接种 0.5ml,1~2 个月后处死小鼠,取脾、肝或骨髓做涂片,瑞氏或姬姆萨染色后检查无鞭毛体。若无虫体,可连续传代 2~3 次或更多次。转种时将感染利什曼原虫的小鼠解剖,取其肝、脾置于消毒的组织研磨器中或研钵中,加入少量生理盐水研磨为匀浆后,再加适量生理盐水稀释,接种于健康小鼠腹腔内,每只鼠 0.2~0.5ml。3~4 周后,按上述方法进行检查。原虫在动物体内可生存数月。

三、杜氏利什曼原虫体外培养

培养基(NNN 培养基)的配制:琼脂 1.4g、NaCl 0.6g、蒸馏水 90ml,混合,加热溶解。高压灭菌(121℃)20 分钟,冷却至约 50℃时,加入新鲜无菌去纤维兔血(4℃可保存 10 天)10ml,混匀,立即分装于 10ml 试管,每管 4ml,斜置试管,冷却凝固。直立试管(4℃),使冷凝水覆盖培养基斜面的底部(快速冷却可增加冷凝水量)。将试管置 37℃培养 24 小时,检查无菌,方可使用。

洛克液的配制:NaCl 9.0g、$CaCl_2$ 0.2g、KCl 0.4g、$NaHCO_3$ 0.2g、葡萄糖 2.5g、蒸馏水 1000ml,充分混匀。高压灭菌后,4℃保存备用。

无菌取受检者骨髓、淋巴结穿刺液或皮肤刮取物,与 0.2ml 洛克液混合,迅速加入培养基内,盖紧管口,置 22~28℃生化培养箱,培养 10~20 天,取试管底部混合液,涂片、镜检无鞭毛体。

四、阴道毛滴虫体外培养

肝浸汤培养基制备:15%肝浸汤100ml、蛋白胨2.0g、氯化钠0.5g、半胱氨酸盐酸盐0.2g、麦芽糖1.0g。15%肝浸汤制备:取兔肝15g,洗净、剪碎,加蒸馏水100ml,置冰箱中冷浸过夜。将冷浸液煮沸30分钟,4层纱布过滤,补足丢失的水分,再过滤,即可得15%肝浸液。在100ml 5%肝浸液中,加入上述其他成分,溶解后将pH调至5.6~5.8,按每管8ml分装,用棉塞塞紧试管口。高压灭菌(121℃)20分钟。置37℃恒温箱中24小时,证明无细菌生长时储存于4℃冰箱中备用。接种前每管加无菌灭活小牛血清2ml及青、链霉素少许。

取阴道分泌物、前列腺液或尿液离心沉淀物,接种于培养基中,置37℃培养箱中,培养24~48小时,取沉淀涂片、镜检滋养体。

(张光玉)

第 20 章 免疫学与分子生物学检测方法的应用

第 1 节 常用免疫学检测方法

一、染色试验

染色试验(dye test,DT)是比较独特的免疫试验,诊断弓形虫病效果较好,可用于临床诊断和流行病学调查。

新鲜弓形虫与正常血清混合,37℃孵育 1h 或室温数小时后,大部分速殖子新月形变为圆形或椭圆形,细胞质对碱性亚甲蓝具有较强的亲和力而被深染。当速殖子与含特异性抗体和补体(辅助因子 accessory factor, AF)的免疫血清混合时,虫体受到特异性抗体和辅助因子协同作用而变形,而对碱性亚甲蓝着色很浅或不着色。计算着色与不着色虫体的比例,即可判断结果。具体操作方法参见与本教材配套使用的殷国荣主编的《医学寄生虫学实验教程》第 3 版。

二、环卵沉淀试验

环卵沉淀试验(circum-oval precipitating test, COPT)是诊断血吸虫病的特异免疫学方法。血吸虫卵内的毛蚴经卵壳微孔释放出抗原物质与血吸虫病患者血清中的相应抗体结合,在虫卵周围形成镜下可见的沉淀物,即为阳性反应。计算阳性反应虫卵的百分率或环沉率。具体操作方法参见与本教材配套使用的《医学寄生虫学实验教程》第 3 版。

常用方法有常规法 COPT、双面胶纸条法 COPT (DGS-COPT)和干卵膜片法。双面胶纸条法是将双面胶纸条制成特定式样做 COPT,该法具有操作简便、方法规范、省时及污染小等优点,尤其适于现场调查。干卵膜片法是近年来研制的一种改良方法,是利用环卵抗原活性物质耐热特性,将经分离纯化的虫卵定量滴加于载玻片或聚乙烯薄膜上并烤干,干卵膜片可保存较长时间(4℃,半年),操作时仅需加入血清温育,简化了操作规程,使虫卵抗原标准化。

COPT 特异性和敏感性较高,是目前国内诊断血吸虫病的最常用免疫血清学试验,也可用于疗效考核、流行病学调查和疫情监控。

三、尾蚴膜反应

尾蚴膜反应(cercarien-hullen reaction,CHR)的原理是血吸虫尾蚴与患者血清在体外共同孵育后,尾蚴抗原与特异性抗体结合,在尾蚴体表形成折光性的胶状膜或套膜,用以辅助诊断血吸虫病。

该方法具有较高的敏感性和特异性,对早期血吸虫病具有诊断价值,但似无疗效考核价值。该反应一般在尾蚴感染 4~6 周即可出现阳性反应,但其与异种血吸虫有交叉反应。由于尾蚴抗原供应困难而应用受限。

四、后尾蚴膜反应

后尾蚴膜反应(metacercarial membrane reaction,MMR)是我国首创的一种用于检测肺吸虫病的免疫学方法。原理与血吸虫尾蚴膜反应相似。

本法简便、敏感性较高、有一定特异性,可用于肺吸虫的早期检测,但与血吸虫病、华支睾吸虫病患者血清可出现交叉反应。该法的缺点是抗原取材和保存不易,且诊断强弱反应有时会发生技术误差,推广应用尚有困难。

五、环蚴沉淀试验

环蚴沉淀试验(circum-larval precipitating test, CPT)为旋毛虫病特有的血清学试验。其原理与尾蚴膜反应相似。

本法具有较高的敏感性和特异性,与常见的线虫病无交叉反应,一般在感染后第 3 周末或症状出现后 10~20 天呈现阳性反应。本法幼虫取材不易,用冻干幼虫作抗原使该法更具实用价值。

六、皮内试验

皮内试验(intradermal test,IDT)是以速发型超敏反应为基础的免疫学诊断方法。寄生虫变应原刺激宿主后，机体产生亲细胞性 IgE 和 IgG_4抗体，当给感染了某种寄生虫的患者皮内注入少量同种寄生虫抗原后，抗原与特异性抗体结合，导致肥大细胞和嗜碱粒细胞发生脱颗粒反应，释放出组织胺等生物活性物质，从而使受试者的局部皮肤出现毛细血管扩张、通透性增强及细胞浸润等变化，局部皮肤出现红肿。

本方法多用于包虫病、囊虫病、血吸虫病、并殖吸虫病、华支睾吸虫病和丝虫病的辅助诊断和流行病学调查，以及某些螨类所致超敏反应的诊断。具有简便、快速、无需特殊仪器设备等优点。由于所用抗原多是粗制抗原，因此常出现一定的假阳性、假阴性和交叉反应；该法不适于疗效考核。

七、凝集试验

1. 间接血凝试验(indirect haemagglutination, IHA) 是以可溶性抗原或抗体吸附在无关载体，如红细胞表面，使之成为致敏颗粒，然后与相应的抗体或抗原作用，形成肉眼可见的凝集反应。该法由于红细胞载体增加了抗原或抗体的反应体积，使原本不可见的反应成为肉眼可见的反应。最常用的红细胞为绵羊红细胞或"O"型血型的人红细胞。本试验可分为正向凝集试验(indirect haemagglutination test，致敏抗原检测抗体)、反向凝集试验(reverse indirect haemagglutination test，致敏抗体检测抗原)和间接血凝抑制试验(indirect haemagglutinationtest inhibition test)，在寄生虫病的辅助诊断中，常以抗原致敏的红细胞检测患者血清中的特异抗体(图 20-1)。

试验时应同时设对照，以排除非特异性凝集。IHA 所用的抗原以纯化抗原为宜，以便提高实验的敏感性、特异性和重复性。IHA 具有方法简便、快速、敏感性高、重复性好、抗原及被检血清用量少等优点，现已广泛用于寄生虫病的辅助诊断和流行病学调查。但不足之处是不能提供检测抗体的亚型类别，并易出现非特异性凝集。另外抗原的标准化、操作方法的规范化亟待解决，以提高其诊断效果和可靠性。

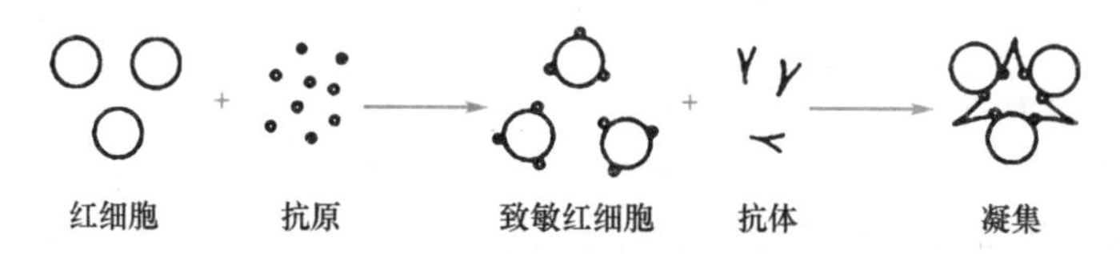

图 20-1 间接血凝试验示意图

Abirdged general view of indirect haemagglutination test

2. 乳胶凝集试验(latex agglutination test，LAT) 基本原理同血凝试验。不同之处在于以聚苯乙烯胶乳颗粒为载体取代红细胞。本法在血吸虫病、棘球蚴病、弓形虫病等免疫诊断中均有应用。该法属中度敏感的试验方法，由于其简便易行，反应迅速，价格低廉，故适用于个例诊断及流行病学调查。

3. 碳粒凝集试验(carbon agglutination test, CAT) 原理同血凝试验。该法以活性炭为载体吸附抗原或抗体用于检测抗体或抗原，其敏感性高于免疫电泳和免疫扩散。有报道本法不适于近期疗效考核。

4. 皂土絮状试验(bentonite flocculation test, BFT) 是以皂土颗粒为载体，抗原致敏后用于检测相应抗体。该法用于旋毛虫病和包虫病的诊断效果较好。

八、沉淀试验

1. 免疫扩散(immunodiffusion) 抗原与抗体在一定条件下于琼脂凝胶中相遇，在比例适合处形成可见的白色沉淀线。如将一定量的抗体先混入琼脂凝胶中，使抗原溶液在凝胶中扩散，称单相免疫扩散，其沉淀环大小与抗原量成正比；如将抗原与抗体分置在凝胶的不同位置，让两者自由扩散，并在其间形成沉淀线，称为双向免疫扩散(double immunodiffusion test)，其沉淀的数目、位置和形状等与抗原、抗体的纯度、浓度和扩散速度(相对分子质量)有关。双向免疫扩散试验可用已知抗原(抗体)鉴定抗体(抗原)。

该法可用于肺吸虫病、包虫病等免疫诊断，特异性较强，结果可靠，但敏感性较差，扩散速度缓慢而使试验耗时较长，结果不能精确定量。目前多用于鉴定寄生虫抗原或检测免疫血清的滴度、纯度、比较抗原之间的异同等免疫化学分析。

2. 免疫电泳(immunoelectrophoresis) 是将免疫扩散与蛋白质凝胶电泳相结合的一项免疫化学技术。抗原样品在凝胶板上电泳，然后在抗体槽中加入相应的抗体进行双向扩散，当两者比例适合时形成肉眼可见的沉淀线。

（1）对流免疫电泳试验（counter-immune electrophoretic assay，CIEA）：是以琼脂或琼脂糖凝胶为基质的一种快速、敏感的电泳技术。首先在凝胶板的正、负极打孔，将抗原置于凝胶板负极的孔中，待检血清加入凝胶板正极孔中，电泳时带负电荷的抗原移向正极，抗体因电渗作用移向负极，在抗原抗体的最适比例处形成沉淀线。对流免疫电泳比简单的扩散法和常规免疫电泳至少敏感 10～20 倍，可用已知抗原检测抗体或相反，省时省料，反应结果特异，阳性反应的可信度高，适用范围广。该方法可用于血吸虫病、肺吸虫病、包虫病等的免疫诊断，也可用于寄生虫抗原分析、鉴定及观察抗体动态变化等。

（2）酶标抗原对流电泳（enzyme-linked antigen counter-immunoelectrophoresis，ELACIE）：是酶标技术与对流免疫电泳技术结合，以提高检测抗体敏感性的一种方法。以辣根过氧化物酶（horseradish peroxidase）标记的抗原和未标记的抗体在电场中定向移动，在抗原、抗体的最适比例处，形成酶标记抗原-抗体复合物。然后加入相应的底物，在酶的催化作用下，底物发生氧化反应，在琼脂中出现棕红色的沉淀线。ELACIE 克服了电泳技术敏感性不高的缺点。国内在血吸虫病和肺吸虫病的免疫诊断中已取得良好效果，国外已应用于阿米巴病、锥虫病、包虫病、旋毛虫病和血吸虫病的诊断。

（3）放射对流免疫电泳自显影（radio counter-immunoelectrophoresis- autography，RCIEA）：是放射性碘标记抗原和相应抗体结合后形成特异的沉淀线。该沉淀线因有放射性而使胶片感光，呈现自显影图像，经显影、定影后，在抗原与抗体之间有黑色沉淀线。该法已用于血吸虫病、丝虫病、弓形虫病等的诊断。缺点是操作较繁，试验周期长。

九、补体结合试验

补体结合试验（complement fixation test，CFT）是当抗原和抗体发生特异性结合时，可将同时加入的一定量的补体（豚鼠新鲜血清）结合，再加入溶血系统（绵羊红细胞及其溶血素抗体）时，不出现溶血者为阳性。可检测未知抗原或抗体，为较古老的检测方法，在包虫病、丝虫病、弓形虫病等的诊断中均有应用。由于该法操作繁琐，易出现交叉反应，现已趋于被新的免疫检测技术所取代。

十、免疫荧光法

免疫荧光法（immunofluorescence method，IFM）是用荧光素标记抗体，制成荧光抗体（fluorescent antibody，FA），当 FA 与抗原发生特异性结合后，形成免疫荧光复合物。在荧光显微镜下免疫荧光复合物中的荧光素发出荧光，以检查某种抗原。国内常用的荧光素为异硫氰酸荧光素（fluorescein isothiocynate，FITC），用于检查寄生虫感染的荧光抗体技术有直接法和间接法。

直接染色法（图 20-2）在检查每一种抗原时都必须制备相应的荧光抗体，故已很少应用。

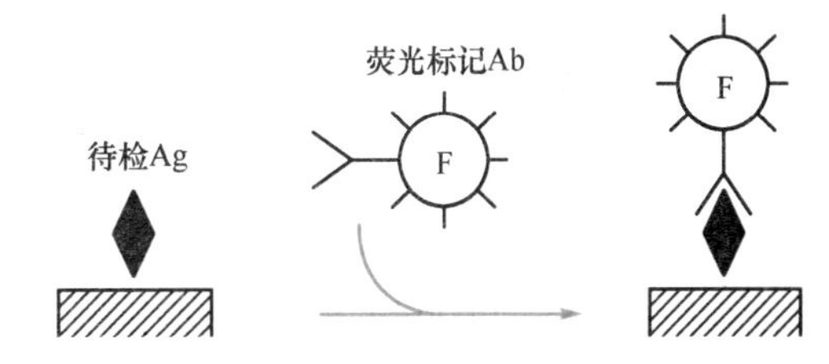

图 20-2　直接荧光法示意图

Abirdged general view of direct fluorescent method

间接染色法（图 20-3）也称间接荧光抗体试验（indirect fluorescent antibody test，IFA）。将抗原与未标记的特异性抗体（如患者血清）结合，然后加入荧光标记的抗免疫球蛋白抗体（抗抗体），荧光的出现证实了三者的结合。本法的优点是只需制备一种荧光标记抗体即可用于多种抗原或抗体的检查。IFA 主要用于寄生虫病的快速诊断和组织切片中特异抗体的检测与定位。本法为定性试验，

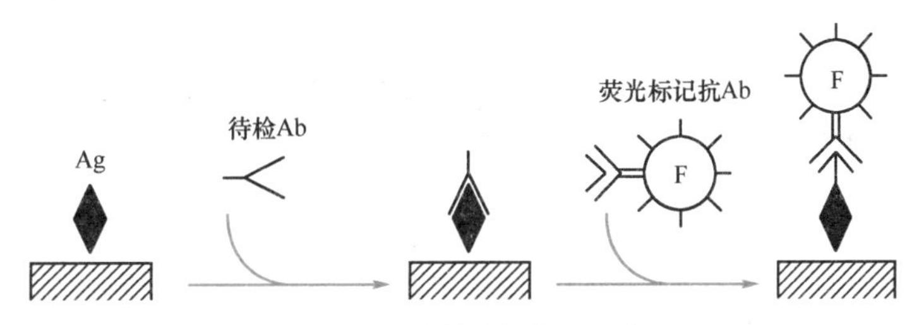

图 20-3　间接荧光抗体法示意图

Abirdged general view of indirect fluorescent antibody method

可直接在细胞水平或亚细胞水平上观察和鉴定抗原、抗体或免疫复合物,具有较好的敏感性、特异性和重复性。国内已有商品试剂盒供应,为IFM的临床应用提供了便利条件,但该法需要用荧光显微镜判定结果限制了其应用范围。国内外现已将IFM广泛用于诊断疟疾、弓形虫病、贾第虫病、黑热病、血吸虫病、肺吸虫病、包虫病和丝虫病。

十一、酶免疫测定

1. 酶联免疫吸附试验(enzyme linked immunosorbent assay, ELISA) 简称酶标法。是以酶标记的抗原或抗体与黏附在载体上相应的抗体或抗原结合,再与酶底物作用,使无色底物显色。根据颜色深浅可定性、定量测出抗原和抗体浓度。固相载体通常采用聚苯乙烯微量反应板,具有加样量少、敏感、重复性好、使用简便等优点。酶底物有多种,常用的有辣根过氧化物酶-邻苯二胺(HRP-OPD)、HRP-二氨基联苯胺(HRP-DAB)、碱性磷酸酶-硝酚磷酸盐(AKP-PNP)等,均具有较好的生物放大效应。由于HRP价廉、易得,被广泛应用。ELISA的基本操作步骤包括:固相包被、加样、酶结合物反应、底物显色、终止反应和测定结果。操作时,温育和洗涤贯穿其中,以除掉多余和非特异性反应物。

根据检测要求,ELISA可分为间接法、双抗夹心法、抗原竞争法及竞争抑制法等类型。目前,常用的方法是间接法和双抗夹心法(图20-4)。间接法可以检测抗原也可检测抗体。双抗夹心法用于检测样品中的抗原。

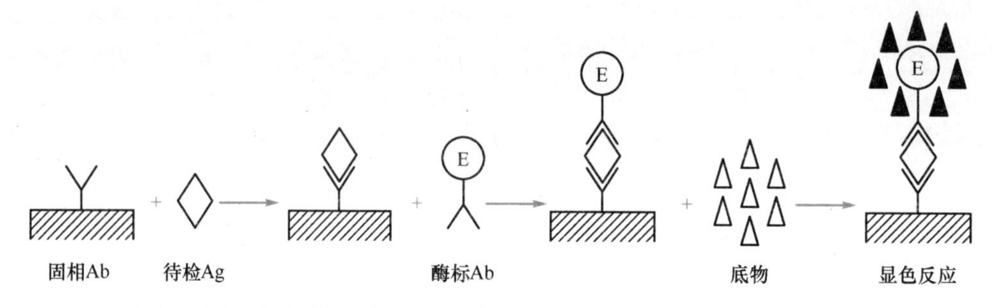

图20-4 双抗夹心ELISA测定抗原示意图 Aberidged general view of s-ELISA

常规ELISA敏感性好、稳定性强、易于掌握,既可检测抗体、抗原,又可检测特异性免疫复合物,已广泛用于寄生虫病诊断、血清流行病学调查和疗效考核,检测样本有宿主血清、脑脊液、乳汁、尿液、粪便滤液等。国内外已有用于血吸虫病、弓形虫病、阿米巴病、丝虫病、蛔虫病、旋毛虫病和囊虫病的商品试剂盒。通过提高温度、缩短时间,达到了快速反应的目的,称之为快速ELISA法,该法可用于检测血清中的特异性抗体;与常规法相比,快速ELISA具有简便、省时、敏感性高的优点。亦可采用PVC薄膜代替聚苯乙烯板作为载体,结合物为HRP标记的抗人Ig-GMcAb,底物为四甲基联苯胺(TBM),使温育时间缩短至5min,整个试验仅需20min,而且效果与常规法相同。

2. 斑点ELISA(dot-ELISA) 采用对蛋白质有很强吸附能力的硝酸纤维素膜(NC)作固相载体。抗原与抗体反应后,加酶标记的抗抗体,再用相应的底物处理。经酶促反应后,底物形成有色沉淀物,使NC上显示棕黄色斑点为阳性反应,否则为阴性反应。该法具有节省试剂、反应快速、操作简便、抗原膜易于携带保存及便于现场应用等优点。既可用于检测抗体,又可检测抗原。该法用于丝虫病患者循环抗原检测,具有高度的敏感性和特异性。由于此法在检测抗原时操作较其他免疫学试验方法简便,故目前多将此法用于抗原的检测。国内已将dot-ELISA用于血吸虫病、疟疾、丝虫病、包虫病、囊虫病、肺吸虫病、肝吸虫病和弓形虫病的免疫诊断。

3. 亲和素-生物素复合ELISA(ABC-ELISA) 是预先将亲和素与酶标生物素按一定比例混合温育,形成ABC(avidin-biotin-peroxidase complex),当ABC与生物素化第二抗体相遇时,前者中尚未饱和的结合部位与第二抗体上的生物素结合,通过第二抗体的桥联与反应板凹孔中的抗原-抗体复合物结合。该法引入ABC后使免疫反应系统中酶分子增多,可提高ELISA的敏感性,且具有特异性强、重现性好等优点,也可用于免疫酶染色等免疫组化技术。ABC-ELISA试剂已商品化,已用于血吸虫病、肺吸虫病、肝吸虫病、包虫病、弓形虫病等免疫诊断。

4. 酶联金黄色葡萄球菌 A 蛋白 ELISA(SPA-ELISA)　原理是金黄色葡萄球菌细胞壁 A 蛋白能和人及多种哺乳动物的 IgG 的 Fc 端结合,可取代第二抗体制成酶联 A 蛋白,用于抗体或抗原的检测。该法的突出优点是受检的 IgG 无动物种、属的限制,试剂具有广谱性、简便经济、稳定可靠,已广泛用于实验室诊断和现场调查,是一种较好的血清学方法。

5. 免疫酶染色试验(immunoenzymatic staining test, IEST)　是在含有寄生虫某个虫期的组织切片、印片或培养物涂片上滴加待检血清,血清中的特异性抗体与寄生虫抗原发生特异性结合,形成抗原-抗体复合物。在经酶标记的第二抗体和底物显色作用后,光镜下,根据标本片上颜色变化检测特异性抗体。

该法具有简便易行、无需特殊仪器、敏感性、特异性、重现性较好等优点,适于现场应用。目前,多应用于血吸虫病、丝虫病、囊虫病、肝吸虫病、肺吸虫病、包虫病和弓形虫病的免疫诊断、疗效考核及血清流行病学调查。

6. 酶联免疫印迹技术(enzyme-linked immunoblotting, ELIB)　又称免疫印渍或 Western blot。ELIB 是将十二烷基硫酸钠-聚丙烯酰胺凝胶电泳(SDS-PAGE)、转移电泳和固相酶免疫测定技术相结合的一种分析检测技术。本方法能从复杂的混合物中不经繁琐的分离提纯过程,一次能检出和分析各种不同活性的组分,测出微量的抗原或低滴度的抗体,是一种具有很大发展潜力的高敏感和高特异的检验技术。可用于寄生虫抗原的分析和纯化、虫种的分类、特异性抗体的检测和谱型研究,也用于寄生虫病免疫检测和流行病学调查。国内已将 EITB 用于包虫病患者血清中特异性抗体的检测和血吸虫感染的现场调查。国外已较多地用于疟原虫、血吸虫、细粒棘球绦虫、弓形虫和肺吸虫的研究。

十二、免疫金银染色法

1. 免疫金银染色法(immunogold-silver staining, IGSS)　是在免疫金技术基础上建立的一种有高敏感性和稳定性的免疫标记技术。将氯金酸用还原剂制成颗粒大小不同的胶体金,用胶体金标记抗体或葡萄球菌 A 蛋白,将标记的抗体用于免疫组化反应,反应后的组织切片经显影处理,在光学显微镜下阳性部位可见到黑褐色的金银颗粒。本方法主要用于免疫组化染色,国内已用血吸虫病、肝吸虫病、囊虫病的免疫诊断及寄生虫抗原定位,并显示出高度特异性和敏感性,是一种有应用前景的新型标记技术。

2. 斑点免疫金渗滤试验(dot immunogold filtration assay, DIGFA)　基本原理是利用微孔滤膜的渗滤浓缩和毛细管作用,应用微孔膜-硝酸纤维素膜(nitrocellulose filter, NC filter)作载体的免疫检测技术。先将抗原或抗体点于 NC 膜上,封闭后加待测样品,洗涤后用胶体金探针检测相应的抗原或抗体,通过金颗粒放大免疫反应系统,使反应结果在固相载体 NC 膜上显示出来。国内已用于血吸虫病、囊虫病、弓形虫病、旋毛虫病等的免疫诊断。该法具有简便、快速、高度敏感和特异的特点。

3. 斑点免疫层析试验(dot immunochromatographic assay, DICA)　是 20 世纪 90 年代以来在单克隆抗体技术、胶体金免疫层析技术和新材料的基础上发展起来的一项新型快速诊断技术。其原理是以 NC 膜为载体,利用微孔膜的毛细管作用,使滴加在膜条一端的液体向另一端渗移,当移动至固定有抗体的区域时,样品中相应的抗原即与该抗体发生特异性结合,在显色系统的作用下,出现肉眼可见的呈色反应。用此技术开发的疟疾 dipstick 免疫胶体金诊断试剂盒,快速敏感、操作简便,为疟区的快速诊断和流行病学调查提供了新的有效手段。国内学者筛选了新的胶体染料作为标记物制成快速免疫层析诊断试剂条,用于血吸虫病免疫诊断,效果较为满意。目前快速免疫层析诊断试剂条/卡(ICT)在其他寄生虫感染的检测中亦日渐增多。由于其简单、快速、准确和无污染、不需特殊设备等优点,在寄生虫病的诊断中日渐受到重视并展示了广阔的应用前景。

4. 免疫电镜技术(immune electron microscopy, IEM)　是一种电镜免疫细胞化学技术,以过氧化物酶和胶体金等为标记物的免疫标记技术,用于电镜水平的研究。该技术是利用高电子密度示踪物或经细胞化学处理增高电子密度的示踪物标记抗体(或抗原),在细胞、亚细胞和超微结构水平对抗原(抗体)大分子进行定性和定位。

十三、放射免疫测定

1. 放射免疫测定(radioimmunoassay, RIA)　是将高灵敏度的放射同位素示踪技术与高度特异的免疫化学技术相结合而建立的一种体外超微量($10^{-12}\sim10^{-9}$g)测定方法,其灵敏度高、特异性强、重复性好,可用于寄生虫抗原、抗体的检测。但本项技术由于应用了放射性同位素,需有防范措施,且常用于标记的放射性碘的半衰期均较短,使其在基层的应用受到一定的限制。

2. 放射变应原吸附试验(radioallergosorbent test,RAST) 为蠕虫感染者血清IgE抗体测定方法。基本原理同dot-ELISA,区别在于将酶标记抗体改为^{125}I标记IgE。RAST方法简单,用于包虫病特异性IgE的检测,获得良好效果。

第2节 常用分子生物学检测方法

一、核酸分子探针

核酸分子探针是指用放射性核素或其他标记物标记的、能与特定的靶分子发生特异性结合的DNA或RNA片段。该技术是近几年迅速发展起来的一种基因诊断方法,其原理是具有一定同源性的两条核酸单链在一定条件下(适宜的温度和离子强度),按碱基互补原则退火形成双链,利用已知探针检测待测核酸序列,具有高度灵敏性。

一般来说,此技术主要包括4个步骤:作为探针的核酸片段的选取、标记、杂交、显示或杂交信号的检测。

1. 探针种类及选择 根据核酸分子探针的来源和性质可分为基因组DNA探针、cDNA探针、RNA探针及人工合成的寡核苷酸探针等。根据目的不同,可以采用不同类型的核酸探针。值得注意的是,并不是任意一段核酸片段均可作为探针。选择的最基本原则是探针必须具有高度特异性,还要考虑获取难易等因素。

2. 标记 一种理想的探针标记物,应具备以下几种特性:高灵敏性;标记物与核酸探针分子的结合,应绝对不影响其碱基配对特异性,不影响探针分子的主要理化特性,不影响Ag-Ab或酶和底物的反应,标记及检测方法简单、保存时间长;对环境无污染,对人体无伤害,价格低廉。主要包括放射性标记物(^{32}P、^{36}S、^{3}H)和非放射性标记物(生物素、地高辛、配体等)。探针的标记方法可分为体内标记法和体外标记法。普遍使用体外标记法包括化学标记法和酶促标记法。

3. 杂交 核酸分子杂交实质上是双链DNA变性和具有同源序列的两条单链复性过程,可分为液相杂交和固相杂交两种。液相杂交是在液体中进行的杂交方法,杂交速度快,常与核酸电镜技术结合,研究不同DNA的同源性及mRNA与染色体DNA间的关系等。固相杂交是在一定支持物上进行的杂交反应,因检测方便而应用广泛,主要包括膜固相印迹杂交和原位杂交两种。常见的膜固相印迹杂交主要有斑点及狭缝印迹法(dot or slot blot)、Southern印迹(Southern blot)、Northern印迹(Northern blot)等。原位杂交主要有组织细胞原位杂交和菌落原位杂交两种。

4. 杂交信号检测 杂交信号的检测方法因探针上的标记物不同而异。通常采用放射自显影的方法检测放射性核素探针,即利用放射性核素产生的射线(β或γ)使X片感光而检测。非放射性核素探针,如地高辛或生物素标记的探针检测主要通过抗原-抗体反应和酶显色体系偶联而检测。

在寄生虫病诊断中,探针是病原体的特异核苷酸序列,可用以检测病原寄生虫的存在与否。其关键在于制备高质量的特异探针。目前使用的寄生虫核酸探针包括:全基因组DNA探针、动基体DNA探针、质粒或噬菌体重组DNA探针,人工合成的寡核苷酸探针。

目前,核酸分子探针主要用于检测寄生于血中的寄生虫,如疟原虫、利什曼原虫、锥虫和弓形虫等。因为这些原虫在血中密度很低时,在显微镜下很难发现,不能满足大规模流行病学调查的需要。检查血清中抗体的方法虽可为检测原虫感染提供重要依据,但因抗体在原虫消失后很长一段时间仍持续存在,故靠检测抗体方法难以确定体内是否仍有活虫。随着分子生物学发展,通过检测核酸确定是否有病原体存在的方法应运而生。一般来说,异源核酸在血液中很快被分解,因此,当检测到病原核酸时,可以证明血液中还存在病原体。应用核酸检测技术检测血中病原体的方法有DNA探针与PCR两种,这两种方法可以单独使用,若联合使用,则更能提高检测效率。

二、聚合酶链反应

聚合酶链反应(polymerase chain reaction,PCR)是模拟体内条件下应用DNA聚合酶链反应特异性扩增某一DNA片段的技术,故又称体外扩

增技术。由于该技术能将极微量的靶 DNA 特异性地扩增上百万倍，从而大大提高对 DNA 分子的分析和检测能力，理论上即使样品中仅含 1 个靶 DNA 分子也可检测出来。在过去的十几年里该技术不断成熟并发展，现已广泛地应用于分子生物学、病原生物学、遗传学、法医等领域，为临床诊断提供有力的依据。

PCR 技术实际上是在模板 DNA、引物和 4 种脱氧核糖核苷酸存在的条件下，依赖于 DNA 聚合酶的酶促反应，按照双链 DNA 互补的原则，产生新的 DNA。以变性、退火、延伸 3 步为一循环，每一循环生成的产物可作为下一个循环的模板。每循环一次，目的 DNA 加倍，经过 30 次左右的循环可得到特异性 DNA 片段的 $2\times10^{6\sim7}$ 个拷贝。

近年来，PCR 技术已应用于检测疟原虫、溶组织内阿米巴、弓形虫、锥虫、利什曼原虫、隐孢子虫、蓝氏贾第鞭毛虫等。因为在一些原虫病中，病原体数量极少，用一般手段无法检测，而 PCR 扩增则为其提供了确切检测途径。尤其对组织内寄生虫，解决了病原学检查的难题，提高了检出率。如在检测锥虫时，通过 PCR 扩增纯化 DNA，可使探针检测到血样中一个虫体。目前，国内已建立了弓形虫病和恶性疟疾的 PCR 诊断方法。

在寄生虫病的诊断方法中，PCR 是很有发展前途的分子生物学技术，具有广阔的应用前景。它具有特异性强、敏感性高、快速、简便等优点，对一般标本不需特殊处理，如血液、尿液、分泌物、脱落细胞、粪便、组织等，省去费时的提纯过程。通过设计保守性高、特异性强的引物，使用活力强的 DNA 聚合酶，避免使用纯度不高或已有降解的 DNA 模板，选择适宜的温度及控制循环次数，可弥补 PCR 假阳性、假阴性及非特异性扩增等不足。

PCR 自问世以来，已经发展出多种方式，如免疫 PCR（immuno-PCR）、定量 PCR、原位 PCR、毛细管 PCR、二温式 PCR、逆转录 PCR（RT-PCR）、巢式 PCR（套式 PCR，nested PCR）、复合 PCR（multi-PCR）、彩色 PCR（着色互补 PCR，color complementation assay，CCA-PCR）、抗原捕获 PCR（AC-PCR）、增敏 PCR（booster PCR，“B”PCR）、酶标 PCR（ED-PCR）、半巢式 PCR、锚定 PCR（anchored PCR，Hn PCR）、不对称 PCR、反向 PCR（inverse PCR）、多重 PCR（multiplex PCR）等。这些特殊的 PCR 尽管基本原理相同，但其用途不相同。这些新的技术、方法与常规的 PCR 一样已在生物及医学检测中发挥日益重要的作用，相信在寄生虫的检测中也将具有重要意义。

三、单克隆抗体

单克隆抗体（monoclonal antibody，McAb）是应用杂交瘤技术制备而成的。这是抗体工程发展的第一次质的飞跃，也是现代生物技术发展的一个里程碑。单克隆抗体因其均一性高、纯度大而在疾病诊断、治疗和实验研究中得到了广泛的应用。由免疫 B 细胞-浆细胞-瘤细胞融合形成的杂交瘤细胞系可产生单一、特异的抗体，该融合细胞是经过反复克隆（clone）而挑选出来的，由该克隆细胞产生的抗体称为单克隆抗体。

经过多年的研究，单克隆抗体（McAb）广泛用于寄生虫病诊断与实验研究。如寄生虫虫种与虫株的分型和鉴定；建立以检测循环抗原为主的免疫诊断方法；分析和纯化抗原制备靶抗原；以及寄生虫感染免疫，保护性免疫和疫苗制备等方面。目前，国内外已将 McAb 用于疟疾、弓形虫病、血吸虫病、肺吸虫病、棘球蚴病、丝虫病诊断。采用 McAb 对环子孢子蛋白（circumsporozoite protein，CSP）抗原及裂殖体糖蛋白研究，为疟原虫分型鉴定提供了新的依据。近年来，国内已有报告采用 McAb 双夹心斑点金银染色法和双夹心斑点酶联免疫吸附试验检测疟原虫循环抗原，阳性率分别达 90%~93.3% 和 85%~86.7%，具有较高的特异性和重复性。

在血吸虫病方面，单克隆抗体已应用于血吸虫抗原分析，免疫学诊断和保护性免疫研究。国内外均已报道采用 McAb 检测血吸虫循环抗原，如 Sj23、Sm38、Sj70 等抗原，其阳性率在 90%~97%，交叉反应低且有良好的疗效考核价值。

此技术在检测宿主体内的循环抗原方面已成为极有利的工具，为寄生虫病的现症诊断、虫荷估计、疗效考核和预后判断提供了可信的手段。目前国内外多采用双抗体夹心 ELISA 检测寄生虫抗原，所用抗体的最适选择要根据实验要求和单克隆抗体的敏感度（亲和力）而定。该法用于疟原虫抗原、肺吸虫抗原、血吸虫虫卵抗原、循环多糖抗原及特定分子量抗原检测效果较好，还可用于斯氏并殖吸虫病、丝虫病、囊虫病、弓形虫病和黑热病等抗原检测。据报道，鼠源性单抗是小鼠 Ig，在临床应用受限制，用于人体能导致异种蛋白反应。因此，努力探求人-人细胞杂交瘤产生人单抗是发展趋势。

四、基因芯片及核酸微阵列

基因芯片(gene chip)又称DNA芯片(DNA chip)、DNA微阵列(DNA microarray),是将大量DNA探针分子固定于支持物上,然后与标记的样品进行杂交,通过检测杂交信号的强度及分布进行分析。近年来,该技术不断完善,已经在基因诊断、基因表达研究、基因组研究、发现新基因及各种病原体检测等方面显现出应用价值。

DNA芯片的检测原理是利用核酸杂交检测未知分子。它是由核酸片段以预先设计的排列方式固定在载玻片或尼龙膜上而组成的密集的分子排列。按固定面上分子性质可以将DNA芯片分成两大类:一类是在固定面上化学合成的一系列寡核苷酸探针与游离的靶分子(DNA或RNA)杂交,另一类是在固定面上按设计方式固定不同的靶分子与游离的探针杂交。杂交信号的检测是根据杂交分子或未杂交分子所发出的不同波长的光实现的。由激光激发探针或靶分子上的荧光素放出的荧光信号,被检测器或处理器处理,从而得知分子杂交情况。检测器及处理器由激光共聚焦显微镜及电脑组成。

核酸微阵列技术是将人类或其他mRNA通过全自动点样系统,以一定顺序或排列方式使其附着于一张大小约1cm^{2}的玻片或尼龙基板上。用放射性同位素或荧光标记检测对象的cDNA或mRNA探针,按碱基互补配对的原则,分别与上述核酸微阵列膜杂交。然后用放射自显影或双色荧光成像技术显示杂交结果,杂交模式用阵列扫描仪配合相应软件进行全自动检测和分析。

由于DNA芯片技术及核酸微阵列技术操作简便,能在一次试验中同时快速、敏感地检测上千个基因,检测结果可实现自动化,因而获得的信息高度特异、稳定,可以认为它是遗传信息分析革命性的里程碑。它也为寄生虫学领域研究与应用提供了广阔前景,正在应用或可能应用的领域包括:①从基因水平上揭示寄生虫分类、进化规律,寄生虫与环境关系;②寄生虫疫苗的研究;③寄生虫病的分子诊断;④寄生虫抗药性与新药研制等方面的研究。

虽然DNA芯片技术及核酸微阵列技术目前在寄生虫学研究中刚刚起步。但这一技术的完善与发展有可能会导致寄生虫学研究的新发展。

五、DNA测序

DNA测序(DNA sequencing),就是确定组成DNA(脱氧核糖核酸)的4种化学碱基的顺序(即核酸一级结构的测定),是现代分子生物学中的一项重要技术。常规测序方法的基本过程包括:①把待测序的DNA分子进行处理,得到只差1个核苷酸的一系列逐步缩短的DNA分子混合物;②通过凝胶电泳把这些DNA分子分离开来,形成阶梯状排列的条带,然后逐个读出DNA的碱基序列。

目前应用的高通量测序技术(High-throughput sequencing)又称"下一代"测序技术,以能一次并行对几十万到几百万条DNA分子进行序列测定和一般读长较短等为标志。根据发展历史、影响力、测序原理和技术不同,主要有以下几种:大规模平行签名测序(Massively Parallel Signature Sequencing, MPSS)、聚合酶克隆(Polony Sequencing)、454焦磷酸测序(454 pyrosequencing)、Illumina (Solexa) sequencing、ABI solid sequencing、离子半导体测序(Ion semiconductor sequencing)、DNA纳米球测序(DNA nanoball sequencing)等。

近几年,由于DNA测序策略日益成熟,以及自动测序仪的改进,序列测定速度和准确率大为提高。生物体内不同的基因密码顺序是区分不同生物种类的依据,DNA测序会广泛应用于寄生虫学的检验。

(何深一)

主要参考文献

陈佩惠,周述龙. 1995. 医学寄生虫体外培养. 北京:科学出版社

陈晓光,郑学礼. 2008. 医学寄生虫学. 北京:军事医学科学出版社

陈新谦,金有豫,汤光. 2011. 新编药物学. 第 17 版. 北京:人民卫生出版社

陈兴保,吴观陵,孙新,等. 2002. 现代寄生虫病学. 北京:人民军医出版社

高兴政. 2011. 医学寄生虫学. 第 2 版. 北京:北京大学医学出版社

何深一. 2011. 人体寄生虫学. 济南:山东大学出版社

李朝品. 2008. 人体寄生虫学实验研究技术. 北京:人民卫生出版社

李朝品,高兴政. 2012. 医学寄生虫图鉴. 北京:人民卫生出版社

卢思奇. 2009. 医学寄生虫学. 第 2 版. 北京:北京大学医学出版社

潘卫庆,汤林华. 2004. 分子寄生虫学. 上海:上海科学技术出版社

沈继龙,张进顺. 2012. 临床寄生虫学检验. 第 4 版. 北京:人民卫生出版社

石佑恩. 2009. 病原生物学. 第 2 版. 北京:人民卫生出版社

孙新,李朝品,张进顺. 2005. 实用医学寄生虫学. 北京:人民卫生出版社

汪世平. 2009. 医学寄生虫学. 北京:高等教育出版社

王陇德. 2008. 全国人体重要寄生虫病现状调查. 北京:人民卫生出版社

吴观陵. 2013. 人体寄生虫学. 第 4 版. 北京:人民卫生出版社

徐之杰,陈小宁. 2001. 人体寄生虫学. 北京:人民卫生出版社

许隆祺,余森海,徐淑惠. 2000. 中国人体寄生虫分布与危害. 北京:人民卫生出版社

殷国荣. 2010. 医学寄生虫学. 第 3 版. 北京:科学出版社

詹希美. 2010. 人体寄生虫学. 第 2 版. 北京:人民卫生出版社

张进顺,高兴政. 2009. 临床寄生虫检验学. 北京:人民卫生出版社

张兆松. 2009. 医学寄生虫学. 北京:高等教育出版社

诸欣平,苏川. 2013. 人体寄生虫学. 第 8 版. 北京:人民卫生出版社

Beaty BJ, Marquadt WC. 1996. The Biology of Disease Vectors. Niwot, Colorado: the University Press of Colorado

Bogitsh BJ, Cheng TC. 1998. Human Parasitology. 2nd ed. USA: Academic Press

Burton J. Bogitshi, Clint E. Carter, Thomas N. Oeltmann. 2005. Human Parasitology. Third edition. USA: Elsevier Academic Press

Chema J. 2000. Parasitology. London, New York: Taylor& Francias

Edward K. Markell, David T. John, Wojciech A. Krotoski. 1999. Medical Parasitology. W. B. Saunders Company

Heinz Mehlhorn (Ed.). 2008. Encyclopedia of Parasitology. Third Edition. New York: Springer-Verlag Berlin Heidelberg

Larry S. Roberts & John Janovy, JR. 2008. Gerald D. Schmidt & Larry. S. Roberts' Foundations of Parasitology, 8th ed, Mc Graw Hill Higher Education

Markell EK, John DT, Dolin R. 2006. Markell and Voge's Medical Parasitology. 9th ed. Philadelphia: W. B. Saunders Company

附录

附录Ⅰ 抗寄生虫药物

本附录内容仅供参考，临床用药必须在医生指导下进行。

一、驱肠虫、抗丝虫药

1. 阿苯达唑（丙硫苯咪唑、肠虫清，albendazole）

【作用】 苯并咪唑类的衍生物，选择性及不可逆性地抑制肠道线虫肠壁细胞胞浆微管系统的聚合，阻断其对葡萄糖和多种营养的摄取吸收，导致虫体内源性糖原耗竭，并抑制延胡索酸还原酶系统。阻止三磷酸腺苷的产生，致使虫体无法生存和繁殖。广谱驱虫药，主要用于治疗钩虫、蛔虫、鞭虫、蛲虫、旋毛虫等线虫病，也用于治疗囊虫和包虫病。

【用法】 成人用量：蛔虫及蛲虫病，每次400mg，顿服；钩虫病、鞭虫病，每次400mg，每日2次，连服3日；旋毛虫病，每次400mg，每日2次，连服7日；囊虫病，每日20mg/kg，分3次口服，10日疗程，一般1~3个疗程。疗程间隔视病情而定，多为3个月；包虫病，每日20mg/kg，分2次口服，疗程1个月，一般5个疗程以上，疗程间隔为7~10日。小儿用量：12岁以下儿童用量减半。

【注意】 少数病例有乏力、嗜睡、头晕、头痛、失眠、胃不适、食欲减退等，多自行缓解和消失。治疗囊虫病和包虫病，剂量较大，疗程较长，可出现谷丙转氨酶升高，多于停药后逐渐恢复正常。有药物过敏史及癫痫史者慎用。孕妇、哺乳期妇女禁用。

2. 甲苯达唑（甲苯咪唑，mebendazole）

【作用】 广谱驱肠虫药，选择性地阻断肠道线虫及绦虫对葡萄糖的摄入，导致虫体内糖原的耗竭，ATP合成减少，从而影响其生长、繁殖。该药可杀死钩虫卵、鞭虫卵，部分杀死蛔虫卵。用于防治蛔虫、钩虫、蛲虫、鞭虫、粪类圆线虫、带绦虫等。

【用法】 驱钩虫、鞭虫：每次100~200mg，每日2次，连服3~4日。蛔虫、蛲虫：顿服200mg。粪类圆线虫、带绦虫：每次300mg，每日2次，连服2日。包虫病：每日50mg/kg，分3次服，疗程3个月。

【注意】 毒性低，不良反应少，偶可引起轻微头昏、头痛、腹部不适、腹泻、乏力、皮疹、剥脱性皮炎、全身性脱毛症等。肝、肾功能不全者慎用。有过敏史者、孕妇及不满2岁幼儿禁用。

3. 碘二噻宁（碘化噻唑青铵，dithiazanine Iodide）

【作用】 能抑制肠虫的需氧代谢和糖酵解，对鞭虫、蛔虫、蛲虫、绦虫、钩虫、圆线虫感染皆有效，对鞭虫作用最强。适用于驱鞭虫。

【用法】 口服：每次0.2g，每日3次；小儿每日45mg/kg，分3次服用。每日最大剂量不超过0.6g，5~10天为1个疗程。

【注意】 偶有恶心、呕吐、腹泻、发热、水肿等。注意服药后可使粪便染成蓝绿色。

4. 盐酸左旋咪唑（levamisole hydrochloride）

【作用】 为四咪唑的左旋体，能抑制虫体肌肉琥珀酸脱氢酶的活性，阻断延胡索酸还原为琥珀酸，影响虫体肌肉的无氧代谢，使肌肉持续性收缩而麻痹，随肠蠕动排出。用于驱除蛔虫、蛲虫、钩虫、粪类圆线虫，对丝虫及微丝蚴也有一定作用。

【用法】 驱蛔虫、钩虫：1日100~200mg，饭后1h顿服；驱钩虫连服2~3日。丝虫病：1日200~300mg，分2~3次饭后服用，连服2~3日。

【注意】 不良反应一般轻微。偶有恶心、呕吐、腹痛等，少数病例有乏力、头晕、头痛、发热、血压降低等。个别患者可发生白细胞减少、剥脱性皮炎及肝功能异常。肝、肾功能不全，肝炎活动期，妊娠早期禁用。

5. 三苯双脒（tribendimidine）

【作用】 我国自主研制的一种广谱抗肠道蠕虫新药。具有很好的抗蛔虫、十二指肠钩虫和美洲钩虫效果，驱蛲虫、旋毛虫的效果也较好。尤其是口服单剂三苯双脒对美洲钩虫感染具有很高的治愈率，故在钩虫病流行地区，特别是在以美洲钩虫为优势虫种的地区，有广阔的应用前景。

【用法】 钩虫病：成人400mg顿服，儿童剂量减半；驱蛔虫：成人300mg顿服，儿童剂量减半。

【注意】 仅见少数有轻微和短暂的不良反应，如头晕、头痛、腹痛、腹泻和恶心，无需特殊处理。对本品过敏者及心脏病者禁用，严重肝肾功能异常者慎用。本品为肠溶片，不能咬碎服用。

6. 枸橼酸哌嗪（驱蛔灵，piperazine citrate）

【作用】 具有麻痹蛔虫肌肉的作用，使蛔虫不能附着在宿主肠壁，随粪便排出。用于肠蛔虫病、蛔虫所致的不全性肠梗阻和胆管蛔虫病绞痛的缓解期。亦可驱蛲虫。

【用法】 驱蛔虫：成人3~3.5g，睡前1次口服，连服2日。小儿每次150mg/kg，一日量不超过3g，连服2日。驱蛲虫：成人每日2~2.5g，分2次口服，连服7~10日。小儿每日60mg/kg，分2次服，一日不超过2g，连服7~10日。

【注意】 偶见恶心、呕吐、腹痛、腹泻、头痛、荨麻疹等,停药后可消失。剂量超过6g时,可有眩晕、嗜睡、咳嗽、哮喘、共济失调、乏力等。肝、肾功能不全,有神经系统疾病或癫痫史者禁用。

7. 胆蛔宁(danhuining)

【作用】 治疗胆道蛔虫病,适用于胆绞痛缓解期。

【用法】 口服:成人6片,每日2次,连服2日。4~6岁,每次2片;7~11岁,每次3片;12~14岁,每次4片。

【注意】 忌与碱性药物合用。溃疡病,严重肝、肾疾病以及对本品组成药物过敏者慎用。有头昏、嗜睡、多汗、上腹部不适,偶有恶心、呕吐、肌肉颤动。

8. 噻嘧啶(双羟萘酸噻嘧啶,pyrantel pamoate)

【作用】 可抑制虫体的胆碱酯酶,对其神经肌肉起阻滞作用,麻痹虫体使之停止活动,排出体外,不致引起肠梗阻或胆道梗阻。适用于蛔虫病、钩虫病、蛲虫病、粪类圆线虫病、鞭虫病等。

【用法】 驱蛔虫:10mg/kg,顿服。驱钩虫:每日10mg/kg,连服3日。驱蛲虫:每日15mg/kg,睡前顿服,连服7日。

【注意】 治疗剂量时毒性很低,轻度恶心、呕吐、食欲不振、腹痛、腹泻、眩晕等。少数病例有头痛、嗜睡、胸闷、皮疹等。冠心病、严重溃疡病、肾脏病患者慎用。孕妇及1岁以下婴儿禁用。

9. 奥克太尔(酚嘧啶,间酚嘧啶,oxantel)

【作用】 驱鞭虫新药。

【用法】 总量20mg/kg,分3次服,每日1次,半空腹服用。虫卵转阴率可达70%,疗效优于甲苯达唑。

【注意】 少数患者有轻度头昏、恶心、腹痛及腹部不适感,多在服药后5~6小时出现,2~3小时内可自行消失。个别患者有较轻的心电图变化,亦可自行恢复。孕妇、心脏病患者忌用。

10. 恩波吡维铵(扑蛲灵,pyrvinium embonate)

【作用】 具有杀蛲虫作用,为治疗蛲虫病首选药。

【用法】 口服:儿童5mg/kg(按本品盐基计),总量不超过0.25g。成人0.25~0.3g,睡前1次服。为避免复发,可间隔2~3周再服2~3次。

【注意】 偶有恶心、呕吐、肌痉挛、腹痛、腹泻和荨麻疹等反应。可将粪便染成红色。胃肠道有炎症时不宜用,以免增加吸收而造成严重反应。

11. 乙胺嗪(海群生,diethylcarbamazine)

【作用】 常用枸橼酸盐。对成虫(除盘尾丝虫外)及微丝蚴均有杀灭作用,能使血中微丝蚴迅速集中到肝脏微血管内,大部分被肝脏吞噬细胞消灭。用于防治丝虫病。

【用法】 ①一般用法:口服1次0.1~0.2g,1日0.3~0.6g,7~14日为一疗程。②大剂量短程疗法:治马来丝虫病,1日1.5g,1次顿服或分2次服;班氏丝虫病,总量3g,于2~3日内分服完。③预防:流行区按每日5~6mg/kg服药,连服7日或按上量每周或每月服1日,直至总量达70~90mg/kg为止。可拌入食盐成药盐,浓度为1‰~4‰,间断食用数月,人体感染微丝蚴率明显下降。

【注意】 毒性甚低,偶可引起头晕、头痛、食欲减退、恶心、呕吐、失眠等。此外,还可引起畏寒、发热、皮疹、关节肌肉痛、哮喘等过敏反应。几天后由于成虫死亡,尚可出现局部淋巴管炎及淋巴结炎。

12. 呋喃嘧酮(furapyrimidone)

【作用】 化学合成的抗丝虫新药。对班氏丝虫的微丝蚴和成虫均有一定的作用,适用于治疗班氏丝虫病,对马来丝虫病也有肯定的疗效。疗效优于乙胺嗪。

【用法】 口服:总剂量140mg/kg或每日20~50mg/kg,疗程6~7日。每日剂量分2~3次,饭后30~60min服用。

【注意】 与乙胺嗪相似,主要表现为发热、恶心、呕吐、食欲减退、心悸、胸闷等。

13. 伊维菌素(ivermectin)

【作用】 半合成的广谱抗寄生虫药。对各种生命周期的大部分线虫(但非所有线虫)均有作用;对盘尾丝虫的微丝蚴有效,但对成虫无效;仅对处于肠道的类圆线虫有效。用于盘尾丝虫病和类圆线虫病及钩虫、蛔虫、鞭虫、蛲虫感染。

【用法】 盘尾丝虫病:单剂口服150μg/kg。类圆线虫病:单剂口服200μg/kg。钩虫感染:14岁以上者单次口服12mg(相当于0.2mg/kg),14岁以下6mg。蛔虫感染:14岁以上者单次口服6mg(相当于0.1mg/kg),14岁以下3mg。鞭虫感染:14岁以上单次口服12mg(相当于0.2mg/kg),14岁以下6mg。蛲虫感染:14岁以上单次口服12mg,14岁以下6mg。

【注意】 全身性反应:虚弱、无力、腹痛、发热。胃肠道反应:厌食、便秘、腹泻、恶心、呕吐;神经系统反应:头昏、嗜睡、眩晕、震颤。皮肤:瘙痒、皮疹、丘疹、风疹、小脓疱。

二、抗吸虫药

1. 吡喹酮(praziquantel)

【作用】 广谱抗吸虫和绦虫药物。主要药理作用:虫体肌肉发生强直性收缩而产生痉挛性麻痹;虫体皮层损害与宿主免疫功能参与。此外,还能引起继发性变化,使虫体表膜除极,皮层碱性磷酸酶活性明显降低,致使葡萄糖的摄取受抑制,内源性糖原耗竭。用于各种血吸虫病、华支睾吸虫病、肺吸虫病、姜片虫病以及绦虫病、囊虫病。

【用法】 口服。血吸虫病:慢性血吸虫病采用总剂量60mg/kg的1~2日疗法,每日分2~3次餐间服;急性血吸虫病总剂量为120mg/kg,每日量分2~3次服,连服4日。华支睾吸虫病:总剂量为210mg/kg,每日3次,连服3日。肺吸虫病:25mg/kg,每日3次,连服3日。姜片虫病:15mg/kg,顿服。牛肉和猪肉绦虫病:10mg/kg,清晨顿服,1小时后服用硫酸镁。短小膜壳绦虫和阔节裂头绦虫病:25mg/kg,顿服。囊虫病:总剂量120~180mg/kg,疗程3~6日,每日分2~3次服用。必要时可重复2~3个疗程(重复治疗每日20mg/kg)。包虫病:每日25~30mg/kg,疗程6~10日,必要时可间歇应用1~3个疗程。

【注意】 不良反应一般轻微而短暂,可出现头晕、头痛、恶心、呕吐、腹痛、腹泻、胸闷、心悸、早搏、心房颤动等。严重心、肝、肾病患者及有精神病史者慎用。哺乳期妇女于服药期间,至停药后72小时内不宜喂乳。脑囊虫病患者应辅以降低颅内压的治疗措施。眼囊虫病患者禁用。

2. 硫氯酚(硫双二氯酚、别丁,bithionol)

【作用】 对肺吸虫囊蚴有明显杀灭作用。用于肺吸虫病、牛肉绦虫病、姜片虫病。

【用法】 口服:每日50~60mg/kg(成人与小儿同)。肺吸虫病及华支睾吸虫病:可将全日量分3次服,隔日服药,疗程总量30~45g。牛肉绦虫病:可将总量(50mg/kg)分2次服,间隔半小时,第2次服药后2~4小时,服泻药。姜片虫病:睡前空腹将2~3g药物1次服完。

【注意】 对华支睾吸虫病疗效较差。有轻度头昏、头痛、呕吐、腹痛、腹泻和荨麻疹等不良反应。可有光敏反应,也可能引起中毒性肝炎。服本品前应先驱蛔虫和钩虫。

3. 联硝氯酚(硝氯酚,niclofolan)

【作用】 主要用于肺吸虫病,对华支睾吸虫病、肝片吸虫病也有效。

【用法】 口服:肺吸虫病,每次2mg/kg。单剂治愈率达97.6%~100%。停药30日后痰中仍检出虫卵时,应予第2次治疗。

【注意】 出汗、头晕、肌肉痛(以臀部为明显)、皮疹;在治疗华支睾吸虫病时,偶有双目失明情况。

4. 三氯苯达唑(三氯苯唑,triclabendazole)

【作用】 为苯并咪唑类药物,牛、羊及人体的肝片吸虫病均有良好的治疗作用,对姜片吸虫及肺吸虫(卫氏并殖吸虫、斯氏并殖吸虫)均有明显杀虫作用。该药主要通过其活性代谢产物亚砜起作用,药物可透过表皮,干扰虫体微管的结构和功能,抑制虫体水解蛋白质酶的释放,抑制蛋白质合成,使虫体活动减少和死亡,对童虫作用明显。

【用法】 肝片形吸虫和肺吸虫病:5mg/kg,3次/日;或10mg/kg,2次/日,一日疗法。

【注意】 不良反应一般轻微,有头痛、头晕、腹痛、发热等。

三、抗绦虫药

1. 氯硝柳胺(灭绦灵,niclosamide)

【作用】 能抑制绦虫细胞内线粒体的氧化磷酸化过程,高浓度时可抑制虫体呼吸并阻断对葡萄糖的摄取。药物能破坏头节及体节前段,排出时部分被消化而不易辨认。对虫卵无杀灭作用。用于人体和动物绦虫感染,为治疗牛带绦虫、短小膜壳绦虫、阔节裂头绦虫病的良好药物。对猪带绦虫亦有效,但服药后有增加感染囊虫病的可能性。

【用法】 驱牛带绦虫和猪带绦虫:空腹,嚼碎后服下。成人用量:每次1g,隔1小时再服1g,2小时后导泻,并可进食。体重10~35kg儿童服1g,体重<10kg服0.5g。驱短膜壳绦虫:初剂2g,继以每日1g,连服6日,必要时间隔1个月后复治;2~6岁小儿每日服1g,<2岁每日服0.5g。

【注意】 偶可引起乏力、头昏、胸闷、胃肠道功能紊乱、发热、瘙痒等。治疗猪肉绦虫时,服药前加服镇吐药,服药后2小时,服硫酸镁导泻,以防节片破裂后散出的虫卵倒流入胃及十二指肠内造成自体感染囊虫病的危险。

2. 双氯酚(dichlorophen)

【作用】 主要用于各种绦虫感染的治疗。驱绦虫药,对裂头绦虫、牛肉绦虫、短膜壳绦虫等均有较强作用,对猪肉绦虫也有作用。

【用法】 成人每次2~3g,儿童每次1~2g,每日3次,连续2~3天。早晨空腹服用。

【注意】 可引起恶心、呕吐、肠胃绞痛、腹泻等,偶可引起皮疹,大剂量服用时可产生黄疸。

3. 槟榔(semen arecae)

【作用】 槟榔碱是有效的驱虫成分。对猪肉绦虫有较强的致瘫痪作用,使全虫各部都瘫痪,对牛肉绦虫仅能使头部和未成熟节片完全瘫痪,而对中段和后段的孕节片影响不大。也可使蛔虫中毒,但对钩虫无影响。

【用法】 内服:煎汤,7.5~15g(如单味驱虫,可用100~150g);或入丸、散。与南瓜子配合效果更好。

【注意】 恶心、呕吐等,气虚下陷慎服。

4. 南瓜子(pumpkin seeds)

【作用】 实验证明南瓜子乙醇提取物有驱虫作用。猫用南瓜子浓缩制剂100~300mg/kg 1次灌胃,对绦虫、弓蛔虫等有明显驱虫作用。40%南瓜子粉煮液和30%瓜子提取物在体外对牛肉绦虫或猪肉绦虫的中段及后段都有麻痹作用,使之变薄变宽,节片中部凹陷(中段节片尤其明显),而对其头及未成熟节片则无此作用。

【用法】 内服:煎汤,50~100g;研末或制成乳剂。

四、抗阿米巴、鞭毛虫药

1. 依米丁(吐根碱、吐根素,emetine)

【作用】 能干扰溶组织内阿米巴滋养体的分裂与繁殖,从而杀灭虫体。治疗浓度不能杀灭其包囊,故不能消除其传播感染能力。适用于控制急性阿米巴痢疾,对肠外阿米巴病疗效也很好,不适用于症状轻微的慢性阿米巴痢疾及无症状的包囊携带者。还可用于治疗肺吸虫病。

【用法】 阿米巴痢疾:每日1mg/kg,每日1次或分2次作深部皮下注射,6~10日疗程。如未愈,30日后再用第2疗程。肺吸虫病:深部皮下注射,第1日30mg,第2~6日每日60mg,第7~15日每日30mg,此为一疗程,可用2~3疗程。

【注意】 局部反应:注射的部位可有疼痛,有时出现坏死及蜂窝组织炎,甚至脓肿。胃肠道反应:恶心、呕吐、腹泻等。神经肌肉反应:常见的有肌肉疼痛和无力,特别是四肢和颈部;有时可因全身无力而出现呼吸困难。心脏反应:低血压、心前区疼痛、心动过速和心律不齐,常是心脏受损的征象。心电图改变尤其是T波低平或倒置、QT间期延长，这些变化提示心肌早期中毒的征象。心脏病、肾脏病患者及孕妇禁用。老年患者的剂量减半。

2. 卡巴胂(对脲基苯胂酸,carbarsone)

【作用】 为人工合成的5价胂剂，能抑制阿米巴原虫体内的巯基酶系，杀灭阿米巴滋养体，效力较依米丁差，接近于喹碘仿，对肠外阿米巴无效；还有抗滴虫及丝虫的作用。主要用于治疗慢性阿米巴痢疾，也可用于丝虫病等的治疗。

【用法】 阿米巴痢疾：每次0.1~0.2g，每日3次，口服；小儿每日8mg/kg，连用10日为1个疗程，必要时可重复。或用其1%溶液(内加2%小苏打)200ml，隔天保留灌肠1次，每疗程5次。丝虫病：每日0.25~0.5g，分2次，连用10天，常与枸橼酸乙胺嗪合用。

【注意】 肝、肾功能不全者慎用。

3. 喹碘方(安痢生,chiniofon)

【作用】 对阿米巴滋养体有作用，用于治疗无症状或慢性阿米巴痢疾。对急性阿米巴痢疾及较顽固病例，宜与依米丁、甲硝唑合用，可收根治效果。对肠外阿米巴病无效。

【用法】 口服。成人每日3次，每次0.5g；3日后，每日3次，每次1g，连用7~10日。小儿每次5~10mg/kg，每日3次，连用7~10日。灌肠用于慢性病患者，2.5%水溶液200ml作保留灌肠，每晚1次，连用7日，同时口服量减半。

【注意】 大剂量可引起腹泻及其他胃肠道反应。对碘过敏者及甲状腺肿大、严重肝肾功能不良者慎用。

4. 氯碘羟喹(氯碘仿,clioquinol)

【作用】 与喹碘仿相似，不良反应较多见。

【用法】 口服：成人每日3~4次，每次服0.25~0.5g，连用10日。小儿每次5~10mg/kg。

【注意】 对碘过敏、甲状腺肿大及肝功能不良者慎用。

5. 双碘喹(双碘喹啉,diiodohydroxyquinoline)

【作用】 对阿米巴滋养体有作用，用于治疗无症状或慢性阿米巴痢疾。对急性阿米巴痢疾及较顽固患者，宜与依米丁、甲硝唑合用，可收根治效果。

【用法】 口服：成人每次0.4~0.6g，每日3~4次，连用10日。小儿1次5~10mg/kg。

【注意】 对肠道刺激较喹碘仿小。对碘过敏、甲状腺肿大及肝功能不良者慎用。

6. 泛喹酮(安痢平,phanquinone)

【作用】 对溶组织内阿米巴滋养体、贾第虫、滴虫及革兰阴性杆菌等都有抑制作用。可用于急、慢性阿米巴痢疾。

【用法】 口服：成人每日3次，每次0.1g，连服10日。

【注意】 不良反应轻微。

7. 比拉米可(卡马风,bialamicol)

【作用】 为抗阿米巴药，用于急、慢性阿米巴痢疾与肠外阿米巴病，可与依米丁合用。

【用法】 口服：每日3次，每次0.25~0.5g，1个疗程5天。

【注意】 不良反应轻微。

8. 甲硝唑(灭滴灵、甲硝基羟乙唑,metronidazole)

【作用】 为阴道滴虫病的首选药物，亦可治疗阿米巴痢疾、阿米巴肝脓肿、贾第虫病及厌氧杆菌引起的产后盆腔炎、败血症、牙周炎等。

【用法】 滴虫病：口服1次0.2g，每日3次，7日疗程；栓剂每晚0.5g置阴道内，连用7~10日。肠道阿米巴病：1次0.4~0.6g，每日3次，7日一疗程；肠外阿米巴病：1次0.6~0.8g，每日3次，疗程10~20日。贾第虫病：1次0.4g，每日3次，5~10日一疗程。

【注意】 食欲不振、厌食、恶心、呕吐等，少数有腹泻，偶见头痛、失眠、肢体麻木、感觉异常等，停药后可迅速恢复。孕妇、哺乳期妇女、血液病及中枢神经系统疾病患者禁用。

9. 替硝唑(甲硝乙基磺酰咪唑,tinidazole)

【作用】 治疗滴虫病、贾第虫病、阿米巴病等痊愈率可达90%以上。用于治疗男女泌尿生殖道毛滴虫病、贾第虫病、肠道和肝阿米巴病。

【用法】 阴道滴虫病、贾第虫病：单剂量2g顿服，小儿50mg/kg顿服，间隔3~5日可重复1次。肠阿米巴病：1次0.5g，1日2次，疗程5~10日；或1次2g，1日1次，疗程2~3日；小儿1日50mg/kg，顿服3日。肠外阿米巴病：1次2g，1日1次，疗程3~5日。

【注意】 不良反应少而轻微，主要为恶心、呕吐、上腹痛、食欲下降及口腔金属味，可有头痛、眩晕、便秘及深色尿等。罕见过敏反应，如皮疹、瘙痒、荨麻疹、血管神经性水肿和暂时性白细胞减少。12岁以下患者禁用或不宜使用。

10. 奥硝唑(滴必露,ornidazole)

【作用】 用于阴道滴虫病、阿米巴病、肠贾第虫病及厌氧菌引起的感染。

【用法】 口服：每晚1.5g或早晚0.5~1.0g。静脉滴注：每次0.5~1.0g，每12小时1次。

【注意】 可引起头昏、头痛及胃肠道功能紊乱等。妊娠早期慎用。对本品过敏者禁用。

五、抗利什曼原虫、锥虫药

1. 葡萄糖酸锑钠(斯锑黑克,sodium stibogluconate)

【作用】 黑热病首选药。为五价锑化合物。在体内还原成三价锑而抑制利什曼原虫活动和繁殖。药物通过选择性细胞内胞饮摄入，进入巨噬细胞的吞噬体，杀灭其中的利什曼原虫。

【用法】 肌肉或静脉注射，成人1次1.9g(6ml)，每日1次，连用6日；对敏感性较差的虫株，可重复1~3个疗程，间隔10日；对全身情况较差的患者，可每周注射2次，疗程3周或更长。

【注意】 有时发生恶心、呕吐、腹痛、腹泻、头痛、昏睡等现象。对心脏和肝脏有一定损害，肺炎、肺结核及严重心、肝、肾疾病患者禁用。

2. 依西酸喷他脒(戊烷脒,pentamidine isethionate)

【作用】 在体外能直接杀死利什曼原虫。治黑热病的效果不及葡萄糖酸锑钠。用于对锑剂过敏或在锑剂治疗中有粒细胞减少的黑热病。

【用法】 肌内注射:每日4mg/kg,每日或隔日1次,1个疗程7~15次(水溶液不稳定,应临用前取5%葡萄糖液配成10%溶液供深部肌内注射)。

【注意】 可使结核病灶恶化,结核病患者应慎用。眩晕、头痛、心悸、腹痛、恶心、呕吐、心动过速,偶见皮肤瘙痒、黄疸与出汗等。大剂量时,可引起肾脏与脾脏的损害。注射局部可出现硬结与血肿。

3. 锑酸葡胺(锑酸葡钾胺,meglumine antimonate)

【作用】 为抗黑热病药,锑化物可抑制利什曼原虫的各种酸类,对其核糖体可能也有作用。为内脏利什曼病的首选药物,对皮肤和黏膜利什曼感染也有一定作用。

【用法】 肌内注射或静脉注射:内脏利什曼病为20mg/(kg·d),最大剂量850mg/d,疗程为20~30天。皮肤利什曼为50~66mg/kg,最大剂量850mg/d,疗程以20天为限,但可重复疗程。

【注意】 常可发生心脏和肝脏的毒性反应,如心电图改变、严重心动过缓、肝功能障碍等;也可引起血管舒张、休克、肾功能障碍等;可引起轻度恶心、呕吐、皮疹、头痛、晕厥、呼吸困难、面部水肿、腹痛等反应;疗程将结束时还可发生关节和肌肉疼痛。患有心脏病、肝脏或肾脏病、肺炎、结核病的患者及妊娠妇女、18个月以下婴儿禁用。

4. 硝呋莫司(硝呋噻氧、硝呋硫啉,nifurtimox)

【作用】 抗锥虫病及黑热病药,具有抗锥虫及杜氏利什曼原虫等作用。

【用法】 口服:每次8~10mg/kg,疗程120天;儿童10岁以上15~20mg/(kg·d),16岁以上12.5~15mg/(kg·d),疗程90天,用药前需试验。

【注意】 常见厌食、体重轻、腹痛、恶心、呕吐。有时出现烦躁、神经兴奋、失眠、瞌睡、头痛、目眩、关节痛、平衡性低、抑郁症、迷惑、感觉异常、皮肤反应和痉挛等症状。

5. 苄硝唑(benznidazole)

【作用】 抗锥虫病药,也有抗原虫和抗厌氧菌作用。主要用于治疗美洲锥虫病和利什曼病。

【用法】 口服:治疗美洲锥虫病,3.01~7.37mg/(kg·d),疗程30天,平均初剂量3.01mg/(kg·d),以后逐渐增加至平均剂量7.37mg/(kg·d);治疗利什曼病,3~5mg/(kg·d),疗程45天。

【注意】 不良反应少而轻微,耐受性较好,主要不良反应有恶心、呕吐、腹痛、周围神经炎和皮疹。停药后即可消失。

六、抗疟药

1. 氯喹(chloroquine)

【作用】 4-氨基喹啉类抗疟药,可干扰疟原虫裂殖体DNA复制与RNA转录过程或阻碍其内吞作用,影响蛋白质的合成,也能阻止疟原虫分解红细胞中的血红蛋白,虫体由于缺乏氨基酸而死亡。对红内期裂殖体有杀灭作用,可有效控制疟疾急性发作,用于控制各型疟疾症状。对红外期无作用,不能阻止复发。此外,对肠外阿米巴滋养体有强大杀灭作用,可治疗肠外阿米巴病。

【用法】 抗疟治疗:口服,首剂1g,第2~3日各0.75g。肌内注射,每日1次,每次2.5mg/kg。静脉滴注,每次2~3mg/kg,用5%葡萄糖注射液或0.9%氯化钠注射液500ml稀释后缓慢滴注。治阿米巴肝脓肿:第1~2日,每日2~3次,每次服0.5g,以后每日0.5g,连用2~3周。

【注意】 常规剂量治疗疟疾时,不良反应较少,口服可出现头昏、头痛、食欲减退、恶心、呕吐、腹痛、腹泻等,一般停药后自行消失。用量较大、用药时间较长时,可影响心脏功能,严重者发生阿斯综合征。久服该药可出现视网膜病变、视力模糊、皮疹、甚至剥脱性皮炎等严重反应。

2. 羟氯喹(羟氯喹啉,hydroxychloroquine)

【作用】 抗疟作用与氯喹相似,是目前控制疟疾症状较好的药物之一。如与氯喹合用,既可控制疟疾症状,又能防止复发,可收到根治效果。

【用法】 急性疟疾:成人口服,首次800mg,以后每6~8小时400mg;儿童首次10mg/kg,6小时后服5mg/kg,第2~3日各5mg/kg。预防疟疾:进入流行区前1周服400mg,以后每周1次400mg;儿童5mg/kg。

【注意】 不良反应与氯喹基本相同,但对视网膜毒性较小。

3. 磷酸哌喹(piperaquine phosphate)

【作用】 抗疟作用与氯喹相似。主要作用于红细胞内期裂殖体,其作用方式可能通过影响膜上有关酶系而改变膜的功能,线粒体肿胀等变化导致其生理功能的破坏。用于疟疾的治疗,也可作症状抑制性预防用。尤其是用于耐氯喹虫株所致恶性疟的治疗与预防。

【用法】 口服(剂量按哌喹计)。抑制性预防疟疾:每月0.6g,睡前一次服,可连服4~6个月,不宜超过6个月。治疗疟疾:对耐氯喹虫株所致的恶性疟有根治作用,但作用缓慢,宜在奎宁、青蒿素、咯萘啶控制症状后继用本品。首次0.6g,第2、3天分别服0.6g及0.3g,总量1.2~2.5g。

【注意】 偶有头昏、嗜睡、乏力、胃部不适、面部和唇周麻木,对心血管系统的毒性明显小于氯喹。严重急性肝、肾及心脏疾患禁用。

4. 阿莫地喹(氨酚喹啉,amodiaquine)

【作用】 抗疟作用与氯喹相同,作用于红细胞内期,主要特点是控制症状快。

【用法】 预防:每周顿服2片(含盐酸阿莫地喹0.522g)。治疗:首日顿服3片,第2、3天各顿服2片。

【注意】 不良反应较少,有头昏、呕吐及腹泻等。可用于儿童及肝功不良者,孕妇慎用。

5. 甲氟喹(mefloquine)

【作用】 对红细胞内期裂殖体有明显而持久的杀灭

作用,为目前治疗耐氯喹恶性疟患者的有效药物。用于治疗耐药性疟原虫感染,常与伯氨喹啉合用。

【用法】 口服:每日 2.5~5mg/kg,分次服用,连服 7 日。也可顿服 1~1.5g。

【注意】 不良反应少见,仅有恶心、头晕。

6. 奎宁(金鸡纳霜,quinine)

【作用】 4-氨基喹啉类抗疟药,作用与氯喹相似,对各种疟原虫红内期裂殖体都有较强杀灭作用,可杀灭间日疟和三日疟配子体,对恶性疟配子体无明显作用,对红细胞外期疟原虫无效。

【用法】 治疟疾:每次 0.3~0.6g,每日 3 次,连服 5~7 天。静脉滴注,用 5% 葡萄糖液稀释为 0.5mg/ml,缓慢滴注。治疗耐氯喹虫株引起的恶性疟:硫酸奎宁,口服每次 0.9g,每日 2 次,疗程 14 天。

【注意】 每日用量超过 1g 或较久应用,可出现金鸡纳反应,如耳鸣、头痛、恶心、呕吐、视力减退等症状。24h 内用药剂量超过 4g 时,可直接损害神经组织和视力。大剂量中毒时,由于抑制心肌,扩张外周血管而致血压骤降,发热,烦躁等。有严重心脏病者慎用,对本品过敏者及孕妇禁用。

7. 伯氨喹(伯氨喹啉、伯喹,primaquine)

【作用】 可杀灭间日疟、三日疟、恶性疟和卵形疟组织期的虫株,尤以间日疟为著,也可杀灭各种疟原虫配子体,对恶性疟作用尤强,使之不能在蚊体内发育,以阻断传播。对红细胞内期虫体作用很弱。主要用于根治间日疟和控制疟疾传播。

【用法】 成人用量(按伯氨喹计):根治间日疟每日 3 片,连服 7 日。杀灭恶性疟配子体,每日 2 片,连服 3 日。小儿用量(按伯氨喹计):根治间日疟每日 0.39mg/kg,连服 14 日;杀灭恶性疟配子体,剂量相同,连服 3 日。

【注意】 不良反应较其他抗疟药为高。每日用量超过 30mg 时,易发生疲倦、头昏、恶心、呕吐、腹痛等;少数人出现药物热,粒细胞缺乏等。葡萄糖-6 磷酸脱氢酶缺乏者服用本品可发生急性溶血型贫血,这种溶血反应仅限于衰老的红细胞,并能自行停止发展,一般不严重。

8. 乙胺嘧啶(pyrimethamine)

【作用】 对恶性疟及间日疟的红细胞外期有抑制作用,对红细胞内期的抑制作用仅限于未成熟的裂殖体阶段,能抑制滋养体的分裂。主要作用于进行裂殖体增殖的疟原虫,对已发育完成的裂殖体则无效。主要用于疟疾的预防,也可用于治疗弓形虫病。

【用法】 成人用量:预防疟疾,进入疫区前 1~2周开始服用,至离开疫区后 6~8 周,每周服 4 片;耐氯喹虫株所致的恶性疟,每日 2 片,分 2 次服,疗程 3 日。治弓形虫病:每日 50~100mg 顿服,共 1~3 日(视耐受力而定),然后每日服 25mg,疗程 4~6 周。小儿用量:预防疟疾,每次 0.9mg/kg,每周服 1 次,最高剂量以成人量为限;耐氯喹虫株所致的恶性疟,每次 0.3mg/kg,每日 3 次,疗程 3 日。弓形虫病,每日 1mg/kg,分 2 次服,服 1~3 日后改为每日 0.5mg/kg,分 2 次服,疗程 4~6 周。

【注意】 抗疟治疗量时,毒性很低,较为安全。大剂量时,如每日用 25mg,连服 1 个月以上,会出现叶酸缺乏现象。如骨髓、消化道黏膜,引起造血功能及消化道症状,可有味觉的改变或丧失,舌疼痛、红肿、烧灼感及针刺感,口腔溃疡、白斑等,食管炎所致的吞咽困难、恶心、呕吐、腹痛、腹泻等。较严重的是巨细胞性贫血、白细胞减少症等,如及早停药,能自行恢复。妊娠妇女、哺乳期妇女禁用。

9. 青蒿素(artemisinin)

【作用】 为我国首次从黄花蒿中提出的一种新的抗疟有效成分。是一种高效、速效的抗疟药,对间日疟、恶性疟特别是抢救脑型疟有良效。对血吸虫亦有杀灭作用。

【用法】 深部肌注:第 1 次 200mg,6~8 小时后再给 100mg,第 2、3 天各肌注 100mg,总剂量 500mg(个别重症第 4 日再给 100mg),或连用 3 日,每日肌注 300mg,总量 900mg;小儿 15mg/kg,按上述方法 3 日内注完。口服:先服 1g,6~8 小时再服 0.5g,第 2、3 日各服 0.5g,疗程 3 日,总量为 2.5g;小儿 15mg/kg,按上述方法 3 日内服完。

【注意】 注射部位较浅时,易引起局部疼痛和硬块。个别患者可出现一过性转氨酶升高及轻度皮疹。少数患者有轻度恶心、呕吐、腹泻等不良反应,不加治疗亦可很快恢复正常。

10. 蒿甲醚(甲基还原青蒿素,artemether)

【作用】 为青蒿素的衍生物,对疟原虫红细胞内期有强大且迅速的杀灭作用,能迅速控制临床发作及症状。抗疟活性较青蒿素高 6 倍。适用于各型疟疾,主要用于抗氯喹恶性疟的治疗和凶险型恶性疟的抢救。

【用法】 口服:每日 1 次,连服 5 天或 7 天,成人每次口服 80mg 或 1.6mg/kg,首次加倍,儿童按年龄递减。成人肌注,首剂 160mg,第 2 天起每日 1 次,每次 80mg,连用 5 日。小儿肌注,首剂 3.2mg/kg;第 2~5 天,每次按体重 1.6mg/kg,每日 1 次。

【注意】 不良反应轻微,个别患者有血清门冬氨酸氨基转移酶、丙氨酸氨基转移酶活性轻度升高,网织红细胞数可有一过性减少。极个别患者可能有心律失常(如室性期前收缩等)。严重呕吐者、妊娠妇女慎用。

11. 青蒿琥酯(artesunate)

【作用】 对鼠疟原虫红细胞内期超微结构的影响,主要是疟原虫膜系结构的改变,该药首先作用于食物泡膜、表膜、线粒体,其次是核膜、内质网,此外对核内染色质也有一定影响。适用于脑型疟疾及各种危重疟疾的抢救。

【用法】 口服:首剂 100mg,第 2 日起每次 50mg,每日 2 次,连服 5 日。静脉注射:临用前,加入所附的 5% 碳酸氢钠注射液 0.6ml,振摇 2 分钟,待完全溶解后,加 5% 葡萄糖注射液或葡萄糖氯化钠注射液 5.4ml 稀释,使每 1ml 溶液含青蒿琥酯 10mg,缓慢静脉注射。首次 1 支(或按体重 1.2mg/kg),7 岁以下按体重 1.5mg/kg。首次剂量后 4、24、48 小时各重复注射 1 次。危重者,首次剂量可加至 120mg,3 日为 1 疗程,总剂量为 240~300mg。

【注意】 用量大于2.75mg/kg,可能出现外周网织红细胞一过性降低。

12. 双氢青蒿素(dihydroartemisinin)

【作用】 为青蒿素的衍生物,对疟原虫红细胞内期有强大且迅速的杀灭作用,能迅速控制临床发作及症状。适用于各种类型疟疾的症状控制,尤其是对抗氯喹恶性及凶险型疟疾有较好疗效。

【用法】 口服每日1次,成人每日3片,首剂量加倍;儿童量按年龄递减,连用5~7日。

【注意】 推荐剂量未见不良反应,少数病例有轻度网织红细胞一过性减少。孕妇慎用。

七、抗皮肤寄生虫药

1. 丙体六氯化苯(benzene hexachlorate)

【作用】 有机磷制剂,破坏疥螨神经系统而使其死亡。适用于疥螨、蠕形螨、虱。

【用法】 除头面部外从颈部顺序向下搽药,无皮疹处亦需搽药,20g霜剂一次性用完,隔24小时后洗澡更换衣被,若需重复疗程应间隔1周以上。

【注意】 过量可引起吸收中毒。肝、肾功能障碍、婴幼儿、孕妇和哺乳期妇女忌用。

2. 克罗米通霜(优力肤、丙烯酰苄胺,crotamiton)

【作用】 淡黄色或白色油状液体,可与乙醇、苯、乙醚混合,能杀灭疥螨与阴虱,并有局部麻醉和止痒作用。适用于疥疮、蠕形螨病、虱病、痒性皮肤病。

【用法】 止痒:霜剂外搽痒处,每日2~3次。灭疥螨:先行热水浴,用肥皂清洁皮肤,浴后从颈部顺序向下外搽霜剂,12小时后重复搽药1次,并保留药物3天,第4天淋浴清洁皮肤,更换衣被,若需要重复疗程应间隔1周以上。

【注意】 较丙体六氯化苯制剂不良反应轻,偶有刺激和过敏现象。不宜用于急性皮炎。婴幼儿、哺乳期妇女和孕妇禁用,儿童慎用。不可抹于脸部和头皮,勿将药物弄到眼内,皮肤急性炎症或有渗出液的部位不可使用。偶有过敏反应。

3. 苯甲酸苄酯搽剂(benzyl benzoate)

【作用】 苯甲酸衍生物,能杀灭疥螨和阴虱。适用于疥疮、蠕形螨病、虱病、驱避昆虫叮咬。

【用法】 先用热水清洁皮肤后搽药,严重者自颈部向下顺序全身搽药,每日1次,直至痊愈。

本品性质缓和,对皮肤刺激性小。皮避敌:含本品10ml,酞酸丁酯15ml,用松节油或蓖麻油加至100ml。

4. 硫磺软膏(sublimed sulfur)

【作用】 硫磺与皮肤及组织的分泌物结合后,产生硫化氢和五硫磺酸,具有杀螨作用。适用于疥螨、蠕形螨、虱。

【用法】 成人用10%~20% 硫磺软膏,小儿用2%~5%浓度。成人15~30g/次,早晚各涂搽1次,3日疗程,必要时再作第2、3疗程。

【注意】 本品有臭味,易污染衣服,约有2.5%患者可发生刺激性丘疹,且疗程长,患者不易接受。

(殷国荣)

附录Ⅱ 卫生杀虫剂简介

目前,我国常用卫生杀虫剂可分为:有机氯类、有机磷类、氨基甲酸酯类、拟除虫菊酯类、昆虫生长调节剂、生物杀虫剂、杂环类杀虫剂及驱避剂等。以拟除虫菊酯类杀虫剂为主流,多种剂型并存,为我国的除害灭病及卫生建设做出了巨大贡献。

一、有机氯类杀虫剂

一般称为第一代杀虫剂,包括DDT、林丹、狄化剂等,通过改变轴突的通透性,影响生物膜的电位差,从而阻断轴突的传导,致害虫中毒死亡。杀虫谱广,持效时间长,但由于其化学性质稳定,不易降解,能在自然界和人、动物体内蓄积,严重污染环境,且昆虫易产生抗性,已逐渐被有机磷类和其他杀虫剂所替代。目前,只有三氯杀虫酯(7504)尚有使用,它具有触杀、胃毒作用,毒性属于低毒,主要用于粉剂、药剂和蚊香中。

二、有机磷类杀虫剂

为第二代杀虫剂,通过抑制害虫体内胆碱酯酶,使乙酰胆碱堆积,影响神经兴奋传导,从而使害虫痉挛、麻痹死亡。该类杀虫剂高效广谱、速效、易分解、残留期短,与其他杀虫剂混用,能发挥独特的增效作用。目前我国常用的有敌敌畏、敌百虫、马拉硫磷、杀螟硫磷、辛硫磷、倍硫磷、毒死蜱、乙酰甲胺磷、甲基嘧啶磷等,主要用于公共场所、疫区及垃圾场等。

1. 敌百虫(trichlorphon) 化学名称:O,O-二甲基-O-(2,2,2-三氯-1-羟基乙基)磷酸酯。

【作用特点】 毒性低,杀虫谱广,在弱碱液中可变成敌敌畏,但不稳定,很快分解失效。对害虫有很强的胃毒兼触杀作用,具有渗透性,无内吸传导作用。

【常用剂型】 50%可湿性粉剂,50%、80%和95%可溶性粉剂,80%晶体,25%油剂,2.5%~5%粉剂及颗粒剂,各浓度超低容量喷雾剂(ULV剂)等。

【用途及用法】 孳生地喷撒杀灭蚊、蝇幼虫;制成2%~5%毒饵杀灭家蝇和蟑螂;烟剂熏蒸,油剂地面喷雾灭蚤;使用5%粉剂或1%水溶液喷洒杀灭臭虫;可溶性粉剂稀释至有效浓度药液洗刷牲畜灭虱。

2. 杀螟硫磷(fenitrothion) 又名杀螟松、速灭虫。化学名称:O,O-二甲基-O-(-硝基-3-甲苯基)硫逐磷酸酯。

【作用特点】 广谱触杀型杀虫剂,有一定胃毒作用,

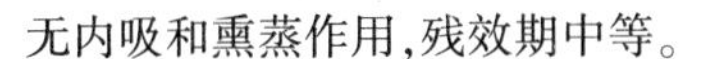

无内吸和熏蒸作用,残效期中等。

【常用剂型】 40%、50%可湿性粉剂,3%、5%颗粒剂,5%粉剂,50%乳油,20% ULV剂等。

【用途及用法】 孳生地喷撒灭蚊蚴;可湿性粉剂滞留喷洒或喷雾剂室外喷雾灭蚊;1~2%浓度涂抹或喷洒物体表面和缝隙可有效杀灭臭虫;厩舍喷洒杀灭革螨;卫生级杀螟松与击倒型拟除虫菊酯复配,室内喷雾可杀灭蚊、蝇、蟑螂。代表性配方有5.5%诺毕速灭松(5.0%杀螟松+0.5%胺菊酯)。

3. 辛硫磷(phoxim) 化学名称:O,O-二乙基-O-α-氰基苯叉胺基硫逐磷酸酯。

【作用特点】 高效、低毒、广谱,以触杀和胃毒为主,无内吸作用。击倒力强,其击倒作用仅次于敌敌畏和胺菊酯。对蚊蝇有良好杀灭效果。对光不稳定,分解快,残效短。

【常用剂型】 40%、50%乳油,20%油剂,5%、10%颗粒剂,不同含量ULV剂等。

【用途及用法】 孳生地喷撒灭蚊蚴、蛹;在野外蚊蝇孳生地、垃圾场所等直接喷洒或喷雾或滞留喷洒杀灭蚊、蝇;与拟除虫菊酯类杀虫剂复配为气雾剂、喷射剂,室内灭蚊、蝇。喷洒物体表面可杀灭臭虫。

4. 毒死蜱(chlorpyrifos) 又名毒死蚊、乐斯本。化学名称:O,O-二乙基-O-(-3,5,6-三氯-2-吡啶基)硫逐磷酸酯。

【作用特点】 具有触杀、胃毒和熏蒸作用,无内吸性。

【常用剂型】 25%可湿性粉剂,25%、50%乳油,1%、10%颗粒剂,25% ULV剂。

【用途及用法】 以颗粒剂可控制稻田、水生植物、沼泽田中的蚊蚴,也可拌入黏土中,撒布于水体中,灭蚊蚴效果可保持数月;滞留喷洒、喷雾杀灭成蚊和蟑螂;也可制成0.5%毒饵杀灭蟑螂;涂抹或洗刷家畜体表,可杀死微小牛蜱、蚤等;与有机磷、拟除虫菊酯类杀虫剂配伍有增效作用。

5. 乙酰甲胺磷(acephate) 又名高灭磷。化学名称:O,S-二甲基乙酰硫代磷酰胺酯。

【作用特点】 具有胃毒、触杀、内吸作用,并可杀卵,有一定熏蒸作用,具有中等持效,对蚊、蝇,尤其对蟑螂有良好灭效。

【常用剂型】 30%、40%乳油,25%、50%、70%可湿性粉剂,1%灭蟑螂毒饵。

【用途及用法】 国内主要用1%浓度滞留喷洒或加工成1%毒饵灭蟑螂。也可加工成喷射剂或与多种杀虫剂混用,起增效作用。

6. 甲基嘧啶磷(pirimiphos-methyl) 又名:安得利。化学名称:O-O-二甲基-O-(2-二乙胺基-6-甲基嘧啶-4-基)-硫逐磷酸酯。

【作用特点】 速效、广谱、低毒的杀虫剂、杀螨剂,具有胃毒和熏蒸作用。可有效杀灭对DDT产生抗性的蚊蚴和蛹。

【常用剂型】 8%、25%、50%乳油;25%可湿性粉剂;2%胶囊剂;2%粉剂;50% ULV喷雾剂等。

【用途及用法】 在污水型孳生地、稻田、水池中投放可杀灭蚊蚴、蛹;滞留喷洒、喷雾可杀灭室内外蚊、蝇和臭虫;用4%乳剂浸泡染虱的衣物,对人体各种虱的成、若虫和卵均有杀灭作用。

三、氨基甲酸酯类杀虫剂

杀虫机制是化合物整体与胆碱酯酶结合从而抑制其活性。水解后抑制作用降低,故毒性较有机磷低。在动植物体内和土壤中很快降解,不造成环境污染,在体内不蓄积。目前我国使用较多的有残杀威、仲丁威、灭多威等。

1. 残杀威(propoxur) 化学名称:2-异丙氧基-N-甲基氨基甲酸酯。

【作用特点】 广谱杀虫剂,以触杀为主,兼胃毒和熏蒸作用,残效期较长,对昆虫的击倒作用接近于敌敌畏。

【常用剂型】 ①单一剂型:50%、70%可湿性粉剂,1%粉剂,1%胶悬剂,5%颗粒剂,1%~5%微胶囊,20%乳油,3%清漆,2%蚊香,2%气雾剂,1.5%热烟雾剂,2%水基喷射剂,1%毒饵等。②复配剂型:10%菊杀灵(6%残杀威+4%氯氰菊酯)可湿性粉剂;与拟除虫菊酯类复配为水基、油基气雾剂;与有机磷复配为乳剂。

【用途及用法】 1%毒饵杀灭家蝇和蟑螂;滞留喷洒或气雾剂、喷射剂喷雾杀灭蚊、蝇、蟑螂;也可用于螨、白蛉、甲虫、蚤和臭虫的防制。

2. 仲丁威(BPMC) 又名巴沙。化学名称:邻仲丁基苯基氨基甲酸酯。

【作用特点】 有强大的触杀作用,并具有一定胃毒、熏蒸作用和杀卵作用,但残效短。

【常用剂型】 25%、50%、80%乳油,1%乳剂,2%粉剂,3%颗粒剂,50% ULV剂及蚊香、电热蚊香等。

【用途及用法】 孳生地喷撒可灭蚊蚴、蛹;1%~5%乳剂空间喷雾或滞留喷洒或与有机磷和拟除虫菊酯类复配成气雾剂、喷射剂,可有效杀灭蚊、蝇、蟑螂。

3. 灭多威(methomyl) 化学名称:1-(甲硫基)亚乙基氮N-甲基氨基甲酸酯。

【作用特点】 具有触杀兼胃毒作用,有内吸性。

【常用剂型】 90%可溶性粉剂,25%可湿性粉剂,20%、24%乳油,1%毒饵。

【用途及用法】 目前仅用毒饵防制蝇和蟑螂,有效剂量一般为1%。

四、拟除虫菊酯类杀虫剂

拟除虫菊酯是根据天然除虫菊干花中有效杀虫成分除虫菊素合成的系列杀虫剂,为第三代杀虫剂,其机制是通过干扰电位依赖Na^+闸门通道开闭,使Na^+通道关闭延迟,引起重复后放和突触传递阻断。其特点是杀虫活性高,杀虫谱广,击倒速度快,对人畜毒性低,易降解,不污染环境,是目前防制卫生害虫的理想用药，也是家庭用主要卫生杀虫剂。缺点是易产生抗性。目前，我国蚊、蝇、蟑螂等害虫对某些拟除虫菊酯类杀虫剂抗性已达几十甚至上千倍，合理混配或与其他类杀虫剂轮用，是拟除虫菊酯类杀虫剂使用的方向之一。目前我国常用的有丙烯菊酯及系列产品、胺菊酯及系列产品、氯氰菊酯及系列产品。

1. 丙烯菊酯(allethrin) 商品名：毕那命(pynamin)。化学名称：(1R,S)-顺，反式-菊酸-(R,S)-2-甲基-3-烯丙基-4-氧代-环戊-2-烯基酯。系列产品有右旋丙烯菊酯(d-allethrin)，商品名为强力毕那命(pynamin forte)；S_R-生物丙烯菊酯(Esbiothrin)，商品名为益必添(EBT)；富右旋反式丙烯菊酯等。

【作用特点】 蒸汽压适中，具有熏蒸和触杀作用，击倒能力强，尤其是EBT，对成蚊有驱赶和拒避作用。但药效较差，尤其对蟑螂。持效差。适合加工蚊香和电热蚊香片。

【常用剂型】 ①40% EBT乳油，80%强力毕那命浓缩乳油，K-4F粉(含d-丙烯菊酯2.2%)，K-4粉(含丙烯菊酯4.0%)等。②蚊香、电热蚊香。③气雾剂。④喷射剂。

【用途及用法】 主要制作成蚊香、电热蚊香室内灭蚊；与致死性拟除虫菊酯复配为气雾剂或喷射剂，用于防制蚊、蝇。代表性配方有：锐波卫生杀虫剂(喷射剂)(0.1% d-丙烯菊酯+0.2%胺菊酯+0.1%氯菊酯)；气雾剂(法国)(0.25% EBT+0.01%溴氰菊酯+1%增效醚)。

2. 胺菊酯(tetramethrin) 商品名：诺毕那命(neo-pynamin)。化学名称：3,4,5,6-四氢肽酰亚胺基甲基-2,2-二甲基-3-(2-甲基-1-烯丙基)环丙烷羧酸酯。系列产品有右旋胺菊酯(d-tetramethrin)，商品名为强力诺毕那命(neo pynamin Forte)。

【作用特点】 对蚊、蝇具有快速击倒作用，是主要击倒型杀虫剂。对蟑螂有驱赶作用。但杀死力差，有复苏现象，持效差，加热不易蒸发。

【常用剂型】 94%原药，70%原油，不同含量的气雾剂、油剂等。

【用途及用法】 主要与致死型杀虫剂复配加工为气雾剂、油剂、酊剂、乳剂、粉剂、喷射剂等。代表性配方有：克死诺毕那命气雾剂(0.20%胺菊酯+0.67%氯菊酯)；菊露喷射油剂(0.25%胺菊酯+1.0%戊菊酯)；5.5%诺毕速灭松乳剂(0.5%胺菊酯+5%杀螟松)；灭害灵酊剂(0.15%胺菊酯+0.35%氯菊酯)等。

3. 氯菊酯(permethrin) 又名二氯苯醚菊酯。商品名：克死命(Eksmin)。化学名称：3-苯氧基苄基-(R,S)顺，反-3-(2,2-二氯乙烯基)-2,2-二甲基环丙烷羧酸酯。

【作用特点】 对光稳定，有较强的触杀和胃毒作用，并有杀卵和拒避活性。无刺激性，持效长，但击倒性差。

【常用剂型】 ①单一剂型：10%、20%及其他浓度乳油，25%可湿性粉剂，0.04%、0.25%及其他浓度粉剂，ULV剂及烟剂和10%颗粒剂等。②复配剂型：与击倒型杀虫剂复配加工为气雾剂、喷雾剂、喷射剂等，有效含量一般为0.2%~0.7%。代表性配方有克死诺毕那命气雾剂、灭害灵酊剂、锐波卫生杀虫剂(喷射剂)等。

【用途及用法】 0.3%~0.5%油剂、酊剂或乳油直接喷雾或制成气雾剂、喷雾剂、喷射剂等接触喷雾或可湿性粉剂滞留喷洒，均可用于杀灭蚊、蝇、蟑螂；用一定剂量的氯菊酯处理士兵衣物，可有效防止蚊、蝇、恙螨、硬蜱的侵扰。浸泡蚊帐，能有效毒杀和驱赶成蚊；用0.01%氯菊酯涂擦头发可杀灭头虱，0.04%浸泡衣物可有效杀灭体虱；0.5%乙醇溶液滞留喷洒可杀灭臭虫；10%乳油滞留喷洒还可用于杀灭白蚁。

4. 氯氰菊酯(cypermethrin) 化学名称：α-氰基-(3-苯氧基苄基)(1R,S)-1R,3R-3-(2,2-二氯乙烯基)-2,2-二甲基环丙烷羧酸酯。系列产品有顺式氯氰菊酯(alphamethrin)，商品名为奋斗呐(fendona)；高效氯氰菊酯(high effect cypermethrin)，商品名为高灭灵。

【作用特点】 具有触杀和胃毒作用，杀虫谱广，作用迅速。对光稳定，对蚊、蝇、蟑螂的药效高于氯菊酯。持效好，有一定击倒作用，适合滞留喷洒。对某些害虫卵有杀伤作用，对一些害虫有拒食作用。

【常用剂型】 ①单一剂型：10%氯氰菊酯乳油、可湿性粉剂；10%、5%顺式氯氰菊酯乳油(高效灭百可)，5%奋斗呐可湿性粉剂，5%、25%奋斗呐胶悬剂；4.5%高效氯氰菊酯乳油，5%高灭灵可湿性粉剂，5%高灭灵悬浮剂；1%、1.5% ULV剂等。②复配剂型：各种复配气雾剂，代表配方有Shelltox气雾剂(0.24%氯氰菊酯+0.19%胺菊酯+0.96%增效醚)。

【用途及用法】 主要采用滞留喷洒、空间喷雾等方式杀灭蚊、蝇；也可用其处理蚊帐或加工成喷涂剂喷涂墙面防制蚊、蝇；喷雾、滞留喷洒或涂刷物体表面和缝隙可杀灭蟑螂、臭虫；用热烟雾法对深层缝隙中的蟑螂有良好的驱赶、杀灭作用；滞留喷洒还可有效杀灭蚂蚁、蚤。

5. 溴氰菊酯(deltamethrin) 化学名称：(s)-α-氰基-3-苯氧基苄基-(1R,3R)-3-(2,2-二溴乙烯基)-2,2-二甲基环丙烷羧酸酯。

【作用特点】 杀虫谱广，有强大的胃毒和触杀作用，击倒快，有拒避活性，无内吸和熏蒸作用。持效性好，是菊酯类产品中生物活性最高的一种，药效比氯菊酯高一个数量级。但对螨无效。

【常用剂型】 ①单一剂型：凯素灵(K-othrin)(2.5%可湿性粉剂)，敌杀死(decis)(2.5%乳油)。②复配剂型：复配为气雾剂、喷射剂、微乳剂等，有效剂量0.01%~0.02%。代表性配方有：溴氰菊酯0.01%、EBT 0.25%、增效醚1.0%。

【用途及用法】 孳生地喷撒灭蚊蚴；滞留喷洒、室内外喷雾均可用于杀灭蚊、蝇和蟑螂；滞留喷洒杀灭臭虫、蚤；加工为溴氰菊酯粉笔(杀蟑笔)、杀蟑膏和毒饵灭蟑；加工成洗液灭蚤，或洗发液灭虱。

6. 氟氯氰菊酯(cyfluthrin) 又名百治菊酯，百树菊酯。化学名称：α-氰基-3-苯氧基-4-氟苄基(1R,3R)-3-(2,2-二氯乙烯基)-2,2-二甲基环丙烷羧酸酯。

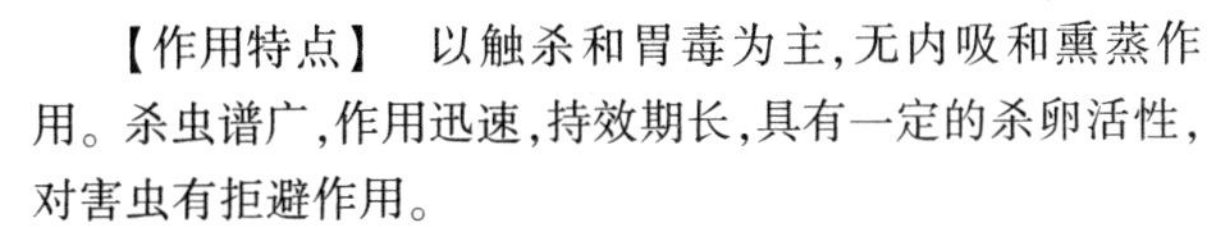

【作用特点】 以触杀和胃毒为主，无内吸和熏蒸作用。杀虫谱广，作用迅速，持效期长，具有一定的杀卵活性，对害虫有拒避作用。

【常用剂型】 ①单一剂型：百树得（5.7%乳油），拜杀克（12.5%高效氟氯氰菊酯胶悬剂），杀飞克（5%氟氯氰菊酯水乳剂）。②复配剂型：0.025%氟氯氰菊酯与击倒型杀虫剂复配为气雾剂，代表性配方有1.24%拜高气雾剂（残杀威+氟氯氰菊酯+胺菊酯）；1.065%拜高Ⅰ型气雾剂（残杀威+氟氯氰菊酯）。

【用途及用法】 室内外滞留喷洒或喷雾，防制蚊、蝇、蟑螂、臭虫、蚤等；浸泡蚊帐，可有效驱避成蚊。

7. 三氟氯氰菊酯（clocythrin） 又名功夫菊酯。化学名称：2,2-二甲基-3-（2-氯-3,3,3-三氟-1-丙烯基）环丙烷羧酸-α-氰基-3-苯氧基苄基。

【作用特点】 与溴氰菊酯同为目前拟除虫菊酯中杀虫毒力最高的品种，具有极强的触杀和胃毒作用，作用快，持效长，对螨类具有较好的抑制作用。

【常用剂型】 25%、50%乳油，8% ULV剂，10%可湿性粉剂（爱克宁），2.5%微胶囊悬浮剂。

【用途及用法】 滞留喷洒或喷雾可有效杀灭蚊、蝇、蟑螂、蚤；处理蚊帐用于驱避成蚊。

8. 右旋苯醚菊酯（d-phenothrin） 商品名：速灭灵（sumithrin）。化学名称：右旋-顺，反式-2,2-二甲基-3-（2-甲基-1-丙烯基）-环丙烷羧酸-3-苯氧基苄基酯。

【作用特点】 具有触杀和胃毒作用，杀死力较强，属杀死型杀虫剂。对光稳定，持效显著，但击倒性差。毒性很低，是美国惟一准许在民航飞机内采用的杀虫剂，是日本惟一准许直接喷洒人体防制虱的杀虫剂。

【常用剂型】 主要复配为各种气雾剂（有效含量0.15%~0.20%）、油剂（含量10%）、乳剂（含量5%）、粉剂（含量0.4%~0.8%）等。

【用途及用法】 主要用各种气雾剂、烟雾剂喷雾等灭蚊、蝇、蟑螂；用0.4%粉剂喷洒或含0.4%药物的肥皂、洗净剂冲洗灭虱、臭虫。

9. 甲醚菊酯（methothrin） 化学名称：4-甲氧基苄基-（R,S）-顺，反-2,2-二甲基-3-（2-甲基-1-丙烯基）环丙烷羧酸酯。

【作用特点】 挥发性大，具有熏蒸和触杀作用，击倒力中等，杀死作用较小。

【常用剂型】 20%乳油，0.5%复方乙醇制剂，0.2%、0.8%复方煤油喷射剂，蚊香和电热蚊香片（含量0.35~0.4%）。

【用途及用法】 主要加工成蚊香灭蚊，或加工成各种复方制剂喷雾灭蚊、蝇。

五、昆虫生长调节剂

主要在昆虫发育时期阻碍或干扰昆虫正常发育、生殖等生理功能，达到控制的目的。特点是毒性低，对人畜安全，使用剂量少，易在环境中降解，不造成环境污染，能防制抗性昆虫。缺点是作用缓慢，只限于一定发育阶段。目前，我国使用的昆虫生长调节剂包括抗几丁质合成物（主要为灭幼脲类，即苯甲酰基脲类），保幼激素类似物，近年来又相继开发了氨基甲酸酯类、杂环类等，具有较好的应用前景。

1. 灭幼脲Ⅰ号（diflubenzuron、DH6040） 商品名：敌灭灵（dimilin）。通用名：除虫脲。化学名称：1-（4-氯苯基）-3-（2,6-二氟苯甲酰基）脲。

【作用特点】 主要破坏昆虫表皮几丁质合成，导致幼虫在蜕皮过程中死亡。以胃毒为主，兼有触杀作用。有一定杀卵作用并可导致成虫不育。

【常用剂型】 25%粉剂，2%、25%可湿性粉剂。

【用途及用法】 孳生地喷撒灭蚊蚴，有效剂量1ppm，持效12~24天，对淡色库蚊效果较好。孳生地喷撒灭蝇蛆，有效剂量10ppm，对1~2龄幼虫效果好，对3龄无效，持效30天。

2. 灭幼脲Ⅱ号（diflubenzuron、DH6038） 又名伏虫脲、氯脲杀等。化学名称：1-（4-氯苯基）-3-（2,6-二氯苯甲酰基）脲。

【作用特点与常用剂型】 同灭幼脲Ⅰ号。

【用途及用法】 1ppm浓度，1~4天可杀死水体内全部1~3龄蚊幼，持效20天。10ppm处理蝇孳生地，可抑制家蝇发育为成虫，100%残效期28天。

3. 灭幼脲Ⅲ号（mieyouniao No.3，suniao No.1） 化学名称：1-（4-氯苯基）-3-（1-邻氯苯甲酰基）脲。系列产品有苏脲Ⅰ号，化学名称：1-（4-氯苯基）-3-（2-氯苯甲酰基）脲。

【作用特点】 作用机制同灭幼脲Ⅰ号，杀虫效能及作用范围同灭幼脲Ⅰ号和灭幼脲Ⅱ号，效果优于TH6038，但逊于TH6040。其来源广泛，工艺简单，从其效果、价格和来源综合评价，是控制蚊蝇孳生地的较理想药物。

【常用剂型】 25%可湿性粉剂，25%、50%悬浮剂等。

【用途及用法】 1ppm 1~4天可杀死全部1~3龄蚊蚴，持效19天；10ppm可抑制家蝇发育为成虫，100%持效期14天；10~20ppm作用5天可100%杀灭刚孵化的家蝇幼虫，杀灭50%以上1~2龄幼虫，阻止羽化率100%，但对家蝇卵无效；用乙酰甲胺磷与灭幼脲混配毒饵可有效防制蟑螂。

4. 杀虫隆（triflumuron） 又名杀铃脲。化学名称：1-（2-氯苯甲酰基）-3-（4-三氟甲氧基苯基）脲。

【作用特点】 灭幼脲类杀虫剂，为几丁质合成抑制剂，对鳞翅目害虫有特效，也可用于双翅目害虫的防制。有胃毒和触杀作用，并具有杀卵和使成虫不育作用。

【常用剂型】 98%原药，5%、20%悬浮剂。

【用途及用法】 主要用于蚊、蝇幼虫和蟑螂的防制。直接饲喂成虫或处理虫卵，可导致卵不能正常孵化。4~22ppm能导致90%的细长摇蚊死亡。用156ppm浓度饲喂家蝇，可导致不育（孵化率仅27.1%），持效21天。但2500ppm直接处理卵、蛹、成虫则无影响。该药对卵和1龄幼活性最高,对2龄幼虫可阻止化蛹36%~66%,但对3龄幼虫无效。杀虫隆对德国小蠊若虫有较高杀灭活性。处理5龄幼虫,存活幼虫发育为成虫后,大多体形异常,死亡率高。对蟑螂无绝育作用,但有较高的杀卵活性,0.5%~1%杀虫毒饵可抑制卵荚中孵化的幼虫蜕皮。

5. 灭幼宝(pyriproxyfen) 商品名:sumilarv, Nylar, S-31183。化学名称:1-二苯醚氧基-2-氮杂苯氧基异丙烷。

【作用特点】 属保幼激素类,能抑制蟑螂和蚊、蝇幼虫化蛹及羽化。

【常用剂型】 5%颗粒剂,0.05%药丸。

【用途及用法】 用于蚊、蝇、蟑螂的防制,10~30mg/m^{2}投放孳生地,可有效控制虫口。也可与诺毕速灭松合用,有效控制蚊、蝇高峰季节、高密度区域的成虫和幼虫密度。

6. 烯虫酯(methoprene) 商品名:Altosid, Bay SIR8514。化学名称:(R,S)(2E,4E)-3,7,11-三甲基-11-甲氧基十二碳-2,4-二烯酸异丙酯。同类产品有烯虫乙酯、烯虫炔酯等。

【作用特点】 属保幼激素类,其生物活性超过天然保幼激素,有较强的抑制蚊、蝇化蛹和成虫羽化作用。具胃毒和触杀作用。

【常用剂型】 4%粉剂和砂颗粒剂,4.1%可溶性液剂,1%毒饵。

【用途及用法】 主要防制淡色库蚊,现场使用浓度0.1ppm,可杀灭蚊蚴,有效期7天。加工成砂颗粒剂后,施于水面,使分解缓慢,持效可达30天。1ppm可完全抑制粪便中家蝇生长。在禽畜饲料中掺入50~100ppm烯虫酯,能控制角蝇、厩蝇的繁殖,有效率达99%。用1ppb处理猫、犬卧处,并用烯虫酯乳液洗身,可抑制东方鼠蚤。

7. 苯醚威(fenoxycard) 又名双氧威,RO13-5223等。化学名称:乙基-[2-(4-苯氧基-苯氧基)乙基]氨基甲酸酯。

【作用特点】 是一种氨基甲酸酯类昆虫生长调节剂,具有强烈的保幼激素活性,可杀死卵或致卵不孵化,抑制成虫期的变态和幼虫期的蜕皮,造成幼虫后期或蛹期死亡。有时还抑制成虫或幼虫的生长和出现早熟。苯醚威兼有胃毒和触杀作用,杀虫谱广,持效长,对环境无污染。

【常用剂型】 24.37%油剂。

【用途及用法】 一定剂量喷洒可抑制蚊幼虫成蛹羽化;以1%苯醚威与0.5%毒死蜱混配制剂喷洒,对蟑螂既有速杀性,又可维持残效,用含100ppm的毒饵可诱杀蟑螂。加工为捕蝇胶或与恶虫威混配为可湿性粉剂灭蝇;与除虫菊素等混配为气雾剂或喷射剂灭蚤。

8. 灭蝇胺(cyromazine) 化学名称:N-环丙基-1,3,5-三嗪-2,4,6-三胺。

【作用特点】 属杂环类杀虫剂,对双翅目幼虫有特殊活性,有内吸传导作用,诱使双翅目幼虫和蛹在形态上发生畸形,成虫羽化不全或受抑制。

【常用剂型】 95%、99%原药,50%水溶液,50%可溶性粉剂,75%可湿性粉剂。

【用途及用法】 目前主要用于畜牧养殖场、积水池、发酵废物池、垃圾处理场及其它蚊、蝇孳生地等处卫生害虫的防止,效果极佳,使用剂量为0.5~1g.a·i/L。以1g.a·i/L浸泡或喷淋,可防治羊身上的丝光绿蝇;以5g/kg加到鸡饲料中,可防治鸡粪中的蝇虫。

六、生物杀虫剂

即使用病原微生物防制害虫。主要有苏云金杆菌和球状芽孢杆菌。作用机制是当毒株芽孢和伴孢晶体被易感蚊蚴吞食后,结晶在胃内溶解,释放毒素,破坏胃壁,侵入中肠,妨碍蚊虫细胞对钾离子通透性,使上皮细胞层脱落,虫体死亡。其优点是不易产生抗性且对抗性品系有效,毒性低,无残留,不污染环境,对天敌无害,与化学杀虫剂混用,可提高药效。缺点是其效果受环境影响大,起效慢,持效短。国内外已经开始研制病毒杀虫剂和真菌杀虫剂,如黑胸大蠊浓核病毒(Periplaneta fuliginosa densonucleosis virus, PFDNV)生物灭蟑剂(毒力岛生物杀蟑剂)已经投入生产。真菌杀虫剂的有效成分为孢子或菌丝的侵染体,一般从害虫体壁侵入血腔,摄取宿主血腔内营养或分泌毒素使害虫死亡。如金龟子绿僵菌(Metarhizium ani-sopliae)其特异性菌株对德国小蠊具有较强的专一性,侵染力可达63.2%,国内已开发为蟑螂铒剂。卡地腐霉(Pythiumcarolinianum)对致倦库蚊和白纹伊蚊杀伤力强,印度雕蚀菌(Coelomomy-cesindica)是对三带喙库蚊幼虫致病力强的寄生真菌,大链壶菌(Lagenidiumgiganteum)是一种兼性寄生真菌,灭蚊能力强。与蜱有关的真菌有曲霉属(*Aspergillus*)、白僵菌属(*Beaveria*)、镰刀菌属(*Fusarium*)、瓶梗青霉属(*Paecilomyces*)以及轮枝孢属(*Verticillium*)。

1. 苏云金杆菌(*Bacillus thuringiensis*) 根据血清型可分为H-14、PG-14、73-E10-2等变种,目前生产和使用较多的是H-14(Bt. H-14)。

【作用特点】 高浓度时可直接杀死蚊幼虫,低浓度时,幼虫可化蛹,但不能全部羽化或羽化不正常。Bt. H-14对库蚊、伊蚊、骚扰阿蚊效果好,对中华按蚊效果较差。

【常用剂型】 苏云金杆菌原粉(R. 153-787),H-14(Bti)微胶囊,H-14颗粒剂(Vectobal G200)。

【用途及用法】 主要用于灭蚊蚴。现场大面积使用,在流动水中浓度达2%,非流动水中1%,水池中0.6g/m^3,稻田中2g/m^3,持效3~5天。H-14(Bti)微胶囊,对中华按蚊、淡色库蚊和白纹伊蚊使用浓度分别为0.25,1.25和0.05ppm,每2~3周施药1次。H-14颗粒剂0.5g/m^{2}喷洒,可有效控制淡色库蚊。2mg/L Bt. H-14缓释型菌粉与0.5mg/L氯氰菊酯混配使用,效果及持效均优于各单剂。

2. 球形芽孢杆菌(*Bacillus sphaericus*) 常用菌株有BS-1593、BS-2362、C3-41、BS-10、TS-1等。

【作用特点】 不同菌株对不同蚊虫毒效不一,高毒力菌株如1593、2362、C3-41等对库蚊毒力高,按蚊次之,对伊蚊低毒或无毒。其特点是作用慢,持效长,当蚊虫尸体存在时,可以进行再循环,但不稳定。球状芽孢杆菌对处理后的存活幼虫具有后致死效应,从而使蚊虫存活率大大降低。

【常用剂型】 BS C3-41 乳剂,BS C3-41 漂浮颗粒剂,BS-2362 悬浮剂,BS-10 乳剂,BS-1539 国际标准株。

【用途及用法】 主要灭蚊蚴。现场使用剂量:BS-10 乳剂 0.5~3.5g/m^3,或含 140~170ITU/mg 菌株,3~5ml/m^2;BS-2362 悬浮剂 0.67~1.33kg/ha;BS-1539 国际标准株 0.1~0.2g/m^3;BS C3-41 乳剂(200ITU/mg)1~3ml/m^2,BS C3-41 漂浮颗粒剂 0.5~0.7g/m^2,持效 1~2 周。苏云金杆菌 H-14 与球形芽孢杆菌 C3-41 各 5ml/m^2联合使用效果优于单剂。

七、杂环类杀虫剂

由于杂环杀虫剂具有超高效,用量极小的特点,不仅成本降低,对环境污染降低到最低程度,而且该农药对温血动物毒性很低,对鸟类、兽类的毒性也很小,已逐步应用于卫生领域。

恶虫酮(metoxadiazone)

化学名称:5-甲氧基-3-(2-甲氧基苯基)-1,3,4-恶二唑-2(3H)-酮。

【作用特点】 该药物属二唑类杂环杀虫剂,具有触杀和胃毒作用,击倒活性好,持效长。

【常用剂型】 不同剂量油剂,8%烟雾剂等。

【用途及用法】 对家蝇、蟑螂和蚂蚁有明显活性。使用浓度:家蝇 0.1%,其他种类 0.05%。单独或与氯菊酯混用制成烟雾剂等用于防制蟑螂。

八、昆虫驱避剂

昆虫驱避剂主要通过干扰和抑制昆虫对正常引诱性化学信号的反应或激活不同类型的感受器,干扰昆虫寻找宿主的行为反应等机制起到驱避作用,包括合成驱避剂和天然植物源驱避剂。合成驱避剂主要包括有机酯类、芳香醇类、不饱和醛酮类、胺类、酰胺类、拟除虫菊醋类等。目前国内广泛使用的有驱蚊酯、避蚊胺、避蚊醇、邻苯二甲酸二甲酯、对孟烯二醇、苯甲酸苄酯、羟基羧酸酯类等。天然植物源驱避剂多为萜、半萜、烯、酯、醇、酮等类化合物,也有生物碱、黄酮类等。目前发现具有较好驱避效果的有松油醇、闹羊花毒素、柠檬桉、野薄荷、丁香酚、印楝油、橘皮油、香茅油等。

1. 避蚊胺(diethyltoluamide) 又名 DEET 或 DETA,化学名称:N,N-二乙基间甲苯酰胺。

【作用特点】 通过挥发在皮肤周围形成气状屏障,干扰蚊虫触角的化学感应器对人体表面挥发物的感应。驱虫谱广、使用安全,对大多数吸血昆虫有较好驱避效果,但不耐汗、不抗洗,对某些塑料和合成材料有损害。长期或大量使用会出现神经系统症状,皮肤损害,儿童过敏。

【常用剂型】 99%原油、酊剂、乳剂、膏剂、霜剂、洗剂、喷雾剂、黏附剂、NR-90 长效涂抹剂、驱蚊露、驱蚊花露水、驱蚊纸、微囊制剂、水凝胶乳剂、高分子聚合物、脂质体制剂等。

【用途及用法】 直接涂抹皮肤,也可浸染衣服、织品和防护网,对蚊、蠓、白蛉、蚋等有良好的驱避作用,对虻、蜱、螨也有驱避作用,有效剂量一般为 10%~35%,有效驱避时间 4~8 小时,控释剂型可延长有效驱避时间至 6~12 小时。

2. 驱蚊酯(IR3535) 商品名:伊默宁。化学名称:3-乙酰基正丁氨基丙酸乙酯[3-(Acetyl-butyl-amino)-propionic acid ethyl ester]。

【作用特点】 驱蚊效果和自然降解速度优于驱蚊胺,对人体的影响非常小,能直接用于人的皮肤表面来达到驱避蚊子的目的。

【常用剂型】 花露水、乳液、喷雾剂、香皂和粉剂等。

【用途及用法】 对蚊虫有良好效果,也用于混合驱避剂。常用有效剂量为 3%~11%。

3. 驱蚊灵(dimethylcarbate) 又名驱蚊剂 67 号,化学名称:对孟烷-3,8 二醇。

【作用特点】 是我国首次从柠檬桉树中提取并投入生产。驱蚊效果优于 DEET,毒性低于 DEET,对皮肤刺激性小,无不良反应。

【常用剂型】 30%溶液,50%乳剂、酊剂和膏剂等。

【用途及用法】 对蚊、蠓及蚂蟥等有驱避效果。30%乙醇液对北方刺扰阿蚊驱避有效时间 2~2.5小时,对南方的白纹伊蚊驱避有效时间 5~6 小时。

4. 野薄荷精油(D-8-acetoxycarvotanacetone)

【作用特点】 有效成分为右旋 8-乙酰氧基别二氢葛缕酮,是从植物体中首次发现的一种含氧单萜化合物,对蚊,蠓、蚋有良好的驱避作用,并且毒性低,对皮肤无刺激性。

【常用剂型】 乳剂和酊剂等

【用途及用法】 皮肤涂抹对中华按蚊、致倦库蚊驱避有效时间为 6~7 小时;对白纹伊蚊、骚扰阿蚊驱避有效时间为 4~5 小时,对刺扰伊蚊驱避有效时间为 1~1.5 小时,对蠓、蚋、虻为 2~3 小时。

(郑金平)

附录Ⅲ 医学寄生虫学常用网站

一、综合性网站

1. American Society of Parasitologists(ASP)美国寄生虫学家学会

http://asp.unl.edu/

2. DPDx: Laboratory Identification of Parasites of Public

Health Concern Centers for Disease Control and Prevention(疾病控制和预防中心)

http://www.dpd.cdc.gov/dpdx/Default.htm

3. Human Parasites

http://www.curezone.com/diseases/parasites/default.asp

4. Parasitology-related links

http://www.ksu.edu/parasitology/links

5. Parasites and Health

http://www.dpd.cdc.gov/dpdx/HTML/Para_Health.htm

6. London School of Hygiene & Tropical Medicine

http://www.lshtm.ac.uk

7. Metin Korkmaz's Parasitology Resources

http://bornova.ege.edu.tr/~mkorkmaz/linkmk3.htm

8. Ectoparasites and Endoparasites

http://www.soton.ac.uk/~ceb/

9. World Wide Web Virtual Library: Parasitological URLs

http://www.diplectanum.dsl.pipex.com/purls/

10. Merck Manual, Merck Manual Online Medical Library-Parasitic Infection

http://www.merck.com/mmhe/sec17/ch196/ch196a.html

11. PARA-SITE Online

http://www.med-chem.com/Para/Index.htm

12. Division of Parasitic Diseases

http://www.cdc.gov/ncidod/dpd/default.htm

13. Parasites of Vertebrates

http://ucdnema.ucdavis.edu/imagemap/nemmap/Ent-156html/vertcom

14. KidsHealth

http://kidshealth.org/parent/infections/

15. Microbiology and Immunology On-Line

http://www.med.sc.edu:85/book/parasit-sta.htm

16. Human Skin Parasites & Delusional Parasitosis

http://delusion.ucdavis.edu/

17. Infectious diseases WHO

http://www.who.int/topics/en/

18. Manter Laboratory of Parasitology

http://www.museum.unl.edu/research/parasitology/

19. David Gibson's Parasitological URLs

http://www.diplectanum.dsl.pipex.com/purls/

二、专业性网站

1. Malaria links (关于疟疾的全面链接)

http://www.hanmat.org/links.htm

2. Malaria Web Site (详细介绍疟疾)

http://www.malariasite.com

3. Malaria Vaccine Initiative (疟疾疫苗网)

http://www.malariavaccine.org/

4. Striepen lab page (弓形虫实验室主页)

http://webs.cb.uga.edu/~striepen/index.html

5. The Roll Back Malaria (RBM) Partnership (全球挑战疟疾合作组织)

http://rbm.who.int/

6. Malaria consortium (控制疟疾和其他感染病国际组织)

http://www.malariaconsortium.org/

7. Malaria Genomic Epidemiology Network (国际合作疟疾研究网)

http://www.malariagen.net/

8. Asian Collaborative Training Network for Malaria (跨国教育与交流网)

http://www.actmalaria.net/

9. Medicines for Malaria Venture (MMV) (研发抗疟疾药物组织)

http://www.mmv.org/rubrique.php3? id_rubrique=15

10. *Toxoplasma* Sites and *Toxoplasma* Lab Home Pages (弓形虫主页,包含寄生虫专业网连接)

http://www.sas.upenn.edu/~striepen/toxoplasma.html

11. *Entamoeba* Home Page(阿米巴主页)

http://homepages.lshtm.ac.uk/entamoeba/

12. The WHO/UNDP/World Bank *Schistosoma* Genome Network (血吸虫基因组)

http://www.nhm.ac.uk/hosted_sites/schisto/

13. WormLearn(蠕虫学习网)

http://home.austarnet.com.au/wormman/wormmain.htm

14. The Global Alliance to Elininate Lymphatic Filariasis (淋巴丝虫病全球联盟)

http://www.filariasis.org/

15. Pathology and Treatment of Filarial Nematode Infection (丝虫感染的病理学和治疗)

http://math.smith.edu/~sawlab/fgn/pnb/filpath.html

16. 110 Nematology 110(Dr. Ed Caswell-Chen 线虫学讲座提纲和摘要)

http://ucdnema.ucdavis.edu/imagemap/nemmap/Ent-156html/nem110.syllabus.htm

17. The Entomological Society of Ontario(Ontario 昆虫学会主页)

http://www.entsocont.com/

18. The Entomological Society of Victoria(Victoria 昆虫学会)

http://home.vicnet.net.au/~vicento/vicent.htm

19. Iowa State Entomology Index of Internet Resources(昆虫学环球网资源索引)

http://www.ent.iastate.edu/List/

20. Flea News(蚤信息网)

http://www.ent.iastate.edu/FleaNews/aboutfleanews.html

三、寄生虫学数据库

1. WHO/TDR Malaria Database(疟疾数据库)

http://www.wehi.edu.au/MalDB-www/who.html

2. Plasmodium falciparum Database of Clustered ESTs(恶性疟原虫数据库)

http://www.cbil.upenn.edu/ParaDBs/Plasmodium/index.html

3. WHO/TDR Malaria Database(恶性疟原虫染色体图谱的最新信息)

http://www.Wehi.edu.au/biology/malaria/who.html

4. Trypanosoma cruzi(致力于建立格氏锥虫基因组计划 Internet 主页)

http://www.dbbm.fiocruz.br/genome/tcruzi/tcruzi.html

5. Trypanosoma cruzi Database of Clustered ESTs(克氏锥虫数据库)

http://www.cbil.upenn.edu/ParaDBs/T_cruzi/index.html

6. Expressed Sequence Tags database(EST 数据库)

http://www.ncbi.nlm.nih.gov/dbEST/index.html

7. BIOSCI(交换和提供有关血吸虫信息资源)

http://www.bio.net/

8. Brugia malayi Database of Clustered ESTs(马来丝虫数据库)

http://www.cbil.upenn.edu/ParaDBs/Brugia_2/index.html

四、寄生虫图片资源

1. World of Parasites(McGill University 加拿大寄生虫世界分布英文网站)

http://martin.parasitology.mcgill.ca/jimspage/worldof.htm

2. Diagnostic Parasitology

http://www.udel.edu/medtech/dlehman/medt372/images.html

3. Atlas of MedicaL Parasitology(医学寄生虫图片库)

http://www.cdfound.to.it/_atlas.htm

4. Parasitology: List of Images(法国里尔药学院)

http://arachosia.univ-lille2.fr/labos/parasito/listimages.html

5. Department of Parasitology, Chiang Mai University, THAILAND(泰国寄生虫图谱)

http://www.med.cmu.ac.th/dept/parasite/image.htm

6. Parasitology Picture Keys(按宿主分类寄生虫图片)

http://flowers.cvm.ncsu.edu/keys/parakeyindex.html

7. BNPCU Image Gallery(美国生物系统和寄生虫收集单位)

http://www.lpsi.barc.usda.gov/bnpcu/images.htm

8. Parasite Image Library(寄生虫图片资源)

http://www.dpd.cdc.gov/DPDx/HTML/Image_Library.htm

9. Oklahoma State University Collge of Veterinary Medicine(兽医临床寄生虫图片)

http://www.cvm.okstate.edu/~users/jcfox/htdocs/clinpara/clinpara.htm

五、寄生虫学期刊

1. Molecular and Biochemical Parasitology(寄生虫生物化学和分子研究)

http://www.elsevier.com/wps/find/journaldescription.cws_home/506086/description#description

2. Acta Tropica (热带医学和寄生虫学杂志)

http://www.elsevier.com/locate/actatropica

3. Parasitology International(涵盖寄生虫学各方面)

http://www.elsevier.com/locate/parint

4. International Journal for Parasitology(被引率很高)

http://www.elsevier.com/locate/ijpara

5. Experimental Parasitology(涵盖寄生虫学各方面)

http://www.elsevier.com/locate/issn/0014-4894

6. Filaria Journal (丝虫专业杂志)

http://www.filariajournal.com/home/

7. Trends in Parasitology (著名的寄生虫学综述杂志)

http://www.elsevier.com/wps/find/journaldescription.cws_home/405915/description#description

8. Veterinary Parasitology

http://www.elsevier.com/wps/find/journaldescription.cws_home/503321/description#description

9. American Society of Tropical Medicine & Hygiene

http://apt.allenpress.com/aptonline/?request=get-archive&issn=0002-9637

10. The Korean Journal of Parasitology

http://www.parasitol.or.kr/kjp/

11. Parasitology Research

http://www.springerlink.com/content/1432-1955/

12. Parasitology

http://www.journals.cup.org/action/displayJournal?jid=PAR

13. Parasitology Immunology

http://www.blackwell-synergy.com/loi/pim

14. Comparative Parasitology

http://www3.gettysburg.edu/~shendrix/helmsoc.html

15. Infection and Immunity

http://iai.asm.org/

六、寄生虫学中文网站

1. 山西医科大学寄生虫学教研室

http://www1.sxmu.edu.cn/jsc

2. 山东大学人体寄生虫学教研室

http://course. sdu. edu. cn/G2S/Template/View. aspx?action = view&courseType = 1&courseId = 164&ZZWLOOKINGFOR = G

http://www.pathobio.sdu.edu.cn/sdjsc/

3. 中山大学寄生虫学教研室

http://202.116.65.193/jinpinkc/jishengchong/index.htm

4. 华中科技大学同济医学院寄生虫学教研室

http://202.114.128.246/shenbao/jsc/index.htm

5. 中南大学人体寄生虫学教研室

http://netclass. csu. edu. cn/JPKC2007/CSU/29jishengchong/INDEX.HTML

6. 广西医科大学寄生虫学教研室

http://www. gxmu. net. cn/gxmu/gxmuks/gxmujys/jcyx/ksjj/jisheng/index.html

7. 医学寄生虫学教研网(南方医科大学寄生虫学教研室)

http://web3.fimmu.com/parasitology/index.htm

8. 西安交通大学人体寄生虫学

http://parasitology.xjtu.edu.cn/index.asp

9. 哈尔滨医科大学寄生虫学教研室

http://yxzy. hrbmu. edu. cn/jcxy/mb04. asp? id = 87&tid = 87

10. 四川大学人体寄生虫学

http://219.221.200.61/2006/xiaoji/c92/zwpj-2.htm

11. 天津医科大学寄生虫学精品课程

http://202.113.53.140/left/jisheng/lilun5/01.htm

12. 大连医科大学寄生虫学

http://home.dlmedu.edu.cn/jcyxy/parasitology/intro.htm

13. 国立阳明大学热带医学研究所暨寄生虫学科

http://www.ym.edu.tw/par/

14. 中国疾病预防控制中心寄生虫病预防控制所

http://www.ipd.org.cn/jb_jbkz.asp

15. 山东省寄生虫病防治研究所

http://www.sdipd.com/

16. 寄生虫学信息网

http://www.parasitology.com.cn/

17. 检验医学信息网

http://www. clinet. com. cn/edu/resource/graphic/index.asp

（何深一）

中英文索引

T

W

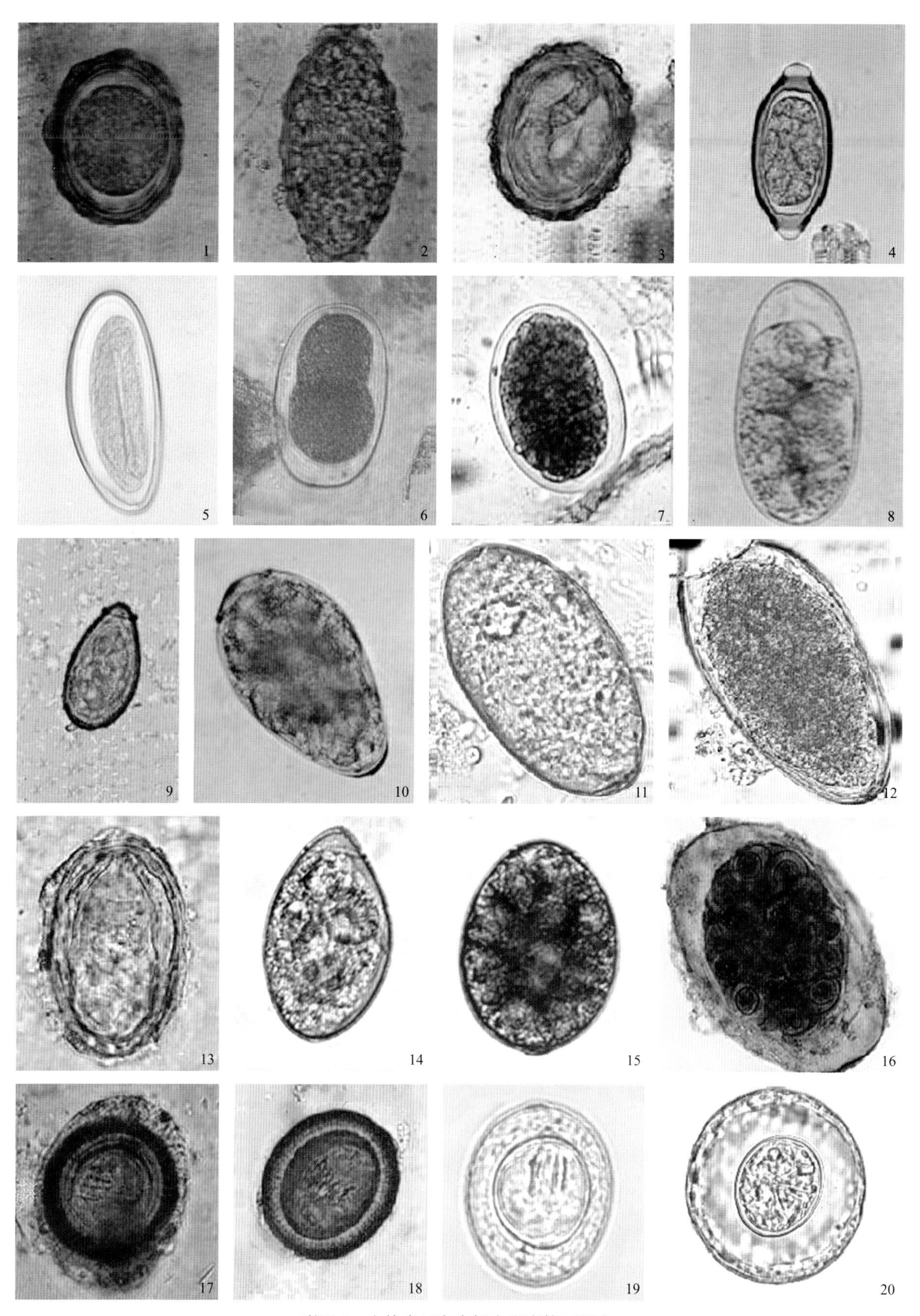

彩图 I　人体常见寄生蠕虫卵光镜下形态

1. 受精蛔虫卵；2. 未受精蛔虫卵；3. 感染期蛔虫卵；4. 毛首鞭形线虫卵；5. 蠕形住肠线虫卵；6、7. 钩虫卵；8. 东方毛圆线虫卵；9. 华支睾吸虫卵；10. 卫氏并殖吸虫卵；11. 布氏姜片吸虫卵；12. 肝片形吸虫卵；13. 日本血吸虫卵；14. 曼氏迭宫绦虫卵；15. 阔节裂头绦虫卵；16. 犬复孔绦虫储卵囊；17. 完整带绦虫卵；18. 不完整带绦虫卵；19. 微小膜壳绦虫卵；20. 缩小膜壳绦虫卵

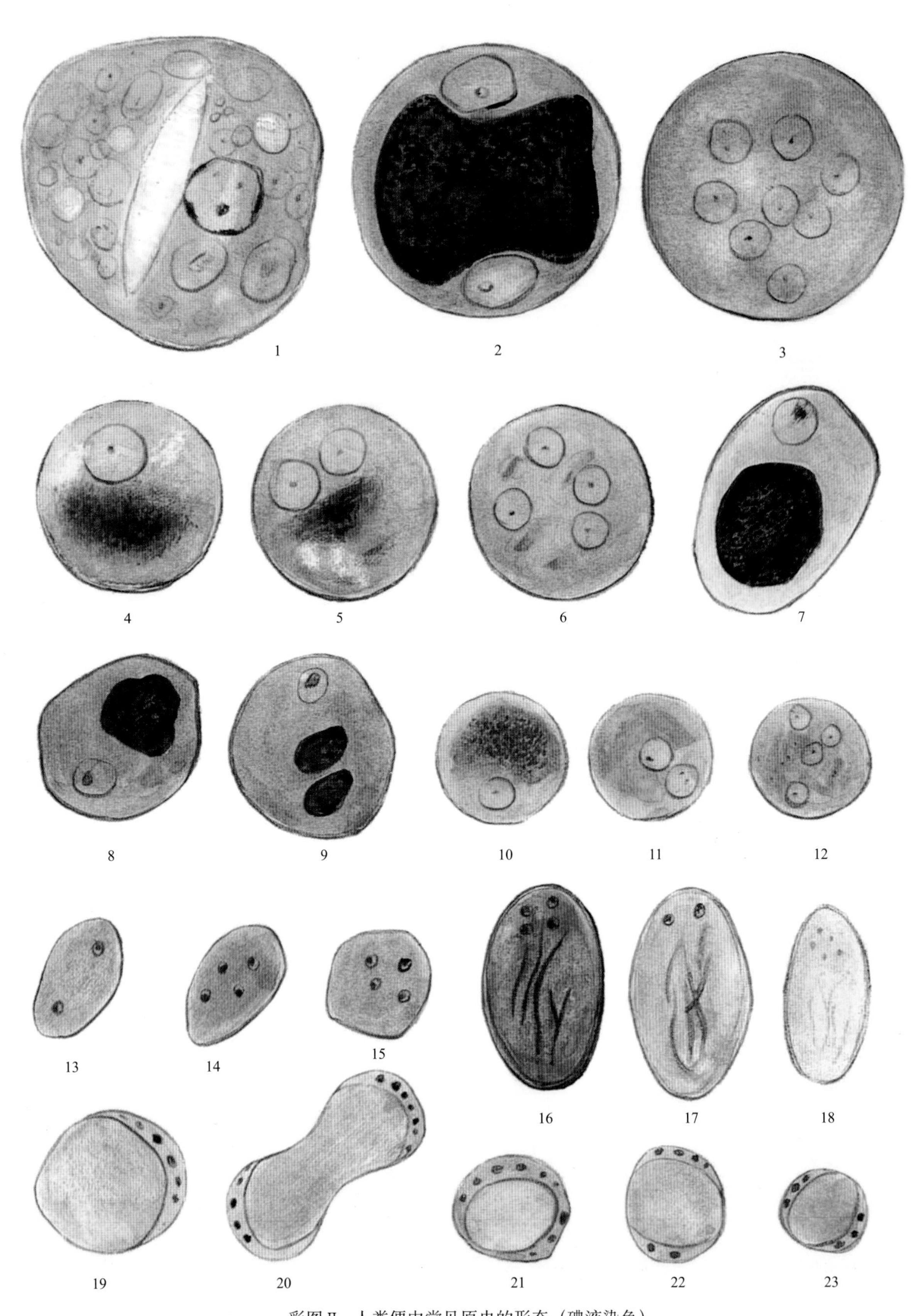

彩图Ⅱ　人粪便中常见原虫的形态（碘液染色）

1~3. 结肠内阿米巴（1. 滋养体，2、3. 包囊）；4~6. 溶组织内阿米巴包囊；7~9. 布氏嗜碘阿米巴；10~12. 哈氏内阿米巴包囊；13~15. 微小内蜒阿米巴；16~18. 蓝氏贾第鞭毛虫包囊；19~23. 人芽囊原虫

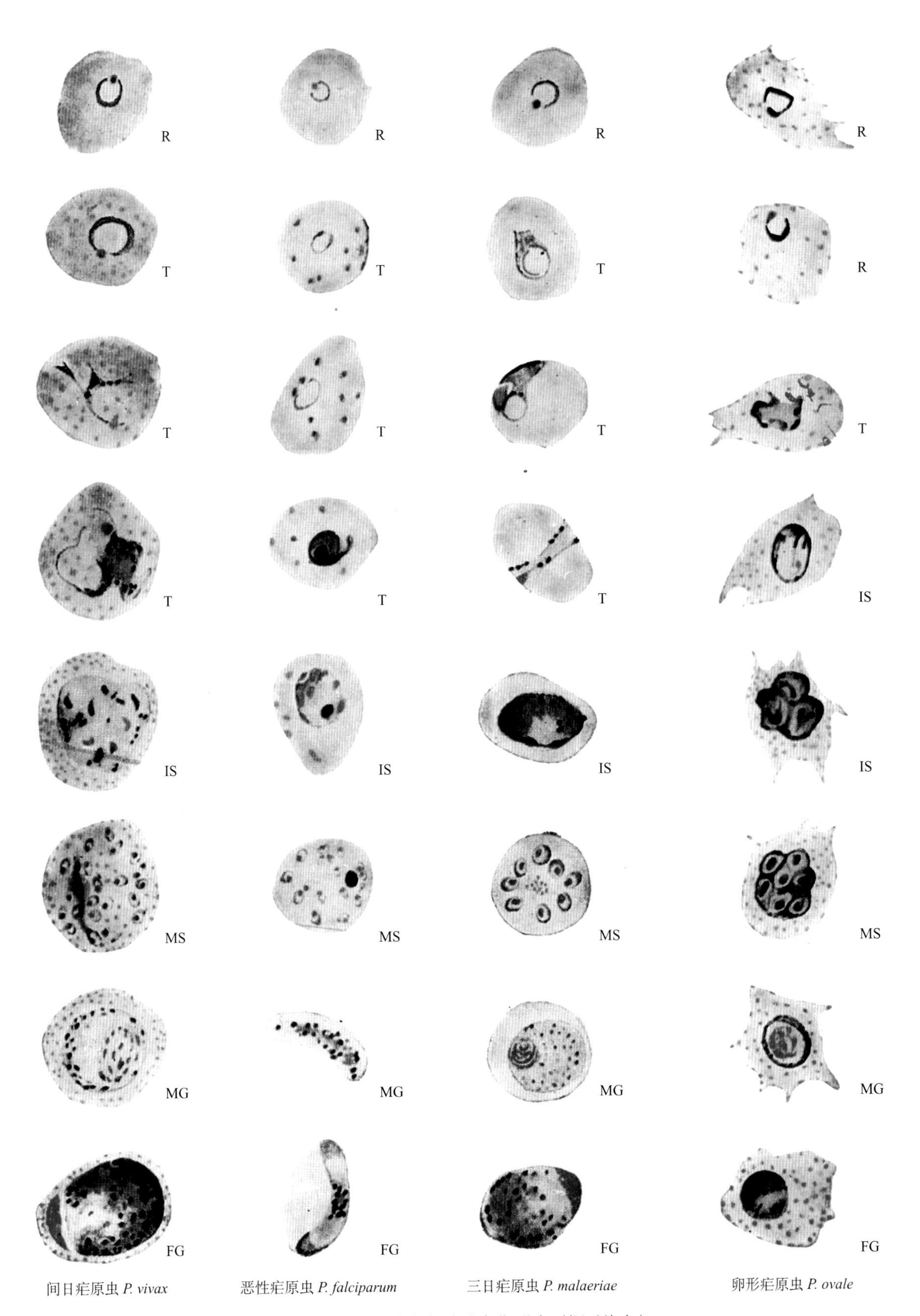

彩图Ⅲ　四种疟原虫红细胞内各期形态（姬氏染色）

R. 环状体（ring form）；T. 滋养体（trophozoite）；IS. 未成熟裂殖体（immature schizont）；MS. 成熟裂殖体（mature schizont）；MG. 雄配子体（male gametocyte）；FG. 雌配子体（female gametocyte）

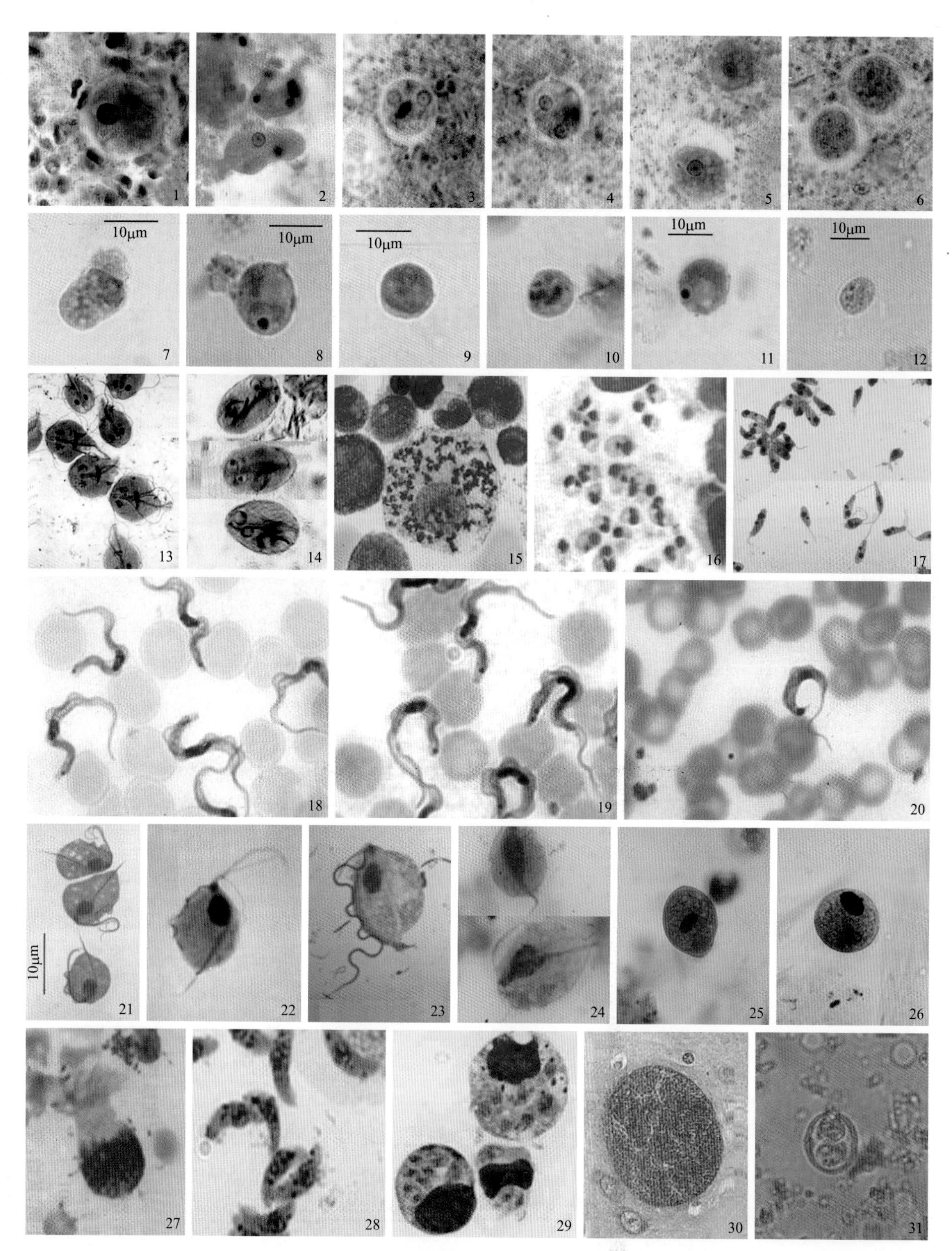

彩图Ⅳ　重要医学原虫光镜下形态特征

1~14. 铁苏木素染色标本；1、2. 溶组织内阿米巴滋养体；3、4. 溶组织内阿米巴包囊；5、6. 结肠内阿米巴滋养体、包囊；7、8. 布氏嗜碘阿米巴滋养体、包囊；9、10. 哈氏内阿米巴滋养体、包囊；11、12. 微小内蜒阿米巴滋养体、包囊；13、14. 蓝氏贾第鞭毛虫滋养体、包囊；15~17. 杜氏利什曼原虫无鞭毛体、前鞭毛体；18. 布氏罗得西亚锥虫锥鞭毛体；19. 布氏冈比亚锥虫锥鞭毛体；20. 克氏锥虫锥鞭毛体；21、22. 阴道毛滴虫滋养体；23. 人五毛滴虫滋养体；24. 口腔毛滴虫滋养体；25、26. 结肠小袋纤毛虫滋养体（IH 染色）、包囊（铁苏木素染色）；27. 蠊缨滴虫滋养体；28、29. 刚地弓形虫速殖子、假包囊；30、31. 刚地弓形虫组织包囊、卵囊